Raffi Gurunian / Risal Djohan

Recipient Vessels in Reconstructive Microsurgery

Anatomy and Technical Considerations

重建显微外科中的受区血管

解剖学和技术要点

主　编　〔美〕拉夫·古鲁尼安
里萨尔·佐汉

主　译　阚世廉

副主译　詹海华　李瑞华

天津出版传媒集团
天津科技翻译出版有限公司

著作权合同登记号：图字：02-2023-168

图书在版编目(CIP)数据

重建显微外科中的受区血管：解剖学和技术要点 / (美) 拉夫·古鲁尼安 (Raffi Gurunian), (美) 里萨尔·佐汉 (Risal Djohan) 主编；阚世廉主译. -- 天津：天津科技翻译出版有限公司, 2024. 12. -- ISBN 978-7-5433-4605-5

Ⅰ. R616.2

中国国家版本馆 CIP 数据核字第 2024V773R9 号

授权单位：Springer Nature Switzerland AG.
出　　版：天津科技翻译出版有限公司
出 版 人：方　艳
地　　址：天津市和平区西康路 35 号
邮政编码：300051
电　　话：(022)87894896
传　　真：(022)87893237
网　　址：www.tsttpc.com
印　　刷：雅迪云印(天津)科技有限公司
发　　行：全国新华书店
版本记录：889mm×1194mm　16 开本　16 印张　400 千字
2024 年 12 月第 1 版　2024 年 12 月第 1 次印刷
定价：168.00 元

(如发现印装问题，可与出版社调换)

主译简介

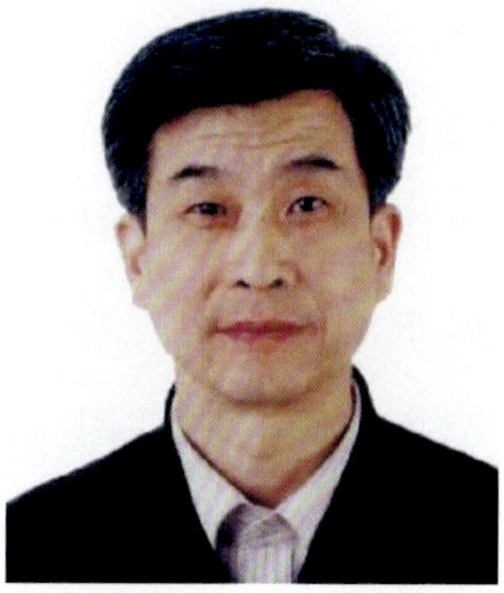

阚世廉 主任医师，天津医科大学博士研究生导师，享受国务院政府特殊津贴；天津市劳动模范，天津市“十佳”医务工作者；天津医院手显微外科学科带头人。

历任中华医学会手外科学分会副主任委员、中国康复医学会修复重建外科专业委员会委员。现任天津市医学会骨科学分会副主任委员，天津市康复医学会理事，天津市医学会常务理事，天津市医学会手外科学分会主任委员，天津市医学会显微外科学分会副主任委员，天津市康复医学会修复重建外科专业委员会副主任委员，天津市骨科质控中心主任，天津医院学术委员会主任委员。曾任《中华手外科杂志》和《实用手外科杂志》副总编，以及《中华骨科杂志》《中国修复重建外科杂志》《中国临床解剖学杂志》编委。

从事骨科、手显微外科工作50余年，具有丰富的临床工作经验，在手部严重性、开放性损伤的治疗，断肢(指)再植，手部损伤的晚期修复及手部疾病的治疗等方面居国内先进水平。多年来在周围神经损伤的诊断、治疗、功能重建和基础研究等方面成绩突出。获得天津市科技进步三等奖2项、天津市卫生局科技进步奖2项，主持完成国家自然科学基金项目1项、天津市科技局科技基金项目1项、局级课题多项。主编、主译、副主译著作10余部，参编、参译专著20余部，发表文章60余篇。1998年以来培养硕士研究生、博士研究生50余人，为临床输送了优秀人才。

译者名单

主　译　阚世廉

副主译　詹海华　李瑞华

译　者　(按姓氏汉语拼音排序)

邓中博　高燕新　阚世廉　李卿源

李瑞华　刘　欢　马　宁　王晓楠

徐　庆　徐建华　闫　旭　殷中罡

詹海华　赵　欣　朱达克　朱永强

(译者单位:天津市天津医院)

编者名单

Raffi Gurunian
Department of Plastic Surgery, Cleveland Clinic, Cleveland, OH, USA
Cleveland Clinic Lerner College of Medicine, Case Western Reserve University, Cleveland, OH, USA

Patrick Tassone
Department of Otolaryngology – Head & Neck Surgery, University of Missouri School of Medicine, Columbia, MO, USA

Joseph Scharpf
Head & Neck Institute, Cleveland Clinic, Cleveland, OH, USA

Andrea Hanick
Head & Neck Institute, Cleveland Clinic, Cleveland, OH, USA

Janki Shah
Head & Neck Institute, Cleveland Clinic, Cleveland, OH, USA

Michael Fritz
Head & Neck Institute, Cleveland Clinic, Cleveland, OH, USA

Fatma Betul Tuncer
Department of Plastic Surgery, Cleveland Clinic, Cleveland, OH, USA
Division of Plastic Surgery, University of Utah, Salt Lake City, UT, USA

Michelle Djohan
Case Western Reserve University/MetroHealth Hospitals, Cleveland, OH, USA

Risal Djohan
Department of Plastic Surgery, Cleveland Clinic, Cleveland, OH, USA
Cleveland Clinic Lerner College of Medicine, Case Western Reserve University, Cleveland, OH, USA

Andrea Sisti
Department of Plastic Surgery, Cleveland Clinic, Cleveland, OH, USA

Lynn M. Orfahli
Department of Plastic Surgery, Cleveland Clinic, Cleveland, OH, USA

Bahar Bassiri Gharb
Department of Plastic Surgery, Cleveland Clinic, Cleveland, OH, USA
Cleveland Clinic Lerner College of Medicine, Case Western Reserve University, Cleveland, OH, USA

Antonio Rampazzo
Department of Plastic Surgery, Cleveland Clinic, Cleveland, OH, USA
Cleveland Clinic Lerner College of Medicine, Case Western Reserve University, Cleveland, OH, USA

Stefanos Boukovalas
Department of Plastic Surgery, The University of Texas MD Anderson Cancer Center, Houston, TX, USA

Matthew M. Hanasono
Department of Plastic Surgery, The University of Texas MD Anderson Cancer Center, Houston, TX, USA

Alberto Bolletta
Department of Plastic Surgery, International Medical Service Center of China Medical University Hospital, China Medical University, Taichung, Taiwan

Samir Mardini
Division of Plastic Surgery, Department of Surgery, Mayo Clinic, Rochester, MN, USA

Hung-Chi Chen
Department of Plastic Surgery, International Medical Service Center of China Medical University Hospital, China Medical University, Taichung, Taiwan

Jennifer E. Fligor
Department of Plastic Surgery, University of California, Irvine, Irvine, CA, USA

Gregory R. D. Evans
Department of Plastic Surgery, University of California, Irvine, Irvine, CA, USA

Christina Dami Lee
Department of Plastic Surgery, Cleveland Clinic, Cleveland, OH, USA

Rebecca Knackstedt
Department of Plastic Surgery, Cleveland Clinic, Cleveland, OH, USA

Graham Schwarz
Department of Plastic Surgery, Cleveland Clinic, Cleveland, OH, USA

Arash Momeni
Division of Plastic & Reconstructive Surgery, Ryan-Upson Scholar in Plastic and Reconstructive Surgery, Director – Clinical Outcomes Research, Stanford University School of Medicine, Palo Alto, CA, USA

David Cholok
Division of Plastic & Reconstructive Surgery, Stanford University School of Medicine, Palo Alto, CA, USA

Kavita T. Vakharia
Department of Plastic Surgery, Cleveland Clinic, Cleveland, OH, USA

Vahe Fahradyan
Department of Plastic Surgery, Cleveland Clinic, Cleveland, OH, USA

Steven L. Bernard
Department of Plastic Surgery, Cleveland Clinic, Cleveland, OH, USA
Cleveland Clinic Lerner College of Medicine, Case Western Reserve University, Cleveland, OH, USA

Marion Dietl
Department of Plastic Surgery, Academic Hospital of Feldkirch, Feldkirch, Austria

Peter Kompatscher
Department of Plastic Surgery (emeritus status), Academic Hospital of Feldkirch, Feldkirch, Austria

Karlina Kegecik
Cleveland State University, Cleveland, OH, USA

Richard L. Drake
Department of Anatomy, Cleveland Clinic Lerner College of Medicine, Cleveland, OH, USA

Hiroshi Matsumoto
Department of Plastic and Reconstructive Surgery, Okayama University, Graduate School of Medicine, Dentistry, and Pharmaceutical Sciences, Okayama-city, Okayama, Japan

Yoshihiro Kimata
Department of Plastic and Reconstructive Surgery, Okayama University, Graduate School of Medicine, Dentistry, and Pharmaceutical Sciences, Okayama-city, Okayama, Japan

Margaret S. Roubaud
Department of Plastic Surgery, The University of Texas MD Anderson Cancer Center, Houston, TX, USA

Charles E. Butler
Department of Plastic Surgery, Charles B. Barker Endowed Chair in Surgery, The University of Texas MD Anderson Cancer Center, Houston, TX, USA

Erkki Tukiainen
Department of Plastic Surgery, Helsinki University Hospital, Helsinki, Finland

Katariina Laurila
Department of Plastic Surgery, Helsinki University Hospital, Helsinki, Finland

Brendan Alleyne
Department of Plastic Surgery, Cleveland Clinic, Cleveland, OH, USA

Cemile Nurdan Ozturk
Department of Head, Neck & Plastic Surgery, Roswell Park Comprehensive Cancer Center, Buffalo, NY, USA

Lena Gurunian
Loyola Marymount University, Los Angelos, CA, USA

Brandon C. Specht
Department of Plastic Surgery, Cleveland Clinic, Cleveland, OH, USA

Fatma Betul Tuncer
Division of Plastic Surgery, University of Utah, Salt Lake City, UT, USA
Department of Plastic Surgery, Cleveland Clinic, Cleveland, OH, USA

Isis Scomacao
Department of Plastic Surgery, Cleveland Clinic, Cleveland, OH, USA

Lia Gurunian
Saddleback College, Mission Viejo, CA, USA

DeAsia D. Jacob
Department of Plastic Surgery, Cleveland Clinic, Cleveland, OH, USA

David Kashan
Department of Plastic Surgery, Cleveland Clinic, Cleveland, OH, USA

Rachel E. Aliotta
Department of Plastic Surgery, Cleveland, OH, USA

Andrew R. Bauder
Division of Plastic Surgery, Department of Surgery, University of Pennsylvania, Philadelphia, PA, USA

Zvi Steinberger
Department of Orthopaedic Surgery, University of Pennsylvania, Philadelphia, PA, USA
Department of Hand and Microsurgery, Sheba Medical Center, Tel Hashomer, Israel

Oded Ben Amotz
Department of Orthopaedic Surgery, University of Pennsylvania, Philadelphia, PA, USA

L.Scott Levin
Division of Plastic Surgery, Department of Surgery, University of Pennsylvania, Philadelphia, PA, USA
Department of Orthopaedic Surgery, University of Pennsylvania, Philadelphia, PA, USA

Ines C. Lin
Division of Plastic Surgery, Department of Surgery, University of Pennsylvania, Philadelphia, PA, USA
Department of Orthopaedic Surgery, University of Pennsylvania, Philadelphia, PA, USA

Edward I. Chang
Department of Plastic Surgery, The University of Texas MD Anderson Cancer Center, Houston, TX, USA

Gokhan Sert
Department of Plastic Surgery, International Medical Center of China Medical University Hospital, China Medical University, Taichung City, Taiwan, China

Dicle Aksoyler
Department of Plastic Surgery, International Medical Center of China Medical University Hospital, China Medical University, Taichung City, Taiwan, China

Nathan F. Miller
University of Maryland/R Adams Cowley Shock Trauma Center, Baltimore, MD, USA

Geofrey G. Hallock
Division of Plastic Surgery, St. Luke's Hospital, Sacred Heart Campus, Allentown, PA, USA

Yee Cheng Low
Division of Plastic and Reconstructive Surgery, Department of Surgery, Lehigh Valley Health Network, Allentown, PA, USA

Sarah N. Bishop
Department of Plastic Surgery, Cleveland Clinic, Cleveland, OH, USA
Cleveland Clinic Lerner College of Medicine, Case Western Reserve University, Cleveland, OH, USA

Philip S. Brazio
Plastic and Reconstructive Surgery, Stanford University, Palo Alto, CA, USA

Gordon K. Lee
Plastic and Reconstructive Surgery, Stanford University, Palo Alto, CA, USA

Nicholas T. Haddock
Department of Plastic Surgery, UT Southwestern Medical Center, Dallas, TX, USA

Austin Hembd
Department of Plastic Surgery, UT Southwestern Medical Center, Dallas, TX, USA

Meenakshi Rajan
Department of Plastic Surgery, Cleveland Clinic, Cleveland, OH, USA

Matthew Joy
Division of Plastic Surgery, Department of Surgery, University of Pennsylvania, Philadelphia, PA, USA

Stephen J. Kovacs Ⅲ
Division of Plastic Surgery, Department of Surgery, University of Pennsylvania, Philadelphia, PA, USA
Department of Orthopaedic Surgery, University of Pennsylvania, Philadelphia, PA, USA

Jonathan M. Bekisz
NYU Grossman School of Medicine, New York, NY, USA

Carter J. Boyd
NYU Grossman School of Medicine, New York, NY, USA

Pierre B. Saadeh
Hansj?rg Wyss Department of Plastic Surgery at NYU Grossman School of Medicine, Plastic Surgery Service – Bellevue Hospital Center, New York, NY, USA

Geoffrey G. Hallock
Division of Plastic Surgery, St. Luke's Hospital, Sacred Heart Campus, Allentown, PA, USA

Fatma Betul Tuncer
Department of Plastic Surgery, Cleveland Clinic, Cleveland, OH, USA
Division of Plastic Surgery, University of Utah, Salt Lake City, UT, USA

Graham Schwarz
Department of Plastic Surgery, Cleveland Clinic, Cleveland, OH, USA

Chih-Hung Lin
Chang Gung Memorial Hospital, Taoyuan, Taiwan, China

Victor Chien
Chang Gung Memorial Hospital, Taoyuan, Taiwan, China

Alexander F. Mericli
Department of Plastic Surgery, The University of Texas M.D. Anderson Cancer Center, Houston, TX, USA

Alireza Hamidian Jahromi
Plastic and Reconstructive Surgery Department, Rush University Medical Center, Chicago, IL, USA

Deana Shenaq
Plastic and Reconstructive Surgery Department, Rush University Medical Center, Chicago, IL, USA
Jenna Rose Stoehr
Feinberg School of Medicine, Northwestern University, Chicago, IL, USA

Loren S. Schechter
Plastic and Reconstructive Surgery Department, Rush University Medical Center, Chicago, IL, USA
The Center for Gender Confrmation Surgery, Weiss Memorial Hospital, The University of Illinois at Chicago, Chicago, IL, USA

中文版前言

如今，重建显微外科已被广泛应用于外科各个领域，各种吻合血管的皮瓣、肌骨皮瓣、复合组织瓣被用来修复解剖缺损，重建组织功能，解决了诸多临床难题。在进行显微外科皮瓣手术时，我们常常把重点放在皮瓣的解剖和游离，以及显微血管吻合的技术操作上。而在重建显微外科工作中，受区血管的选择及其手术显露是非常重要的环节。

由 Raffi Gurunian 和 Risal Djohan 主编的《重建显微外科中的受区血管：解剖学和技术要点》一书，恰恰强调了重建显微外科受区血管方面的问题，采取的方法是覆盖更常用的受区部位。本书各章节均由著名的显微外科医师编写，结合解剖和重建阐明了常用与不常用部位的显微手术，并补充了现有的相关文献。我们组织翻译本书，旨在为从事重建显微外科工作的临床医师提供借鉴与参考，希望本书能成为重建显微外科医师的有益参考书和得力助手。

由于我们翻译专著的经验不足，书中难免有疏漏之处，希望读者和同道批评指正。天津科技翻译出版有限公司对本书的出版给予了大力支持与帮助，在此表示衷心的感谢。

阚世廉

前　言

本书是对多年来我在解剖学和重建显微外科方面专业知识和经验的总结。在过去30年间，我一直在亚洲、欧洲和美国从事从头部到足趾重建的显微外科手术。在显微外科皮瓣手术中，重点是皮瓣的解剖和游离。重建显微外科工作中一个尚未得到足够重视的领域是受区血管的选择及针对微血管吻合而进行的手术显露。我采取的方法是覆盖更常用的受区部位，并结合解剖学和重建显微外科知识来阐明不常见的显微手术部位。我们编写本书的目的是强调重建显微外科的这些方面，尤其是受区血管系统，并补充现有的相关文献。

本书各章均由国内外著名的外科医生编写。我真诚地感谢这些编者和Risal Djohan博士，他们对本书的出版做出了重要贡献。本书的大多数章节辅以清晰的图片来演示受区部位的应用解剖学和分离显露技术。在此特别感谢Joe Kanasz，他为本书绘制了精美的插图。

感谢克利夫兰诊所解剖部主任Richard Drake博士及其工作人员的协作。感谢Susan Lopez，她负责本书中多幅图像的编辑和标记工作。同时，感谢我院的住院医生和显微外科同事，他们帮助我完成了本书的编写工作。

希望本书能成为所有整形外科医生和显微外科医生在重建显微外科培训和实践中的重要资源。

谨以此书献给我的妻子Aslin，以及我的两个女儿Lia和Lena。

Raffi Gurunian

目 录

第 1 部分

前　言

第 1 章

显微外科手术的受区血管

Raffi Gurunian

引言

显微外科手术是一种有效的技术，该技术提供了利用最好的、有时是唯一可用的选择来实现特定的重建目标的机会。显微外科重建手术包括受区部位的准备、显微外科皮瓣的解剖掀起、将皮瓣由供区转移至受区，以及显微血管吻合使皮瓣重建血运[1-19]。

显微血管外科远不止于在显微镜下施行显微血管吻合。对每一例显微外科皮瓣病例都需要仔细考虑和精心计划。当选择合适的显微外科皮瓣时，应考虑患者的合并疾病和潜在的供区疾病，然后根据缺陷的类型、位置和大小进行调整。在计划阶段，应该评价血管蒂的长度和口径，考虑受区血管的解剖特点，在某些情况下，受区血管的特点将改变显微外科皮瓣的选择。

"哪些受区血管将被用于血管吻合？""如何显露这些血管？"这是所有显微外科手术医生经常被问到的两个问题。选择合适的受区血管对于显微外科皮瓣手术的成功至关重要。本书的目的是帮助读者在选择受区血管时做出决定，强调在不同的显微外科皮瓣重建手术中的手术部位显露。

术前评估

临床检查是评估身体各个部位大多数标准受区血管的主要手段。手持式多普勒是一种有用的辅助工具。当存在疑问时，影像学研究，如彩色多普勒超声、计算机断层血管造影（CTA）或磁共振血管造影，可以确定受区血管的存在和条件，特别是既往有辐射和创伤时。一般来说，任何血管都可以被用作受区血管，只要其能与皮瓣的血管蒂相匹配（图 1.1）。一个很好的例子就是穿支血管的应用，如腰动脉穿支血管或后肋间动脉，其作为受区血管被用于躯干后侧游离皮瓣的重建[20,21]。当计划将这些血管用于显微外科血管吻合时，为了确定这些血管的位置，建议行血管成像。此外，影像学研究有助于在上肢或下肢显微外科重建手术中确认受区血管的条件。当主要的供血血管，如胫前或胫后血管，桡血管或尺血管被作为受区血管时，确保足部或手部足够的血液灌注是非常重要的。重建外科医生应该良好地进行端-侧血管吻合和（或）在需要时使用静脉移植桥接吻合。

对于每个病例，都应该根据其缺损的特点和解剖位置单独进行评估。重要的是要注意，在大多数情况下，选定任何血管作为受区血管都可以在术中做出决定。因此，除非重建外科医生确定了可供血的受区血管，否则皮瓣的切取应该被推迟。例如，如果颞浅血管被用于因先前神经外科手术而存在耳前和颞部切口瘢痕患者的头皮重建，那么明智的做法是首先解剖这些血管，以确保有良好、可用的动脉和静脉用于微血管吻合。否则，就需要显露颈部血管作为其他选择。对皮瓣的大小、血管蒂的长度应该进行改进，以达到颈部受区血管或者考虑采用静脉移植来桥接。

通常情况下，对于针对任何部位、标准的显微外科手术病例，有经验的医生的受区血管准备工作一般不超过 30 分钟。在某些情况下，显露和解剖相对容易，因为受区血管已经显露出来。如果此前有过创伤或接

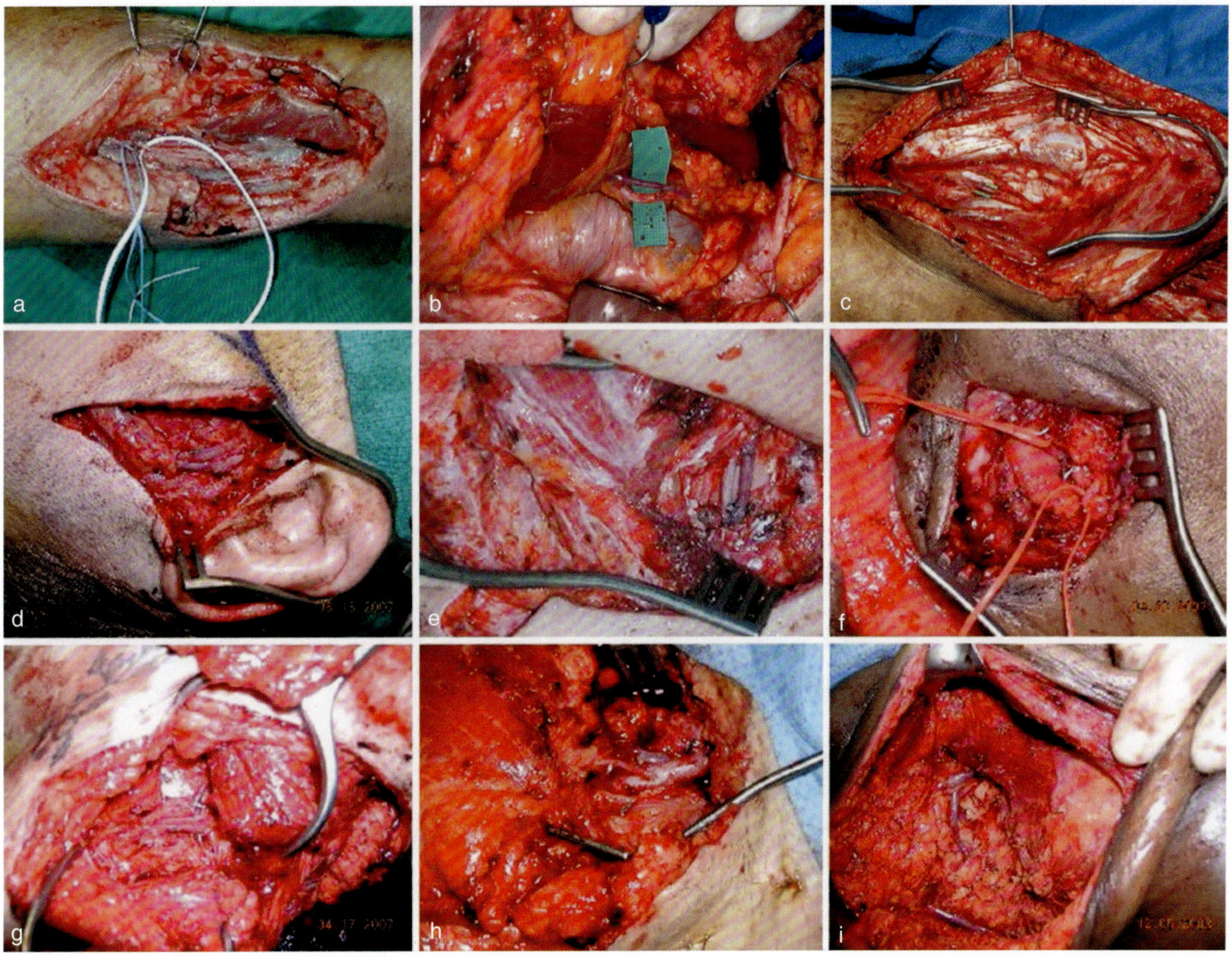

图 1.1　只要有皮瓣的血管蒂可以与之相匹配，任何血管都可以被作为受区血管。以下血管均可以作为受区血管：胫后血管、腹壁下深血管、旋股外侧动脉降支（a~c）、颞浅血管、胸廓内血管、面部血管（d~f）、旋股外侧动脉升支、股血管、胸背血管（g~i）。

受过放射治疗（以下简称“放疗”），受区血管不容易获取，则应计划进行动静脉环路或静脉移植[13,16]。对于所有进行显微外科皮瓣重建的患者，应告知其这些技术可能作为一期手术的一部分或作为挽救皮瓣的手段。

手术部位的显露

当今的重建显微外科医生需要成为解剖学家，他们应该了解“从头到足趾”的解剖，因为其与皮瓣的解剖分离和受区血管系统有关。手术显露技术因部位不同而不同，在大多数情况下，与重建部位相关的广泛显露是必要的。应该根据每个病例的详细情况提供合适的器械。根据笔者 30 年的显微外科手术经验，各种大小和形式的自持牵开器、自动拉钩、神经分离器和肌腱剪刀等，在受区部位的显露及皮瓣的解剖分离过程中是非常有用的辅助工具（图 1.2 和图 1.3）。

对于每一例显微外科病例，都应该应用显微外科的原则准备受区血管。解剖分离应该在无血手术野下，以无创方式，耐心且一丝不苟地进行。在切取皮瓣之前，血管准备的最后阶段应该在显微镜下进行。动脉和静脉外膜切除术应以极其谨慎和精确的手法来完成。在切取皮瓣之前，应该确认动脉流入和静脉流出的通畅性。显微外科皮瓣被移至重建部位后，若发现所选择的血管没有血流，将会增加皮瓣的缺血时间，可能危害显微外科皮瓣。手术中必须做出挑战性的决定，以克服这些困难，并确定备用的血管。可能需要静脉和动脉移植来恢复显微外科皮瓣的灌注。因此，重建外科医生应该能够良好地采集隐静脉和头静脉，将其用于动静脉环路移植重建血运或提供静脉回流。

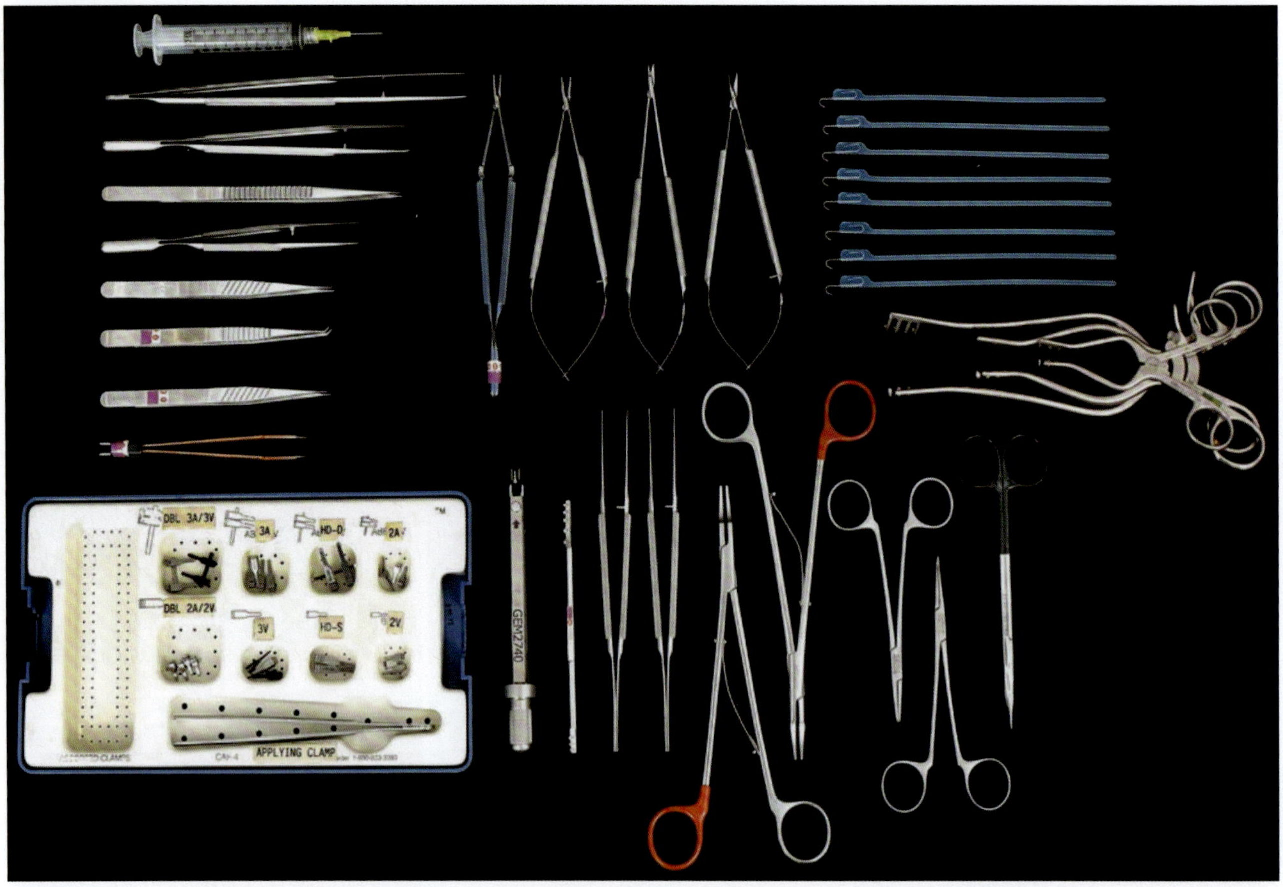

图 1.2 显微手术器械及附属器械，包括各种尺寸和形式的自持牵开器、自动拉钩、神经分离器、肌腱剪刀、双极电凝镊子、耦合器和微血管夹。

显微血管吻合

显微重建外科医生应该乐于在供区和受区血管之间进行血管吻合。为了实现这一点，手术团队的组成、手术显微镜的安置、血管的显露都应该是最理想的(图 1.4 和图 1.5)。应该预见血管的大小匹配，以保证误差最小。频繁交叉检查受区血管的大小与皮瓣血管蒂的大小，对于减少这种匹配误差是有帮助的。此外，当进行解剖分离时，需要选择静脉、动脉或分支，这些分支多与供区及受区相匹配。额外花费的时间有助于减少显微镜下匹配血管的大小不符。端-侧血管吻合是一种可行的选择。不太明显的不匹配可以应用一些技术来克服，如将血管剪成斜断面或增加较小血管的管腔。在某些情况下，将较小的受区血管套入较大的皮瓣动脉是一种可行的选择。使用耦合器可以很好地规避静脉不匹配。当皮瓣恢复了血液灌注后，需要确保血管没有张力、扭结、扭曲或压迫。对于每个病例，都需要丰富的经验来避免这些潜在的问题发生。

结论

重建显微外科手术是一种艺术和科学，结合了解剖学知识和外科手术技巧，无论是在显微镜外和显微镜下都能将组织移位，以实现特殊的美容和(或)功能重建的目标。

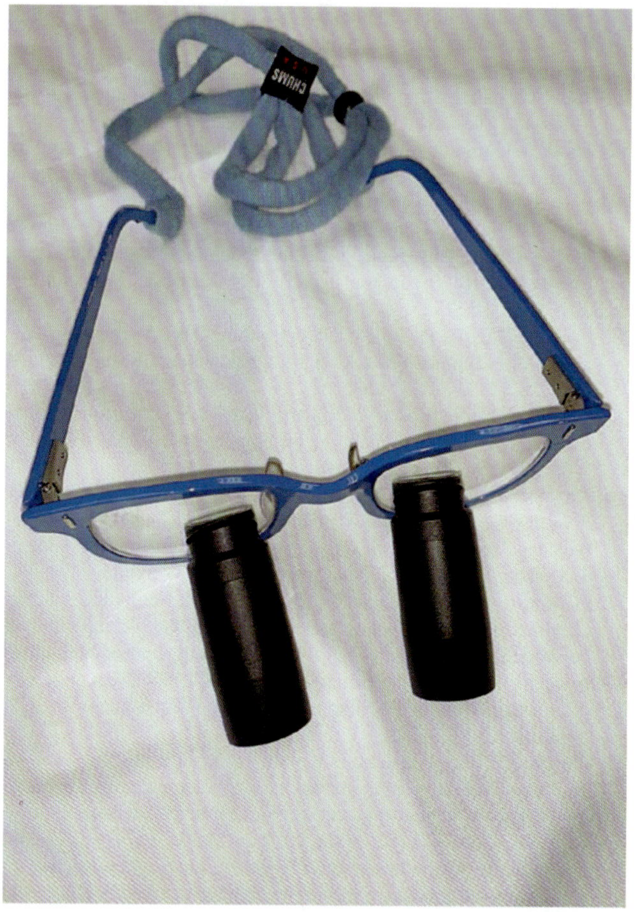

图 1.3　血管蒂解剖放大镜(×4.5)；用于显微镜下操作前的受区血管准备。

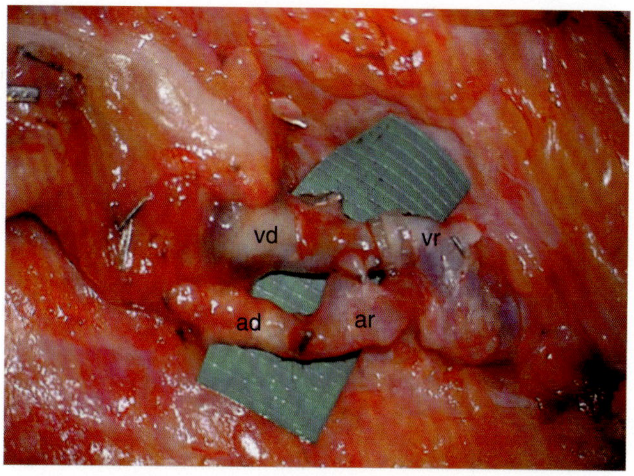

图1.5　为进行头皮重建，在颞浅血管和股前外侧皮瓣降支之间完成微血管吻合。vr，受区静脉；ar，受区动脉；vd，供区静脉；ad，供区动脉。

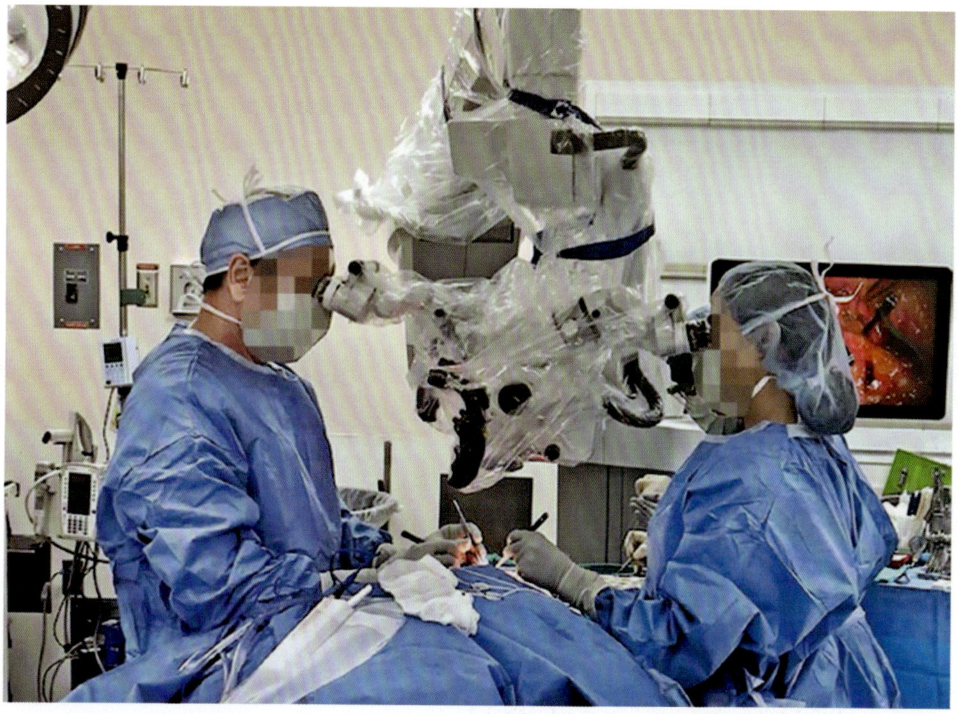

图 1.4　手术团队的站位和显微镜的方向应方便进行显微血管吻合。以游离股前外侧皮瓣重建头皮，左侧颞浅血管为受区血管。

（阚世廉　译）

参考文献

1. Gurunluoglu R, Spanio S, Rainer C, Ninkovic M. Skin expansion before breast reconstruction with the superior gluteal artery perforator flap improves aesthetic outcome. Ann Plast Surg. 2003;50(5):475–9.
2. Bayramiçli M, Tetik C, Sönmez A, Gurunluoglu R, Baltaci F. Reliability of primary vein grafts in lower extremity free tissue transfers. Ann Plast Surg. 2002;48(1):21–9.
3. Schoeller T, Meirer R, Gurunluoglu R, Piza-Katzer H, Wechselberger G. Gracilis muscle split into two free flaps. J Reconstr Microsurg. 2003;19(5):295–8.
4. Schoeller T, Bauer T, Gurunluoglu R, Hussl H, Otto-Schoeller A, Piza-Katzer H, Wechselberger G. Modified free paraumbilical perforator flap: the next logical step in breast reconstruction. Plast Reconstr Surg. 2003;111(3):1093–8. discussion 1099–1101
5. Schoeller T, Huemer GM, Shafighi M, Gurunluoglu R, Wechselberger G, Piza-Katzer H. Free anteromedial thigh flap: clinical application and review of literature. Microsurgery. 2004;24(1):43–8. Review.
6. Ninkovic M, Moser-Rumer A, Ninkovic M, Spanio S, Rainer C, Gurunluoglu R. Anterior neck reconstruction with pre-expanded free groin and scapular flaps. Plast Reconstr Surg. 2004;113(1):61–8.
7. Gurunluoglu R, Shafighi M, Schwabegger A, Ninkovic M. Secondary breast reconstruction with deepithelialized free flaps from the lower abdomen for intractable capsular contracture and maintenance of breast volume. J Reconstr Microsurg. 2005;21(1):35–41.
8. Gilman K, Ipaktchi K, Moore EE, Barnett C, Gurunluoglu R. Reconstruction of an emergency thoracotomy wound with free rectus abdominis flap: anatomic and radiologic basis for the surgical technique. World J Emerg Surg. 2010;5:12.
9. Gurunluoglu R. The ascending branch of the lateral circumflex femoral vessels: review of the anatomy and its utilization as recipient vessel for free-flap reconstruction of the hip region. J Reconstr Microsurg. 2010;26(6):359–66.
10. Gurunluoglu R, Glasgow M, Williams SA, Gurunluoglu A, Antrobus J, Eusterman V. Functional reconstruction of total lower lip defects using innervated gracilis flap in the setting of high-energy ballistic injury to the lower face: preliminary report. J Plast Reconstr Aesthet Surg. 2012;65(10):1335–42.
11. Gurunluoglu R, Shah M, Kim F. Microsurgical penile replantation after self-inflicted amputation in a schizophrenic patient: 5-year follow-up. Plast Reconstr Surg Glob Open. 2015;3(3):e319.
12. Sacak B, Gurunluoglu R. The innervated gracilis muscle for microsurgical functional lip reconstruction: review of the literature. Ann Plast Surg. 2015;74(2):204–9.
13. Gurunluoglu R, Ghaznavi A, Krpata D, Zins J, Rosen MJ. Arteriovenous loop graft in abdominal wall reconstruction using free tissue transfer. J Plast Reconstr Aesthet Surg. 2016;69(11):1513–5.
14. Currie KB, Ross P, Collister P, Gurunluoglu R. Analysis of scalp and forehead injuries in a level I trauma center. J Craniofac Surg. 2017;28(5):1350–3.
15. Gurunluoglu R, Rosen MJ. Recipient vessels for microsurgical flaps to the abdomen: a systematic review. Microsurgery. 2017;37(6):707–16.
16. Knackstedt R, Aliotta R, Gatherwright J, Djohan R, Gastman B, Schwarz G, Hendrickson M, Gurunluoglu R. Single-stage versus two-stage arteriovenous loop microsurgical reconstruction: a meta-analysis of the literature. Microsurgery. 2018;38(6):706–17.
17. Gatherwright J, Knackstedt RW, Ghaznavi AM, Bernard S, Schwarz G, Moreira A, Gurunluoglu R, Djohan R. Prospective, randomized, controlled comparison of bupivacaine versus liposomal bupivacaine for pain management after unilateral delayed deep inferior epigastric perforator free flap reconstruction. Plast Reconstr Surg. 2018;141(6):1327–30.
18. Aliotta RE, Gatherwright J, Krpata D, Rosenblatt S, Rosen M, Gurunluoglu R. Complex abdominal wall reconstruction, harnessing the power of a specialized multidisciplinary team to improve pain and quality of life. Hernia. 2019;23(2):205–15.
19. Gurunluoglu R, Gatherwright J. Microsurgical reconstruction of complex maxillofacial gunshot wounds: outcomes analysis and algorithm. Microsurgery. 2019;39(5):384–94.
20. Lee YJ, Baek SE, Lee J, Oh DY, Rhie JW, Moon SH. Perforating vessel as an alternative option of a recipient selection for posterior trunk-free flap reconstruction. Microsurgery. 2018;38(7):763–71.
21. Kiil BJ, Rozen WM, Pan WR, Grinsell D, Ashton MW, Corlett RJ, Taylor GI. The lumbar artery perforators: a cadaveric and clinical anatomical study. Plast Reconstr Surg. 2009;123(4):1229–38.

第 2 部分

头颈部重建

第 2 章

颈外动脉分支、颈外静脉和颈内静脉

Patrick Tassone，Joseph Scharpf

引言

对于既往没有接受过手术的患者，头颈部血管化程度非常好。颈外动脉有数个较大的分支可供使用，通常与缺损部位邻近。仔细选择颈外动脉的分支时必须考虑血管的长度、口径、血流和最终的血管蒂几何形状。

同样，颈内静脉通常有许多已命名和未命名的分支，其在颈部可通过外科手术获得；在大多数情况下，颈内静脉本身也可被用于吻合。颈外静脉由于长度较长，通常口径较大，并且有单独的回流途径，也可以使用。

当使用颈外动脉和颈内静脉分支时，通常会遇到几条脑神经及其分支，了解其解剖结构有助于保护其免受损伤，也有助于优化吻合口的几何形状。

动脉的解剖与选择

沿胸锁乳突肌（SCM）前缘切开，可到达颈动脉鞘。向外侧牵开SCM，继续向后方进行剥离，即可看到颈内静脉，颈内静脉是颈动脉鞘内遇到的第一个结构。向外侧拉开颈内静脉，可见迷走神经和颈总动脉，可在其分叉处的上方分离至颈外动脉和颈内动脉[1]。

颈总动脉在颈动脉球处形成分叉，分为颈外动脉和颈内动脉。颈动脉分叉通常位于甲状软骨的上缘附近[1,2]。在尸体研究中，大约25%的患者的分叉位于该点上方[2]。对于分叉高的患者，二腹肌后腹和茎突舌骨肌可能覆盖了分叉，在这个区域解剖颈外动脉需要牵开或切断这些肌肉。

颈外动脉通常有8个分支：甲状腺上动脉、咽升动脉、舌动脉、面动脉、枕动脉、耳后动脉、上颌动脉和颞浅动脉[1]。颞浅动脉是终末支。颈前支包括甲状腺上动脉、舌动脉和面动脉，一些尸体研究已经描述了其相关解剖结构。

虽然经典的描述为甲状腺上动脉是颈外动脉的第一个分支，但有文献报道，在大约40%的尸体中，甲状腺上动脉起源于颈总动脉[3]。其起始处的外径平均为1~3.5mm[4,5]。一些研究者首选使用甲状腺上动脉[6]，而另一些研究者认为其口径较小而避免使用[4]。如果要使用甲状腺上动脉，必须仔细考虑进行微血管吻合时，其自然走行方向和最后形态。甲状腺上动脉向甲状腺方向下降走行时是朝向尾侧的，为获得更靠近颅侧的吻合部位而重新排列血管的位置，会导致动脉扭曲[7]。

舌动脉和面动脉因口径大和长度足够，以及这些动脉邻近许多患者的头颈部缺损区而经常被使用。舌动脉和面动脉的平均口径为2~3.5mm[4,5]。两者从颈外动脉发出方式存在变异，大约20%的尸体的舌、面动脉共干，再分出舌动脉和面动脉[2,5,8]。

沿颈外动脉向上进行分离，可以分离出舌动脉、面动脉和颈外动脉的远端分支。在大多数情况下，需要将二腹肌的后腹和茎突舌骨肌向上牵开，才能看到动脉分支点[1]。对于颈部较长且舌骨位置较低的患者，需要将肌肉向下牵拉，才能看到面动脉的发出点。

面动脉向上延伸至二腹肌后腹的深面，发出分支到颌下腺的后缘，然后跨过下颌骨表面[1]。在对 1B 区淋巴结进行清扫的过程中，面动脉易受损伤，但在根治性颈淋巴结清扫过程中，面动脉的全长仍可保留（图 2.1）。在不进行颈部清扫的情况下，可以通过面切迹上的小切口暴露面动脉[9]。

舌动脉向前走行，靠近舌下神经，穿过舌骨肌[1]。剥离这块肌肉以外的舌动脉时可能会无意中进入咽部。在颈淋巴结清扫术或原发肿瘤切除，尤其是全喉切除术中，可能会无意中损伤舌动脉。

作为受区血管，对颈外动脉也可采用端-端或端-侧吻合方式[4,7]。其平均直径为 4mm，由于血管口径不一致，缝合血管时需要仔细[4]。通常需要结扎颈外动脉的远端，将其移动到颈部、下颌骨的下方，以便在直视下缝合血管[10]。据报道，使用颈外动脉作为受区血管可产生可靠的动脉血流，动脉血栓形成风险低[10,11]。

术前规划和术中解剖是成功选择动脉的关键。在有手术经历的患者中，术前行颈部CTA 可以识别颈外动脉是否有通畅的动脉分支[12,13]。在肿瘤病例中，开展肿瘤切除的外科医生和重建外科医生进行术前谈话对于动脉的选择是有帮助的。

在肿瘤切除和颈部清扫手术完成后，重建外科医生必须仔细评估潜在的受区动脉。这项工作应该在切取皮瓣之前进行。应检查动脉的长度，并确认有足够的血流。如果要使用舌动脉或面动脉，分离周围颈外动脉的分支通常有助于增加所用动脉的移动距离。可能有必要分离二腹肌后腹和茎突舌骨肌，以优化动脉蒂的形状。

静脉的解剖与选择

颈外静脉

颈外静脉由下颌后静脉和耳后静脉汇合而成，向后下延伸至胸锁乳突肌，汇入锁骨下静脉或颈内静脉[1]。颈外静脉在解剖上可能很细小，也可能在此前的颈部淋巴结清扫手术中被清除了；通常需要行 CTA 来评估颈内静脉的存在和通畅度（图 2.2）。一项对颈内静脉的解剖研究发现，83%的颈外静脉是单支的，其余 17%有两个平行分支[8]。

当行颈淋巴结清扫术时，将颈阔肌拉起存在损伤颈外静脉的风险，因此术前与外科医生沟通讨论对于保留血管的完整性是很重要的。在 C4 水平可见颈外静脉流入锁骨下静脉或颈内静脉。当进行颈部淋巴结清扫术时，外科医生可能无法发现该区域的颈外静脉损伤，因此在使用颈外静脉作为受区静脉之前，必须对其进行彻底检查。

充分游离颈外静脉的远、近端，可为血管吻合提供良好的血管移动性。由于颈外静脉的走行方向是纵向的，其常具有足够的血管口径，许多学者提倡在皮瓣移植时常规使用颈外静脉[7]。可以与颈外静脉通过

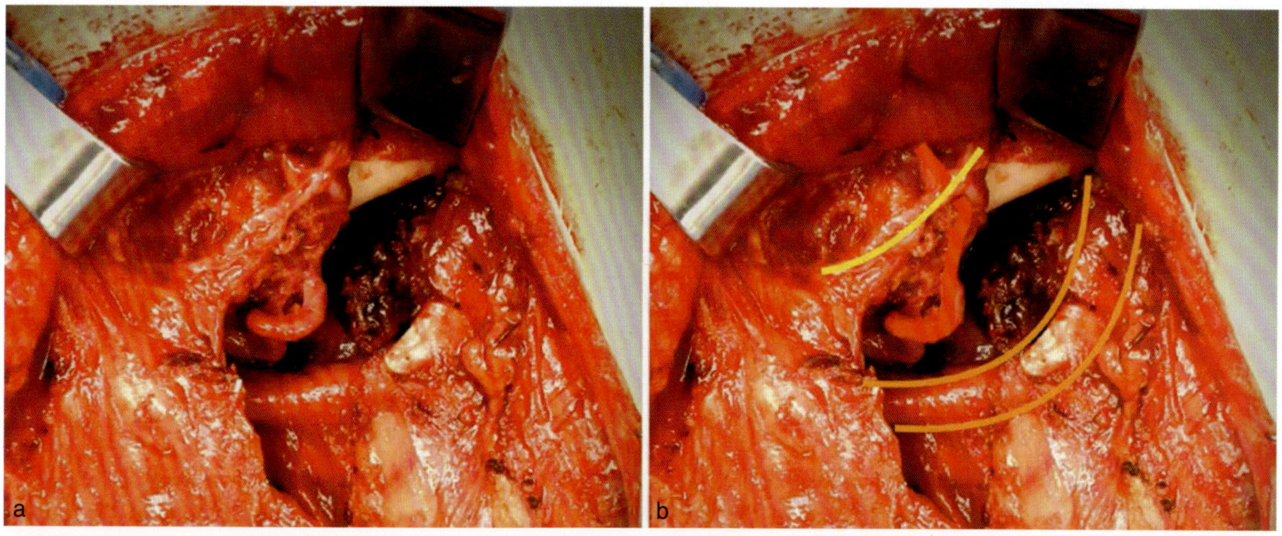

图 2.1　面动脉（图 b 中深橙色标记所示）跨越下颌骨切迹，面神经下颌分支（图 b 中黄色标记所示）跨越面动脉的浅层。可以在二腹肌后腹（图 b 中橙色标记所示）深层将动脉向近端分离至颈外动脉起始点。

端-侧吻合来实现多个供区静脉回流，且能够更好地控制最终的血管蒂几何形状[7]。

颈内静脉

将胸锁乳突肌向外侧牵开，可以看到颈内静脉位于颈动脉鞘内。颈内静脉及其分支具有较大的解剖变异性。一项尸体研究发现，面静脉、舌静脉和甲状腺上静脉通常存在，其最常见的排列方式是三个分支汇集成一条大静脉进入颈内静脉[8]。在颈部沿颈内静脉全长的前缘进行分离可以识别这些分支。

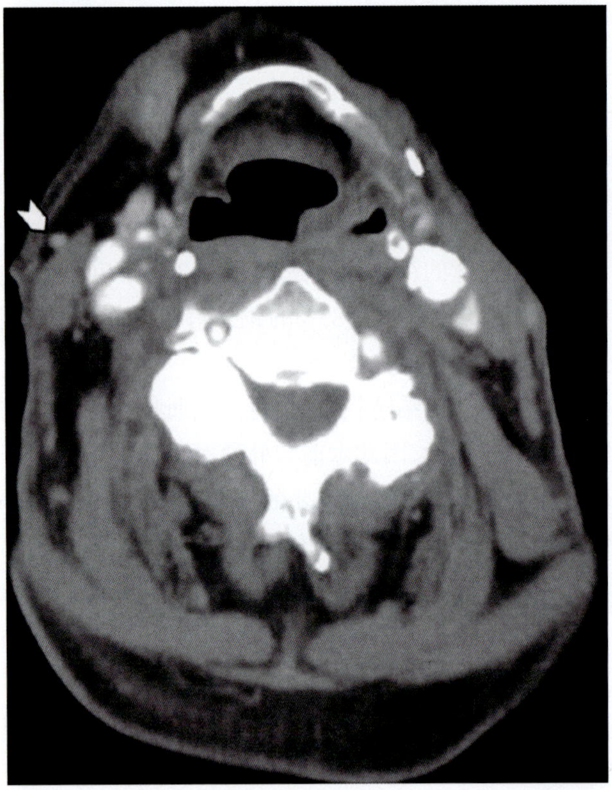

图 2.2 轴位对比增强 CT 显示右侧颈外静脉（箭头所示）及静脉造影剂充盈。注意颈部淋巴结清扫术后，左侧颈外静脉缺失。

完整的面静脉具有多个分支，分支通常具有足够的长度和直径；可与多个供区静脉端-端吻合，汇入面静脉系统。然而，肿瘤切除术后，肿瘤患者的面静脉分支经常被破坏，即便留下一段面静脉，其长度也不够。此外，较大的面静脉分支和较小的供区静脉之间通常可能大小不匹配。当面静脉的连续性存在时，可与面静脉进行端-侧吻合，以防止静脉瘀滞（图 2.3）。

许多研究者主张将颈内静脉端-侧吻合作为静脉吻合术的首选[14,15]。端-侧吻合克服了血管不匹配的问题，并可能提供一个“呼吸静脉泵系统”，因为颈内静脉受到胸内负压的影响，端-侧吻合有助于静脉回流[14]。即便在根治性颈部淋巴结清扫术中切除了颈内静脉，颈静脉残余部分仍可被用于端-侧吻合[16]。

在与颈内静脉行端-侧吻合时，放置血管环或血管夹可能会使静脉产生扭曲[7]。因此，在放置血管环或血管夹前，应标记好静脉最有利的解剖位置，以确保获得良好的血管蒂形状（图 2.4）。

即使进行过颈部手术或放疗，由于颈内静脉通常能被保留下来，所以头颈部重建外科医生通常会将其用作受区血管。

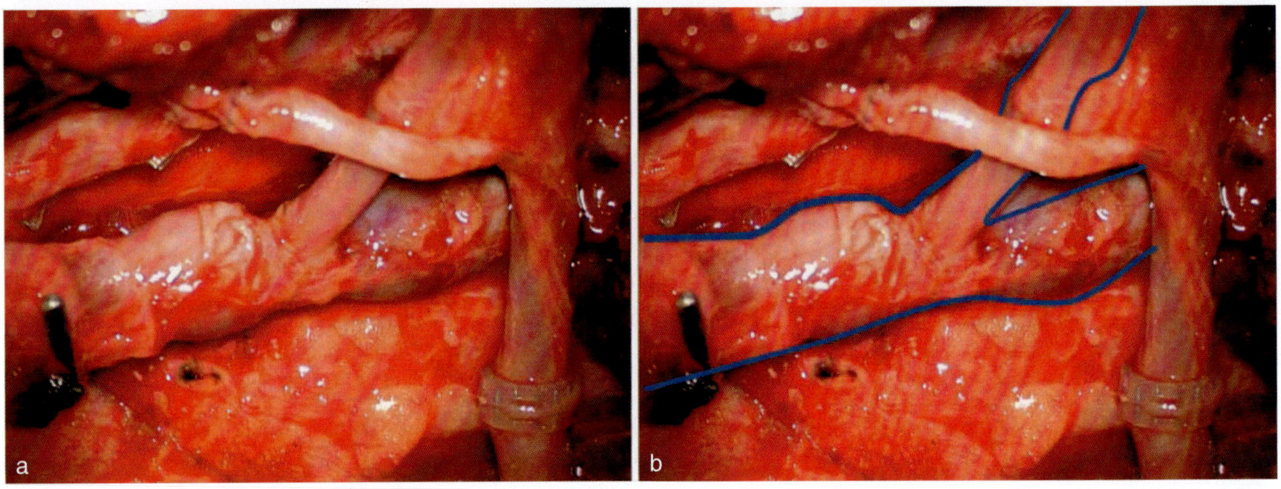

图 2.3 右侧面总静脉端-侧吻合。当面静脉较大且连续性完整时（图 b 中蓝色标记所示），面静脉端-侧吻合可抑制静脉淤滞，优化血管蒂的形状，并解决血管口径大小不匹配的问题。

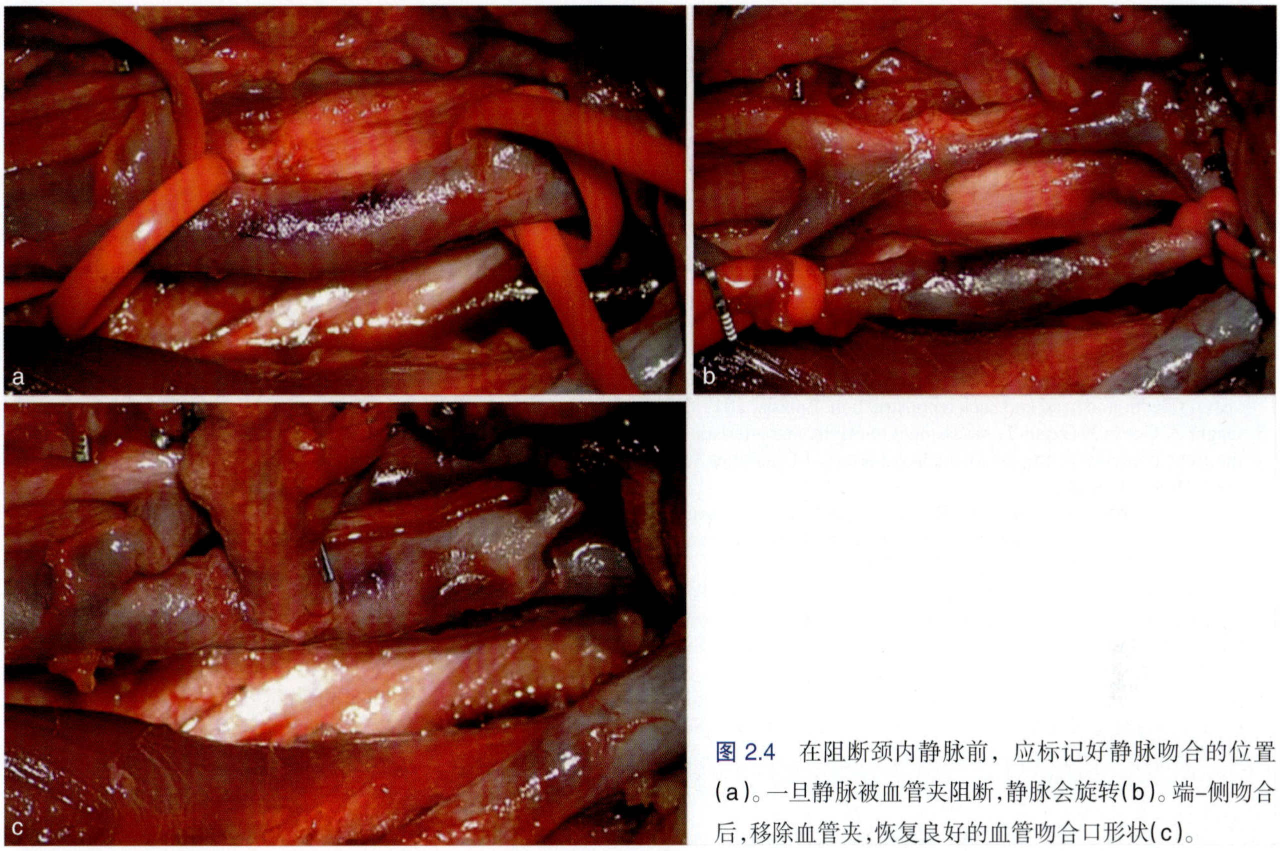

图 2.4 在阻断颈内静脉前，应标记好静脉吻合的位置(a)。一旦静脉被血管夹阻断，静脉会旋转(b)。端-侧吻合后，移除血管夹，恢复良好的血管吻合口形状(c)。

神经和淋巴的解剖学及注意事项

在颈血管剥离或准备过程中，部分脑神经或其分支有损伤的危险。面神经的下颌神经分支从腮腺尾的前缘发出，途经下颌骨前上方的下颌骨面部切迹[1]。该分支位于面部血管的表面(图 2.1)；如果通过面部切口进入面部血管，容易损伤下颌缘支，导致同侧下唇无力。

迷走神经从颈静脉孔发出，向下进入颈动脉鞘，走行于颈内静脉后方[1]。如果要将颈内静脉用作受区静脉，在放置血管环或血管夹前只分离静脉是很重要的，以避免挤压或牵引损伤迷走神经。

舌下神经通过舌下神经管离开颅骨后向前延伸，支配舌部肌肉。其位于颈内静脉深部和颈外动脉或颈动脉球[1]。当分离颈外动脉的近端及其分支时，需要小心保护舌下神经。在某些情况下，为了到达颈部下方的供区血管，可能需要将颈外动脉分支转位到舌下神经下方。

颈部两侧都有重要的淋巴通道，左侧的胸导管较粗大。当胸导管上升到下颈部时，其位于颈总动脉后方，并向外侧移动，穿过颈横血管前方，然后流入左锁骨下静脉[1]。右侧淋巴管的解剖结构变异较大，汇入右侧锁骨下静脉或颈内静脉。虽然淋巴管本身对血管的选择或血管蒂的几何形状没有影响，但重建外科医生应该评估这个解剖区域是否存在乳糜漏。术中应控制乳糜漏，如果术中发现高流量漏，重建外科医生应尽可能从对侧颈部选择受区血管。

结论

颈外动脉、颈外静脉和颈内静脉系统为微血管重建外科医生提供了大量的受区血管。外科医生通过深入了解这些系统的解剖结构，可将其成功用于游离组织移植；外科医生可以根据血管的长度、口径大小、血流量和血管蒂形状来选择手术方案。即便患者在此前接受过手术或放疗，只要重建外科医生有足够的经验，仍然可以选择这些动静脉。

（詹海华 译）

参考文献

1. Janfaza P, Fabian R. Anatomy of the neck: general considerations. In: Surgical anatomy of the head and neck. Cambridge, MA: Harvard University Press; 2001. p. 508–77.
2. Devadas D, Pillay M, Sukumaran TT. A cadaveric study on variations in branching pattern of external carotid artery. Anat Cell Biol. 2018;51(4):225–31.
3. Anagnostopoulou S, Mavridis I. Emerging patterns of the human superior thyroid artery and review of its clinical anatomy. Surg Radiol Anat. 2013;36(1):33–8.
4. Hiller A, Davis J, Schulz S, Henderson J, Wilhelmi BJ. Recipient vessel selection in head and neck reconstruction. Eplasty. 2017;e42.
5. Ozgur Z, Govsa F, Ozgur T. Assessment of origin characteristics of the front branches of the external carotid artery. J Craniofac Surg. 2008;19(4):1159–66.
6. Chia H-L, Wong C-H, Tan B-K, Tan K-C, Ong Y-S. An algorithm for recipient vessel selection in microsurgical head and neck reconstruction. J Reconstr Microsurg. 2010;27(01):047–56.
7. Urken ML, Vickery C, Weinberg H, Buchbinder D, Biller HF. Geometry of the vascular pedicle in free tissue transfers to the head and neck. Arch Otolaryngol Head Neck Surg. 1989;115(8):954–60.
8. Shima H, Luedinghausen MV, Ohno K, Michi K-I. Anatomy of microvascular anastomosis in the neck. Plast Reconstr Surg. 1998;101(1):33–41.
9. Revenaugh PC, Fritz MA, Haffey TM, Seth R, Markey J, Knott PD. Minimizing morbidity in microvascular surgery. JAMA Facial Plastic Surg. 2015;17(1):44.
10. Garg RK, Poore SO, Wieland AM, Sanchez R, Baskaya MK, Hartig GK. Recipient vessel selection in the difficult neck: outcomes of external carotid artery transposition and end-to-end microvascular anastomosis. Microsurgery. 2015;37(2):96–100.
11. Schusterman MA, Miller MJ, Reece GP, Kroll SS, Marchi M, Goepfert H. A single center's experience with 308 free flaps for repair of head and neck cancer defects. Plast Reconstr Surg. 1994;93(3):479–80.
12. Tan O, Kantarci M, Parmaksizoglu D, Uyanik U, Durur I. Determination of the recipient vessels in the head and neck using multislice spiral computed tomography angiography before free flap surgery. J Craniofacial Surg. 2007;18(6):1284–9.
13. Chen Y-W, Yen J-H, Chen W-H, Chen I-C, Lai C-S, Lu C-T, et al. Preoperative computed tomography angiography for evaluation of feasibility of free flaps in difficult reconstruction of head and neck. Ann Plast Surg. 2016;76
14. Yamamoto Y, Nohira K, Kuwahara H, Sekido M, Furukawa H, Sugihara T. Superiority of end-to-side anastomosis with the internal jugular vein: the experience of 80 cases in head and neck microsurgical reconstruction. Br J Plast Surg. 1999;52(2):88–91.
15. Halvorson EG, Cordeiro PG. Go for the jugular. Ann Plast Surg. 2007;59(1):31–5.
16. Graham BB, Varvares MA. End-to-side venous anastomosis with the internal jugular vein stump: a preliminary report. Head Neck. 2004;26(6):537–40.

第 3 章

面部血管的微小入路

Andrea Hanick, Janki Shah, Michael Fritz

引言

面动脉和面静脉是头颈部微血管重建中最常用的血管之一。由于具有可靠的口径和解剖位置，这些血管通常在随着颈部清扫或相对广泛的 2 级颈部探查后被游离；这个过程需要明显的组织操作、相对较大的切口和术后放置引流管。然而，当不需要颈部清扫或为了增加蒂部可达到的距离而游离上一级血管时，这些血管很容易通过微小切口进入，并在其从颈部越过下颌骨进入面部时被游离。该方法可以通过美观的切口暴露局部和面部，并显著降低发病率，同时优化面中部、鼻和腭重建时蒂的范围[1-3]。与邻近的 2 级颈部血管游离相比，下颌骨位置的血管游离使蒂部可到达的距离增加了几厘米。因此，微小入路暴露游离面部血管为微血管重建提供了一个宝贵的方法。

术前注意事项

面中部、鼻和腭缺损的微血管重建可能会因为蒂的范围和形状而变得复杂，特别是当缺损要求高位组织到达颅底或进行广泛的骨置换和操作时[2,3]。在这种情况下，对于提供足够的蒂部范围的受区血管的选择是有限的。在缺损附近的血管进行游离可以避免静脉移植，从而提供更简单和可靠的重建。远端面动脉和面静脉在穿过下颌骨时是优于其他受区血管的最佳受区血管，具有稳定的解剖位置并且更浅、更高。重要的是，近端面动脉和面静脉必须完整保留，以便在上述情况下使用。因此，如果既往进行过手术或肿瘤治疗，确定术前血管的完整性是至关重要的。若计划同时进行颈部清扫，需要与消融外科医生沟通，以将这些血管保留在 2 级。由于下颌缘支神经在此解剖过程中始终被识别和保留，术前评估和记录功能状态是至关重要的(图 3.1)。

相关解剖

面血管具有可预测的解剖结构，在深部颈筋膜浅层内走向深层的颈阔肌。面动脉始于二腹肌深部，穿过下颌腺，然后在咬肌内侧抵止点前方的前角切迹处跨过下颌边界，在下颌角前约 3cm[4]。然后走向口腔连

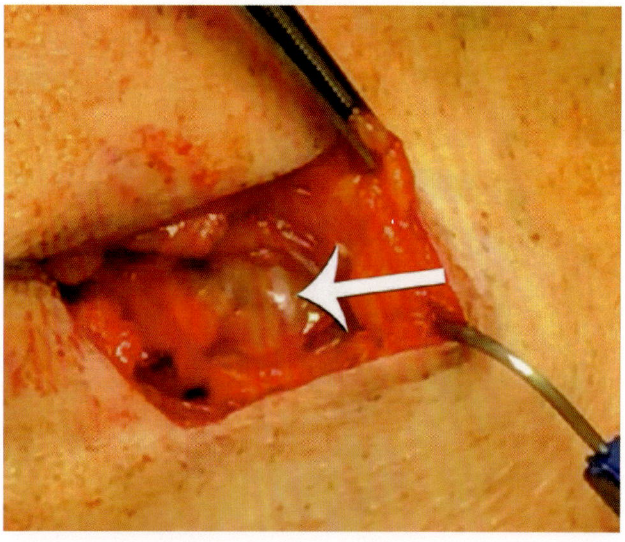

图 3.1　术中解剖显示面神经的下颌缘支(箭头所示)，其与面血管的水平非常邻近且位于浅层。

合和鼻唇沟。值得注意的是,动脉和静脉可能立即平行走行(图 3.2);然而,其通常是分开的,必须仔细地单独识别。面静脉始终位于动脉后方,在咬肌前缘与腮腺咬肌筋膜汇合,穿过下颌骨[5]。面神经的下颌缘支在这个游离点与面部血管密切相关。虽然神经的分支模式及其与面动脉的关系是多样的,但神经最常位于面动脉的浅层、面静脉的深部[5,6]。通过细致的技术,在游离血管时,神经很容易被识别和保留[1]。

手术技术

通过触诊或多普勒探针评估确定面动脉在前角切迹区域的位置。然后在下颌骨下缘的下方标记 2.5~3cm 的切口,位于面动脉正后方(更容易暴露面静脉)(图 3.3)。切开皮肤和皮下组织,识别颈阔肌,并精确地完全分离。向上方和下方抬高皮下筋膜瓣,广泛暴露潜在的筋膜(颈深筋膜的浅层)。通常,在这一层可见的搏动揭示了面动脉的位置。此外,在这一层内,下颌缘支神经通常可以直视而无须解剖(图 3.1)。

如果确认神经结构缺失,谨慎地抬高筋膜并将其分离成半透明的层。随着筋膜变薄,面动脉很容易被识别,平行地钝性分离暴露,然后用血管环牵拉。为了在远端和近端分离足够的长度进行吻合,注意避免牵拉或损伤下颌缘支神经,神经通常(但不完全)位于动脉浅层。然后将注意力集中在面静脉的游离上,细致地进行类似的识别和游离。静脉总是位于动脉的后方,位于下颌缘支的浅层;如前所述,静脉也可能直接平行于动脉的后方,并且可能(不太常见)与动脉一起被游离(图 3.2)。

为了将血管蒂从皮瓣的位置移到受区面血管的部位,需要建立一个隧道。这可以在皮下或颈阔肌下平面进行,后者的技术和范围有限,可以更好地避免神经损伤,使用 5/8 英寸(1 英寸≈2.54cm)的 Penrose 引流管可以方便血管蒂通过这条隧道。为了在血管蒂不受压及面部扭曲的情况下使用这种技术,必须切取没有血管周围软组织块的穿支皮瓣[1,7,8]。

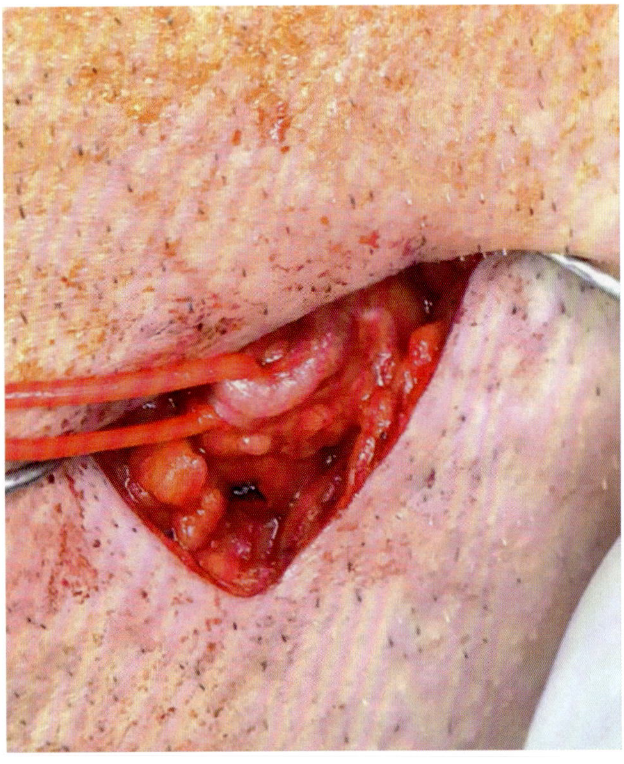

图 3.2　术中通过微小切口剥离面动脉和面静脉进行微血管吻合。静脉始终在动脉的后方被识别。

讨论

通过微小入路方法游离远端面血管,可以轻松暴露可靠的受区血管,具有低发病率和良好的外观[1,9]。与传统的中颈部切口游离的面血管相比,这些血管的位置明显更高,在面中部、鼻和颅底重建的血管蒂显露方面具有显著优势[2,3,9]。使用这种入路,可以做上方、侧方或下方的隧道通过血管蒂,简化的下颌骨重建和对侧颈部重建也可以应用。此外,在接受挽救性肿瘤手术或翻修重建的患者中,这种方法允许外科医

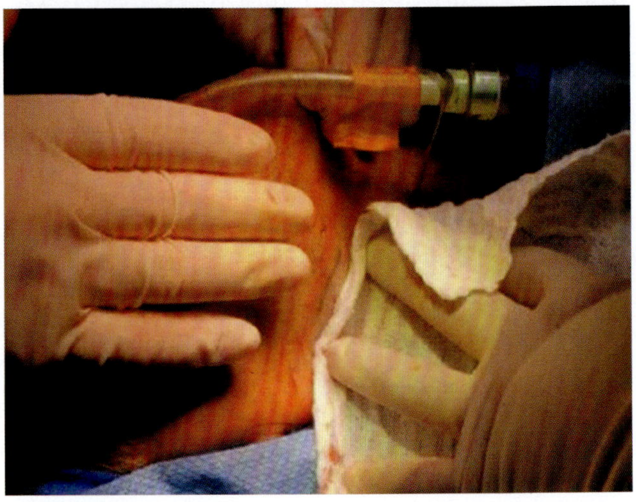

图 3.3　经微小入路切口游离面血管,进行游离组织移植。在下颌骨下缘的下方、面动脉正后方做一个 2.5~3cm 的切口(可以更容易暴露面静脉)。

生避开颈部受辐射最严重或瘢痕部位，组织扭曲和纤维化可能给手术和伤口愈合带来挑战。显然，确保这些血管与其供区血管保持近端连续性是至关重要的。

虽然在任何时候都必须考虑解剖区域附近的下颌边缘神经的存在，但通过稳定的解剖、可视化，以及细致的技术保护，可以可靠地识别和保留神经功能。这已被发表的系列文献所证实，使用这种方法没有出现下颌缘支神经无力[1,7,8]。

在我们的实践中，使用这个部位、角度和表面的颞血管游离已经很普遍。使用微小的入路切口和血管蒂隧道可以完全闭合伤口或缩短(1~2 天)被动(Penrose)引流管的放置。术后水肿和患者的不适也被最小化。这些因素降低了术后护理的复杂性，显著缩短了住院时间，而且没有影响皮瓣成功率[7,8,10]。因此，面部重建中血管化游离组织移植的整体适应证继续扩大。

结论

在下颌骨下缘的下方使用微小入路游离远端面血管提供了一个可靠的游离血管重建来源，改善了血管蒂范围，最大限度地降低了发病率。因此，这项技术是复杂的头颈部重建的一种宝贵的方法。

（朱达克 译）

参考文献

1. Revenaugh PC, Fritz MA, Haffey TM, Seth R, Markey J, Knott PD. Minimizing morbidity in microvascular surgery: small-caliber anastomotic vessels and minimal access approaches. JAMA Facial Plast Surg. 2015;17(1):44–8.
2. Shipchandler TZ, Waters HH, Knott PD, Fritz MA. Orbitomaxillary reconstruction using the layered fibula osteocutaneous flap. Arch Facial Plas Surg. 2012;14(2):110–5.
3. Trosman SJ, Haffey TM, Couto RA, Fritz MA. Large orbital defect reconstruction in the setting of globe-sparing maxillectomy: the titanium hammock and layered fibula technique. Microsurgery. 2018;38(4):354–61.
4. Lee HJ, Won SY, Jehoon O, Hu KS, Mun SY, Yang HM, Kim HJ. The facial artery: a comprehensive anatomical review. Clin Anat. 2018;31(1):99–108.
5. Cotofana S, Steinke H, Schlattau A, Schlager M, Sykes JM, Roth MZ, Gaggl A, Giunta RE, Gotkin RH, Schenck TL. The anatomy of the facial vein: implications for plastic, reconstructive, and aesthetic procedures. Plast Reconstr Surg. 2017;139(6):1336–53.
6. Toure G, Tran de Fremicort MK, Randriamanantena T, Vlavonou S, Priano V, Vacher C, et al. Vascular and nerve relations of the marginal mandibular nerve of the face: anatomy and clinical relevance. Plas Reconstr Surg. 2019;143(3):888–99.
7. Hanick A, Meleca JB, Fritz MA. Early discharge after free tissue transfer does not increase adverse events. Am J Otolaryngol. 2020;41(2):1–4.
8. Devine CM, Haffey TM, Trosman S, Fritz MA. Short-stay hospital admission after free tissue transfer for head and neck reconstruction. Laryngoscope. 2016;126(2):2679–83.
9. Kerr RP, Hanick A, Fritz MA. Fascia lata free flap reconstruction of limited hard palate defects. Cureus. 2018;10(3):e2356.
10. Hanick AL, Ciolek PJ, Fritz MA. Angular vessels for free-tissue transfer in head and neck reconstruction: clinical outcomes. Laryngoscope. 2020;00:1–4.

第 4 章

内眦血管

Janki Shah, Andrea Hanick, Michael Fritz

引言

据文献报道，内眦血管是各种局部皮瓣的血管来源，是头颈部游离组织移植重建中可靠且有价值的受区血管[1,2]。内眦动脉和内眦静脉位置相对较高，易于通过微创、美观的切口进行暴露，是面中部、鼻和颅底游离皮瓣重建中微血管吻合的理想选择[2,3]。

术前注意事项

面中部和鼻部缺损的微血管重建，在重建的复杂性方面是独特挑战，而更复杂的问题可能是血管蒂的延伸范围和几何形状。邻近受区血管的选择有限。内眦血管是一种可靠的受区血管，管径足够，可被用于微血管吻合，且因其位置相邻，可被用于口腔、面部、鼻及颅底缺损的修复。内眦血管位于中央，易于识别，对邻近的神经肌肉结构损伤的风险很小，当血管蒂长度有限且同侧面血管保持完整时，内眦动脉和内眦静脉是理想的受区血管。

相关解剖

内眦血管具有可预测的解剖结构，一直延伸到颧大肌复合体的深面。内眦动脉是面动脉的终末分支，始终走行于鼻唇沟内，位于鼻唇沟与口腔连合垂直线的交点处，深至眼轮匝肌（图 4.1）。最容易辨认的是颧肌止点的内侧和下方，通常在唇上动脉的起点附近，或者在连合水平口轮匝肌的深处。内眦静脉位于动脉的深面，沿颧大肌复合体外侧缘延伸，位于动脉上方约 1.5cm、动脉外侧 2~3cm 处（图 4.2）[2,3]。在 Haffey 等人的尸体研究中，内眦动脉和内眦静脉口径已被证实足以进行微血管吻合，动脉平均直径为（2.34±0.67）mm[扩张后达到（3.21±0.87）mm]，静脉平均直径为（3.57±0.53）mm[扩张后达到（6.40±0.81）mm][2]。

手术技术

采用微创、美观的鼻唇沟切口，可以很方便地显露内眦血管，进行微血管吻合。作为参考，术前标记鼻唇沟，并在口腔连合画一条垂线，在交点处即可识别内眦动脉。在鼻唇沟内做一个切口，向下延伸到口腔连合水平。钝性解剖皮下组织，向下到颧大肌。确定颧肌复合体的外侧缘并向颧骨上方延伸。然后将肌肉向内侧牵拉，并向其深处钝性剥离，直到看到内眦静脉。将静脉与周围组织分离，并放置血管环。然后将注意力转向对内眦动脉的识别。继续钝性分离，直到发现内眦动脉在颧肌抵止点的内侧和下方，或者在连合水平口轮匝肌的深层。一旦确定，将动脉与周围组织分离，并沿着其走行，以确保其有足够的移动性和长度进行重建；在动脉周围放置血管袢。需要注意的是，相比内眦动脉，内眦静脉的位置更邻近外侧（2~3cm）和上方（1.5cm），且位置更深。然后根据微血管吻合的需要，将内眦动脉和内眦静脉进行环周分离和移动。值得注意的是，在颧大肌或颧大肌下方分离出远端面动脉的动脉分支时，经常会遇到唇上动脉。此外，支配唇提肌和口轮匝肌的面神经的面中部分支位于鼻唇沟的深层，应该受到保护。

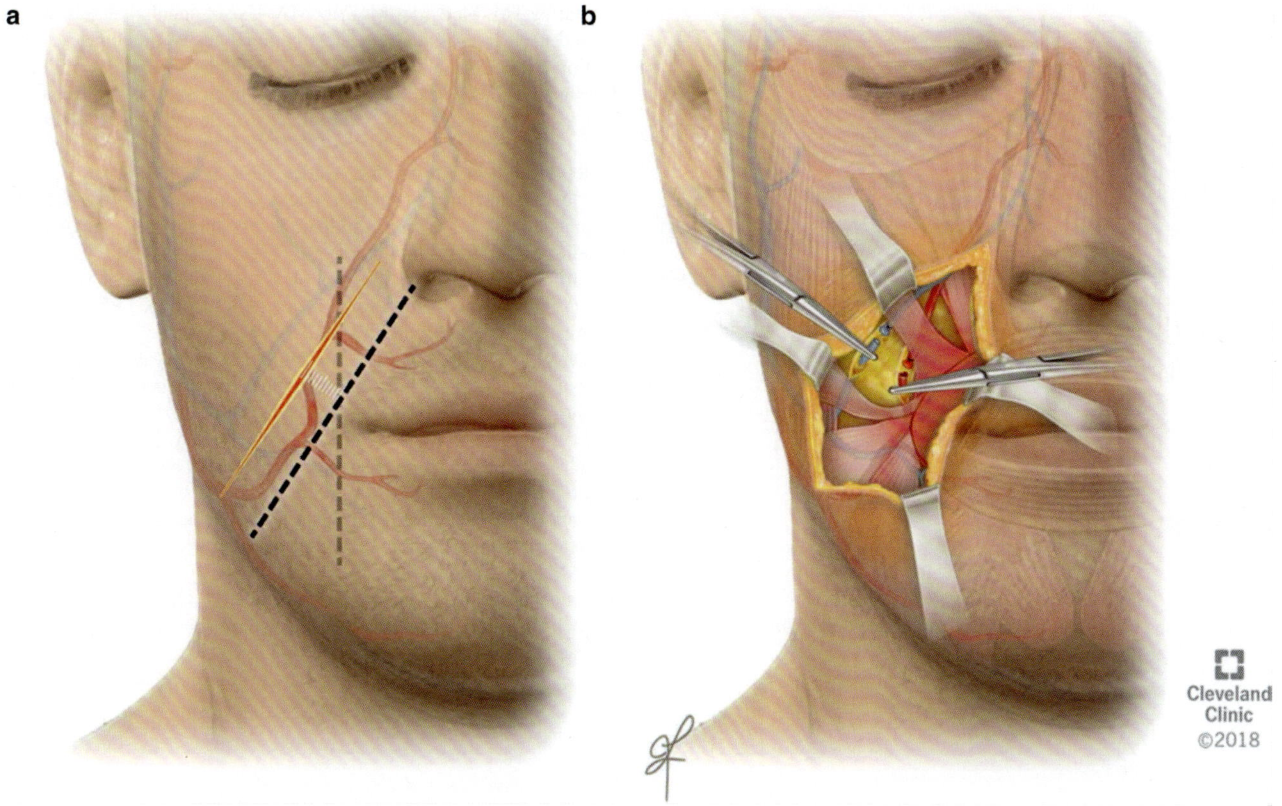

图 4.1　内眦动脉相对于外部标志的走行图。内眦动脉始终在鼻唇沟内向鼻面沟走行，可在鼻唇沟与口腔连合的垂直线交点深面被识别。（Reprinted with permission，Cleveland Clinic Center for Medical Art & Photography © 2020. All Rights Reserved）

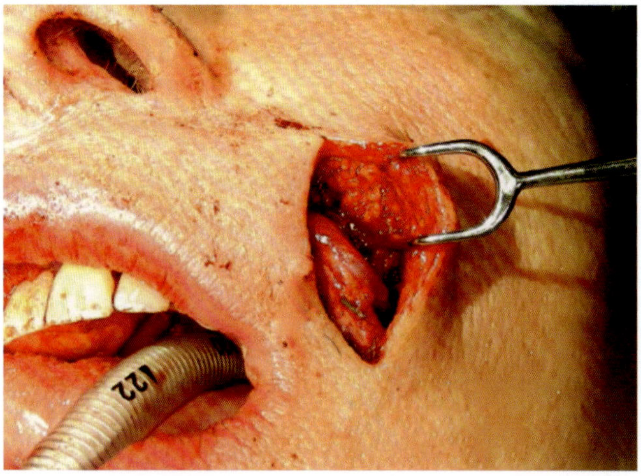

图 4.2　术中通过解剖鼻唇沟切口描述内眦动脉和内眦静脉的解剖位置和关系。内眦动脉和内眦静脉均走行至颧肌复合体深面。内眦动脉位于颧肌止点的内侧和下方，而内眦静脉沿着颧肌复合体外侧缘，在内眦动脉的更深处和上外侧走行。

讨论

由于血管蒂长度和几何形状的限制，颅底和面中部缺损的微血管重建通常具有挑战性，当仔细观察血管暴露和血管蒂方向时，应用较小口径的血管可以成功实现[2-4]。虽然面部和颞浅血管具有足够的管径，可以用于微血管吻合，但对血管蒂长度的要求较高，在腭上颌和鼻再造等特定病例中往往受到限制。内眦血管具有明确的解剖关系和足够的口径，可通过微创、隐蔽的切口显露，已被证明是游离皮瓣重建术的可靠受区血管[3-6]。Hanick 等在一项回顾性研究中报道了对 31 例患者成功使用内眦血管进行微血管吻合重建，成功率为 97%[3]。

由于其位置相邻，这些血管是游离皮瓣重建中涉及鼻/鼻内衬、中央颅底、面中部、腭部和上口腔缺损的理想选择[2-4,7-9]。内眦血管最适合在血管蒂长度有限、同侧面部血管完整的情况下使用，可避免对颈部的广泛探查和使用静脉移植进行重建，从而降低了手术的复杂性、缩短了手术时间和住院时间[3,7]。应用内眦血管作为受区血管，具有外形美观、损伤小等优点，是头颈部微血管重建中有价值的选择。

结论

我们可以通过最简单的途径,便利而可靠地识别内眦血管,发病率低且美容效果较好。这些血管还具有可预测的解剖关系且易于显露,管径足够、位置相邻,并改善了血管蒂的可及性,有利于进行微血管吻合。在面中部、鼻和颅底游离皮瓣重建中,其具有一定的应用价值。

(马宁 译)

参考文献

1. Kim SW, Kim YH, Kim JT. Angular artery perforator-based transposition flap for the reconstruction of midface defect. Int J Dermatol. 2012;51:1366–70.
2. Haffey TM, McBride JM, Fritz MA. Use of angular vessels in head and neck free-tissue transfer: a comprehensive preclinical evaluation. JAMA Facial Plast Surg. 2014;16:348–51.
3. Hanick AL, Ciolek PJ, Fritz MA. Angular vessels for free-tissue transfer in head and neck reconstruction: clinical outcomes. Laryngoscope. 2020;130:2589–92.
4. Revenaugh PC, Fritz MA, Haffey TM, Seth R, Markey J, Knott PD. Minimizing morbidity in microvascular surgery: small-caliber anastomotic vessels and minimal access approaches. JAMA Facial Plast Surg. 2015;17:44–8.
5. Shimizu F, Oatari M, Uehara M. Choice of recipient vessels for nasal ala reconstruction using a free auricular flap. J Plast Reconstr Aesthet Surg. 2015;68:907–13.
6. Oh SJ, Jeon MK, Koh SH. Nasolabial facial artery and vein as recipient vessels for midface microsurgical reconstruction. J Craniofac Surg. 2011;22:789–91.
7. Devine CM, Haffey TM, Trosman S, Fritz MA. Short-stay hospital admis- Sion after free tissue transfer for head and neck reconstruction. Laryngoscope. 2016;126:2679–83.
8. Seth R, Revenaugh PC, Scharpf J, Shipchandler TZ, Fritz MA. Free anterolateral thigh fascia lata flap for complex nasal lining defects. JAMA Facial Plast Surg. 2013;15(1):21–8.
9. Shipchandler TZ, Waters HH, Knott PD, Fritz MA. Orbitomaxillary reconstruction using the layered fibula osteocutaneous flap. Arch Facial Plast Surg. 2012;14(2):110–5.

第 5 章

颞浅血管

Fatma Betul Tuncer, Michelle Djohan, Raffi Gurunian, Risal Djohan

引言

颞浅动脉和颞浅静脉是头颈部最常选择的受区血管之一。其他常用于头颈部重建的血管有面动脉、甲状腺上动脉、颈外动脉和颈横动脉（参见第 2 章至第 6 章）。颞浅动脉和颞浅静脉在上 2/3 的面部和（或）头皮重建中比其他受区血管更有优势，因为其邻近缺损部位[1,2]。这往往避免了静脉移植或使用带有超长血管蒂的皮瓣。颞浅动脉和颞浅静脉邻近重建部位，具有在耳前区和太阳穴隐藏切口瘢痕的优势，在鼻重建和面部重建中特别受青睐。

术前评估

颞浅动脉具有可靠的解剖结构。颞浅动脉缺失或萎缩很少被描述。术前的影像学研究，如 CTA，通常是不必要的。颞浅动脉可以在手术前通过触诊或手持式多普勒进行检查。还应该检查动脉走行过程中的皮肤是否有瘢痕，因为这些血管在皮肤活检或以前的手术中很容易受伤。应注意辐射史，因为可能发生血管损伤，需要制订计划来选择替代的受区血管。此外，也可以考虑进行静脉移植或动静脉袢移植。

应用解剖学

颞浅动脉是颈外动脉的两个终末分支之一。上颌内动脉分支后，颈外动脉延续为颞浅动脉。颞浅动脉起始于腮腺的实质，并在经过颅骨时变得更加表浅。颞浅动脉向前穿过颧弓，同时被耳前肌和发自腮腺的密集筋膜所覆盖[3]。耳颞神经位于该水平的颞浅动脉后方。到额肌和眼轮匝肌的面神经分支位于颧弓水平的颞浅动脉附近，但其穿过颞浅动脉时比颞浅动脉更靠前[4]。面神经的最后分支在该水平距耳屏 24mm[5]。因此，颞浅动脉可以在其走行过程中被安全地解剖。

颞浅动脉在颞顶筋膜的颧弓上方 2~3cm 处分为额叶支和顶叶支。65%~80%的颞浅动脉分叉点位于颧弓上方，10%~15%位于其下方，其余 5%~10%位于颧弓上[6]。颞浅动脉在走行过程中发出面部横动脉、颧骨-眶动脉和小的动脉分支到耳屏和耳螺旋。据报道，在颧弓水平，颞浅动脉和颞浅静脉的口径分别为 2~2.7mm 和 1.1~3mm[5,7,8]。

颞浅静脉在颞浅动脉的侧方和浅层走行。相比颞浅动脉，其有更多的解剖变异和分支模式。颞浅静脉的颅支、前支、后支在颧弓上方联合形成主干。接收来自颞肌血液的颞中静脉在颧骨上缘流入主干。颞浅静脉在外耳道和下颌骨髁突之间下降，进入腮腺实质，并与上颌静脉联合形成颞上颌静脉（下颌后静脉）。颞上颌静脉在下颌支和胸锁乳突肌之间下降，位于颈外动脉外表面，以及面神经下方。颞上颌静脉分为两个分支，前支与面静脉结合，形成面总静脉，并流入颈内静脉。后支（又被称为面后静脉）与耳后静脉结合，形成颈外静脉[3]。

手术部位的显露

术前使用手持式多普勒或通过简单地触诊动脉，

在皮肤上标记颞浅动脉的位置。将头部转向另一侧，便于解剖。应避免使用肌肉松弛剂，以监测和保护面神经的分支。沿着发际线、耳前折痕和耳小叶的解剖边界做耳前皮肤切口，其位于颧弓上方 3~4cm 处至耳小叶。首选标记处稍内侧的切口，以避免在剥离初期造成任何损伤。避免使用含有肾上腺素的局部麻醉药，因为其有血管痉挛作用。颞浅血管的解剖始于颞区螺旋上缘水平。颞浅动脉和颞浅静脉在这个位置的皮下平面被识别出来。在解剖的初始部分应特别谨慎，因为血管走行非常密集。定位血管后，使用手术显微镜从颅部到尾部进一步解剖。在手术显微镜下，颞浅动脉和颞浅静脉的小分支很容易被解剖和结扎。颞浅静脉位于动脉的侧面和浅层。颞浅静脉的血管壁很薄，需要谨慎处理。

找到与靶动脉和靶静脉尺寸匹配的颞浅血管后，利用手术显微镜进行微血管吻合。

然而，如有必要，可以进一步在尾侧进行血管剥离，以获得更大口径的血管。随着剥离进入腮腺，动脉和静脉的直径逐渐增大。对腮腺的浅筋膜部分采用双极烧灼术进行分割，以获得更好的暴露。动脉和静脉都深入腮腺。颞浅动脉更靠近耳叶下方的面神经。但对耳屏以外通常不需要剥离，因为动脉和静脉的口径足够大，可以进行显微手术吻合。颞浅动脉外形曲折，在血管准备过程中，需要松解和切除外膜周围的组织（图 5.1 和图 5.2）。以 2%利多卡因或罂粟碱浸泡的神经垫可以被放置在颞浅动脉和颞浅静脉上进行血管舒张，直到进行显微手术吻合。图 5.3 和图 5.4 为一例使用左侧颞浅血管进行头皮显微外科重建的病例。

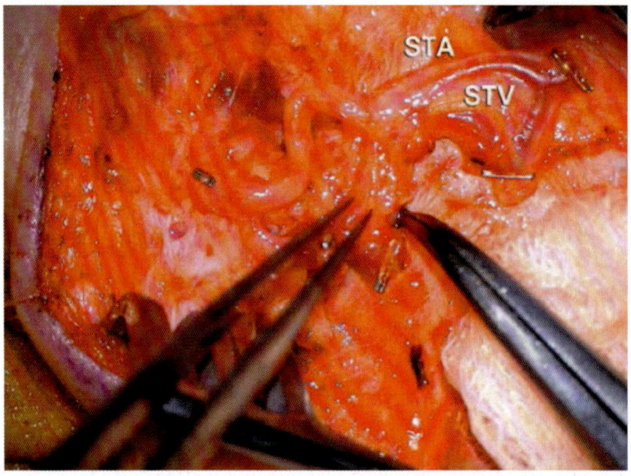

图 5.1 颞浅动脉（STA）和颞浅静脉（STV），请注意颞浅动脉外形曲折，在血管准备过程中，需要松解和切除外膜周围的组织。

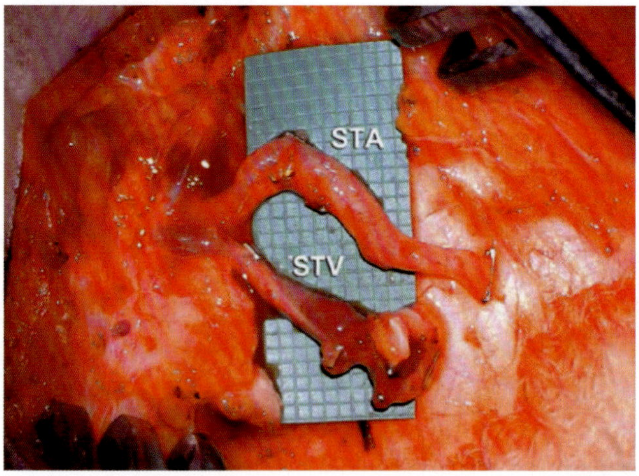

图 5.2 笔者建议在显微镜下进行血管剥离，准备微血管吻合的颞浅动脉（STA）和颞浅静脉（STV）。图示颞浅动脉和颞浅静脉的特写照片，均已准备好使用。

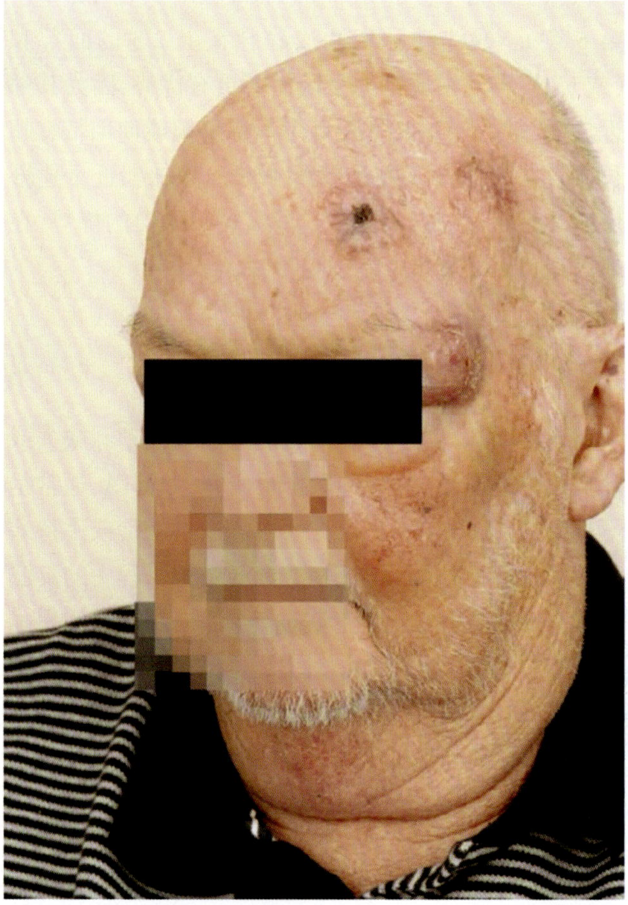

图 5.3 72 岁男性患者，左眼眶、左颞部和顶区多中心浸润性中分化鳞状细胞癌，已经进行了包括颅骨膜的广泛整体切除。已经确认受区皮肤边缘清理完毕。

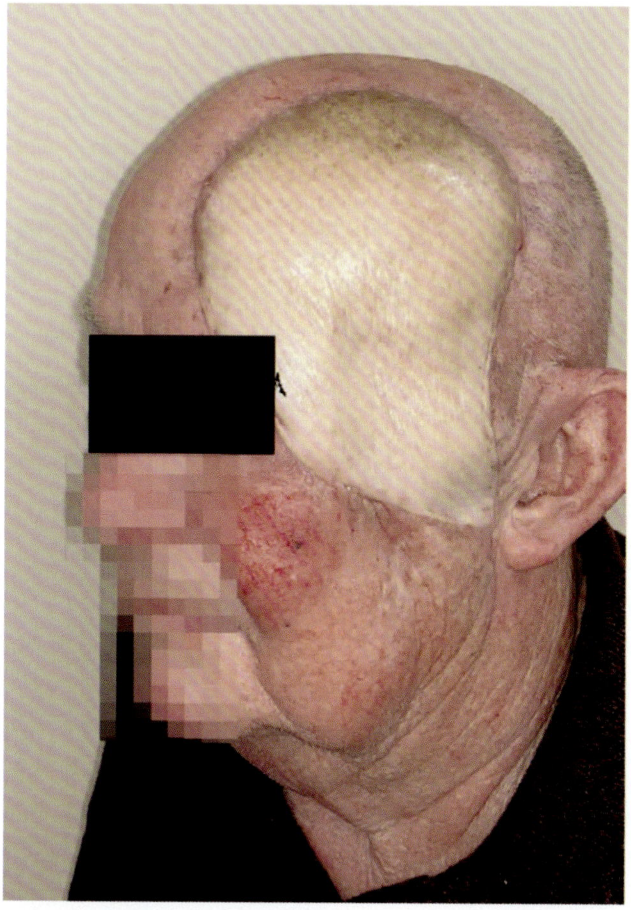

图 5.4　患者随后接受了显微手术重建面部缺损的颞顶叶头皮/前额和上睑颊，使用从左侧大腿采集的股前外侧皮瓣。受区颞浅动脉与旋股外侧动脉降支之间用 9-0 Ethilon 缝合线进行动脉吻合。采用 2.5mm 吻合器在颞浅静脉与伴行静脉之间进行静脉吻合。

讨论

一些外科医生认为，由于颞浅血管的大小和痉挛倾向，在显微重建手术中使用是不可靠的。然而，许多研究表明，当使用颞浅动脉和颞浅静脉作为受区血管时，游离皮瓣的成功率没有差异[9-12]。Halvarson 等人报道了在 28 例眶周和头皮重建患者中应用颞浅动脉和颞浅静脉[11]。这 28 例患者的部分或全部皮瓣损失率与其他头颈部血管吻合的 282 例患者无差异[11]。在同一项研究中，28 例患者中有 2 例(7%)出现了部分皮瓣损失，他们都有放疗史，这与 McCombe 等人的报道相似[11,13]。他们建议对有放疗史的患者尝试进行颞浅动脉/静脉吻合时应谨慎，并选择另一种受区血管[11]。

Hansen 等人和 Siebert 等人分别报道了在 45 例和 35 例患者中安全可靠地使用颞浅动脉/颞浅静脉[9,10]。Siebert 等人强调了对面部不对称患者进行显微重建手术时，颞浅动脉和颞浅静脉作为受区血管的有利位置[10]。

颞浅血管可能容易痉挛，且其直径不足以用于显微手术吻合，但当其被解剖至腮腺时，其口径会增加。颞浅静脉也是薄壁和易碎的。对于上述病例，可能需要手工吻合[12]。在颞浅静脉口径不足或缺失的情况下，可使用颈内静脉或转位的耳后静脉用于静脉回流。此外，也可以考虑将静脉或动静脉袢移植到颈部血管[14]。

颞浅动脉的优点包括位置明确、解剖变异少、邻近头皮和面部上 2/3、术后不需要限制颈部运动，以及因走行表浅而剥离较少。术前可用手持式多普勒随时触诊或检查。其邻近头皮和面中部，避免了静脉移植，但被证明增加了游离皮瓣的血栓并发症发病率[15]。其还使重建外科医生可以从更广泛的游离皮瓣中进行选择，因为不一定需要超长的血管蒂。颞浅动脉也可被用于血管衰竭或受辐射的颈部[16]。

（朱达克　译）

参考文献

1. Currie KB, Ross P, Collister P, Gurunluoglu R. Analysis of scalp and forehead injuries in a Level I Trauma Center. J Craniofac Surg. 2017;28(5):1350–3.
2. Gurunluoglu R, Gatherwright J. Microsurgical reconstruction of complex maxillofacial gunshot wounds: outcomes analysis and algorithm. Microsurgery. 2019;39(5):384–94.
3. Gray H. Blood-vascular system. In: Pick TP, Howden R, editors. Gray's anatomy. New York: Barnes & Noble; 2010. p. 470–1 and p. 574–5.
4. Djohan R, Afifi A. Chapter 1: Anatomy of the head and neck. In: Plastic surgery volume three: craniofacial, head and neck surgery, pediatric plastic surgery. 3rd ed. London, New York: Elsevier; 2013. p. 11.
5. Tayfur V, Edizer M, Magden O. Anatomic bases of superficial temporal artery and temporal branch of facial nerve. J Craniofac Surg. 2010;21(6):1945–7. https://doi.org/10.1097/SCS.0b013e3181f4ee6a.
6. Koziej M, Trybus M, Hołda M, et al. The superficial temporal artery: anatomical map for facial reconstruction and aesthetic procedures. Aesthet Surg J. 2019;39(8):815–23. https://doi.org/10.1093/asj/sjy287.
7. Pinar YA, Govsa F. Anatomy of the superficial temporal artery and its branches: its importance for surgery. Surg Radiol Anat. 2006;28(3):248–53. https://doi.org/10.1007/s00276-006-0094-z.
8. Delgove L, Lebeau J, Raphaël B, Champetier J. Drainage of the scalp by the superficial temporal vein: surgical implications. Surg Radiol Anat. 1991;13(4):277–82. https://doi.org/10.1007/

bf01627758.
9. Hansen SL, Foster RD, Dosanjh AS, Mathes SJ, Hoffman WY, Leon P. Superficial temporal artery and vein as recipient vessels for facial and scalp microsurgical reconstruction. Plast Reconstr Surg. 2007;120:1879–84.
10. Siebert JW, Anson G, Longaker MT. Microsurgical correction of facial asymmetry in 60 consecutive cases. Plast Reconstr Surg. 1996;97:354–63.
11. Halvorson EG, Cordeiro PG, Disa JJ, Wallin EF, Mehrara BJ. Superficial temporal recipient vessels in microvascular orbit and scalp reconstruction of oncologic defects. J Reconstr Microsurg. 2009 Jul;25(6):383–7.
12. Chen JT, Sanchez R, Garg R, Poore SO, Siebert JW. Helpful hints for the superficial temporal artery and vein as recipient vessels [published correction appears in Plast Reconstr Surg. 2018 Jul;142(1):295]. Plast Reconstr Surg. 2017;139(3):818e–20e. https://doi.org/10.1097/PRS.0000000000003081
13. McCombe D, Donato R, Hofer S, Morrison W. Free flaps in the treatment of locally advanced malignancy of the scalp and forehead. Ann Plast Surg. 2002;48(6):600–6.
14. Knackstedt R, Aliotta R, Gatherwright J, Djohan R, Gastman B, Schwarz G, Hendrickson M, Gurunluoglu R. Single-stage versus two-stage arteriovenous loop microsurgical reconstruction: a meta-analysis of the literature. Microsurgery. 2018;38(6):706–17.
15. Khouri RK, Cooley BC, Kunselman AR, et al. A prospective study of microvascular free-flap surgery and outcome. Plast Reconstr Surg. 1998;102(3):711–21. https://doi.org/10.1097/00006534-199809030-00015.
16. Chia HL, Wong CH, Tan BK, Tan KC, Ong YS. An algorithm for recipient vessel selection in microsurgical head and neck reconstruction. J Reconstr Microsurg. 2011;27(1):47–56. https://doi.org/10.1055/s-0030-1267829.

第 6 章

颈横血管

Andrea Sisti, Lynn M. Orfahli, Bahar Bassiri Gharb, Raffi Gurunian, Antonio Rampazzo

引言

在头颈部重建手术中，常使用颈外动脉的分支作为受区血管。然而，这些血管（包括面动脉、甲状腺上动脉、舌动脉和颞浅动脉）容易因辐射或既往手术而严重瘢痕化[1]。这会使其无法使用，导致所谓的“冻结”颈或“血管衰竭”颈[2,3]。在这些患者中，颈横血管可作为头颈部重建游离皮瓣的备选受区血管[1,4,5]。在胸部和上臂的重建手术中，颈横血管已经被用作“二线”受区血管[6,7]。

早在 1989 年，Urken 等人[8]就表达了他们对颈横血管的偏好，因为与颈外动脉分支相比，颈横血管不易受到既往放疗、肿瘤或动脉粥样硬化的破坏[1]。即使有其他血管可用，颈横血管的几何形状也可能更有利——血管蒂的轴沿纵向延伸，提供了理想的血流和血压状况，降低了扭折的风险[1,5,8]。此外，对其进行解剖没有损伤颈动脉系统的危险。

应用解剖学

在英语文献中，颈横动脉有几种不同的名称[9]。目前颈横动脉被定义为甲状颈干的一个分支，其走行表浅，穿过颈后三角，位于胸锁乳突肌外侧和锁骨上方（图 6.1 和图 6.2）[10]。

人类颈横动脉的起始部位有很多变异，解剖学家和外科医生对此已进行了广泛讨论[11]。最常见的是起源于甲状颈干（77%）；其他报道的来源包括锁骨下动脉或乳内动脉。一般来说，甲状颈干还发出肩胛上动脉，后者走行于颈横动脉的下方（图 6.1）。与颈横动脉相比，肩胛上动脉的管径更小，并且位于颈部更下方及锁骨深面，从而得到更好的保护[1,5,8–10,12–18]。颈横动脉不同于肩胛背动脉（又被称为肩胛降动脉），后者是一种起源多变的深层血管，可以起源于颈横动脉（25%）、甲状颈干或直接发自锁骨下动脉[9,10]。当肩胛背动脉发自颈横动脉时，其又被称为颈横动脉深支[11]；两者的连接处被称为颈背干。颈横静脉汇入颈外静脉或锁骨下静脉[16]。

颈横血管位于如下解剖区域：内侧是胸锁乳突肌后侧缘，下方是锁骨上缘，外侧是颈外静脉[1,12,15]。当分离血管蒂时，应注意避免损伤臂丛。Cordova 等人[13]在尸体研究中证实，臂丛位于颈横血管近端 1/3 的深处（图 6.3 和图 6.4）。

Reissis 等人[9]的最近一项研究测量了从颈横动脉起点到下颌角、口腔底部和下颌联合的平均距离，分别为 10.0cm、9.2cm 和 12.6cm。距离起点 2cm 处颈横动脉的平均直径为 2.2mm[9]。Tessler 等人[1]报道了颈横动脉的长度为 4.0~7.0cm，平均直径为 2.65mm；颈横动脉的起点距颈部中线的平均距离为 33mm，胸锁乳突肌前缘距下方锁骨的平均距离为 17mm[1]。

颈横静脉比颈横动脉要细得多，有时不适合吻合。此时用颈外静脉或颈内静脉的分支作为受区血管，无须进行静脉移植[5]。也有报道使用头静脉转位或对侧颈静脉[3,19,20]。其他建议考虑的静脉包括颞浅静脉、甲状腺上静脉、面静脉、乳内静脉和胸肩峰静脉；然而，其距离颈横动脉较远，吻合时需要进行静脉移植[21,22]。

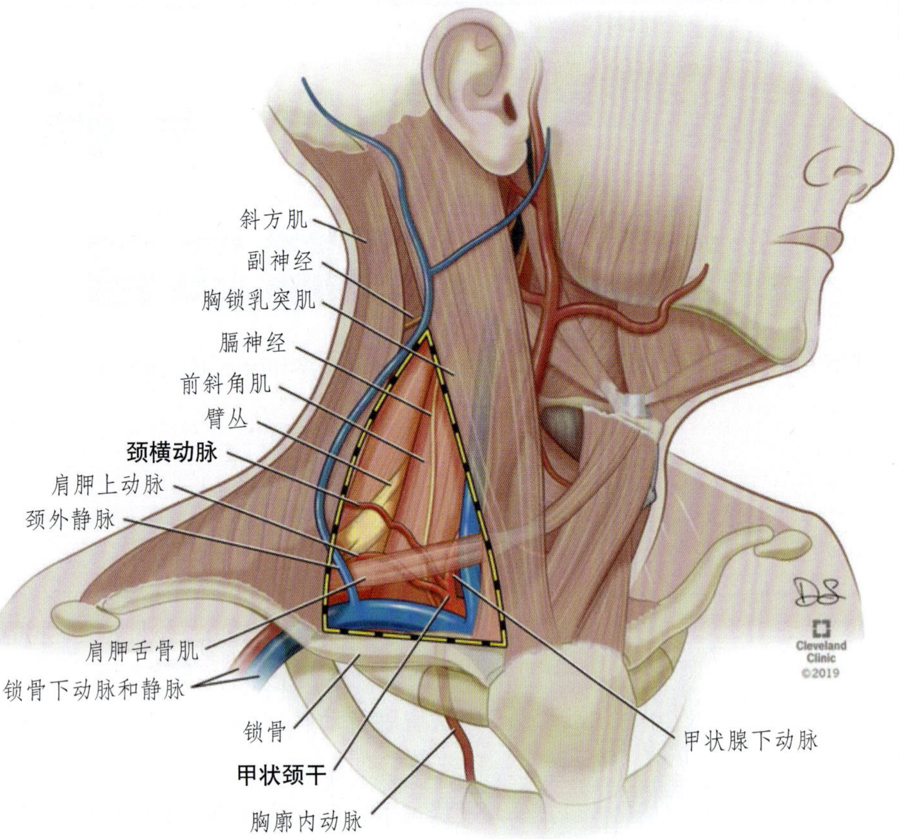

图 6.1 颈横血管示意图。解剖标志以黄色虚线表示。(Reprinted with permission, Cleveland Clinic Center for Medical Art & Photography © 2020. All Rights Reserved)

手术部位的显露

在解剖前，将头转向对侧。确定颈后三角的边缘，先从最关键的胸锁乳突肌的内侧和外侧缘开始，然后是锁骨和颈外静脉。紧贴胸锁乳突肌后缘标记皮肤切口。切开颈部皮肤和脂肪组织，包括颈阔肌。确定颈后三角的标志：颈外静脉、锁骨和胸锁乳突肌。识别并切断由外向内穿过术区的肩胛舌骨肌，以显露更深层次的解剖结构。

沿着皮肤的浅支可以很容易地找到颈横血管。静脉可能很细，不适合显微吻合。在这种情况下，应该识别替代静脉。向近端解剖颈横动脉至甲状颈干，这里是大多数情况下颈横动脉的起始部位。向远端解剖颈横动脉，直到获得进行血管吻合的满意长度和口径。

讨论

当颈外动脉的分支被既往手术或放疗破坏时，颈横血管已被证明是一种合适且可靠的头颈部二次重建游离皮瓣的受区血管[3,20,23,24]。当同侧颈外动脉系统不可用时，Hanasono[2]及其同事将颈横血管作为头颈部缺损显微外科重建的首选受区血管。

最近一篇关于血管衰竭颈部显微外科重建的文献综述指出[21]，最常被选择的吻合动脉包括乳内动脉（n=81；28%）、颈横动脉（n=46；15.9%）和颞浅动脉（n=43；14.9%）。头静脉（n=84；25.9%）、乳内静脉（n=79）；24.4%）和颞浅静脉（n=50；15.4%）是应用最成功的静脉[21]。

Yu[20]报道了对26例需要头颈部重建的患者进行颈部颈横血管探查。17例患者曾接受过手术、放疗或两者兼有；其中13例有“冻结”颈。对1例患者采用游离桡动脉皮瓣重建，对其余患者采用股前外侧皮瓣。6例患者因同侧颈横血管缺失或尺寸不足而需要探查对侧；结果发现，2例患者双侧颈横血管缺失或不能使用。在本系列研究早期，在左颈部探查时损伤了2例患者的胸导管；为避免这种情况发生，应该在锁骨上方进行轻柔的钝性解剖，对任何渗出物都必须进行检查，结扎或修复损伤的淋巴管。

Xu等人[5]描述了他们对8例既往接受过手术的患者使用颈横血管进行头颈部二次重建的情况，其中 5 例患者还接受过放疗。颈横血管优于颈外动脉和颈静脉的分支，因为后者通常在此前的治疗中已被破坏。所使用的组织瓣包括腓骨瓣、股前内侧皮瓣和股前外侧皮瓣。8 例患者中有 2 例出现并发症，分别为伤口愈合延迟和瘘管。所有患者均未发生组织瓣坏死。

Ciudad 等人[25]报道了他们对 9 例颈部血管衰竭的患者使用逆向颈横动脉作为受区血管，进行头颈部二次重建的经验。皮瓣成活率为 100%，没有发生部分坏死。不需要再次探查，无术后并发症的报道。

2019 年，Lin 等人[23]发表了用股前外侧皮瓣和颈横动脉对 15 例患者进行重建的报道。由于严重的瘢痕和放射性纤维化，所有患者的颈部都出现了血管衰竭。他们发现，所有颈横血管都没有遭到破坏。术后 30 天内没有出现死亡或皮瓣失败病例。2 例患者出现了口腔-皮肤瘘，并接受了伤口护理。

由于颈横血管邻近颈部基底部，也可以将其作为二线受区血管，用于胸部或上臂重建手术。2018 年，

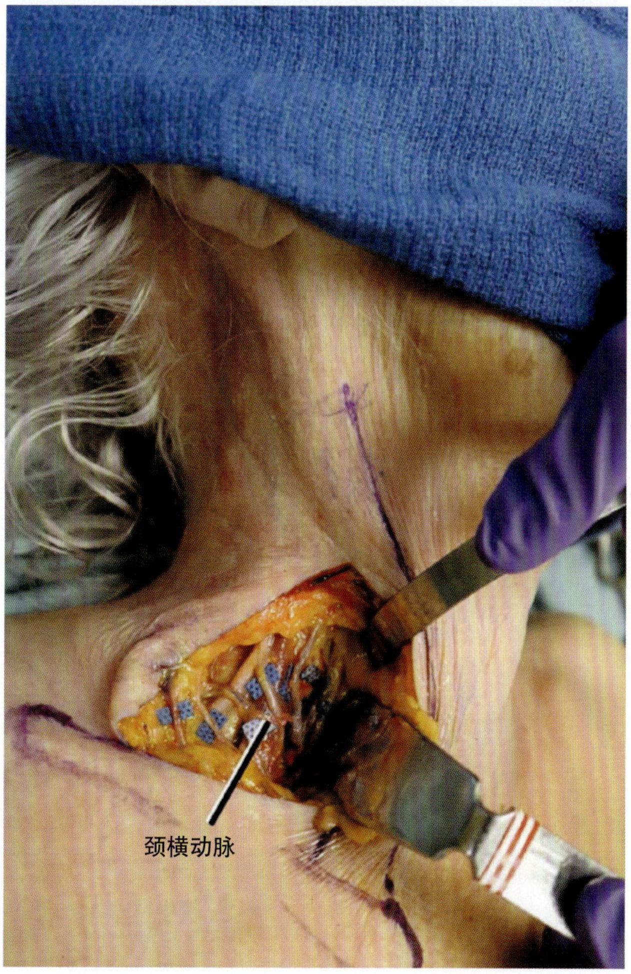

图 6.2　图示颈后三角及解剖区域以外的解剖标志。

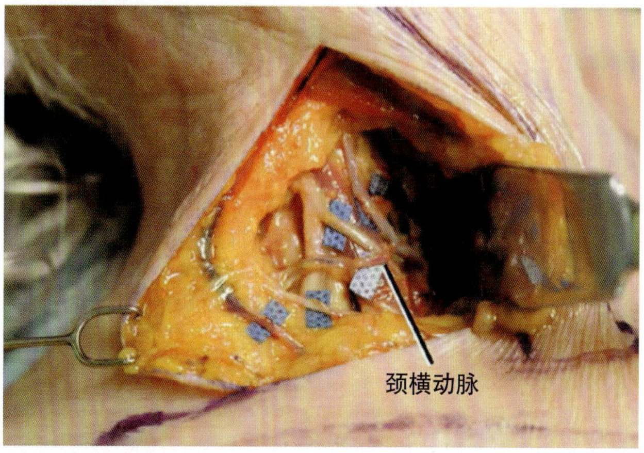

图 6.4　图示颈后三角的血管解剖，包括颈横动脉(标记所示)。

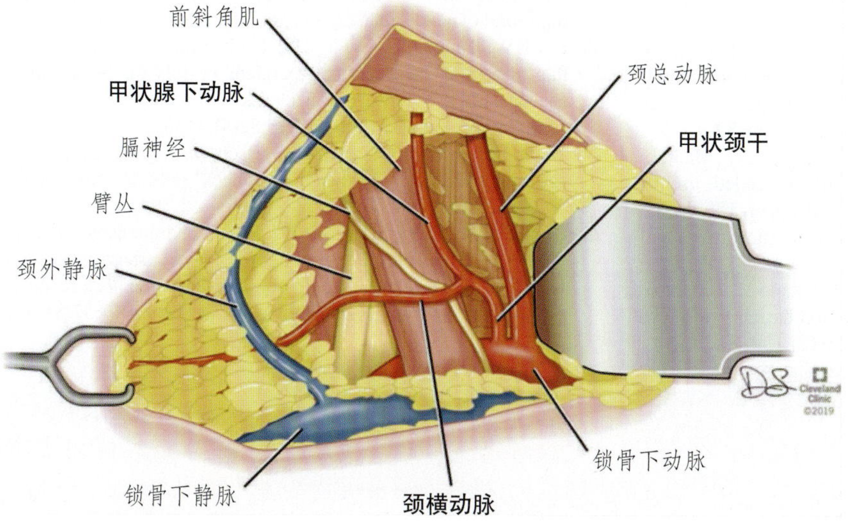

图 6.3　颈横血管起始于甲状颈干。(Reprinted with permission, Cleveland Clinic Center for Medical Art & Photography © 2020. All Rights Reserved)

Muppireddy 等人报道了5例病例：用腓骨皮瓣重建胸骨和肱骨，用股薄肌瓣重建屈肘，用阔筋膜张肌瓣重建腋部和胸壁外侧软组织缺损，以及用管状股前外侧皮瓣重建食管。需要对颈横动脉进行一定程度的转向，以获得所需的长度；血管可以耐受这种转向而没有发生扭结或冗余[6]。

结论

在头颈部重建手术中，颈外动脉的分支，如面动脉、甲状腺上动脉、舌动脉和颞浅动脉，通常被用作受区血管。然而，这些血管容易因放疗或既往手术受到损伤，导致颈部血管衰竭。对于这些患者，应考虑将颈横血管作为显微外科组织瓣重建的备选受区血管。

致谢

感谢 Carlos Ordeñana 教授所做出的贡献。

（殷中罡 译）

参考文献

1. Tessler O, Gilardino MS, Bartow MJ, St Hilaire H, Womac D, Dionisopoulos T, et al. Transverse cervical artery: consistent anatomical landmarks and clinical experience with its use as a recipient artery in complex head and neck reconstruction. Plast Reconstr Surg. 2017;139(3):745e–51e.
2. Hanasono MM, Barnea Y, Skoracki RJ. Microvascular surgery in the previously operated and irradiated neck. Microsurgery. 2009;29(1):1–7.
3. Jacobson AS, Eloy JA, Park E, Roman B, Genden EM. Vessel-depleted neck: techniques for achieving microvascular reconstruction. Head Neck. 2008;30(2):201–7.
4. Mizerny BR, Lessard ML, Black MJ. Transverse cervical artery fasciocutaneous free flap for head and neck reconstruction: initial anatomic and dye studies. Otolaryngol Head Neck Surg. 1995;113(5):564–8.
5. Xu ZF, Duan WY, Zhang EJ, Bai S, Tian Y, Tan XX, et al. Transverse cervical vessels as recipient vessels in oral and maxillofacial microsurgical reconstruction after former operations with or without radiotherapy. World J Surg Oncol. 2015;13:183.
6. Muppireddy S, Ravula P, Rangachari S, Shaik N, Maaturu S. Transverse cervical vascular pedicle: It's extended use as 'second-line' recipient vessels in thoracic and upper arm reconstructions in addition to head-and-neck reconstructions. Indian J Plast Surg. 2018;51(2):182–9.
7. Yagi S, Suyama Y, Fukuoka K, Takeuchi H, Kitano H. Recipient vessel selection in head and neck reconstruction based on the type of neck dissection. Yonago Acta Med. 2016;59(2):159–62.
8. Urken ML, Vickery C, Weinberg H, Buchbinder D, Biller HF. Geometry of the vascular pedicle in free tissue transfers to the head and neck. Arch Otolaryngol Head Neck Surg. 1989;115(8):954–60.
9. Reissis M, Reissis D, Bottini GB, Messiha A, Davies DC. A morphometric analysis of the suitability of the transverse cervical artery as a recipient artery in head and neck free flap microvascular reconstruction. Surg Radiol Anat. 2018;40(8):891–7.
10. Huelke DF. A study of the transverse cervical and dorsal scapular arteries. Anat Rec. 1958;132(3):233–45.
11. Koizumi M, Sekiya S, Horiguchi M, Harada M. A study of the deep ascending cervical artery (new definition) and its relation to some other arteries in the human cervical region. Ann Anat. 1994;176(3):233–42.
12. Alves HR, Ishida LC, Ishida LH, Besteiro JM, Gemperli R, Faria JC, et al. A clinical experience of the supraclavicular flap used to reconstruct head and neck defects in late-stage cancer patients. J Plast Reconstr Aesthet Surg. 2012;65(10):1350–6.
13. Cordova A, D'Arpa S, Pirrello R, Brenner E, Jeschke J, Moschella F. Anatomic study on the transverse cervical vessels perforators in the lateral triangle of the neck and harvest of a new flap: the free supraclavicular transverse cervical artery perforator flap. Surg Radiol Anat. 2009;31(2):93–100.
14. Kruse AL, Luebbers HT, Gratz KW, Obwegeser JA. Factors influencing survival of free-flap in reconstruction for cancer of the head and neck: a literature review. Microsurgery. 2010;30(3):242–8.
15. Weiglein AH, Moriggl B, Schalk C, Kunzel KH, Muller U. Arteries in the posterior cervical triangle in man. Clin Anat. 2005;18(8):553–7.
16. Wong KK, Higgins KM, Enepekides DJ. Microvascular reconstruction in the vessel-depleted neck. Curr Opin Otolaryngol Head Neck Surg. 2010;18(4):223–6.
17. Lloyd G, Phillips J. The transverse cervical artery: new origins and pathways. Clin Anat. 1989;2(2):93–102.
18. Naidoo N, Lazarus L, De Gama BZ, Satyapal KS. The variant course of the suprascapular artery. Folia Morphol (Warsz). 2014;73(2):206–9.
19. Vasilakis V, Patel HD, Chen HC. Head and neck reconstruction using cephalic vein transposition in the vessel-depleted neck. Microsurgery. 2009;29(8):598–602.
20. Yu P. The transverse cervical vessels as recipient vessels for previously treated head and neck cancer patients. Plast Reconstr Surg. 2005;115(5):1253–8.
21. Frohwitter G, Rau A, Kesting MR, Fichter A. Microvascular reconstruction in the vessel depleted neck – a systematic review. J Craniomaxillofac Surg. 2018;46(9):1652–8.
22. Offodile AC 2nd, Chang KP, Chen HH, Loesch E, Hung SY, Kao HK. Feasibility and outcomes of the third or more episodes of sequential microvascular reconstruction for recurrent or second primary oral cancer. Ann Surg Oncol. 2016;23(11):3765–72.
23. Lin KW, Huang TC, Cheng HT. Utilization of anterolateral thigh flap and transverse cervical recipient vessels for head and neck cancer patients with former neck dissection and irradiation: a case series study. Ann Plast Surg. 2019;82(4):415–9.
24. Yazar S. Selection of recipient vessels in microsurgical free tissue reconstruction of head and neck defects. Microsurgery. 2007;27(7):588–94.
25. Ciudad P, Agko M, Manrique OJ, Date S, Kiranantawat K, Chang WL, et al. The retrograde transverse cervical artery as a recipient vessel for free tissue transfer in complex head and neck reconstruction with a vessel-depleted neck. Microsurgery. 2017;37(8):902–9.

第 7 章

受区血管：喉咽重建

Stefanos Boukovalas, Matthew M. Hanasono

引言

喉咽位于负责呼吸、发声及吞咽功能的关键解剖部位，外科切除术会造成严重的功能损伤。重要神经血管的解剖关系和局部区域重建的限制，给手术带来了挑战性。带蒂皮瓣手术，如胸部肌肉皮瓣等，已经被作为二线或三线选择。游离组织移植已成为大多数患者的标准治疗方案，其中以游离股前外侧皮瓣、前臂桡侧皮瓣、空肠组织瓣最为常用[1,2]。

最佳手术方式的选择往往依据术者的经验和技术。所有的皮瓣兼具优点与缺点[2-8]。空肠组织瓣普遍被用于咽部食管重建。其具有理想的管径，瘘管形成率相对较低。另一方面，开腹手术会带来一定的并发症，如术后肠梗阻、小肠梗阻及腹壁疝，同时还会延长住院时间。此外，接受气管食管穿刺的患者在空肠组织重建术后会表现为发声微弱、低沉，可能由黏膜分泌物和平滑肌运动障碍造成吞咽机制受损[2,4,5,8-11]。有些研究显示，前臂桡侧皮瓣作为一种筋膜皮瓣，在改善发声功能方面具有优势，但瘘管发生率较高。当不需要使用额外的组织来加强时，其更多地被用来进行部分缺损的重建。并且，前臂桡侧皮瓣会造成明显的供区损伤，尤其是在受区为圆形或类圆形缺损，需要大面积的皮瓣重建新咽部的情况下[7]。

在过去的 20 年间，游离股前外侧皮瓣开始流行，这也是我们机构首选的重建方案，尤其是对于圆形创面。与空肠组织瓣相比，用这种筋膜皮瓣进行重建，发声及吞咽功能更佳。通过联合额外的皮瓣或股外侧肌肉，其可以提供更多的软组织覆盖，以闭合颈部皮肤和（或）使用血运丰富的组织消除无效腔，与前臂桡侧皮瓣相比，其在降低瘘管及吻合口瘘发生率方面的效果更好[6,12]。此外，其供区损伤小、住院时间短[3-6]。

对晚期喉癌及下咽癌患者行联合放化疗，或对残余癌、复发性疾病患者行手术的同时保留喉部，存活率与传统的手术切除联合术后放疗相当[13]。不幸的是，这种治疗方法并不总是有效，由于在放疗区域解剖受区血管进行皮瓣修复手术非常具有挑战性，可能需要进行姑息性喉咽切除术（图 7.1）。既往或同时进行的颈部手术，将导致可使用的受区血管匮乏。基于这些因素，与其他头颈部修复术相比，喉咽切除重建比微血管游离皮瓣重建更难实施。本章对颈部可使用的受区血管进行了全面分析，并对颈部血管的匮乏进行思考。

上颈部血管

颈动脉和颈静脉系统

颈动脉和颈静脉系统是头颈部游离皮瓣重建手术中最常用的受区血管。颈总动脉于 C4 水平分为颈外动脉和颈内动脉[14,15]。颈外动脉位于颈内动脉的前方。基于这种解剖关系，在大多数头颈重建手术中，颈外动脉及其分支更多地被用作受区血管。在颈部，颈外动脉由近及远依次发出甲状腺上动脉、咽升动脉、舌动脉、面动脉、枕动脉和耳后动脉（图 7.2）。在腮腺水平与下颌支和髁突连接处，颈外动脉分为颞浅动脉和上颌动脉。

在颈部，起源于血管前表面的颈外动脉是进行显微吻合的最理想对象，因为这种分支方向有利（图

7.3)。其中包括甲状腺上动脉、舌动脉和面动脉。其的管径通常适合吻合,除非伴有颈动脉粥样硬化、颈部放疗或手术史等,这些血管的血供足以维持重建的游离皮瓣存活。通常需要使颈部伸展并转向对侧,从而更好地显露舌动脉及面动脉。否则,尽管将血管转位至二腹肌和舌下神经的下方,这些血管的位置仍然比较高,位于下颌骨深部,给显微血管吻合造成困难。

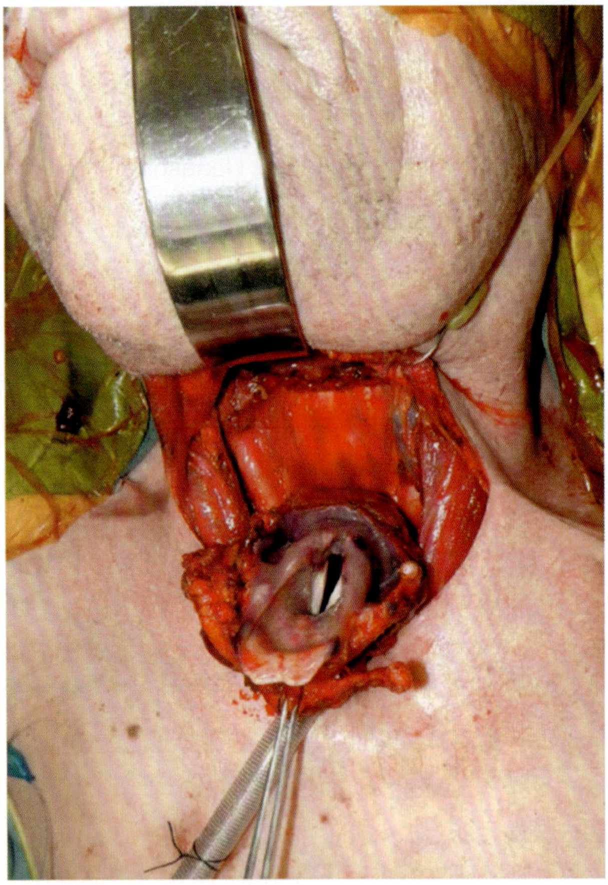

图 7.1 复发性下咽癌的喉咽切除术及咽周清扫术。

颈外动脉系统存在多种解剖变异[14-16]。甲状腺上动脉通常能在颈部切除术后被保留下来,成为最常用的受区血管。在到达甲状腺之前,其会发出多个肌支。偶尔,在颈外动脉近端会直接发出一个分支,此时的甲状腺上动脉管径会更加细小。在颈部切除术中,面动脉通常于颌下腺下部与二腹肌后腹上部水平被结扎。其直接自颈外动脉发出的概率为80%。然而,其仍有20%的概率与舌动脉共干,然后发出上行支与下行支。无论其具体的分支形式如何,10%的面动脉发育不良,且1%缺如。在这种情况下,这些区域的血供来自对侧面动脉或面横动脉(颞浅动脉的分支)。如果一侧舌动脉被用作受区血管,必须确认对侧舌动脉的通畅性,避免出现舌部缺血及坏死。

颈部静脉系统主要由颈内静脉和颈外静脉组成(图7.4)[14-16]。颈内静脉负责大脑及部分面部、颈部的血液回流。在每一侧颈动脉鞘内,其走行于颈总动脉的后外侧,并且在颈根部与锁骨下静脉合并成头臂静脉。许多小静脉自颅底尾侧汇入颈内静脉,包括枕静脉、面静脉、舌静脉、咽静脉、甲状腺上静脉和甲状腺中静脉。约10%的人群存在颈内静脉管径和走行异常。

颈外静脉由下颌后静脉及耳后静脉汇合而成,负

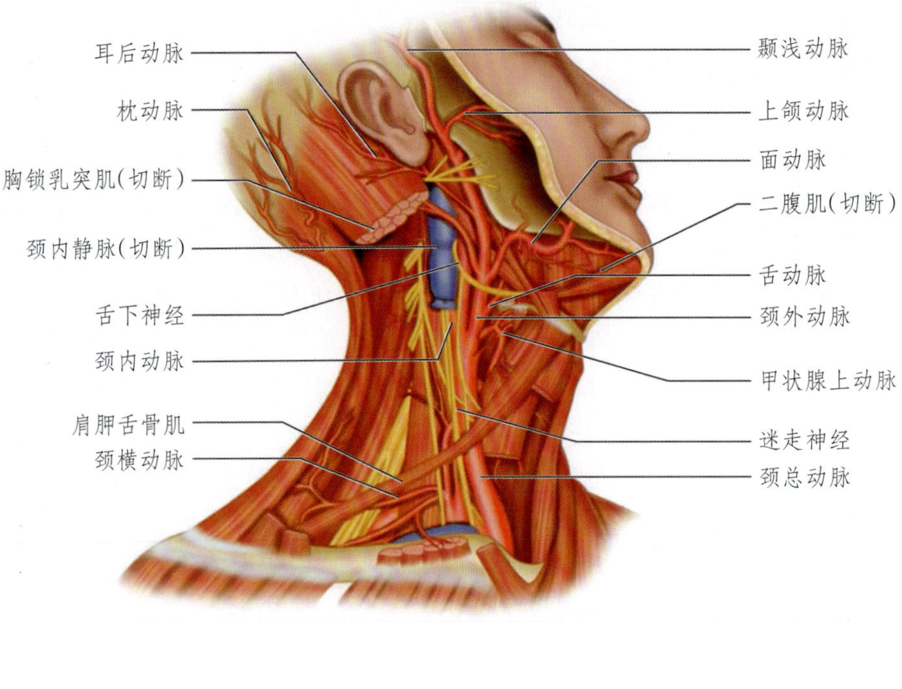

图 7.2 颈外动脉系统及其分支。

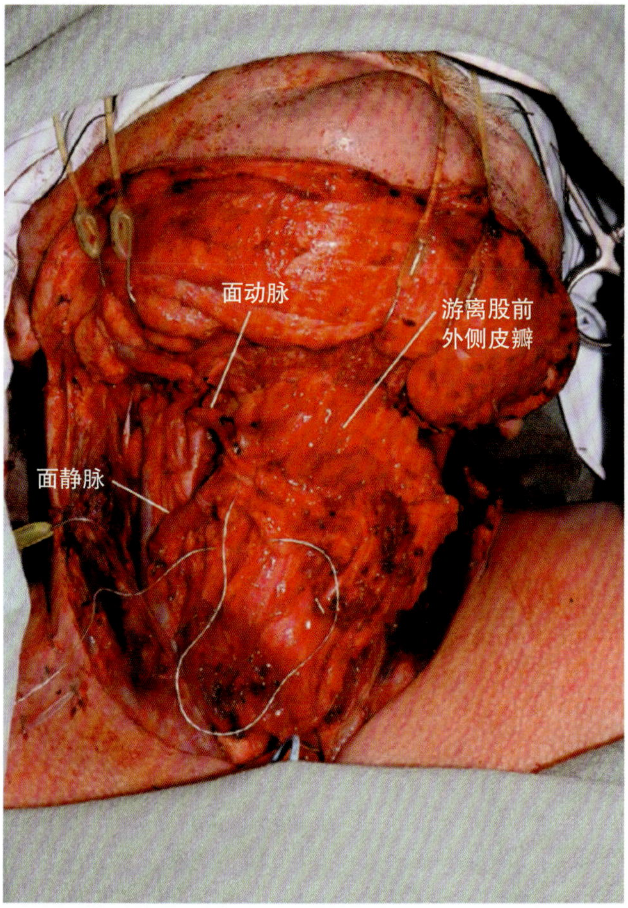

图 7.3 应用管状的游离股前外侧皮瓣进行咽食管重建手术。使用右侧面动脉和面静脉进行显微血管吻合。将右侧胸锁乳突肌向外侧牵拉,从而显露颈外动脉和颈内静脉。

责头面部大部分的血液回流。其在颈部位于颈内静脉的浅层、后侧,大致为下颌角至锁骨中部的连线,走行于胸锁乳突肌浅层及颈阔肌深层,最终汇入每侧的锁骨下静脉。参与组成颈外静脉的分支有上颌静脉、颞浅静脉、颈横静脉、肩胛上静脉和颈前静脉。这些浅静脉存在明显的变异。颈内静脉和颈外静脉均是良好的受区回流血管,必要时,其不失为头颈重建手术可靠的选择[17]。当根治性颈部切除术导致颈内和颈外静脉均无法使用时,颈内静脉的残端通常足以被用来进行显微血管吻合。

应用解剖学

颈横血管

对于有颈部放疗史或手术史的患者,其颈外动脉和颈外静脉可能已经缺如,导致无法进行显微吻合。即使这些血管还存在且显而易见,存在的瘢痕和放射性纤维化也可能使解剖血管变得异常危险。这时,我们更倾向于使用颈横血管(图 7.5)。颈横动脉是甲状颈干的三大分支之一,其与肩胛上动脉及甲状腺下动脉并行。其几乎呈水平方向,沿着斜方肌前缘,自内向外走行于肩胛舌骨肌下腹的深部及下方。其位于臂丛浅层,且分为深、浅两支,浅支主要供应斜方肌,深支除供应斜方肌外,还供应肩胛提肌、菱形肌。有几项研究报道了颈横动脉存在的变异[18-21]。近 80%的颈横动脉起源于甲状颈干[18-21]。此外,其可于锁骨下动脉直接发出,但管腔一般比较细小。

颈横静脉毗邻颈横动脉(通常更加表浅),于颈后三角内、胸锁乳突肌外侧缘外侧汇入颈外静脉或直接汇入锁骨下静脉。此动脉的走行一般比较恒定,而颈横静脉有 75%的概率位于舌骨肌深层,有 25%的概率位于舌骨肌浅层。

在 Yu[18]进行的一项尸体解剖学研究中,33 例标本未发现有动脉缺如,其中 2 例(6%)发现有静脉缺如。动脉管径大于 2mm 的标本占 74%,静脉管径大于 2mm 的标本占 87%。26 例患者中有 13 例有"冻结"颈, 所有已识别的血管均未发现病变, 且条件良好。Tessler 等人的研究显示,72 例样本中颈横动脉的出现率为 100%,颈横静脉的出现率为 85%[19]。血管蒂长度为 4~7cm,动脉平均管径为 2.65mm,静脉平均管径为 2.90mm。结合本研究的临床数据,这些发现表明颈横血管具有相对的解剖恒定性,为在颈部寻找动、静脉或其分支提供了可靠的选择。

手术部位的显露

当所有其他因素相同的情况下, 右侧颈部优先,可避免损伤进入左头臂静脉的胸导管,其位于左颈内静脉和锁骨下静脉交汇处。在右侧颈部也有一支管径纤细的淋巴管, 注入右侧锁骨下静脉或右颈内静脉,或两者的交汇处(极少),也需要避免对其造成损伤[18,19]。颈横血管位于胸锁乳突肌外侧、锁骨上 1~2cm。喉咽切除术中,如果已经在颈部做了一个帽状切口,那么在锁骨中部做一垂直切口,如果未在下颈部做切口,则在锁骨上约 2cm、胸锁乳突肌外侧做一横向切口。如果在汇入锁骨下静脉以前探及颈外静脉,

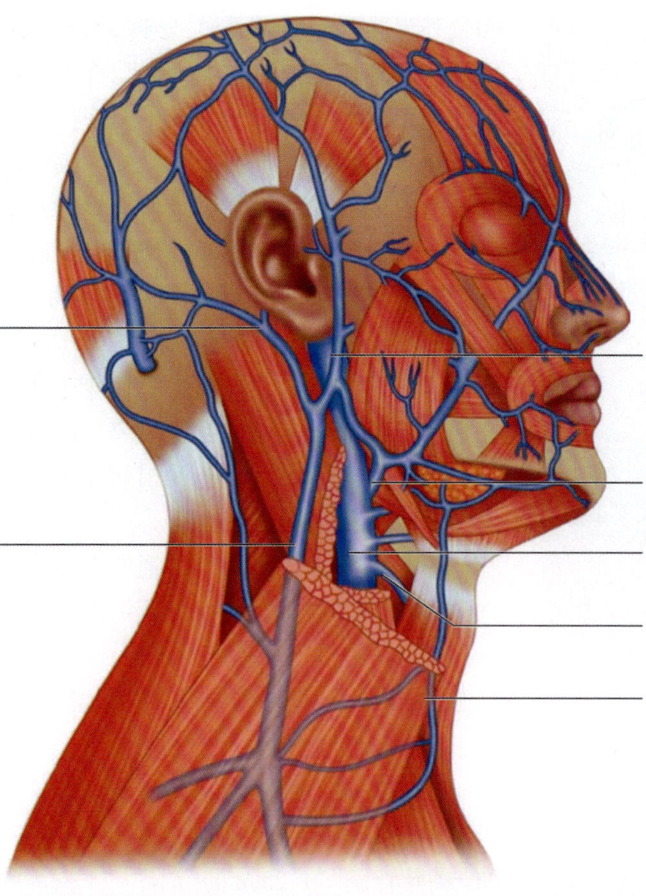

图 7.4 颈内和颈外静脉及其分支。

则将其解剖游离作为受区血管进行吻合，而不是选择颈横静脉。于锁骨上及胸锁乳突肌外侧可发现肩胛舌骨肌。清理该肌肉深层的脂肪组织，以显露颈横静脉。颈横动脉一般位于颈横静脉的深部及略偏头侧。手持式多普勒能够便捷地定位肌下脂肪内的血管。

头颈区域外的血管

当颈部没有可供使用的受区血管时，为了给皮瓣提供可靠的血供，需要在颈部以外寻找替代血管。已知的血管包括乳内静脉、胸肩峰静脉及头静脉（图 7.6）[16,22-29]。

乳内动脉和乳内静脉又被称为胸廓内动脉和胸廓内静脉，是锁骨下血管的分支。其在乳腺重建手术中通常作为受区血管，而在头颈部重建手术中则作为二线或三线选择[16,22-29]。第二或第三肋软骨下方是发现合适管径的乳内血管的可靠部位（图 7.7）。将此区域的胸大肌掀起，以便暴露肋软骨，摘除肋软骨时注意不要损伤位于血管深部的胸膜和肺组织。吻合乳内血管时可能需要进行血管移植。

胸肩峰动脉作为腋动脉的分支，同时发出 4 个分支：胸肌支、三角肌支、锁骨支及肩峰支。胸肩峰动脉的胸肌支是切取胸大肌肌皮瓣的主干血管，当这个血管被用作受区血管时，就无法切取同侧的胸大肌皮瓣进行重建。胸肩峰动脉的主干可以于锁骨下通过分离肌肉的方式进行显露，通常血管质量比较可靠，有利于显微吻合[22,23,27,28]。该血管往往由于管径和皮瓣蒂内的血管不匹配而给显微血管吻合造成困难。

仅就静脉而言，头静脉作为受区血管，可以转位至颈部。通常需要自肘横纹以上切断头静脉，并沿着肱二头肌的前外侧进行分离。在三角肌、胸大肌间沟将三角肌和胸大肌进行分离，将头静脉游离至腋静脉的起点。如果游离充分，该血管能够转位至颈部较高的位置。要特别注意避免血管起始部扭转，应以平缓的弧线转位至颈部区域。

当颈部血管匮乏或皮瓣蒂部血管与受区血管没有足够的长度进行无张力显微吻合时，就需要进行血管移植。进行血管移植的多个供区，按使用频率排序如下：大隐静脉、颈外静脉、头静脉、小隐静脉和颈前静脉[30]。Maricevich 等人[31]对接受头颈部重建手术的患

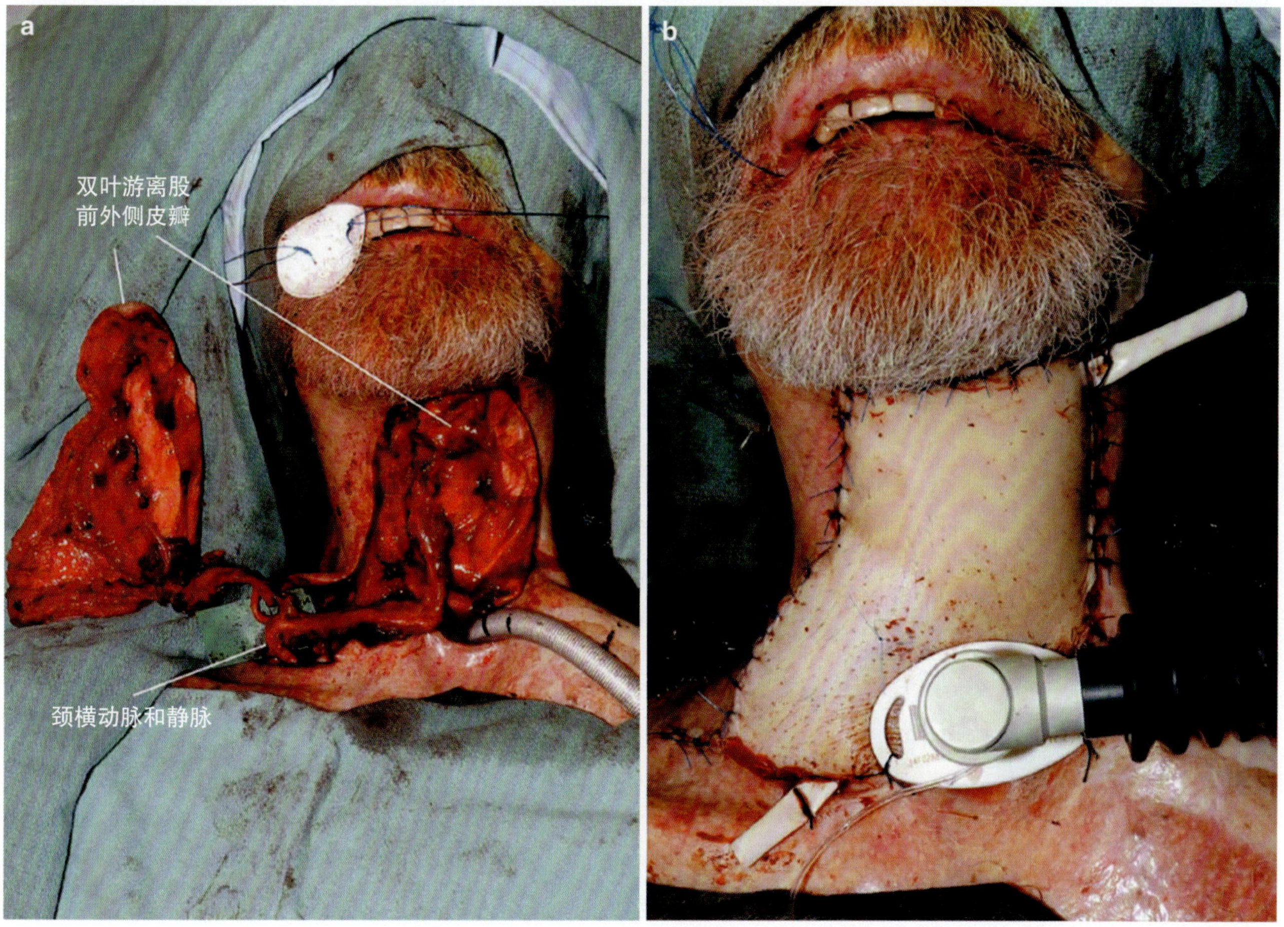

图 7.5 (a)应用双叶股前外侧皮瓣修复环形咽食管及大面积颈部皮肤缺损。(b)与右侧的颈横动脉、静脉进行显微吻合。重建完成。

者进行了一项长达 10 年的回顾性研究。在这些病例中,与没有进行血管移植的对照组相比,血管移植组的皮瓣危象及坏死概率较高(3.4%和 1.1%对 14.5%和 6.4%)。然而,这仍然意味着在接受过术后放疗、化学治疗(以下简称为"化疗")、颈部切除手术、游离皮瓣重建术、放射性骨坏死、多组游离皮瓣修复术的人群中,手术成功率为 94.6%。因此,研究者进行了总结,对于接受过姑息性喉咽切除术这类具有特殊挑战性的人群,血管移植的方法能够取得可接受的手术成功率[31]。

讨论

受区血管选取原则

Hanasono 等人[22]回顾性地分析了对接受术后放疗和(或)有颈部手术史的患者,不恰当地使用受区血管的情况。在 226 例患者中,有颈部放疗史的患者占 35%,有单次颈部手术史的患者占 2.1%,同时存在上述两种情况的患者占 15.2%,47.7%的患者无颈部放疗史或颈部手术史。与无颈部放疗史及手术史的病例组(11.5%)相比,有颈部放疗史组(19.3%)、有颈部手术史组(20%)和同时存在两种情况组(36.1%)通常更容易出现颈外动脉及其分支血管不佳的情况(P=0.03)。同样,与颈部无放疗史及手术史的病例组(9.7%)相比,有颈部放疗史组(13.2%)、有颈部手术史组(20%)和同时存在两种情况组(38.9%)通常更容易出现颈外静脉/颈内静脉不佳的情况(P=0.002)。研究者推荐了快捷的受区血管选择算法[22]。对于动脉吻合,如果同侧的颈外动脉及其分支均无法使用,可以选择颈横动脉或对侧的颈动脉分支,主要取决于血管距离和血供。必要时进行血管移植,以实现

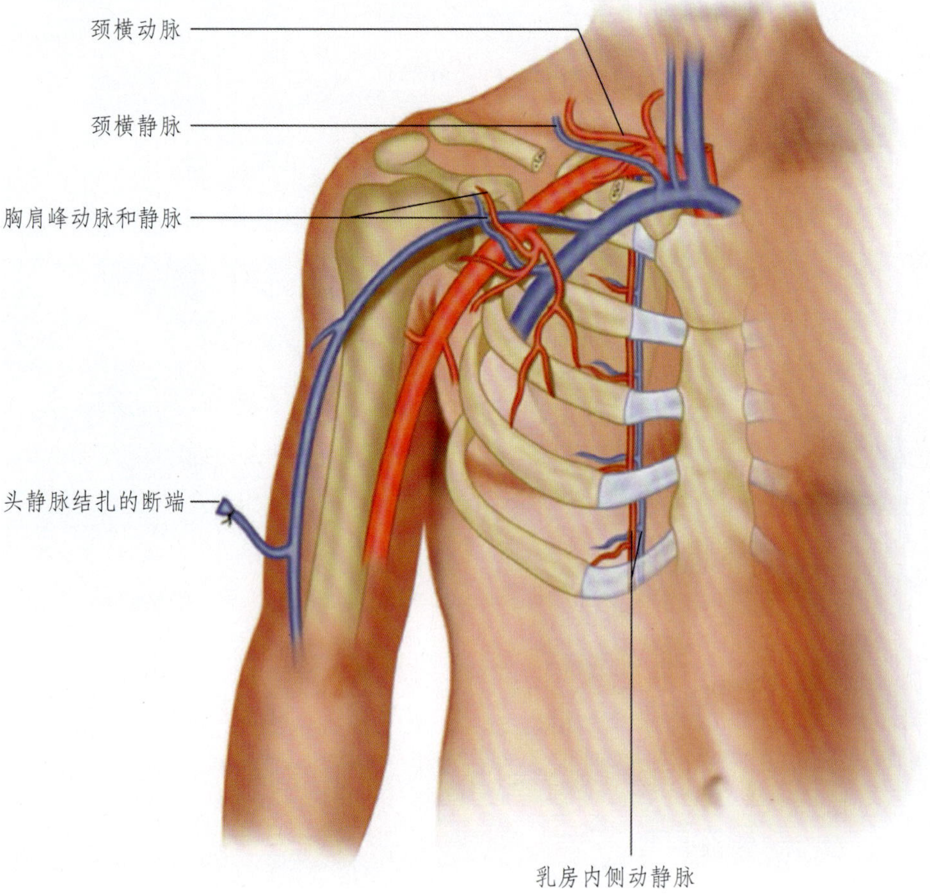

图 7.6 颈部区域以外的受区血管及颈横血管。

无张力吻合。如果使用两个游离皮瓣进行修复，可以将动脉吻合至乳内动脉或吻合至第一个皮瓣的蒂分支上。类似的，对于静脉吻合，如果同侧的颈外静脉和颈内静脉均无法使用，则选取颈横静脉或对侧颈静脉，必要时进行血管移植。如果这些血管也不适用，也可以将头静脉翻转或将第二个皮瓣的静脉吻合至其他皮瓣的分支血管上。最后，与受区动脉的选择方式一样，可以使用乳内静脉作为受区血管。

术前评估工具

对于接受喉咽部切除手术和重建手术的患者，用来进行受区血管选择或皮瓣设计的术前检查并非常规进行。对于有颈部放疗史或手术史的患者，如果怀疑颈部血管匮乏，可以采用 CTA，以识别可用的受区血管，尤其是对于已在其他医院接受过游离皮瓣手术的患者。就皮瓣的选取和设计而言，CTA 可以更好地获得大腿区域软组织供血情况，更好地检查穿支情况及其定位，尤其是在计划切取两个皮瓣时[32,33]。然而，我们通常还是依赖于解剖定位，因为上述皮瓣具有可靠性和恒定性。

技术要点

• 当在上颈部解剖颈外动脉和颈内静脉的分支血管作为受区血管进行显微吻合时，建议将颈部转向对侧，以获得最大范围的显露。

• 当使用颈横动脉和静脉作为受区血管时，避免损伤位于左侧的胸导管和右侧的淋巴导管。

• 肩胛舌骨肌下腹是辨别颈横动脉和颈横静脉的解剖标志。

• 如果颈部没有满意的受区血管，有时需要在头颈以外的区域寻找血管，如乳内动脉和乳内静脉、胸肩峰动静脉、头静脉。

• 必要时通过血管移植进行无张力吻合，避免造成蒂部和受区血管扭转。

• 如果需要双叶游离股前外侧皮瓣进行重建，那么皮瓣的嵌入方向取决于对受区血管的选择。如果将皮瓣的蒂部吻合至颈外动脉、颈内静脉或其分支上，我们建议将股前外侧皮瓣的近端皮瓣用于咽

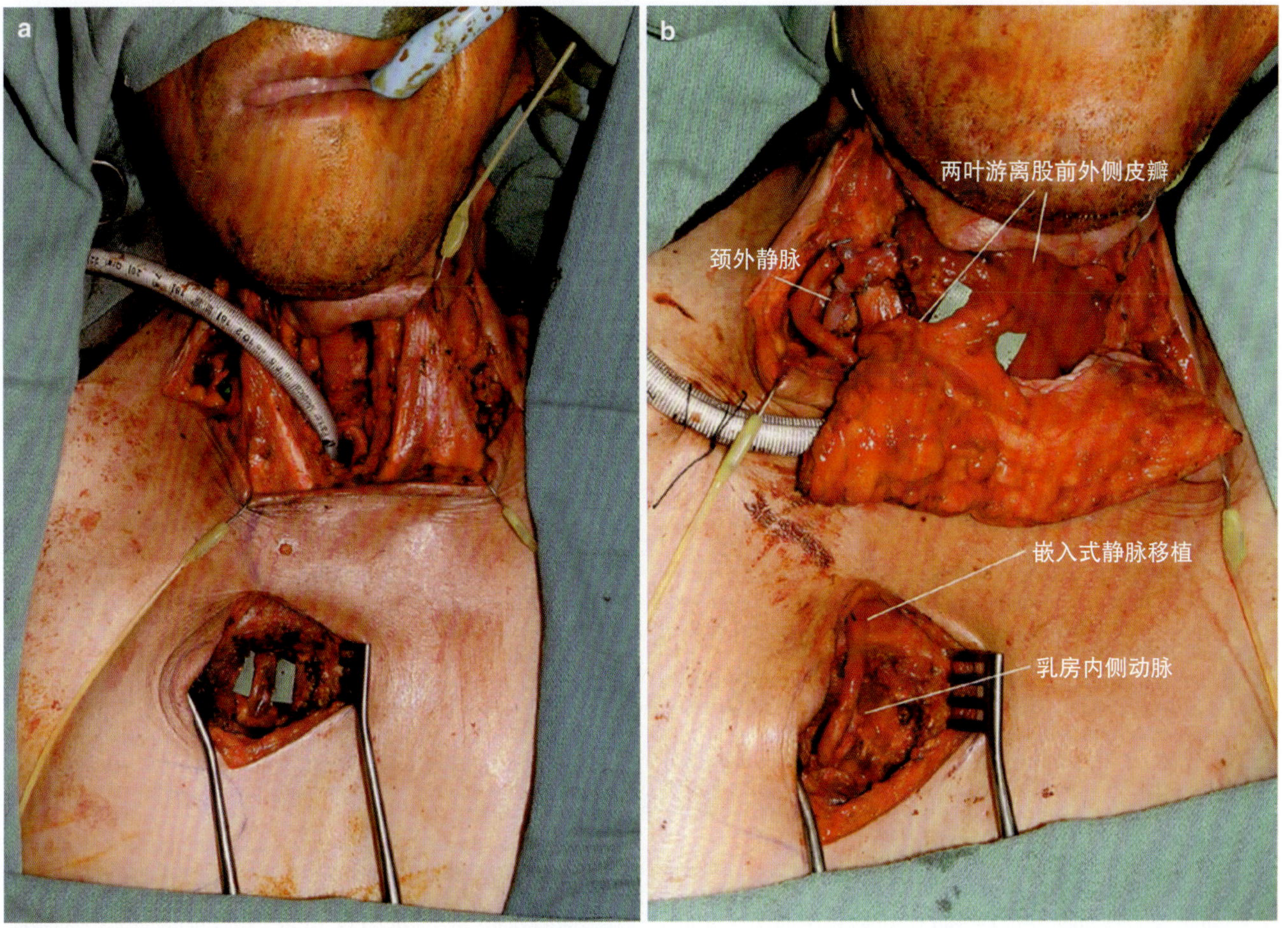

图 7.7 (a)摘除第二肋软骨,以显露右侧乳内动脉和静脉。(b)颈部咽食管重建手术中使用游离双叶股前外侧皮瓣,包括部分股外侧肌,以消灭无效腔。通过大隐静脉移植,将动脉与右乳内动脉吻合,将静脉与右侧颈外静脉吻合。

部重建,而将远端皮瓣用于颈外皮肤修复。如果将颈横血管作为受区血管,则将近端皮瓣用于颈部皮肤修复,而将远端皮瓣用于咽部重建。这能够实现皮瓣血管最大限度接近受区血管的最佳位置,以减少血管移植。

结论

喉咽切除手术后,保证皮瓣重建术成功和皮瓣成活的关键是辨别合适的受区血管。熟悉颈部的解剖知识及依据受区血管的选取原则,可以降低并发症和相关不良事件的发生率,甚至是在面对极具挑战性的颈部血管匮乏的情况下。

(徐建华 译)

参考文献

1. Krespi YP, Wurster CF, Sisson GA. Immediate reconstruction after total laryngopharyngoesophagectomy and mediastinal dissection. Laryngoscope. 1985;95(2):156–61.
2. Wong C-H, Wei F-C. Microsurgical free flap in head and neck reconstruction. Head Neck. 2010;32(9):1236–45.
3. Yu P, Robb GL. Pharyngoesophageal reconstruction with the anterolateral thigh flap: a clinical and functional outcomes study. Plast Reconstr Surg. 2005;116(7):1845–55.
4. Lewin JS, Barringer DA, May AH, Gillenwater AM, Arnold KA, Roberts DB, et al. Functional outcomes after circumferential pharyngoesophageal reconstruction. Laryngoscope. 2005;115(7):1266–71.
5. Yu P, Hanasono MM, Skoracki RJ, Baumann DP, Lewin JS, Weber RS, et al. Pharyngoesophageal reconstruction with the anterolateral thigh flap after total laryngopharyngectomy. Cancer. 2010;116(7):1718–24.
6. Selber JC, Xue A, Liu J, Hanasono MM, Skoracki RJ, Chang EI, et al. Pharyngoesophageal reconstruction outcomes following 349 cases. J Reconstr Microsurg. 2014;30(9):641–54.
7. Anthony JP, Singer MI, Mathes SJ. Pharyngoesophageal recon-

struction using the tubed free radial forearm flap. Clin Plast Surg. 1994;21(1):137–47.
8. Disa JJ, Pusic AL, Hidalgo DA, Cordeiro PG. Microvascular reconstruction of the hypopharynx: defect classification, treatment algorithm, and functional outcome based on 165 consecutive cases. Plast Reconstr Surg. 2003;111(2):652–3.
9. Schusterman MA, Shestak K, de Vries EJ, Swartz W, Jones N, Johnson J, et al. Reconstruction of the cervical esophagus: free jejunal transfer versus gastric pull-up. Plast Reconstr Surg. 1990;85(1):16–21.
10. Reece GP, Schusterman MA, Miller MJ, Kroll SS, Robb GL, Baldwin BJ, et al. Morbidity and functional outcome of free jejunal transfer reconstruction for circumferential defects of the pharynx and cervical esophagus. Plast Reconstr Surg. 1995;96(6):1307–16.
11. Cordeiro PG, Shah K, Santamaria E, Gollub MJ, Singh B, Shah JP. Barium swallows after free jejunal transfer: should they be performed routinely? Plast Reconstr Surg. 1999;103(4):1167–75.
12. Clemens MW, Yu P. Nearly circumferential pharyngoesophagectomy reconstruction with a double-skin paddle anteromedial thigh and sartorius muscle free flap. Plastic Reconstr Surg. 2012;129:594e–5e.
13. Wolf GT, Fisher SG, Hong WK, Hillman R, Spaulding M, Laramore GE, et al. Induction chemotherapy plus radiation compared with surgery plus radiation in patients with advanced laryngeal cancer. N Engl J Med. 1991;324(24):1685–90.
14. Nahum AM. Grant's atlas of anatomy. 7th ed. Edited by James E. Anderson, 608 pp, illus, Baltimore: Williams & Wilkins; 1978. $30.00. Head Neck Surg. 2007.
15. Molloy RG, Crowley B. The arterial anatomy of skin flaps. 2nd ed. Cormack GC, George B, Lamberty BGH. 282 × 222 mm. Pp. 538. Illustrated. 1994. Edinburgh: Churchill Livingstone. £179. Br J Surg. 2007.
16. Tan B-K, Wong C-H, Chen H-C. Anatomic variations in head and neck reconstruction. Semin Plast Surg. 2010;24(2):155–70.
17. Ibrahim AE, Adelman DM, Parham C, Hong Z, Villa M, Chahine FM, et al. The external jugular vein used as recipient vessel in head and neck free flap reconstruction: outcomes compared to the internal jugular vein. J Craniofac Surg. 2019;30(1):178–83.
18. Yu P. The transverse cervical vessels as recipient vessels for previously treated head and neck cancer patients. Plast Reconstr Surg. 2005;115(5):1253–8.
19. Tessler O, Gilardino MS, Bartow MJ, St Hilaire H, Womac D, Dionisopoulos T, et al. Transverse cervical artery: consistent anatomical landmarks and clinical experience with its use as a recipient artery in complex head and neck reconstruction. Plast Reconstr Surg. 2017;139(3):745e–51e.
20. Huelke DF. A study of the transverse cervical and dorsal scapular arteries. Anat Rec. 1958;132(3):233–45.
21. Daseler EH, Anson BJ. Surgical anatomy of the subclavian artery and its branches. Surg Gynecol Obstet. 1959;108(2):149–74.
22. Hanasono MM, Barnea Y, Skoracki RJ. Microvascular surgery in the previously operated and irradiated neck. Microsurgery. 2009;29(1):1–7.
23. Shimizu F, Lin MP, Ellabban M, Evans GRD, Cheng M-H. Superficial temporal vessels as a reserve recipient site for microvascular head and neck reconstruction in vessel-depleted neck. Ann Plast Surg. 2009;62(2):134–8.
24. Jacobson AS, Eloy JA, Park E, Roman B, Genden EM. Vessel-depleted neck: techniques for achieving microvascular reconstruction. Head Neck. 2008;30(2):201–7.
25. Buck PM, Wax MK, Petrisor DI. Internal mammary vessels: alternate recipient vessels in microvascular head and neck reconstruction. J Oral Maxillofac Surg. 2016;74(9):1896.e1–6.
26. Roche NA, Houtmeyers P, Vermeersch HF, Stillaert FB, Blondeel PN. The role of the internal mammary vessels as recipient vessels in secondary and tertiary head and neck reconstruction. J Plast Reconstr Aesthet Surg. 2012;65(7):885–92.
27. Urban V, Fritsche E. Internal thoracic vessels as recipient vessels for freze flap reconstruction in head and neck surgery. J Plast Reconstr Aesthet Surg. 2006;59(12):1348–9.
28. Urken ML, Higgins KM, Lee B, Vickery C. Internal mammary artery and vein: recipient vessels for free tissue transfer to the head and neck in the vessel-depleted neck. Head Neck. 2006;28(9):797–801.
29. Onoda S, Sakuraba M, Asano T, Miyamoto S, Hayashi R, Asai M, et al. Thoracoacromial cvessels as recipients for head and neck reconstruction and cause of vascular complications. Microsurgery. 2011;31(8):628–31.
30. Aycock JK, Stenson KM, Gottlieb LJ. The thoracoacromial trunk: alternative recipient vessels in reoperative head and neck reconstructive microsurgery. Plast Reconstr Surg. 2008;121(1):88–94.
31. Maricevich M, Lin LO, Liu J, Chang EI, Hanasono MM. Interposition vein grafting in head and neck free flap reconstruction. Plast Reconstr Surg. 2018;142(4):1025–34.
32. Chen SY, Lin WC, Deng SC, Chang SC, Fu JP, Dai NT, et al. Assessment of the perforators of anterolateral thigh flaps using 64-section multidetector computed tomographic angiography in head and neck cancer reconstruction. Eur J Surg Oncol. 2010;36(10):1004–1011.
33. Garvey PB, Selber JC, Madewell JE, Bidaut L, Feng L, Yu P. A prospective study of preoperative computed tomographic angiography for head and neck reconstruction with anterolateral thigh flaps. Plast Reconstr Surg. 2011;127(4):1505–14.

第 8 章

受区血管：发音重建

Alberto Bolletta, Samir Mardini, Hung-Chi Chen

引言

发音重建常见于肿瘤切除手术后。下咽癌是一种罕见的肿瘤，占头颈部恶性肿瘤的近 3%，而喉癌是影响该区域的第二大常见肿瘤[1,2]。一般根据肿瘤的大小、性质、有无周围组织浸润及转移制订治疗方案。因肿瘤位置的特殊性，很难在早期诊断，大部分肿瘤到晚期才得以确诊，因此其治疗较为复杂。近年来，保留喉部功能的治疗方案得以推广，并可能适用于筛选的患者。手术是此类肿瘤患者的主要治疗手段，可以实现肿瘤局部控制，并提高患者的长期生存率。在这些病例中，当存在不良病理因素时，应行全喉咽切除术，同时进行颈部清扫和辅助放疗[3]。此类手术可导致患者上消化道周围缺损及失声。为了恢复发声机制，在重建时要考虑发音重建及消化道的连续性。迄今为止，对全喉切除术后重建的金标准尚未达成共识。用游离皮瓣创建“声管”是目前的治疗方案之一，旨在建立一个管道，使空气从气管流向上消化道，从而恢复发音功能。因此，这种气流通过咽壁（或伴随下咽重建的新咽壁）的振动产生声音。常用的游离皮瓣包括筋膜皮瓣，如前臂桡侧皮瓣和股前外侧皮瓣，也可使用肠道组织瓣。后者，特别是回肠组织瓣，被认为是重建的更好选择。对于伴有下咽食管缺损的声管重建，可根据回结肠血运，切取部分升结肠，连同回盲瓣及回肠末端进行重建。因此，这种组织瓣模式包括一段升结肠（用于恢复消化道的连续性）和回肠（用于喉管的重建）。回盲瓣被作为单向阀，事实上，其允许气流从气管流向咽部，可以防止食物和液体渗漏。由于这些皮瓣的植入涉及颈前部，可以选择多个受区进行微血管吻合。颈外动脉第一个分支位置较好、直径较大、血流量充足，便于行端-端吻合。其通常邻近相应的静脉，所以也可以考虑使用颈外静脉和颈内静脉，因为其邻近缺损部位（参见第 2 章）。当根据每个病例的具体情况选择合适的受区血管时，需要考虑许多因素。患者通常有重大手术史，如既往接受过颈淋巴结清扫术和放疗，这些可能影响颈部健康血管的可用性。有手术联合放疗史会导致明显的瘢痕，因此对这些潜在受区进行解剖（手术）非常具有挑战性。在这种情况下，伤口的并发症增加[4-6]。因此，可能需要考虑其他血管，如锁骨上区域的血管，如颈横动脉（参见第 6 章），以及更远的血管，如胸肩峰血管（参见第 14 章）和头静脉（参见第 13 章）。另一个要记住的重点是，为了获得满意的发声和语言功能，术前一定要规划声管皮瓣的长度和走行。这可能会影响血管蒂的位置，从而影响对血管的选择。本章重点讨论了在发音重建的显微外科策略中，尤其是采用肠道游离组织瓣时受区血管的选择。

喉部解剖及发音生理学

喉部由 9 块软骨和 1 块舌骨组成。

软骨包括 3 块独立软骨，即甲状软骨、环状软骨和会厌软骨；3 块双侧软骨，即杓状软骨、冠状软骨和楔状软骨。舌骨支撑（悬吊）着喉的其余部分，整个结构由关节和韧带连接。喉部分为会厌部、声门、声门下 3 个部分。喉最邻近颅骨的部位为会厌，包括舌骨上段及声门之间的区域。声门至关重要，因为其包括声带褶皱。声带取决于环甲软骨膜游离的上边缘，形成环状声带韧带并被黏膜覆盖。其位置、张力和长度由喉部内在肌和外在肌的作用所决定。喉部的末端是声门下，延伸到环状软骨的下缘。喉头负责产生发出声音所需的基本音调，其是通过内收声带排出肺部的气流产生的。气流通过声带循环的快速打开、闭合而转变成周期性的声波。声带的振动运动可以用空气动力学肌肉弹性理论来解释[7]。

声带的组织学特征和组成影响其振动，从而发出声音[8]。声带大致分为3层，即外部保护层、过渡层和主体。每一层的组织学特征都会影响其整体力学，因此，声带能够产生各种各样的声音频率、强度和质量。发声是气流、气压、外在和内在肌肉活动相互作用的结果，这些活动决定了声带的长度、张力和质量。这种声音会被喉部上下方的共鸣腔改变，通过舌、上腭、牙齿和嘴唇之间的相互作用，在口腔中转化为语言。

颈部血管解剖

了解颈部及邻近部位血管的解剖知识至关重要，以便识别和保留该区域适合进行微血管吻合的血管。

颈动脉系统的分支

颈总动脉位于颈前三角（颈动脉三角），较颈内静脉更深，位置偏内侧，在甲状软骨水平处分为颈外动脉和颈内动脉。

颈外动脉主要负责颈部和面部的血供，沿走行发出较多分支（参见第2章）。

甲状腺上动脉是颈外动脉最近端的分支，在少数情况下，其也可起源于分叉处、颈总动脉，甚至颈内动脉。Ozgur等人在一项尸体研究中测得，甲状腺上动脉起始部直径为（3.53±1.17）mm[9]。这条动脉通常起源于颈外动脉前方，略低于舌骨大角，然后向前方和中间走行，而后向下，降至甲状腺软骨附近，并向甲状腺走行，在那里分为多个分支[10]。

颈外动脉的下一个分支是舌动脉，距颈动脉分叉约1.2cm，平均直径为（3.06±0.65）mm[9]。尽管其通常是单独起源的，但有时与甲状腺上动脉或面动脉共享一个主干。舌动脉的走行始于颅面，然后向内侧和下方转向舌骨大角，形成一个被舌下神经穿过的环[11,12]。然后其进入舌骨后缘，就在舌骨大角的上方，在肌肉的前缘重新出现，最后，在舌下浅层直至舌尖，成为舌深动脉。

面动脉起源于颈外动脉，于下颌角后方分支处向颅侧2cm发出，其直径为（3.35±0.68）mm[9]，穿过下颌下三角至二腹肌后方和下颌下腺内侧。面动脉迂回穿过下颌骨下缘、咬肌前缘，以便头部活动。然后在下颌骨外侧向口腔走行，向嘴角方向穿过颊肌，分为唇动脉和角动脉[13,14]（参见第3章和第4章）。

颈部静脉解剖

通常，静脉网在静脉数量、位置及引流模式方面具有很大的变异性。

颈外静脉是颈部最主要、最可靠的静脉之一。其起源于下颌角后方，由下颌后静脉后段和耳后静脉汇合而成。通常存在1条颈外静脉，少数情况下可有多条颈外静脉或不存在颈外静脉。其尾端走向胸锁乳突肌浅层。因位置较浅，体检时易于发现，在颈部淋巴结清扫术中可以很快被发现。据研究，颈外静脉中段的平均直径为（4.6±1.5）mm[14]。颈外静脉通常汇入锁骨下静脉与颈内静脉的汇合处。也可能直接流入锁骨下静脉或流入颈内静脉，后者更罕见。

颈内静脉是颈部最大的静脉，平均直径为（7.9±1.9）mm，负责大脑、上面部及颈部的主要静脉回流[14]。颈内静脉由颈静脉孔流出，走行于胸锁乳突肌深面，首先是颈内动脉的外侧，而后是颈部下方的颈总动脉。虽然已经描述了颈内静脉的后支和外侧支，但主要属支通常起源于静脉的前方。属支包括甲状腺上静脉、舌静脉及面静脉。据研究，其直径分别为（2.7±0.8）mm、（2.7±0.9）mm和（3.6±1.2）mm[14]。最后颈内静脉流入头臂静脉。少数情况下，可出现多条颈外静脉或无颈外静脉的情况[15]。

颈横血管

过去几十年，颈横动脉的定义各不相同（参见第6章）。在本章中，我们将颈横动脉视为甲状颈干的分支之一，其穿过颈后三角的浅层，不同于肩胛背动脉，后者为甲状腺颈干的深支[16]。颈横动脉通常起源于甲状颈干，也可能是锁骨下动脉的一个分支。颈横动脉的解剖走向比较恒定，从肩胛舌骨肌的下腹深处开始，然后沿着后外侧走行，穿过前斜角肌上方的颈后三角，直到斜方肌的前缘。颈横动脉距起始2cm处的平均直径为（2.2±0.47）mm[16]。与颈横动脉相比，颈横静脉的走行更加不稳定。在大多数病例中,其位置较肩胛舌骨肌更深,但是也有约25%的概率位于浅层。据报道,颈横静脉的平均直径为2.90mm[18]。其流入颈外静脉或锁骨下静脉[19]。

胸肩峰血管

胸肩峰动脉起源于位于胸小肌后方的腋动脉第二段(参见第14章)。据研究,动脉起始处的平均直径为(2.5±0.5)mm[20]。胸肩峰动脉走行一小段后,深入胸小肌内侧缘,然后穿过锁胸筋膜,至胸锁关节外侧6~10cm处。其分为4个分支,包括锁骨支、肩峰支、胸肌支和三角肌支。供应胸大肌的胸肌支沿着胸大肌的下表面走行,并被包裹在保护性血管周围鞘内[21]。伴行的静脉沿胸肌支走行,在锁骨水平汇合为一条静脉。据报道,该水平的直径为2.8mm,距胸肩峰动脉干自腋动脉的起点1~2cm处流入腋静脉[22,23]。

头静脉

头静脉位于上臂水平,沿着肱二头肌外侧沟进入三角胸肌间沟,通常沿着胸肩峰动脉的三角肌支走行(参见第24章和第13章)。在胸三角肌水平,头静脉在胸小肌上缘穿过肋喙突膜(锁胸筋膜),汇入腋静脉(参见第24章)。在胸大肌的外侧边缘,其直径为(3.7±1.30)mm[24]。少数情况下,头静脉越过锁骨前方并穿过颈筋膜,终止于颈外静脉[25]。

发音重建的手术选择

发音重建的显微外科手术策略通过游离皮瓣转移创建一个“声管”结构,该结构可使空气从气管流向咽部、食管,或在咽食管重建的情况下,重建同源结构管道。气流通过诱导结构壁的振动来产生声音,然后通过舌、嘴唇和牙齿在口腔变成语音。为正常工作,声管的入口与气管连接,为了发声,气管造口被患者用拇指或手指堵住。使用局部筋膜瓣在气管造口附近形成一个隆起的肿块,便于患者在封闭气管造口时说话。连接到上消化道的声管出口必须以这种方式呈现,以形成类似瓣膜的机制。这是为了在保证气流进入的同时,防止食物和液体逆向渗漏至气管中。根据重建的选择,可以将不同的组织移植成不同的形状。如果使用筋膜瓣,如前臂桡侧皮瓣或股前外侧皮瓣,可以用皮肤制成。根据研究者的经验,空肠、回结肠和阑尾游离瓣等肠道组织更适合该手术。使用肠瓣的一个重要优势是其管状形态,减少了因缝合而导致的渗漏和瘘管形成的风险。此外,肠瓣黏膜具有分泌和自净功能,可有效防止食物停滞或阻塞。其缺点是这些组织瓣的获取难度较大,尤其是对腹部手术不熟悉的外科医生[26]。笔者及许多研究者更倾向于将回结肠区域作为重建的供区,因为其具有独特性,术中可切取回结肠动脉供应的回肠、结肠的不同部分。全喉切除手术后,留下下咽-食管缺损连同声管一起重建,可根据回结肠血供截取一段升结肠、回盲瓣和回肠末端。此外,为了恢复消化道的连续性,可截取升结肠段和用于声管的回肠段。回盲瓣的存在是有价值的,其可提供一种天然的单向瓣膜机制,但是为了改善其功能,通常需要对瓣膜组织进行内外折叠,将其开口直径减小到0.5cm。可以在等速蠕动和逆蠕动方向插入结肠瓣。对不同患者采用不同的嵌入方向,笔者倾向于以逆蠕动方式放置组织瓣。由于通常使用相对较短的结肠部分,逆蠕动不会影响吞咽。该方式有许多优点,如可用较短回肠段做气管造口。此外,该方式更有利于声音的产生,因为回盲瓣位于新咽的远端,决定了振动会更广泛地作用于管壁上。由于直径较宽,结肠瓣足以重建颅侧直至口咽部的缺损。但从尾部看,其口径可能太大了,无法与食管吻合。这时可从结肠瓣远端边缘去除楔形组织,再与食管进行吻合。上述重建手术中,回肠段形成了声管,其最佳长度为10~12cm。轻柔地将其放置在颈部,注意不要形成陡峭的曲线,在气管造口平面进行吻合。充分覆盖颈部和组织瓣的暴露区域,通常皮肤组织因先前的放疗受损,导致皮肤不够用,此时可以抬高胸三角肌皮瓣,以覆盖皮瓣和吻合部位。下文将详细介绍上述重建手术首选受区血管。使用回结肠游离瓣可有效进行发音重建,据研究报道,78%的患者术后表示对其吞咽功能满意,85%的患者预后语言效果良好[26]。为了获得良好的发声效果,术后言语训练非常重要,术后通常需要3个月至1年的时间。游离空肠组织瓣可单独被用于发音重建,也可与咽、颈段食管重建联合应用。第一种情况下,需要一段较短的空肠并进行血管吻合术,将其作为声管,嵌入颈段食管和气管之间。该组织瓣没有天然瓣膜,因此必须在声管和咽-食管之间的连接处建立一个瓣膜机制[27]。为了实现类似瓣膜的机制，可以去除楔形全层组织，使得空肠瓣残端变细，其直径缩小至0.5cm，并将嵌入物制作成抗重力的方式，以防止食物渗漏到声管中。综上所述，空肠瓣也可被用于同时重建咽-颈食管；此时必须在同一血管蒂采集较长的空肠段。空肠瓣在血管吻合后分为两部分，确保不损坏任何部分的血供。组织瓣的一部分被用作声管，另一部分被用于恢复消化道的连续性。游离阑尾组织瓣也可被用于发音重建，通常适用于单独的喉部缺损，与咽-食管缺损无关。但必须说明的是，与上述其他方法相比，该术式的术后发音质量和响度较弱，并且需要更长时间的训练[26]。其他可选择的重建声音的皮瓣有前臂皮瓣和股前外侧皮瓣[28]。这些皮瓣的一个主要缺点是需要将其做成管状，从而增加了瘘管形成风险。可以通过两期手术降低瘘管形成概率，第一阶段预制皮瓣，第二阶段转移皮瓣。这些皮瓣缺乏类似瓣膜的机制，需要通过使皮瓣的近端残端逐渐变细，将其口径减小到0.5cm，并通过反重力方式置入皮瓣来创建。另一个需要考虑的重要问题是，上述皮瓣没有黏膜，因此，黏膜和皮肤的愈合可能增加了术后出现狭窄或形成瘘管的风险。由于皮肤的分泌物和声管缺乏蠕动，声管与重建食管之间的连接处可能会被皮脂腺物质、汗液、唾液或食物阻塞。因此，笔者认为，皮瓣是第二选择，适用于有腹部手术禁忌证的患者。

发音重建的受区血管选择与手术显露

各受区血管特征如表8.1和表8.2所示。如前所述，笔者倾向于利用肠瓣行发音重建。血管蒂通常由1条动脉和1条静脉组成。因此，在这些重建手术中，通常只进行1条静脉的吻合。虽然被用于发音重建的受区血管因人而异，但作者通常首选颈横动脉和颈外静脉（参见第2章和第6章）。因为这些血管的口径和血流量充足，且位于颈部下部，便于到达组织瓣血管蒂部，且距离消融手术和放疗区域稍远。通常，重建手术开始时，颈部的切口已经由肿瘤消融团队完成。一般情况下，不将这些切口延伸到锁骨区域，因此术中需要扩展切口，充分暴露锁骨上区域。如果消融手术暴露双侧颈部，建议选择颈部右侧的血管，以避免损伤位于左侧颈部的胸导管。术前可以

表8.1 各动脉直径

动脉	直径
甲状腺上动脉（起始处）	(3.53±1.17)mm
颈外动脉（起始处）	(3.06±0.65)mm
面动脉（起始处）	(3.35±0.68)mm
颈横动脉（距起始处2cm）	(2.2±0.47)mm
胸肩峰动脉（起始处）	(2.5±0.5)mm

根据本章参考文献，各动脉直径如上所述。

表8.2 各静脉直径

静脉	直径
甲状腺上静脉（起始处）	(2.7±0.8)mm
舌静脉（起始处）	(2.7±0.9)mm
面静脉（起始处）	(3.6±1.2)mm
颈外静脉（走行中段）	(4.6±1.5)mm
颈内静脉（平均值）	(7.9±1.9)mm
颈横静脉（平均值）	2.9mm
胸肩峰静脉（起始处）	2.8mm
头静脉（胸大肌外侧缘）	(3.7±1.3)mm

根据本章参考文献，各静脉直径如上所述。

通过触诊或手持式多普勒在锁骨上区域确定颈横动脉的搏动。术中首先确认肩胛舌骨肌的位置，其位于胸锁乳突肌的外侧、锁骨上方。钝性剥离位于肩胛舌骨肌下腹与胸锁乳突肌之间三角区域的脂肪组织时需要注意，颈横静脉可能于该水平走行，或浅或深。与颈横静脉相比，颈横动脉通常位于较深的水平，其走行于近端，位于肩胛舌骨肌下腹的后方，保证血管长度为2~3cm和更大的口径，便于进行显微外科吻合。为了使血管蒂能够到达，既可以经过胸锁乳突肌的浅表位置，也可以经过胸锁乳突肌的下方。在后一种情况下，必须松解部分肌肉，因为其可能压迫血管蒂[19,29]。动脉吻合术通常采用9-0缝合线进行间断缝合。尽管静脉吻合器在现代显微外科手术中得到广泛应用，但在这些病例中，研究者更倾向于使用间断缝合的静脉吻合技术，因为在皮瓣蒂处通常存在颈横静脉和肠静脉口径不匹配的情况，他们认为手动吻合可以更好地解决这个问题。同样需要强调的是，颈横静脉存在直径偏小、与血管蒂静脉不匹配的情况。除此之外，确保肠瓣有足够的静脉引流，以避免

静脉充血也是很重要的。根据研究者的说法，在这些情况下，最好的解决方案是采用颈外静脉进行端-端吻合。因此，在血管准备过程中，保存浅表静脉并仔细剥离是很重要的。研究表明，采用颈外静脉游离皮瓣吻合术的并发症发生率没有增加[30]。另一方面，不建议将颈前静脉用于上述手术，因其邻近颈部中线走行，气管切开时易受损[31]。另一个有价值的、可供选择的血管是颈外动脉的主要分支，尤其是颈部未接受过放疗的原发性病例。对于此类病例，笔者一般首选甲状腺上动脉。这是因为其解剖位置便于识别，且在消融过程中不易受损。在合适的情况下，采用间断缝合的端-端吻合方式。如果选择了这条受区动脉，术中还可以使用邻近的静脉。颈内静脉的分支，如甲状腺上静脉，如果在消融手术中未受损，则是一个很好的选择。由于这些静脉走行至深层，吸气时产生的胸腔内负压有利于静脉血流排出，进而降低静脉血栓形成风险[32-34]。根据笔者经验，大多数患者的颈内静脉无可用分支。此时建议直接与颈内静脉进行端-侧吻合。具体如下，将颈内静脉环周解剖分离约2cm，特别是在二次手术时要注意保护，避免损伤颈内静脉。这可以创造一个舒适的环境来进行端-侧吻合。当与这些邻近颈部中线和缺损区域的受区血管进行吻合时，术中移植皮瓣时要特别注意。尤其是在连接食管和气管造口之间的“声管”时，避免压迫蒂部和吻合部位。面动脉作为颈外动脉的另一个分支，其位置更靠近颈部，因此在发音重建手术中较少被采用，通常是口腔颌面外科术后重建的较好选择。需要注意的是，尽管有一般的适应证，但在每次手术中，都应评估所选血管的完整性和质量，以及血管蒂的定位和处理的合理性。如上所述，患者的手术史及放疗史决定了受区血管的质量，因此术者应谨慎选择受区血管，重视选择替代血管的必要性。这些血管包括前文描述过的颈横血管，也包括胸肩峰系统和头静脉[19,35,36]。为充分暴露胸肩峰血管，一般采用弧形切口保留胸三角皮瓣，同时暴露锁骨外侧和胸大肌外侧部分。通过水平切口将肌肉在锁骨外侧的附着处分离。仔细剥离胸大肌下方、胸小肌浅层脂肪垫来识别主胸肩峰干。在这个水平，可以识别不同动脉分支用于吻合，包括胸肌支。胸大肌是一种非常有用的带蒂皮瓣，尤其是在头颈部重建手术中，术中尽可能保留该分支，以免影响胸大肌皮瓣。在复杂的病例中，胸大肌皮瓣可能已经被应用。在这种情况下，可在抬高的肌肉表面找到胸肩峰动脉的胸肌支，如果皮瓣转移术后自主化已经过足够的时间，胸肩峰动脉可被用作游离组织转移的受区血管[35]。如果使用胸肩峰动脉干的一个分支用于动脉吻合，在其附近找到相应的静脉作为受区静脉。头静脉由于其长度和位置邻近颈部，目前常被作为头颈部显微外科修复的受区静脉[37]。头静脉与胸三角沟关系密切，暴露血管的皮肤切口由于位置较浅，为避免意外损伤静脉，通常在胸三角沟的稍内侧或外侧做切口。该切口向近端延伸，充分暴露颈部区域。

仔细剥离静脉周围组织和静脉所有属支，继续向手臂远端解剖，保证静脉长度足以转移至颈部。然后朝向近端锁骨进行剥离。然后将静脉翻过锁骨，进入颈部并轻柔固定，进行无张力吻合。为确保静脉的平滑曲线、降低扭结风险，可在静脉近端放置一小圈脂肪组织。此静脉的特点是有多个瓣膜，因此切开静脉时可能不会出现回流[37]。

讨论

由于在很多情况下，发音重建手术涉及肠瓣的使用，需要重点解决这些与组织移植相关的问题。

由于高代谢需求，与其他皮瓣相比，肠瓣代谢旺盛，对缺血的耐受性较差[38,39]。因此，在这些显微外科重建手术中，在离断组织瓣前，要仔细规划组织瓣的置入，以及受区血管的选择和分离，从而减少术中缺血时间、降低风险。这些措施包括确保带蒂静脉长度在无张力的情况下到达受区血管，并通过分离时的喷射试验确保受区动脉的质量。当吻合动脉时，组织瓣血管蒂部动脉与受区动脉直径相匹配是关键因素。若差距较大，不建议对颈外动脉进行端-侧吻合，因为其血管壁损伤可导致严重并发症。这种情况下，建议在两条血管之间使用一段逐渐变细的静脉作为连接，可从大腿内侧截取一小段大隐静脉。静脉吻合手术中，皮瓣蒂部通常包含一条管径相对较大的主静脉，吻合一条大静脉即可使皮瓣成活。但肠瓣对静脉淤血更敏感，不同研究表明，即使是短时间的静脉淤血，所需的恢复时间也比较长，且术后并发症和皮瓣转移术失败风险较高[39]。因此，术中确保所选静脉直径足够大，能够提供适量的血流是非常重要的。如果所选静脉直径偏小，建议选择直径更大的静脉，如颈外静脉端-端吻合或颈内静脉端-侧吻合[38]。解决这一问题的另一种方法是在动脉吻合前对静脉进行微血管吻合，或在静脉吻合时保持动脉夹夹紧，吻合结束后立即松开两个动脉夹。在静脉吻合过程中，即使是短时间动脉灌注，也足以导致肠瓣固有层淤血和出血[39]。为尽可能地减少缺血时间，笔者采用“空中缝合技术”，每个外科医生都应该使用自己熟悉的方法[40]。此外，为保证皮瓣的血供，降低并发症的发生风险，确保创面无张力闭合至关重要。为此，可采用局部皮瓣覆盖血管蒂部和部分血管，特别是吻合口，以防止瘘形成。重要的是要考虑到术后48小时内会出现明显的水肿。对皮瓣外露部分可采用植皮覆盖，但应避免包扎[39]。使用肠瓣的另一个问题是其细菌含量。为降低术后感染风险，皮瓣的肠腔在分离后先用碘附（聚维酮碘溶液）进行清洗，再用大量温生理盐水清洗。必要时可在术后使用抗生素。一项针对采用回结肠转移术行发音重建的患者进行的细菌培养研究发现，检出革兰阴性需氧菌和厌氧菌的病例占比较大，这为术后抗生素的选择提供了参考依据[41]。为了最大限度地提高发音重建的效果，术后可通过康复训练提高言语流畅度和清晰度。通常，术后进行为期3个月至1年的康复训练，方可得到满意效果。根据术后声音效果，可考虑是否进行二次手术，包括声管缩短术、气管切开术、声管与气管残端交界处的翻修术。声管过长是术后常见并发症，因为在置入皮瓣时很难评估其适当长度。这是在组织转移过程中，切断血管导致肠瓣大小变化的结果。在这些情况下，可进行二次手术，通过切除一部分肠道缩短声管。在气管造口或其与声管连接处的修复手术中，通过局部皮瓣来调整气管造口的大小或创建一个声音罩，更容易阻塞气管造口，迫使空气进入声管。

（李卿源 译 马宁 校）

参考文献

1. Cooper JS, Porter K, Mallin K, Hoffman HT, Weber RS, Ang KK, et al. National Cancer Database report on cancer of the head and neck: 10-year update. Head Neck. 2009;31(6):748–58.
2. Ferlay J, Colombet M, Soerjomataram I, Mathers C, Parkin DM, Piñeros M, et al. Estimating the global cancer incidence and mortality in 2018: GLOBOCAN sources and methods. Int J Cancer. 2019;144(8):1941–53.
3. Kwon DI, Miles BA, Education Committee of the American Head and Neck Society (AHNS). Hypopharyngeal carcinoma: do you know your guidelines? Head Neck. 2019;41(3):569–76.
4. Shih H-S, Hsieh C-H, Feng G-M, Feng W-J, Jeng S-F. An alternative option to overcome difficult venous return in head and neck free flap reconstruction. J Plast Reconstr Aesthet Surg. 2013;66(9):1243–7.
5. Koerdt S, Tanner N, Rommel N, Rohleder NH, Stoeckelhuber M, Wolff K-D, et al. An immunohistochemical study on the role of oxidative and nitrosative stress in irradiated skin. Cells Tissues Organs (Print). 2017;203(1):12–9.
6. Frohwitter G, Rau A, Kesting MR, Fichter A. Microvascular reconstruction in the vessel depleted neck – a systematic review. J Craniomaxillofac Surg. 2018;46(9):1652–8.
7. Van Den Berg J. Myoelastic-aerodynamic theory of voice production. J Speech Hear Res. 1958;1(3):227–44.
8. Hirano M. Morphological structure of the vocal cord as a vibrator and its variations. Folia Phoniatr (Basel). 1974;26(2):89–94.
9. Ozgur Z, Govsa F, Ozgur T. Assessment of origin characteristics of the front branches of the external carotid artery. J Craniofac Surg. 2008;19(4):1159–66.
10. Won S-Y. Anatomical considerations of the superior thyroid artery: its origins, variations, and position relative to the hyoid bone and thyroid cartilage. Anat Cell Biol. 2016;49(2):138–42.
11. van Es RJ, Thuau H. Pirogoff's triangle revisited: an alternative site for microvascular anastomosis to the lingual artery. A technical note. Int J Oral Maxillofac Surg. 2000;29(3):207–9.
12. Seki S, Sumida K, Yamashita K, Baba O, Kitamura S. Gross anatomical classification of the courses of the human lingual artery. Surg Radiol Anat. 2017;39(2):195–203.
13. Pilsl U, Anderhuber F, Neugebauer S. The facial artery-the main blood vessel for the anterior face? Dermatol Surg. 2016;42(2):203–8.
14. Shima H, von Luedinghausen M, Ohno K, Michi K. Anatomy of microvascular anastomosis in the neck. Plast Reconstr Surg. 1998;101(1):33–41.
15. Deepak CA, Sarvadnya JJ, Sabitha KS. Variant anatomy of internal jugular vein branching. Ann Maxillofac Surg. 2015;5(2):284–6.
16. Reissis M, Reissis D, Bottini GB, Messiha A, Davies DC. A morphometric analysis of the suitability of the transverse cervical artery as a recipient artery in head and neck free flap microvascular reconstruction. Surg Radiol Anat. 2018;40(8):891–7.
17. Goodwin WJ, Rosenberg GJ. Venous drainage of the lateral trapezius musculocutaneous island flap. Arch Otolaryngol. 1982;108(7):411–3.
18. Tessler O, Gilardino MS, Bartow MJ, St Hilaire H, Womac D, Dionisopoulos T, et al. Transverse cervical artery: consistent anatomical landmarks and clinical experience with its use as a recipient artery in complex head and neck reconstruction. Plast Reconstr Surg. 2017;139(3):745e–51e.
19. Yu P. The transverse cervical vessels as recipient vessels for previously treated head and neck cancer patients. Plast Reconstr Surg. 2005;115(5):1253–8.
20. Geddes CR, Tang M, Yang D, Morris SF. An assessment of the anatomical basis of the thoracoacromial artery perforator flap. Can J Plast Surg. 2003;11(1):23–7.
21. Friedrich W, Lierse W, Herberhold C. Myocutaneous vascular territory of the thoracoacromial artery. A topographical and morphometric study of the arterial vascularization of the pectoralis major myocutaneous flap. Acta Anat (Basel). 1988;131(4):284–91.
22. Aycock JK, Stenson KM, Gottlieb LJ. The thoracoacromial trunk: alternative recipient vessels in reoperative head and neck reconstructive microsurgery. Plast Reconstr Surg. 2008;121(1):88–94.
23. Kompatscher P, Manestar M, Schuster A, Lang A, Beer GM. The thoracoacromial vessels as recipient vessels in microsurgery and supermicrosurgery: an anatomical and sonographic study. Plast Reconstr Surg. 2005;115(1):77–83.
24. Yeri LA, Houghton EJ, Palmieri B, Flores M, Gergely M, Gómez JE. Cephalic vein. Detail of its anatomy in the deltopectoral tri-

angle. Int J Morphol. 2009;27(4):1037–42.
25. Hallock GG. The cephalic vein in microsurgery. Microsurgery. 1993;14(8):482–6.
26. Chen H-C, Ciudad P, Chen S-H, Agko M. Thirty-five years of single surgeon experience in the reconstruction of esophagus and voice with free ileocolon flap following total pharyngolaryngectomy. J Surg Oncol. 2018;117(3):459–68.
27. Chen H-C, Kim Evans KF, Salgado CJ, Mardini S. Methods of voice reconstruction. Semin Plast Surg. 2010;24(2):227–32.
28. Murray DJ, Novak CB, Neligan PC. Fasciocutaneous free flaps in pharyngolaryngo-oesophageal reconstruction: a critical review of the literature. J Plast Reconstr Aesthet Surg. 2008;61(10):1148–56.
29. Xu Z, Duan W, Zhang E, Bai S, Tian Y, Tan X, et al. Transverse cervical vessels as recipient vessels in oral and maxillofacial microsurgical reconstruction after former operations with or without radiotherapy. World J Surg Oncol. 2015;13:183.
30. Hong P, Taylor SM, Trites JR, Maclean J, Hart RD. Use of the external jugular vein as the sole recipient vein in head and neck free flap reconstruction. J Otolaryngol. 2006;35(6):361–5.
31. Shum JW, Melville JC, Couey M. Preparation of the neck for advanced flap reconstruction. Oral Maxillofac Surg Clin North Am. 2019;31(4):637–46.
32. Asouhidou I, Natsis K, Asteri T, Sountoulides P, Vlasis K, Tsikaras P. Anatomical variation of left internal jugular vein: clinical significance for an anaesthesiologist. Eur J Anaesthesiol. 2008;25(4):314–8.
33. Wax MK, Quraishi H, Rodman S, Granke K. Internal jugular vein patency in patients undergoing microvascular reconstruction. Laryngoscope. 1997;107(9):1245–8.
34. Chia H-L, Wong C-H, Tan B-K, Tan K-C, Ong Y-S. An algorithm for recipient vessel selection in microsurgical head and neck reconstruction. J Reconstr Microsurg. 2011;27(1):47–56.
35. Harris JR, Lueg E, Genden E, Urken ML. The thoracoacromial/cephalic vascular system for microvascular anastomoses in the vessel-depleted neck. Arch Otolaryngol Head Neck Surg. 2002;128(3):319–23.
36. Buck PM, Wax MK, Petrisor DI. Internal mammary vessels: alternate recipient vessels in microvascular head and neck reconstruction. J Oral Maxillofac Surg. 2016;74(9):1896.e1–6.
37. Chan D, Rabbani CC, Inman JC, Ducic Y. Cephalic vein transposition in the vessel-depleted neck. Otolaryngol Head Neck Surg. 2016;155(2):367–8.
38. Chen S-H, Tang Y-B, Chen H-C. Survival of transferred ileum after ischemia time longer than 1 hour: a clinical result different from animal studies. J Am Coll Surg. 2013;217(2):300–5.
39. Tsao C-K, Chen H-C, Chuang C-C, Chen H-T, Mardini S, Coskunfirat K. Adequate venous drainage: the most critical factor for a successful free jejunal transfer. Ann Plast Surg. 2004;53(3):229–34.
40. Chen H-C, Mardini S, Tsai F-C. "Airborne" suture tying technique for the microvascular anastomosis. Plast Reconstr Surg. 2004;113(4):1225–8.
41. Rampazzo A, Gharb BB, Spanio di Spilimbergo S, Chung K-P, Chen H-C. Voice reconstruction with free ileocolon flap transfer: implications for the lower respiratory tract. Plast Reconstr Surg. 2011;127(5):1916–24.

第 9 章

受区血管：食管重建

Jennifer E. Fligor, Gregory R. D. Evans

引言

累及食管的缺陷对重建外科医生来说是一个独特而复杂的挑战。手术计划必须达到以下目的：覆盖缺损部位、保护颈部重要结构、维持消化道的连续性，以及恢复吞咽功能[1]。

食管缺损最常见于下咽或喉部的鳞状细胞癌切除手术后，导致颈段食管缺损的病理因素通常包括孤立的食管肿瘤、甲状腺癌、吻合口或放射性狭窄，以及气管食管或咽食管瘘[1]。游离组织移植已经超越了以往的重建方法，即局部和区域组织瓣，以及带蒂空肠和结肠瓣[1]，并提供了立即重建的益处，可加速患者过渡到吞咽，并增加了口服营养摄入量[2]。虽然游离组织移植有几种选择，也有多种可选择的受区血管，但这些病例往往涉及继发于切除和治疗恶性肿瘤的“血管衰竭”或“冻结”颈。因此，术者掌握颈部食管重建的各种可选择的受区血管，以及优化手术技术、术后管理和必要时再手术的方法，以最大限度地改善这些患者的预后是至关重要的。

本章主要介绍了食管重建中可用的受区血管，以及与每种血管选择相关的解剖学、优点和缺点。在以游离组织移植为基础的食管重建中，与所有显微外科手术一样，受区血管的选择是成功的关键之一：选择蒂部几何形状最好、血流量最大的可用血管，有助于优化手术操作。

游离组织移植方案概述

游离组织移植可被用于食管缺损的修复。由于本章的重点内容是受区血管，我们不会详细讨论皮瓣的选择或外科技术。然而，我们大致描述了 3 种最常见的被用于食管重建的皮瓣：游离空肠皮瓣、前臂桡侧皮瓣和股前外侧皮瓣。

游离空肠皮瓣是一种常用的食管重建游离组织瓣。1958 年，Seidenberg 及其同事首次将该组织瓣描述为一种一期即刻食管重建技术。与早期的重建技术（如断层皮片移植）相比，这种皮瓣有许多优势。除了允许进行一期重建外，使用空肠游离皮瓣不涉及咽造口，允许进行更广泛的切除，并消除了早期狭窄和频繁的咽瘘[3]。空肠由肠系膜上动脉的 5 个分支供血，可提供足够的供区组织来重建大段缺损[4]。一般从 Treitz 韧带切取 40~70cm 组织瓣，以肠系膜上血管的第二或第三空肠支为血管蒂，使其排列一致、同向蠕动[1,4,5]。与组织瓣相关的并发症如下：皮瓣随着时间推移而出现冗余导致吞咽困难、气管食管穿孔导致发音质量差、黏膜分泌物过多和狭窄率高[1,4,5]。进入腹部是其另一个缺点[1,4]。这种组织瓣相关的瘘管发生率很低[1]。

另一种游离组织移植的选择是前臂桡侧皮瓣。前臂桡侧皮瓣的蒂部较长（最长 20cm），薄且灵活，可以制成管状[4,6]。其他优势包括气管食管穿孔后发声良好和吞咽功能良好[1]。这种皮瓣有中等程度的狭窄和瘘管形成[1]。前臂桡侧皮瓣的主要缺点是供区损伤，沿手臂纵轴设计皮瓣，使皮瓣的近远端轴线成为管状皮瓣的轴心线，可减少供区损伤[1]。皮瓣的多支穿支允许设计两个或多个皮瓣，其中一个皮瓣被用于重建食管前部缺损，另一个皮瓣被用于重建颈部皮肤，并允许从外部监测皮瓣[1]。然而，根据资深研究者的经验，皮片之间通常需要一个皮肤桥,这限制了应用该单一皮瓣修复食管周缘和皮肤缺损的能力。在切取基于桡动脉蒂的皮瓣之前,可以通过 Allen 试验确认手部尺侧血供充足,以避免肢体的血管损伤。对供区可能需要植皮,特别是当切取大皮瓣时[4]。

第三个供区组织来源是股前外侧皮瓣。该皮瓣由旋股外侧动脉降支供血,可沿股外侧肌内侧缘快速切取。其通常是一种薄而灵活的皮瓣,适用于重建食管上段,但在肥胖个体中有更大的皮下组织[4]。该皮瓣供区并发症少,术后恢复快,狭窄和瘘管的发生率低,吞咽和气管食管穿刺语音质量良好[1]。利用多条可供选择的股前外侧穿支来提供两个皮片,分别重建食管和颈部皮肤。然而,根据资深研究者的经验,血管蒂的几何形状可能会限制这种分叶皮瓣重建的成功率。如果没有足够的穿支,股前内侧皮瓣可以使用与股前外侧皮瓣相同的切口进行评估[1]。

为了选择最合适的修复皮瓣,必须考虑到缺损的特点、患者因素及每种方案的优缺点。无论选择何种皮瓣,成功的手术取决于可靠的血管流入和流出。本章的其余部分讨论了颈部可用的各种受区血管,以及手术选择和术后技术,以帮助优化食管重建。

受区动脉:颈外动脉系统

食管重建中典型的受区动脉是同侧颈外动脉系统。以下因素阻碍了颈内动脉的使用:其对脑的血供起关键作用、位置不利,以及缺乏颅外分支[7]。相比之下,颈外动脉有许多可触及的分支,这些分支可被视为受区血管(图 9.1)。

重建时,颈外血管的暴露取决于切除手术的时机和范围。如果血管尚未暴露,则做横向切口,并从甲状软骨延伸至乳突。术者必须切开颈阔肌和颈深筋膜,定位胸锁乳突肌的前缘,然后将胸锁乳突肌移动并牵开,暴露出颈动脉鞘,注意保护面神经的下颌边缘分支。面静脉被夹闭或结扎(如果不打算用于重建)。然后打开颈动脉鞘,牵开颈内静脉。可见颈外动脉从颈总动脉近甲状软骨上缘处分支,甲状腺上动脉略靠上,舌血管平对舌骨大角,面动脉在舌动脉分支点上方[8]。

面动脉位于下颌骨下缘,具有足够的直径和血流量,可作为受区血管使用。当暴露该血管时,必须尤其注意避免损伤面神经的下颌边缘分支[7]。

甲状腺上动脉是该系统内常见的受区血管选择。该血管起源于颈外动脉的面动脉分支点以下 1cm 处,向甲状腺方向走行[7]。1980 年,Hester 及其同事描述了 17 例游离空肠移植重建颈段食管和下咽的病例。他们描述了两组的方法,其中一组准备受区血管,通常是颈外动脉的近端分支,为甲状腺上动脉。他们治疗了 1 例有颈动脉粥样硬化的患者,对受区血管同侧进行了颈动脉内膜切除术,甲状腺上动脉分离无困难,

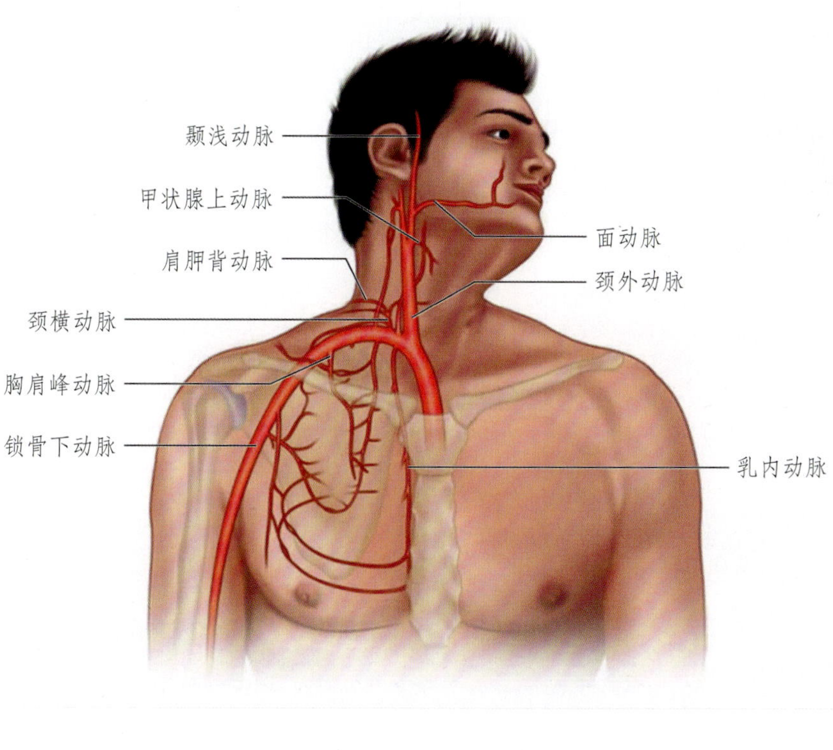

图 9.1 食管重建的受区动脉选择示意图。

并为空肠瓣提供了充足的血流。他们还治疗了一些接受放疗且无皮瓣并发症的患者[9]。

颞浅动脉已被成功应用于头颈部显微外科重建[10]。然而，作为颈外动脉系统中最主要的颅支，其位置使其不能被用作食管重建手术的受区血管，因为有其他受区血管可被用于吻合，且无须静脉移植。

上颌动脉、咽升动脉和耳后动脉的解剖特点通常不利于显微外科应用。枕动脉虽然可被用于头颈部重建，但其位置不太适用于食管缺损[7]。

虽然颈外动脉系统通常是食管重建的首选，但也应注意其缺点。首先，这些血管往往比颈部其他血管更容易受到动脉粥样硬化的影响。此外，颈外动脉分支的位置通常位于下颌角以上，使得入路困难，可能需要将颈外动脉系统转位进行吻合。由于血管内膜脆弱，以及供区血管和颈总动脉的管壁厚度有明显差异，与颈总动脉自身（而非分支血管）吻合具有挑战性[11]。最后，应考虑到 Willis 环不完整患者有潜在的脑损伤可能。

受区静脉：颈内和颈外静脉系统

同侧颈内静脉和颈外静脉系统是食管重建中受区静脉的主要选择（图 9.2）。

颈内静脉系统的受区静脉包括面静脉、甲状腺上静脉和舌静脉，这些静脉可能汇合成一条血管，即甲状舌面干。系统中其他静脉的位置较深，使得其很少被使用[7]。

更表浅的颈外静脉分支可被作为受区静脉，即颞浅静脉和颈前静脉。耳后静脉的尺寸较小，不是一个有利的选择[7]。最后，颈外静脉可被作为受区静脉[7]。在颈淋巴结清扫术中，可将颈外静脉单独分离出来并保留下来，或将颈外静脉完整保留在颈阔肌下方，与皮肤和肌肉一同掀起[11]。在吻合前必须保护好静脉并保持湿润，术中注意颈部定位，避免血管血栓形成。颈外静脉如此容易找到是因为其位置表浅，也代表了在根治手术过程中血管容易被“牺牲”[7]。

足够的静脉回流是游离组织移植存活的必要条件，而空肠游离瓣尤其不能耐受缺血，如果选择这种皮瓣，静脉输出可能是皮瓣规划的一个独特的重要方面[12]。Tsao 等人（2004）认为，充分的静脉回流是应用该皮瓣进行食管重建的“最关键因素”[12]。除颈内静脉和颈外静脉外，空肠静脉通常比颈部受区静脉大。研究者发现，与其他受区血管相比，使用这些受区静脉可减少静脉充血[12]。

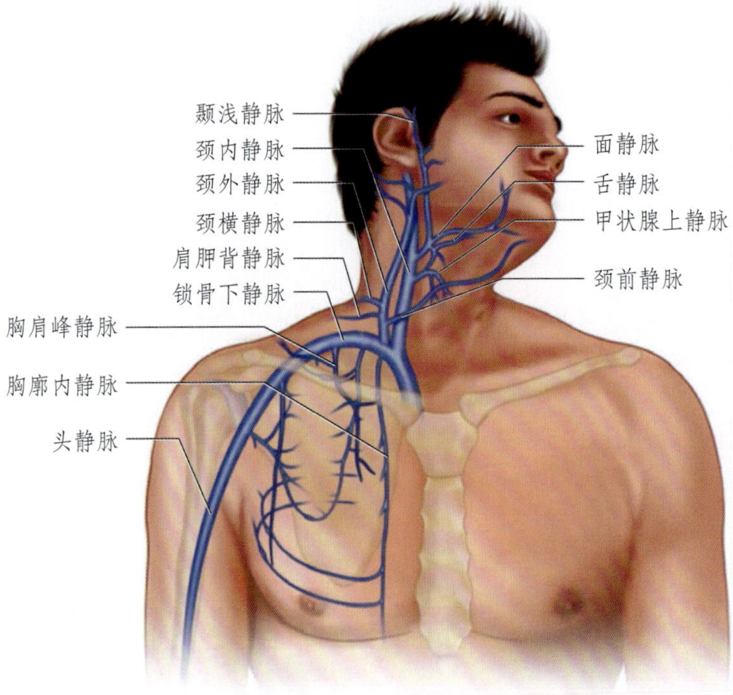

图 9.2 食管重建的受区静脉选择示意图。

血管耗竭颈部的受区血管

头颈部重建手术常因颈部血管耗竭而变得复杂。在这些困难病例中,有几个因素可能导致缺乏合适的受区血管。与辐射相关的纤维化会造成“冻结”颈,与先前手术相关的瘢痕和组织平面破坏也会造成这种情况[13]。咽瘘可将唾液引入病变区域,从而加重已经纤维化的颈部瘢痕和炎症[1]。切除过程可能包括有意或无意地切除或中断潜在的受区血管;如果在同一天进行切除和重建,通常情况下,围绕血管可用性的术前规划可能会很复杂[13]。在 2008 年对 261 个头颈部游离皮瓣的综述中,Hanasono 及其同事发现,19%的病例同侧颈外动脉或该血管的分支不可用,16%的病例同侧颈内静脉和颈外静脉不可用。大多数首选血管无法获得的病例既往接受过颈淋巴结清扫术、放疗或两种治疗兼有,但也有一些病例未接受过上述两种治疗[13]。这强调了在处理食管重建病例时,了解颈部可供选择的其他受区血管的必要性。下文将重点讨论同侧颈外动脉系统,以及颈内和颈外静脉系统的替代方案。

对侧颈部血管

对于首选受区血管无法获得的病例,一种可能的治疗方法是使用对侧颈部血管。虽然对侧颈部血管无“冻结”颈血管纤维化和组织平面破坏的情况,但使用这些血管有额外的供区缺点[13]。

外科医生有几种到达对侧颈部受区血管的选择。首先,可以使用蒂部足够长的皮瓣进行重建。第二种选择是使用静脉移植。资深研究者倾向于避免使用静脉移植,这会增加额外的吻合口。静脉移植血管(尤其是长的静脉移植血管)的其他缺点包括静脉移植供区并发症、手术时间延长,以及移植血管受压或弯曲导致血栓形成的风险增加[13]。静脉移植的技术成功率较低[14]。第三种选择是“二期”皮瓣转移。这些额外的游离组织可以作为“血流桥接”皮瓣与一期重建皮瓣吻合,或者优先与一期皮瓣近端血管蒂的一个分支吻合[13]。

颈横血管

颈横动脉及其伴行静脉是显微外科重建血管耗竭颈部的备选受区血管。

可通过延长颈部切口到达同侧肩峰突起的下方显露这些血管[13]。颈横动脉是甲状颈干的最大分支,走行于斜方肌下方[11]、锁骨上方的肩胛舌骨肌深层、胸锁乳突肌外侧的疏松脂肪组织中[13,15]。颈横静脉可能位于肩胛舌骨肌的深处,也可能位于肩胛舌骨肌的浅层,通常在颈横动脉的尾端[15]。这些血管通常在下颌角 10cm 以内[15]。对于食管重建,如果胸锁乳突肌已经被移动,皮瓣蒂可以置于肌肉下方。另一种方法是将血管蒂置于肌肉上方,或者将胸骨头松解,以避免血管蒂下方产生张力[15]。

使用颈横动脉作为食管重建的受区血管有几个优点。其中一个优点是其位置更有利于缝合。此外,锁骨上吻合通常允许蒂直线走行,弯曲最小[15],不太容易受到张力变化和冗余的影响[11]。这些血管的动脉粥样硬化程度通常低于颈动脉[11]。对于已知有明显颈部瘢痕和纤维化的患者,计划使用颈横血管可以让外科医生完全避开颈动脉系统[15]。这些血管的大小适合吻合。Yu 及其同事(2005)发现,70%的动脉和 55%的静脉直径为 2~3mm(24%的动脉和 6%的静脉直径<2mm,27%的静脉直径>3mm)[15]。在本组病例中,23%的患者同侧颈横血管缺失或较小,8%的患者双侧颈横血管无法使用[15]。这些血管通常不需要静脉移植,如果有必要,移植血管可以很短[13,15]。

在左侧颈部,外科医生必须知道胸导管的位置。若发现淋巴瘘,应在显微镜下探查,用 10–0 线缝合修补[15]。右侧颈部手术应限制在锁骨上做探查,以保护肺尖和锁骨下血管[15]。

锁骨下动脉、胸肩峰血管、乳内血管

锁骨下系统的分支及锁骨下动脉本身都可以被用作受区血管[7]。

胸肩峰动脉被认为是食管重建的受区动脉[16,17]。为了暴露血管,在锁骨下分开胸大肌。胸大肌下可显露三角肌支和胸肌支,两者均可被用于吻合[16]。胸肩峰血管的大小良好。Kompatscher 及其同事(2005)的解剖学研究发现,胸肩峰静脉和动脉的平均直径都是 3.1mm[18]。通常,动脉与两条静脉组合在一起[18]。值得注意的是,在放疗和先前用胸大肌肌皮瓣行头颈部重建后,血管仍然可用[19]。

乳内动脉和静脉是额外的血管选择。这些血管的位置对胸段食管缺损特别有利[20]。这些血管的显露包括分离胸大肌，必要时切除第二或第三肋的肋软骨[13]。然后，外科医生小心地向内侧抬高肋软骨下表面的软骨膜，以显露血管[13]。这些受区血管的缺点包括增加暴露所需的手术时间、气胸的发生风险，以及切除在未来的冠状动脉旁路手术中可能选择的这些血管[13,18]。此外，乳内静脉可能很脆弱，其解剖结构不可靠[18]。

肩胛背血管

肩胛背动脉和静脉可作为食管重建的受区血管。虽然文献中没有描述这一用途，但已有使用这两种血管进行游离组织移植行头颈部重建的报道[21]。肩胛背动脉通常起源于锁骨下动脉，并与肩胛背静脉一起穿过臂丛。这些血管往往位于先前手术或放疗的范围之外，使其成为血管耗竭颈部的一个可能的选择。在对几个重建病例的CT分析中，Rosko等(2007)发现，肩胛背动脉距锁骨下动脉42mm处的平均直径为1.8mm，距锁骨下动脉65mm或以上处的平均直径为1.3mm。由于这些血管的位置，可能需要较长的皮瓣蒂或静脉移植来进行必要的吻合。暴露血管还需要注意周围的几个结构，包括肺、胸导管、臂丛和邻近的血管，以避免相关并发症发生[21]。

头静脉

除上述受区静脉外，头静脉还可被用于食管重建时的静脉回流[17,20]。

头静脉可以被转置到颈部或胸部进行吻合。如果将静脉分离到肘前窝至肘关节屈曲折痕近端几厘米处[22]，可以获得很长的静脉[13]。这使得静脉可以自由地到达必要的吻合点，而不受血管旋转点的影响，其先进入肋喙筋膜，再汇入腋静脉[13]。该静脉系统是高流量和低压力的，允许大量的静脉从转移的组织流出到头静脉[22]。其尺寸也很合适。Reid和Taylor(1984)的解剖学研究发现，静脉的直径为1.0~12.0mm，平均直径为5.4mm[23]。使用这种血管的功能性发病率低[17]。获取静脉可能导致供区切口较长，但使用几个短切口甚至内镜引导的替代方法可以避免这种类型的瘢痕[13,22]。对于既往接受过手术或放疗的颈部，头静脉提供了额外的好处，其通常位于既往治疗的照射野之外[22]。

技术要点

作为对食管重建的受区血管选择综述的补充，我们提出了可能证明在这种情况下有用的技术选择要点。其包括与术前评估、微血管吻合、抗凝剂的使用和术后管理相关的考虑。

术前评估

食管重建的准备工作应包括标准的术前评估，包括完整的病史和体格检查、适当的心血管健康评估和实验室筛查。应特别注意颈部手术史或外伤史。资深研究者不常规进行术前CTA，但可以考虑通过这一步骤来评估潜在的受区和供区血管的通畅性[24]。

吻合术

在进行任何吻合时，考虑血管的几何形状是至关重要的，但食管重建的颈部血管吻合存在独特的挑战。

为了评估血管蒂长度是否足够或过多，外科医生可以在近似的位置钳夹血管，然后通过全范围的活动来评估颈部的张力或冗余。一旦吻合完成，应重复此操作。血管周围的缝合固定可以被认为是改善血管蒂位置的一种手段，但应注意避免这种操作扭曲血管。

为了减少缺血时间，资深研究者建议首先于受区动脉和静脉建立动静脉袢，使得血液通过动静脉袢的时间至少达30分钟，以确保在将皮瓣连接到动静脉袢之前无异常。

在任何显微外科病例中，吻合的类型取决于可用的血管和流经这些血管的血流量。虽然资深研究者倾向于在可能的情况下进行端-端吻合，但可以与颈外动脉和颈内静脉进行端-侧吻合(图9.3)。Piazza等人(2014)对422例头颈部游离组织移植患者接受的静脉端-侧吻合和端-端吻合进行了前瞻性比较，他们优先进行了端-端吻合，但如有必要，也对颈内静脉进行端-侧吻合,结果发现静脉吻合再探查率和失败率无统计学差异[22]。当需要进行动脉端-侧吻合时,资深研究者使用2.5号或2.7号大动脉穿孔器在颈外动脉上打孔(图9.3)。其将供区动脉固定在受区动脉穿孔部的头侧和尾侧,180°分开,然后使用连续缝线固定吻合的每一侧。

关于吻合器的使用,这些设备有优点也有缺点。一些文献指出,吻合器允许更快进行吻合:Assoumane及其同事(2017)使用854个静脉和动脉吻合器进行头颈部游离组织移植,基于吻合器的吻合完成的平均时间为10分钟,而手工缝合的平均时间为43分钟[26]。基于吻合器的吻合也可能减少血栓形成。Wain等人(2014)通过理想化的缝线吻合及使用计算流体力学进行耦合动脉吻合来模拟血液。据他们报道,与耦合吻合相比,缝线吻合的平均壁面剪切应力增加了28%。这些研究者指出,壁剪切应力与动脉粥样硬化形成和血小板活化相关,因此提示,耦合吻合可能比手工吻合更不容易发生血栓[27]。资深研究者仅使用吻合器进行静脉端-端吻合。

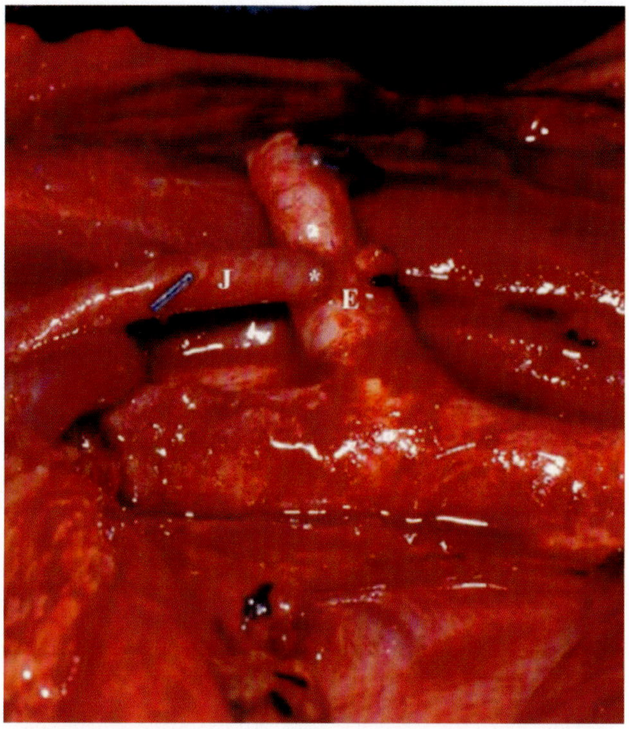

图9.3 游离空肠移植时肠系膜上动脉的空肠分支与颈外动脉结扎残端端-侧吻合。*,吻合部位;J,肠系膜上动脉空肠支;E,颈外动脉结扎残端。

抗凝

资深研究者在吻合口局部应用了1万单位的肝素进行彻底冲洗。食管和(或)其他头颈部重建的独特之处在于该区域不能接受的小出血,其会迅速压迫新鲜吻合口。因此,资深研究者并未常规使用全身抗凝,仅在对高凝状态有特殊担忧或需要再次手术的情况下使用。患者未使用阿司匹林,DVT药物预防通常在术后维持24~48小时,但存在对高凝状态的特殊担心时除外。优化其他抗血栓因素,如选择合适的受区血管以保证血流充足、吻合时的操作技巧,以及保证良好的血管蒂几何形状,可帮助术者避免行全身抗凝[2]。

术后护理

患者通常插管过夜,并在术后第1天上午拔管。这种方法在长时间手术后、颈部明显水肿的最高危时期确保了气道通畅,从而最大限度地提高了患者的安全性。手术后,患者应保持充足的水分。当患者开始活动和行走时,血管内容量不足可能导致部分静脉塌陷,这可能导致受照射血管中形成血栓;适当的液体管理可以帮助避免这种情况发生。患者的头部应始终抬高10°~15°。虽然资深研究者不赞成术后固定患者的头部,但应教育患者尽量减少头颈部的过度活动,并且不应对吻合口施加压力。

资深研究者建议在重建手术后7~10天进行食管吞咽造影检查,以评估吞咽功能。应将引流管留在原位,直至完成研究,且每天引流量少于30mL。如果皮瓣嵌入段出现瘘口,多发生于术后1~2天;可将引流液送往实验室进行淀粉酶含量评估,以确定唾液瘘的形成。

术中评估组织瓣失败时尽量降低门槛是至关重要的。在头颈部血管吻合术中,水肿或出血的影响被放大,因为没有空间容纳额外的容量,其将作为压力传递到吻合处。如果在端-侧吻合术中发现血块,可以再次进行相同的吻合。然而,在端-端吻合术中出现血块的情况下,确定替代的受区血管通常是明智的。

结论

食管重建面临许多挑战。当缺损位于“冻结”或血管耗竭的颈部时，且此前接受过手术、辐射或唾液瘘管形成，使用游离组织移植重建消化道管道的任务似乎很艰巨。许多因素，包括皮瓣的选择、手术技术和术后处理，以及患者的合并疾病和依从性，都可能影响手术的成败。而正确选择受区血管是手术成功的基础。因此，在这些情况下，掌握可用的受区血管是至关重要的。

正如本章所讨论的，解剖结构、术野的状态和可用的血管将根据患者此前的治疗而有所不同。因此，我们不建议采用算法途径来选择受区血管，而是建议进行全面的个案评估。结合具体病例特点，了解解剖知识和选择不同血管的优缺点，外科医生可以制订最符合患者需求的手术方案，同时进行灵活的术中调整。

（李卿源 译 詹海华 校）

参考文献

1. Yu P. Pharyngoesophageal reconstruction. In: Hanasono M, Robb GL, Skoracki RJ, Yu P, editors. Reconstructive plastic surgery of the head and neck. 1st ed. New York: Thieme; 2016.
2. Evans G, Kaplan J. Principles of microsurgery. In: Evans GRD, editor. Operative plastic surgery. 2nd ed. New York: Oxford University Press; 2019.
3. Seidenberg B, Rosenak SS, Hurwitt ES, Som ML. Immediate reconstruction of the cervical esophagus by a revascularized isolated jejunal segment. Ann Surg. 1959;149(2):162–71. https://doi.org/10.1097/00000658-195902000-00002.
4. Kim EK, Evangelista M, Evans GR. Use of free tissue transfers in head and neck reconstruction. J Craniofac Surg. 2008;19(6):1577–82. https://doi.org/10.1097/SCS.0b013e3181897376.
5. Reece GP, Bengtson BP, Schusterman MA. Reconstruction of the pharynx and cervical esophagus using free jejunal transfer. Clin Plast Surg. 1994;21(1):125–36.
6. Mathes SJNF. Reconstructive surgery: principles, anatomy, and techniques. New York: Churchill Livingstone; 1997.
7. Bourget A, Wei F. Choosing recipient vessels. In: Neligan P, Wei F, editors. Microsurgical reconstruction of the head and neck. 1st ed. New York: Thieme; 2009.
8. Strauch BYH. Head and neck. In: Atlas of microvascular surgery: anatomy and operative approaches. 2nd ed. New York: Thieme; 2006.
9. Hester TR, McConnel FM, Nahal F, Jurkiewicz MJ, Brown RG. Reconstruction of cervical esophagus, hypopharynx and oral cavity using free jejunal transfer. Am J Surg. 1980;140(4):487–91. https://doi.org/10.1016/0002-9610(80)90197-x.
10. Shimizu F, Lin MP, Ellabban M, Evans GR, Cheng MH. Superficial temporal vessels as a reserve recipient site for microvascular head and neck reconstruction in vessel-depleted neck. Ann Plast Surg. 2009;62(2):134–8. https://doi.org/10.1097/SAP.0b013e318172b91d.
11. Urken ML, Vickery C, Weinberg H, Buchbinder D, Biller HF. Geometry of the vascular pedicle in free tissue transfers to the head and neck. Arch Otolaryngol Head Neck Surg. 1989;115(8):954–60.
12. Tsao CK, Chen HC, Chuang CC, Chen HT, Mardini S, Coskunfirat K. Adequate venous drainage: the most critical factor for a successful free jejunal transfer. Ann Plast Surg. 2004;53(3):229–34.
13. Hanasono MM, Barnea Y, Skoracki RJ. Microvascular surgery in the previously operated and irradiated neck. Microsurgery. 2009;29(1):1–7. https://doi.org/10.1002/micr.20560.
14. Miller MJ, Schusterman MA, Reece GP, Kroll SS. Interposition vein grafting in head and neck reconstructive microsurgery. J Reconstr Microsurg. 1993;9(3):245–51; discussion 51-2. https://doi.org/10.1055/s-2007-1006652.
15. Yu P. The transverse cervical vessels as recipient vessels for previously treated head and neck cancer patients. Plast Reconstr Surg. 2005;115(5):1253–8.
16. Numajiri T, Fujiwara T, Nishino K, Sowa Y, Uenaka M, Shimada T, et al. The thoracoacromial artery as the recipient artery for safer free jejunal transfer in patients with irradiated, extensively scarred necks. Br J Oral Maxillofac Surg. 2009;47(1):73–4. https://doi.org/10.1016/j.bjoms.2008.05.006.
17. Fujita H, Inoue Y, Kakegawa T, Yamana H, Shirozu G, Minami T, et al. Esophageal reconstruction using microvascular anastomosis to the thoracoacromial artery and cephalic vein. Jpn J Surg. 1991;21(5):512–6.
18. Kompatscher P, Manestar M, Schuster A, Lang A, Beer GM. The thoracoacromial vessels as recipient vessels in microsurgery and supermicrosurgery: an anatomical and sonographic study. Plast Reconstr Surg. 2005;115(1):77–83.
19. Aycock JK, Stenson KM, Gottlieb LJ. The thoracoacromial trunk: alternative recipient vessels in reoperative head and neck reconstructive microsurgery. Plast Reconstr Surg. 2008;121(1):88–94. https://doi.org/10.1097/01.prs.0000293858.11494.96.
20. Miyamoto S, Kayano S, Fujiki M, Sakuraba M. Combined use of the cephalic vein and pectoralis major muscle flap for secondary esophageal reconstruction. Microsurgery. 2014;34(4):319–23.
21. Rosko AJ, Ryan JT, Wizauer EJ, Ibrahim M, Srinivasan A, Stucken CL, et al. Dorsal scapular artery as a recipient vessel in the vessel-depleted neck during free tissue transfer in head and neck reconstruction. Head Neck. 2017;39(7):E72–e6. https://doi.org/10.1002/hed.24785.
22. Kim KA, Chandrasekhar BS. Cephalic vein in salvage microsurgical reconstruction in the head and neck. Br J Plast Surg. 1998;51(1):2–7.
23. Reid CD, Taylor GI. The vascular territory of the acromiothoracic axis. Br J Plast Surg. 1984;37(2):194–212.
24. Hanasono MM, Skoracki RJ. Imaging and computer modeling in head and neck reconstruction. In: Hanasono M, Robb GL, Skoracki RJ, Yu P, editors. Reconstructive plastic surgery of the head and neck: current techniques and flap atlas. 1st ed. New York: Theime; 2016.
25. Piazza C, Taglietti V, Paderno A, Nicolai P. End-to-end versus end-to-side venous microanastomoses in head and neck reconstruction. Eur Arch Otorhinolaryngol. 2014;271(1):157–62. https://doi.org/10.1007/s00405-013-2496-y.
26. Assoumane A, Wang L, Liu K, Shang ZJ. Use of couplers for vascular anastomoses in 601 free flaps for reconstruction of defects of the head and neck: technique and two-year retrospective clinical study. Br J Oral Maxillofac Surg. 2017;55(5):461–4. https://doi.org/10.1016/j.bjoms.2016.10.001.
27. Wain RA, Whitty JP, Dalal MD, Holmes MC, Ahmed W. Blood flow through sutured and coupled microvascular anastomoses: a comparative computational study. J Plast Reconstr Aesthet Surg. 2014;67(7):951–9. https://doi.org/10.1016/j.bjps.2014.03.016.

第 3 部分

躯干重建

第 10 章

乳内血管：乳房下侧入路

Christina Dami Lee, Rebecca Knackstedt, Graham Schwarz, Michelle Djohan, RisalDjohan

引言

目前，癌症是美国人口的第二大死亡原因[1]。据推测，2020 年美国女性新发癌症患者中，30%为乳腺癌患者[1]。2004 年以来，尽管美国的乳腺癌死亡率有所下降，但乳腺癌的发病率呈上升趋势[1]。1998 年，《妇女健康和癌症权利法案》将乳腺癌患者的乳房重建纳入保险范围[2-5]。自此，乳房重建手术逐渐增加。

据报道，自体乳房重建的美学效果和满意度较高，手术并发症发生率和失败率较低，所需的门诊复诊次数较少，病程较短，总体满意度较高[2,3-10]。目前自体乳房重建的金标准是腹壁下动脉穿支皮瓣，腹直肌肌皮瓣也是常用的方法[2,6]。乳内动脉和静脉是显微外科乳房重建最常用的受区血管[11]，其口径较大、血流速度较快、解剖部位恒定，因此优于其他可用的血管[12-15]。

众所周知，受区血管解剖有一个陡峭的学习曲线，造成这种解剖困难的因素有呼吸引起的胸壁活动、放疗史、局部解剖变异和外科医生的临床经验不足。传统乳房切除术手术切口有限，因此常使用第二至第四肋间隙的受区血管进行乳房重建。随着手术技术的进步，现在我们可以设计、使用更多类型的手术入路完成手术。乳房下侧或乳房下极切口可提供更好的整形美容效果。然而，这给受区血管的解剖带来了新的挑战。目前最常用的乳房切除术入路是乳房下入路、垂直入路和外侧入路。

本章将探讨乳内血管的解剖及显露技术，重点介绍乳房下或乳房外侧入路的血管准备，在延期乳房重建的情况下，在腹壁下动脉穿支皮瓣行乳房重建前，需进行放疗，且早期使用组织扩张器。

术前评估

虽然乳腺癌手术同期乳房重建对患者具有显著的心理社会学优势，但乳腺癌的治疗仍是关键。与乳腺肿瘤科医生就乳腺切除术式的选择及放疗的时机等进行有效沟通是非常有益的。术前相关医护人员和患者进行充分交流，对乳腺癌治疗和乳房重建的方式及时机选择有重要影响。

术前应充分评估患者的病史和手术史，并对乳房和胸壁形态学进行详细的体格检查。乳房重建术中，腹壁下动脉穿支皮瓣的设计和解剖非常重要，受区血管的选择和准备也十分关键。良好的乳内动、静脉可为皮瓣提供充分的血液灌注。但在术前应对乳内血管进行相应的评估，重点是患者有无胸壁畸形、有无胸部手术史及其对乳内血管的影响。

即使对于显微外科乳房重建而言不是必需的，一些三四级医疗中心也常在乳腺癌患者的诊疗中进行胸部影像学检查。胸部和乳腺 MRI 检查，可明确乳内动脉的管径大小、其与胸壁的解剖关系，以及乳房内侧淋巴结有无受累等信息。

乳腺癌治疗方法的不同，如是否接受放疗、肿瘤切除的方式等，决定了乳房重建方法的选择。乳腺癌切除术后如接受放疗，常需延期进行乳房重建。虽然放疗对软组织的影响通常是不可预测和不一致的，但专家一致认为其会造成组织损伤。随着周围软组织纤维化，血管的解剖和暴露将更加困难。乳房切除术的类型将决定切口方式，手术医生要相应采取不同的手术入路显露血管。传统的保留皮肤的乳房切除术采用长的横向切口,术中去除乳头、乳晕,这种术式暴露范围广,乳内动脉容易显露。如今,不同的乳房切口被用于肿瘤切除和美观目的的入路。然而,这可能会给显露和解剖受区血管带来的额外挑战。

应用解剖学

乳内血管供应前胸壁和乳房内侧。其起自锁骨下血管,沿胸骨缘外侧 1~2cm 向远侧移行,沿途发出肋间前支,后者沿肋间隙向外走行,并与肋间后支相交通。乳内动脉还发出胸壁穿支,后者偶被用作受区血管。经过第六肋间隙后,乳内动脉分为两个终支:肌膈动脉和腹壁上动脉。

解剖学研究表明,右侧乳内血管较左侧更粗大。乳内静脉常在左侧第三肋间和右侧第四肋间分叉[12]。乳内血管向下走行时管径逐渐变小,胸廓宽度、体重指数和第三肋间血管口径之间存在相关性[16-18]。

乳内血管的走行与胸骨边缘平行。该血管常位于胸骨缘的内侧或外侧。胸骨缘是术中显露乳内血管的常用标志。Lee 及其同事进行的一项尸体研究表明,大约 3%的乳内血管位于胸骨下,但乳内血管从未在肋软骨结合处以外出现[12]。因此,他们建议使用肋软骨结合处作为手术标志,利用其定位乳内血管更为准确。

手术部位的显露

无论采用何种手术切口,受区血管都应充分暴露,以提高乳内血管的可视化。如前所述,也可选择乳内血管较粗大的穿支血管,以避免通过肋间肌或肋骨入路。在显微外科重建中,受区血管的准备对于手术顺利进行至关重要。术中应使用外科手术器械,以确保其精确性和准确性。

乳房切除术后,胸壁创面应充分止血。用一具尸体展示手术步骤(图 10.1)。显露胸大肌内侧部分,利用体表标志定位适合的肋骨。最常见的血管吻合部位在第二至第四肋骨水平。沿肌纤维劈开胸大肌,直至肋软骨膜(图 10.1a)。于此显露肋软骨结合处,以此为标志向内侧解剖。这种显露乳内血管的方法以肋软骨结合处作为标志物,比胸骨缘更安全[12]。乳内血管始终位于肋软骨结合处内侧,第二至第四肋骨水平、肋软骨结合处内侧约 1cm、2cm 或 3cm,变化范围约为 5mm[12](图 10.1f)。手术显露乳内血管时,"1-2-3"规则是一个很有价值的安全工具,尤其是对年轻的外科医生而言[12]。此外,乳内动脉头侧 1~2cm 有 1 条穿支血管穿过肋软骨膜(图 10.1b)。

用手术刀做"H"形切口(图 10.1b),用骨膜剥离器自肋软骨上轻柔掀起软骨膜。使软骨膜呈翻书页状掀起,至肋骨上、下缘(图 10.1c),操作轻柔,尤其是在肋骨后侧避免损伤血管或肺胸膜。此操作可以释放足够空间,用骨膜剥离器环形剥离肋骨骨膜。使用骨膜剥离器时,作用力应作用于肋骨,而不是作用于血管和肺胸膜。

有多种方法去除部分肋软骨,可以在骨膜剥离器保护下将肋软骨锐性切除,或使用咬骨钳去除肋软骨,也可用 Vicryl 缝线像 Gigli 锯一样切除肋软骨(图 10.2)。当接近肋软骨下缘时,软骨膜贴合得更加紧密。对后侧软骨膜的处理要格外小心。如患者曾经接受过放疗,此处操作要更加慎重,可用咬骨钳逐步去除软骨,以免损伤周围组织。一旦显露后侧软骨膜,应确认受区血管。如受区血管确认困难,可用多普勒超声来确认位置。可在软骨膜上做一个小切口,然后逐渐扩大,切开软骨膜(图 10.1d)[20-31],以显露软骨膜后侧结构并避免损伤。

切开软骨膜后,可见到疏松的筋膜组织包裹着血管束,应小心游离血管(图 10.1e),可利用 McCabe 器械逐层进入,分离血管周围组织。可使用双极电凝止血,避免对乳内血管造成热损伤。该解剖入路最好避免在血管表面操作,以防意外损伤血管。

一旦乳内血管充分暴露,可在显微镜下或带有微型器械的高倍手术显微镜下完成血管吻合。可利用双极电凝或超细血管夹来处理血管分支。

大多数手术中显露的穿支血管需要结扎,一些粗大的穿支血管可与供区皮瓣内血管吻合,以增加皮瓣的血供。术中遇到较大口径的穿支血管时,如不影响受区血管的显露,可予以保留。

若患者曾经接受过放疗,该区域的组织会受到不同程度损伤,在显露这些血管时要非常小心。因为这些血管组织的脆性增加,易受损伤。

高级显微外科医生可考虑通过保留肋骨的方法显露受区血管[1,10-17]。这种方法可通过切开肋间肌来充分显露乳内血管(参见第 11 章)。切开肋间肌上下两

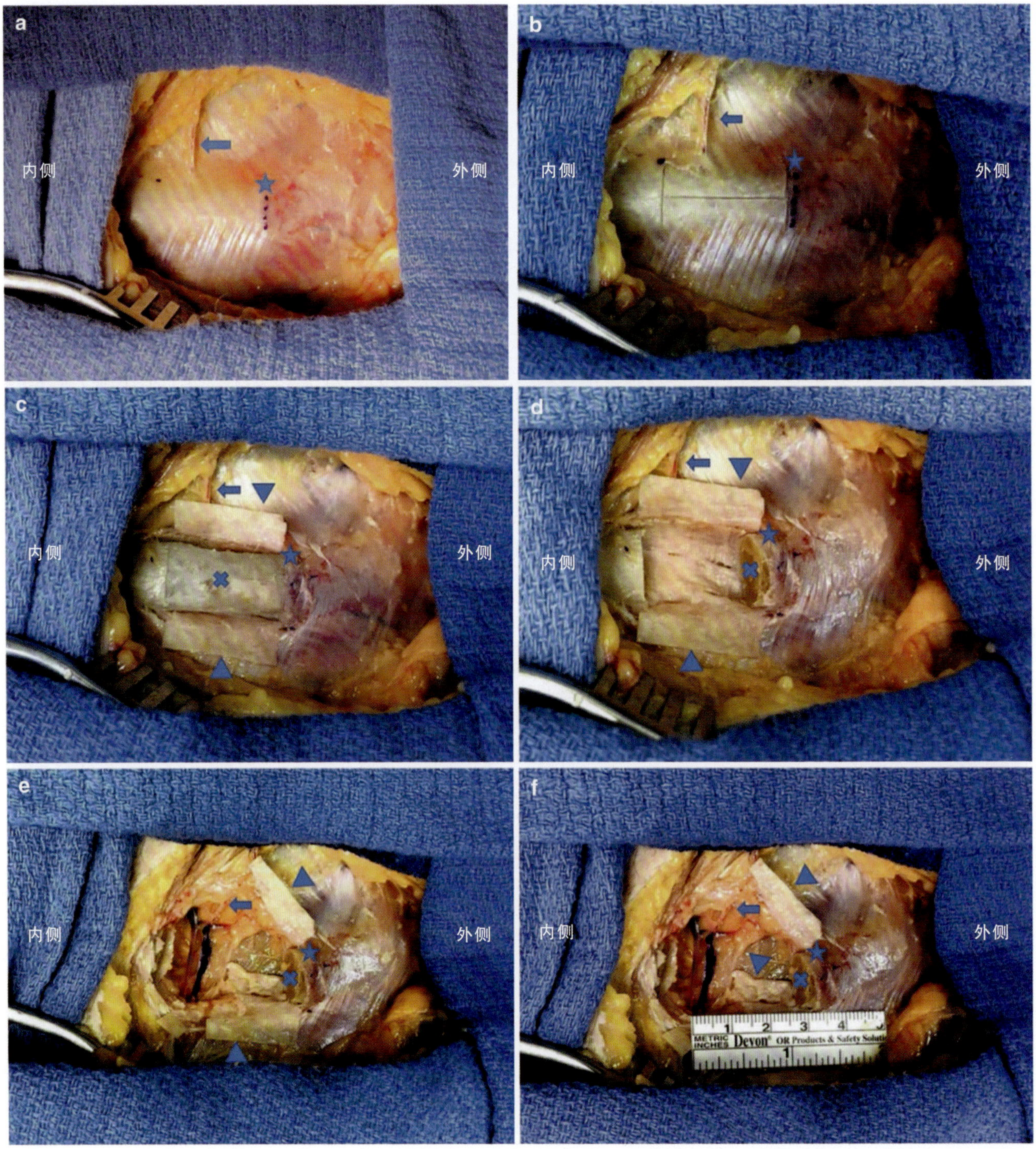

图 10.1 用尸体展示第四肋乳内血管的显露。(a)牵开胸大肌，显露第四肋。(b)做"H"形切口，切开肋软骨膜。(c)掀开肋软骨膜，显露肋软骨。(d)部分切除肋软骨，显露后侧肋软骨膜。(e)掀起后侧肋软骨膜，显露疏松筋膜组织(大部分被切除)及乳内血管，标识乳内动脉，其外侧是乳内静脉。此处静脉尚未分叉。(f)乳内血管位于肋软骨结合处内侧 3cm。星号，肋软骨结合处；箭头，乳内动脉穿支；X，软骨；三角箭头，抬高的软骨膜。

端，以及邻近的肋骨，可以最大限度地暴露乳内血管。

乳房下皱襞切口：改良方法

经乳房下皱襞切口进行的保留乳头的乳房切除术，使得乳内血管的显露更加困难。应充分暴露，以便解剖乳内血管。可向内延长乳房下皱襞切口，以更好地显露手术区域，可显露肋下水平的乳内血管[4-6]。当乳内血管向下部移行时，血管口径趋于减小，特别是肋间间隙宽

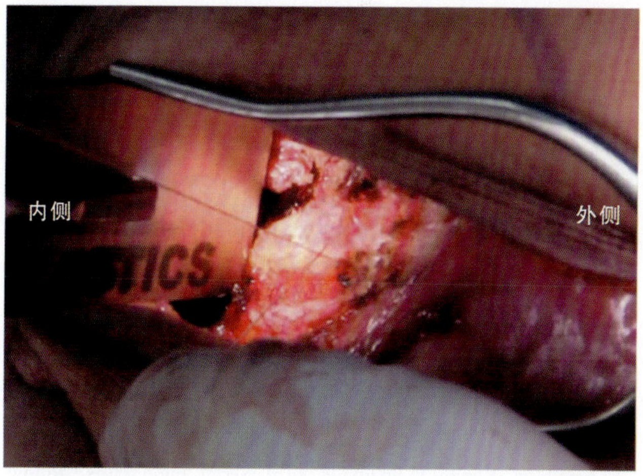

图 10.2 在保护下以 Vicryl 缝线切除部分第三肋软骨。

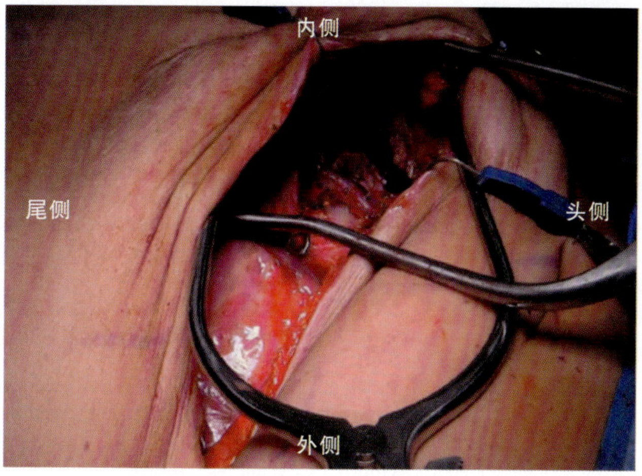

图 10.3 使用两个牵开器显露手术野。

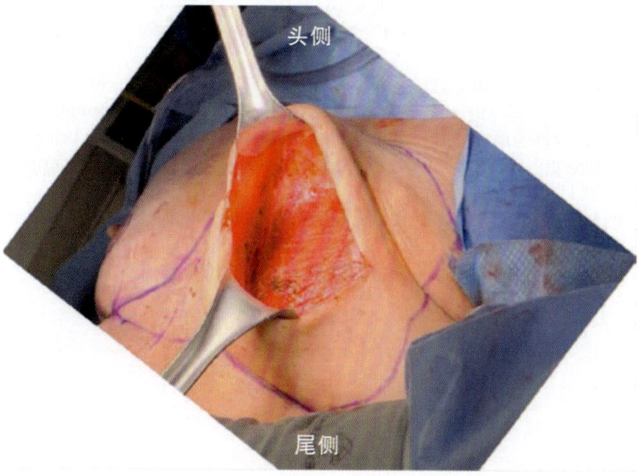

图 10.4 去除组织扩张器后缝合胸肌,以避免"窗状阴影"。

度也相应减小,胸骨下部的横向凸起也增加了血管显露的困难[19]。如上文所述,显露肋骨后,将两个牵拉器相互垂直放置,形成一个小的三角形手术区,以便进行手术。即使这样,也可能需要分离部分胸肌(图 10.3)。

延期重建:改良方法

保留皮肤的乳房切除术最常用切口之一是横向放射状切口。在乳房延期重建中,即使患者没有接受过放疗,血管解剖也比较困难。将组织扩张器放置于胸肌下方时,乳房切除术后囊袋的准备和重建必须以结构化的方式完成。充分松懈胸大肌上方的瘢痕组织,小心地重新抬高乳房切除术后皮瓣。如果乳房切除术后皮瓣的厚度足够,上述操作相对安全。对于接受放疗的患者,应留出充裕的时间行二期重建,此时手术松解应小心谨慎,如无法确定皮瓣是否成活,术中进行吲哚青绿血管造影可能会有所帮助。置于胸肌下方的组织扩张器通过胸肌下缘或侧缘取出,缝合肌肉,以防皮瓣上形成"窗状阴影"(图 10.4)。我们发现,组织扩张器对乳内血管的压迫会导致血管纤维化和血管脆性增加,此时乳内血管与周围组织粘连明显,因此在游离血管时应非常小心。其后分离胸肌、去除肋软骨的方式与上文所述一致。

讨论

乳内血管是显微外科乳房重建常用的受区血管,其具有解剖部位恒定、血液灌注量大等优点,使其成为受区血管的理想选择。随着反复练习,操作可更顺利。但当患者接受放疗或采用横向或乳房下皱襞切口时,乳内血管的显露相对困难。计划性地放置手术牵开器、熟悉血管解剖结构,以及有效且可靠的技术都有助于良好准备受区血管。

(王晓楠 译)

参考文献

1. Siegel RL, Miller KD, Jemal A. Cancer statistics. CA Cancer J Clin. 2020; https://doi.org/10.3322/caac.21590.
2. Yueh JH, Slavin SA, Adesiyun T, et al. Patient satisfaction in

postmastectomy breast reconstruction: a comparative evaluation of DIEP, TRAM, latissimus flap, and implant techniques. Plast Reconstr Surg. 2010;125(6):1585–95.
3. Albornoz CR, Bach PB, Mehrara BJ, et al. A paradigm shift in U.S. Breast reconstruction: increasing implant rates. Plast Reconstr Surg. 2013;131(1):15–23.
4. Cemal Y, Albornoz CR, Disa JJ, et al. A paradigm shift in U.S. breast reconstruction: Part 2. The influence of changing mastectomy patterns on reconstructive rate and method. Plast Reconstr Surg. 2013;131(3):320e–6e.
5. Kulkarni AR, Sears ED, Atisha DM, Alderman AK. Use of autologous and microsurgical breast reconstruction by U.S. plastic surgeons. Plast Reconstr Surg. 2013;132(3):534–41.
6. Eltahir Y, Werners LL, Dreise MM, Zeijlmans van Emmichoven IA, Werker PM, de Bock GH. Which breast is the best? Successful autologous or alloplastic breast reconstruction: patient-reported quality-of-life outcomes. Plast Reconstr Surg. 2015;135(1):43–50.
7. Kamali P, Paul MA, Ibrahim AMS, et al. National and regional differences in 32,248 Postmastectomy autologous breast reconstruction using the updated National Inpatient Survey. Ann Plast Surg. 2017;78(6):717–22.
8. Visser NJ, Damen TH, Timman R, Hofer SO, Mureau MA. Surgical results, aesthetic outcome, and patient satisfaction after microsurgical autologous breast reconstruction following failed implant reconstruction. Plast Reconstr Surg. 2010;126(1):26–36.
9. Gart MS, Smetona JT, Hanwright PJ, et al. Autologous options for Postmastectomy breast reconstruction: a comparison of outcomes based on the American College of Surgeons National Surgical Quality Improvement Program. [published correction appears in J Am Coll Surg. 2013 May;216(5):1034–5]. J Am Coll Surg. 2013;216(2):229–38.
10. Pusic AL, Matros E, Fine N, et al. Patient-reported outcomes 1 year after immediate breast reconstruction: results of the mastectomy reconstruction outcomes consortium study. J Clin Oncol. 2017;35(22):2499–506.
11. Darcy CM, Smit JM, Audolfsson T, Acosta R. Surgical technique: the intercostal space approach to the internal mammary vessels in 463 microvascular breast reconstructions. J Plast Reconstr Aesthet Surg. 2011;64(1):58–62.
12. Lee CD, Butterworth J, Stephens RE, Wright B, Surek C. Location of the internal mammary vessels for microvascular autologous breast reconstruction: the "1-2-3 rule". Plast Reconstr Surg. 2018;142(1):28–36.
13. Greer-Bayramoglu RJ, Chu MW, Fortin AJ. Feasibility of internal mammary vessel use in breast reconstruction versus coronary artery bypass surgery: an anatomic, cadaveric evaluation. Plast Reconstr Surg. 2011;127(5):1783–9.
14. Macadam SA, Bovill ES, Buchel EW, Lennox PA. Evidence-based medicine: autologous breast reconstruction. Plast Reconstr Surg. 2017;139(1):204e–29e.
15. Hamdi M, Rasheed MZ. Advances in autologous breast reconstruction with pedicled perforator flaps. Clin Plast Surg. 2012;39(4):477–90.
16. Cook JA, Tholpady SS, Momeni A, Chu MW. Predictors of internal mammary vessel diameter: a computed tomographic angiography-assisted anatomic analysis. J Plast Reconstr Aesthet Surg. 2016;69(10):1340–8.
17. Clark CP 3rd, Rohrich RJ, Copit S, Pittman CE, Robinson J. An anatomic study of the internal mammary veins: clinical implications for free-tissue-transfer breast reconstruction. Plast Reconstr Surg. 1997;99(2):400–4.
18. Tuinder S, Dikmans R, Schipper RJ, et al. Anatomical evaluation of the internal mammary vessels based on magnetic resonance imaging (MRI). J Plast Reconstr Aesthet Surg. 2012;65(10):1363–7.
19. Knackstedt R, Hashem AM, Schwarz GS. Nipple sparing mastectomy and microsurgical breast reconstruction: an approach for success. J Plast Reconstr Aesthet Surg. 2018;71(4):609–11.
20. Kitamura S, Kawachi K, Kawata T, et al. Ten-year survival and cardiac event-free rates in Japanese patients with the left anterior descending artery revascularized with internal thoracic artery or saphenous vein graft: a comparative study. Nihon Geka Gakkai Zasshi. 1996;97(3):202–9.
21. Arima M, Kanoh T, Suzuki T, et al. Serial angiographic follow-up beyond 10 years after coronary artery bypass grafting. Circ J. 2005;69(8):896–902.
22. Cohen G, Tamariz MG, Sever JY, et al. The radial artery versus the saphenous vein graft in contemporary CABG: a case-matched study. Ann Thorac Surg. 2001;71(1):180–5. discussion 185–6.
23. Haddock NT, Teotia SS. Five steps to internal mammary vessel preparation in less than 15 minutes. Plast Reconstr Surg. 2017;140(5):884–6.
24. Farid M, Gilleard O, Nikkhah D. Five steps to internal mammary vessel preparation in less than 15 minutes. Plast Reconstr Surg. 2018;141(6):961e–2e.
25. Jeevaratnam JA, Nikkhah D, Dheansa BS. The evolution of internal mammary vessel preparation in microsurgical breast reconstruction: what is the current evidence? J Plast Reconstr Aesthet Surg. 2014;67(9):e226–7.
26. Malata C, Sasaki Y, Oni G. Five steps to internal mammary vessel preparation in less than 15 minutes. Plast Reconstr Surg. 2018;142(4):581e–2e.
27. Kavouni A, Shibu M. Problems associated with the use of internal mammary vessels as recipients for free flap breast reconstruction. Br J Plast Surg. 1999;52(7):597.
28. Schwabegger AH, Gschnitzer C, Ninkovic MM. Contour deformity at the internal mammary recipient site. Br J Plast Surg. 1999;52(8):674.
29. Sasaki Y, Madada-Nyakauru RN, Samaras S, Oni G, Di Candia M, Malata CM. The ideal intercostal space for internal mammary vessel exposure during total rib-sparing microvascular breast reconstruction: a critical evaluation. J Plast Reconstr Aesthet Surg. 2019;72(6):1000–6.
30. Rosich-Medina A, Bouloumpasis S, Di Candia M, Malata CM. Total 'rib'-preservation technique of internal mammary vessel exposure for free flap breast reconstruction: a 5-year prospective cohort study and instructional video. Ann Med Surg (Lond). 2015;4(3):293–300.
31. Sacks JM, Chang DW. Rib-sparing internal mammary vessel harvest for microvascular breast reconstruction in 100 consecutive cases. Plast Reconstr Surg. 2009;123(5):1403–7.

第 11 章

乳内血管：保留肋骨的手术入路

Arash Momeni，David Cholok

引言

与假体重建相比，自体乳房重建的长期随访预后更佳[1]，包括腹直肌皮瓣、保留肌肉的腹直肌皮瓣和腹壁下动脉穿支皮瓣等。腹壁游离皮瓣的安全性和可靠性已得到证实[2]。在显微外科手术重建中，外科医生可利用胸背血管、胸肩峰血管、胸外侧血管及乳内血管作为受区血管。其中乳内血管因解剖部位恒定、易于解剖、血管口径适宜、高动脉压、血管蒂游离范围小、解剖部位适当等便于进行原位乳房重建的优势，成为首选的受区血管。过去 30 年，与胸背血管相比，乳内血管作为受区血管，游离范围更小，术后血清肿发生率更低，对于接受放疗的患者，术中血管解剖也更容易[3,4]。此外，乳内动脉的血流量也大于胸背动脉[5]。受区血管选择的变化也反映了肿瘤治疗观念的变化。前哨淋巴结活检的安全性和实用性极大地减少了广泛腋窝淋巴结清扫的需要。自美国外科医师学会肿瘤学组（ACOSOG）Z0011 试验发表以来，腋窝淋巴结清扫的比率在过去 10 年急剧下降[6]，在此术式下显露胸背动脉非常方便。

传统观念认为，显露乳内血管需要切除一段第三肋软骨，以便为血管吻合提供充足的空间，而切除肋软骨会导致术后疼痛，少数患者还会出现胸壁轮廓的明显凹陷。为了解决上述缺陷，保留肋骨技术（又称为“开卷技术”）成为显露乳内血管的替代方法。据报道，其具有减少胸廓畸形、缩短住院时间、减少吗啡需求和改善患者体验等诸多优点[7-9]。

术前评估

乳房重建的过程中应优先考虑乳腺癌的治疗，患者是否需要放疗和新辅助/辅助化疗，是否需要预防性手术及肿瘤的生物学特性都可能影响治疗效果。确定肿瘤治疗方案后，应充分考虑乳房重建的方法、时机和潜在的并发症。从解剖学来看，乳内血管解剖恒定、变异较小，易于显露，术前基本不需要影像学检查评估。皮瓣供区的特征，如游离组织血管壁的长度和口径也是重要的参考指标。术前影像学评估，如磁共振血管造影（MRA）或 CTA 也有助于手术的进行。

应用解剖学

乳内血管的解剖相对恒定。乳内动脉起自锁骨下动脉或相应的头臂动脉，在肋软骨和壁胸膜之间下行，即位于肋间横肌前方和肋间肌的深面。乳内动脉经过第六肋间隙，邻近肋骨下缘处形成分支，其外侧支延续为肌膈动脉。内侧支下行为腹壁上动脉，并和腹壁下动脉形成交通。乳内动脉下行过程中，发出大量穿支血管，经第二至第六肋间隙穿过肋间肌肉组织，其中较粗大的穿支血管可作为血管显微组织移植的受区血管，从而避免更深的解剖[4]。但乳内血管由于位置相对表浅，也易于损伤。

成人乳内动脉的直径为 1.8~2.8mm。如 Arnez 等人在一项尸体研究中所述，动脉沿胸壁下行时逐渐变窄，在第三和第五肋间隙分别测得平均为 2.8mm 和 2.6mm[10]。

通常右侧动脉血管较左侧粗大。动脉粥样硬化对乳内动脉影响较小[11]。因此，该血管是外科冠状动脉旁路移植术中的首选移植血管，并可获得较高的长期通畅率和存活率[12]。幸运的是，接受乳房重建的女性并发冠状动脉疾病而需要外科血管重建的概率相对较低。

乳内血管静脉系统与同名动脉血管的走行和口径基本一致。静脉血管常沿胸壁深面走行于同名动脉血管内侧，距离胸骨边缘 2~18mm，并在第四肋软骨下分为内侧支和外侧支[10,11]。内侧支相对粗大，在第三、第四和第五肋间隙平均为 2.8mm、2.6mm 和 2.5mm[10]。有研究报道，由于乳内静脉，特别是左侧静脉系统相对不足，常用胸背血管替代乳内血管作为受区血管[3]。解剖学已证实左侧乳内静脉相对较细，难以找到适合吻合的口径大于 3mm 的血管[13]。

手术部位的显露

患者取仰卧位，双臂外展至 90°，便于术者切取皮瓣时显露胸壁。

手术时先识别第二或第三肋间隙，虽然第二肋间隙相对宽大[11]，但由此入路相对困难，尤其在一期乳房重建术中，因此手术医生常采用第三肋间隙入路，在所需的肋间隙水平将胸大肌沿肌纤维分离（图 11.1a），确定相应肋间隙的肋骨缘。在肋骨的骨软骨交界处，以双极电凝垂直切开肋间肌，直至显露肋间肌深处的疏松筋膜组织（图 11.2）。乳内血管通常于此间隙的内侧走行，向内侧分离，尤其应确保肋间肌与其附着的肋骨分离，以充分显露乳内血管，便于显微血管吻合。肋间肌的内侧缘延续至胸骨边缘，于此可显露乳内血管（图 11.3）。仔细游离乳内血管，以备血管吻合（图 11.4）。值得注意的是，如果需要实现皮瓣的再神经化，保留肋骨的手术方法也可解剖肋间神经（图 11.5）。

不同的手术医生偏好不同的肋间隙入路。相对而言，第二肋间隙较宽大，然而在一期乳房重建时，其应用受到限制，故此时多使用第三肋间隙。笔者曾主张肋间隙应>1.5cm，以安全有效地进行微血管吻合，但这个距离受到手术野景深的影响。后者受患者的肋骨、肋软骨、肋间肌肉组织和乳晕组织的厚度等因素影响。多篇文献涉及了掌握另一种显露乳内血管的手术方

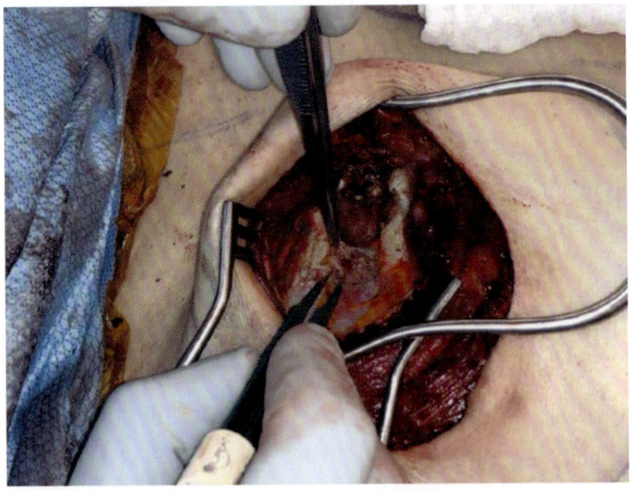

图 11.2 在肋骨的骨软骨交界处，以双极电凝垂直切开肋间肌，直至显露肋间肌深处的疏松筋膜组织。

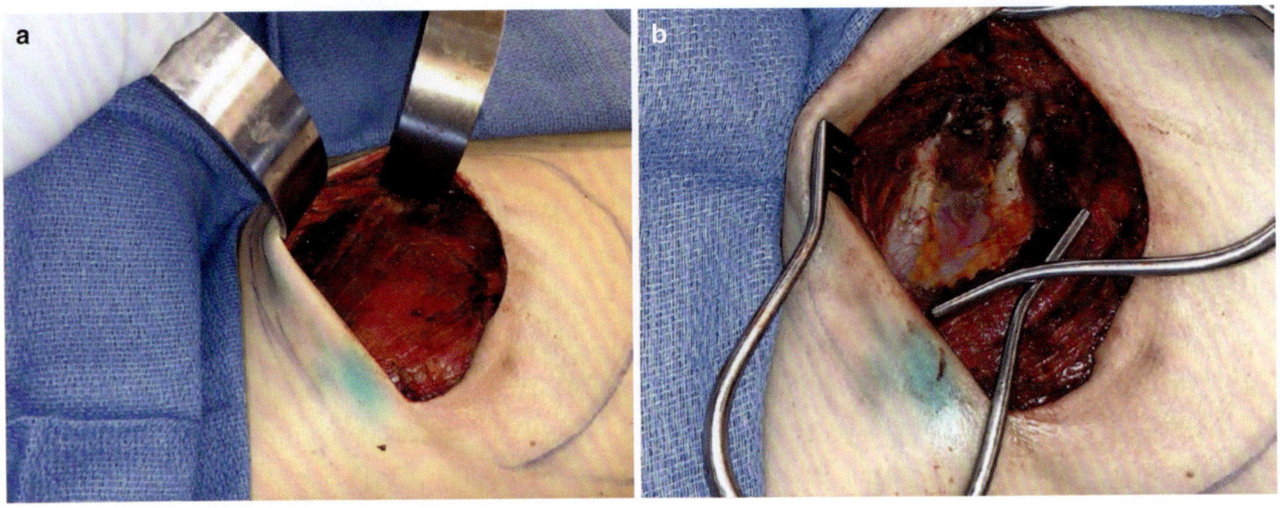

图 11.1 (a)显露第三肋间隙，沿肌纤维分离胸大肌。(b)沿肌纤维分离胸大肌，以显露第三肋间隙及第三和第四肋。

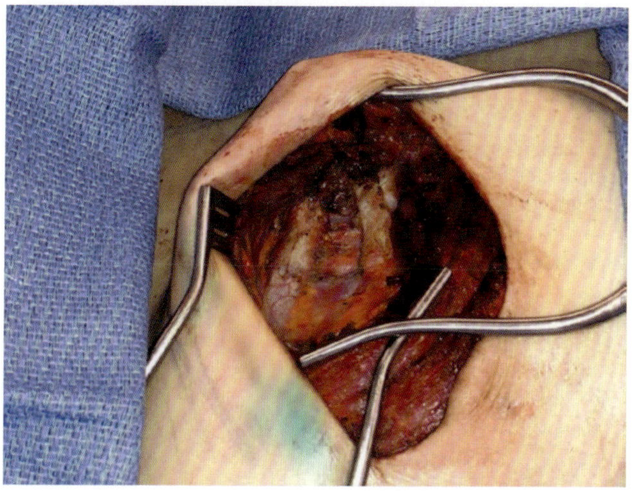

图 11.3 肋间肌的内侧缘延续至胸骨边缘,于此可显露乳内血管。

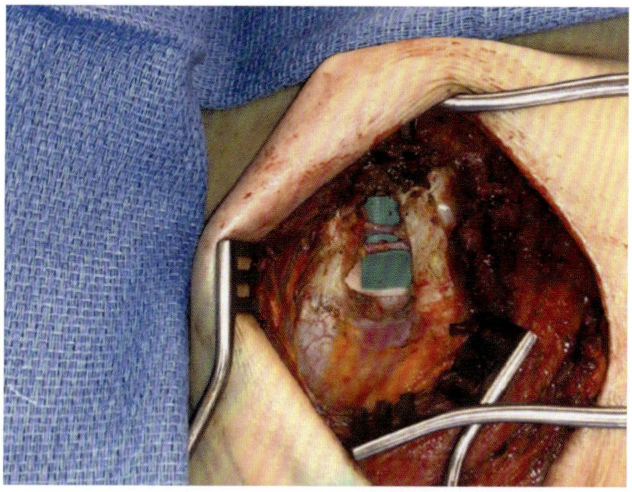

图 11.4 仔细游离乳内血管,以备血管吻合。

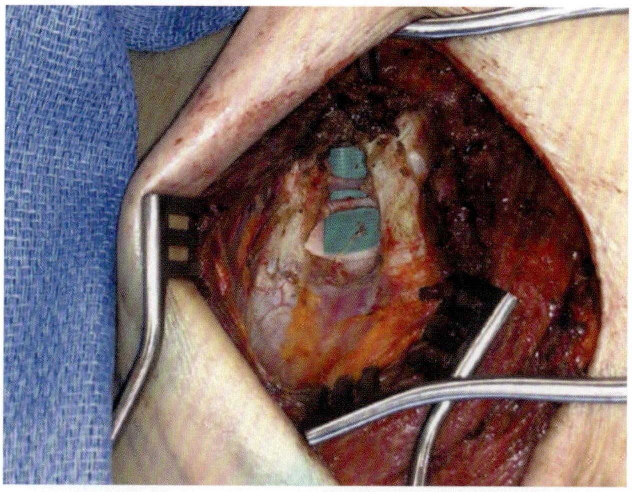

图 11.5 显露肋间神经,以实现皮瓣的再神经化。

法,但这些研究并未表明皮瓣坏死或并发症的发生率显著增加[7]。

讨论

胸壁包含可被用于微血管吻合术的多个受区血管系统,因此如果出现并发症,允许术中灵活转换。由于具有解剖部位恒定、易于暴露和皮瓣定位方便等诸多优势,乳内血管系统已被确认为首选的受区血管。传统的乳内血管显露方法及切除部分肋骨的手术显露方法,可能与胸壁变形和术后疼痛增加有关,因此影响了患者的临床体验和术后效果。因此,保留肋骨入路、显露乳内血管的手术方法被提出,以解决上述问题。尽管较小的术野提高了手术操作的难度,但保留肋骨入路已被证实是一种可靠的方法,其并未导致皮瓣相关并发症增加。

(王晓楠 译)

参考文献

1. Hu ES, Pusic AL, Waljee JF, Kuhn L, Hawley ST, Wilkins E, et al. Patient-reported aesthetic satisfaction with breast reconstruction during the long-term survivorship period. Plast Reconstr Surg. 2009;124(1):1–8.
2. Tevlin R, Wan DC, Momeni A. Should free deep inferior epigastric artery perforator flaps be considered a quality indicator in breast reconstruction? J Plast Reconstr Aesthet Surg. 2019;72:1923.
3. Moran SL, Nava G, Behnam AB, Serletti JM. An outcome analysis comparing the thoracodorsal and internal mammary vessels as recipient sites for microvascular breast reconstruction: a prospective study of 100 patients. Plast Reconstr Surg. 2003;111(6):1876–82.
4. Saint-Cyr M, Chang DW, Robb GL, Chevray PM. Internal mammary perforator recipient vessels for breast reconstruction using free TRAM, DIEP, and SIEA flaps. Plast Reconstr Surg. 2007;120(7):1769–73.
5. Lorenzetti F, Kuokkanen H, von Smitten K, Asko-Seljavaara S. Intraoperative evaluation of blood flow in the internal mammary or thoracodorsal artery as a recipient vessel for a free TRAM flap. Ann Plast Surg. 2001;46(6):590–3.
6. Rosenberger LH, Thomas SM, Plichta JK, Fayanju OM, Hyslop T, Greenup RA, et al. Decreasing rates of axillary lymph node dissections over time: implications for surgical resident exposure and operative skills development. Am J Surg. 2019;218(4):786–91.
7. Sacks JM, Chang DW. Rib-sparing internal mammary vessel harvest for microvascular breast reconstruction in 100 consecutive cases. Plast Reconstr Surg. 2009;123(5):1403–7.
8. Malata CM, Moses M, Mickute Z, Di Candia M. Tips for successful microvascular abdominal flap breast reconstruction utilizing the "total rib preservation" technique for internal mammary vessel exposure. Ann Plast Surg. 2011;66(1):36–42.
9. Sasaki Y, Madada-Nyakauru RN, Samaras S, Oni G, Di Candia M, Malata CM. The ideal intercostal space for internal mammary vessel exposure during total rib-sparing microvascular breast reconstruction: a critical evaluation. J Plast Reconstr Aesthet Surg.

2019;72(6):1000–6.
10. Arnez ZM, Valdatta L, Tyler MP, Planinsek F. Anatomy of the internal mammary veins and their use in free TRAM flap breast reconstruction. Br J Plast Surg. 1995;48(8):540–5.
11. Cook JA, Tholpady SS, Momeni A, Chu MW. Predictors of internal mammary vessel diameter: a computed tomographic angiography-assisted anatomic analysis. J Plast Reconstr Aesthet Surg. 2016;69(10):1340–8.
12. Nasso G, Coppola R, Bonifazi R, Piancone F, Bozzetti G, Speziale G. Arterial revascularization in primary coronary artery bypass grafting: direct comparison of 4 strategies--results of the Stand-in-Y Mammary Study. J Thorac Cardiovasc Surg. 2009;137(5):1093–100.
13. Clark CP 3rd, Rohrich RJ, Copit S, Pittman CE, Robinson J. An anatomic study of the internal mammary veins: clinical implications for free-tissue-transfer breast reconstruction. Plast Reconstr Surg. 1997;99(2):400–4.

第 12 章

肩胛下-胸背和胸外侧血管

Kavita T. Vakharia, Vahe Fahradyan, Raffi Gurunian

引言

腋动脉及其分支在躯干、四肢、乳房和头颈部组织重建中具有重要地位。腋动脉有 6 个主要分支，可以作为游离组织移植的受区血管，也能作为游离组织的营养血管，以修复其他组织缺损。

应用解剖学

胸小肌将腋动脉分为 3 段（图 12.1）。本章主要探讨位于胸小肌后侧的第二段和胸小肌外侧的第三段血管系统。胸外侧动脉常起自腋动脉的第二段。

虽然胸外侧动脉曾被认为起于腋动脉，但其实际多发自胸肩峰动脉的分支（参见第 14 章）。胸外侧动脉亦可发自腋动脉（通常是腋动脉第二段，也可能发自第一或第三段）、胸背动脉及肩胛下动脉[1]。胸外侧动脉沿着胸小肌外缘前行，常发出营养胸大肌的血管，并最终成为皮支血管。胸外侧动脉营养腋窝淋巴结、前锯肌、胸肌、肩胛下肌及女性的乳腺[2,3]。胸外侧动脉在其起点处的平均直径约为 1.5mm，作为皮瓣血管蒂的游离长度平均为 11cm[4]。

腋动脉第三段分支组成肩胛下血管网。肩胛下动脉起点处的直径为 3~7mm，动脉长度（直至其分成终末分支时）为 10~29.9mm，平均 18mm[5]。肩胛下动脉终于水平走行的旋肩胛动脉和垂直下行的胸背动脉，沿途发出分支营养肩胛下肌。肩胛下静脉常由胸背静脉和旋肩胛静脉汇合而成[6,7]。肩胛下动脉常走行于腋神经和桡神经附近，并多在后者前方通过[5]。

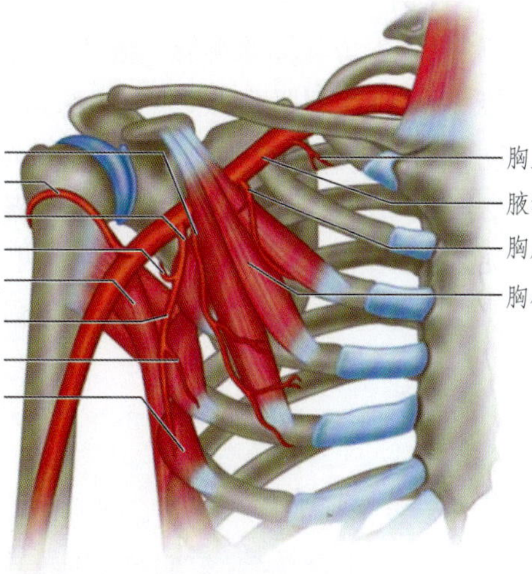

图 12.1　腋动脉分支。腋动脉第一段发出胸上动脉，腋动脉第二段发出胸肩峰支和胸外侧动脉，腋动脉第三段发出肩胛下动脉及旋肱前、后动脉，肩胛下动脉发出旋肩胛动脉和胸背动脉，胸背动脉营养背阔肌，并发出肌支营养前锯肌。

偶有胸背动脉直接发自腋动脉。胸背动脉起始处直径为 2~3.9mm，长度为 5.9~18.7cm，平均 13.3cm[8,9]。在大多数解剖中，已经观察到胸背动脉常发出 1~2 支前锯肌肌支，偶尔直接发出 1 支皮支。平均而言，第 1 个分支距动脉起点 3.7cm，第 2 个分支距动脉起点 7.2cm，其后的胸背动脉供应背阔肌血供。胸背神经常由胸背动脉前方通过，距其起点平均 6.1cm[9]。

手术部位的显露

肩胛下血管系统及其分支可以通过腋窝切口显露。根据每个病例的具体情况，可以采用横向、垂直或斜向切口。手术显露和解剖这些血管时，通常需要将切口从待重建的缺损区域延伸至腋窝（图 12.2）。在选择合适的腋窝血管作为受区血管时，应考虑缺损部位的特点、显微外科皮瓣的选择，以及血管蒂的长度和口径。

患者取仰卧位，手臂外展至 90°，便于显露胸外侧动脉和肩胛下动脉。可以从可触及的肱动脉起点处切开皮肤，沿腋窝毛发区后缘和下缘延长至腋窝前壁。分离皮下组织，切开胸锁筋膜，钝性分离胸大肌的外侧缘，从上方显露腋静脉。腋静脉位于前方胸大肌止点和后方背阔肌止点之间，于腋静脉的后方显露腋动脉。乳房切除术中可显露胸大肌外侧缘，如前所述，于腋窝上方解剖腋静脉，进而显露腋动脉。但通常无须向上解剖以显露腋动、静脉。可于腋窝找到 1~2 支分支，沿分支逆向追溯，直至显露适合微血管吻合的长度和口径适宜的血管。在胸后壁组织缺损的患者中，可显露背阔肌，在其前缘向上解剖，进入腋窝后可进一步向前方分离，显露胸肌外侧缘及腋静脉[2,3]。

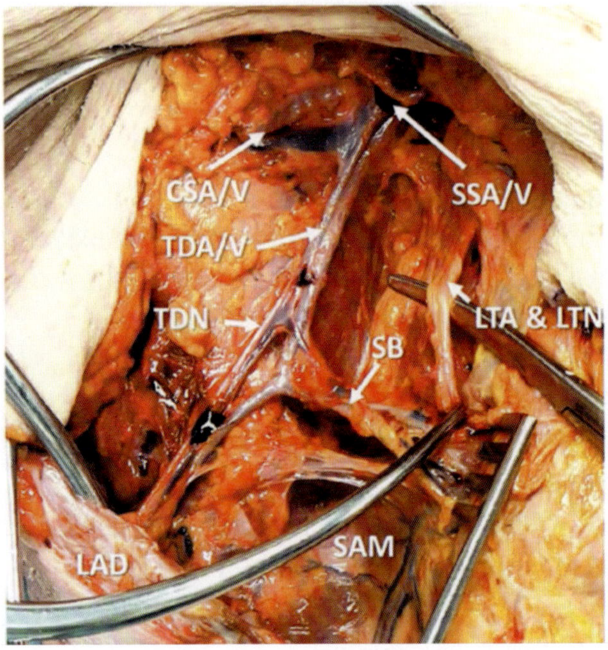

图 12.2 右腋部的尸体解剖，手术显露肩胛下动、静脉（SSA/V），旋肩胛动、静脉（CSA/V），胸背动、静脉（TDA/V）和胸背动、静脉发出的前锯肌支（SB）。图中还显示了胸外侧动脉和胸长神经，这些血管都可被用于显微外科皮瓣重建的受区血管。LAD，背阔肌；SAM，前锯肌；TDN，胸背神经；LTA，胸外侧动脉；LTN，胸外侧静脉。

显露腋动静脉后，可沿腋动脉顺向解剖。向前方掀起胸小肌外侧缘，以显露腋动脉第二段和胸外侧动脉。胸外侧动脉常位于胸大肌外缘深面，沿胸小肌外缘下行[10,11]。乳房切除术后，可于胸大肌外侧缘显露沿腋前线或腋中线下行的胸外侧动脉，并沿血管逆向解剖，以识别其起源[4]。

进一步解剖腋动脉，将有助于识别肩胛下动脉。肩胛下动脉起自腋动脉，常位于大圆肌内侧、胸小肌外侧[5]。肩胛下动脉沿背阔肌内缘走行，发出旋肩胛动脉后延续为胸背动脉。胸背神经与胸背动脉伴行，并支配背阔肌[10]。术中应显露并保护胸背神经，避免影响背阔肌功能。此外，亦可通过胸背动脉逆向追溯，显露肩胛下动脉和旋肩胛动脉。

讨论

腋动脉的胸外侧血管和肩胛下血管系统可被用于微血管吻合、血管移植、游离皮瓣或带蒂皮瓣。熟悉这一区域的解剖，可显著提高对颈部、胸部、躯干和上肢组织缺损的修复能力。虽然腋动脉的分支模式可能有所变化，胸外侧动脉和肩胛下动脉仍是该区域重建受区血管的良好来源。使用这些血管的缺点包括：血管过于邻近臂丛，游离淋巴结周围组织时可能导致与皮下积液相关的术后并发症。

（王晓楠 译）

参考文献

1. Loukas M, du Plessis M, Owens DG, Kinsella CR Jr, Litchfield CR, Nacar A, Lu O, Tubbs RS. The lateral thoracic artery revisited. Surg Radiol Anat. 2014;36(6):543–9.
2. Abrahams PH, Boon JM, Spratt JD. McMinn's clinical atlas of human anatomy. 6th ed. Edinburgh: Elsevier. 2008; p. 145.
3. Agur AMR, Lee MJ. Grant's atlas of anatomy. 10th ed. Philadelphia: Lippincott Williams and Wilkins; 1999. p. 6.
4. Yang L, Long J, Li Z, Zhou X, Peng X, Song D, Zhou B, Lv C, Wu P. The lateral thoracic vessels: a novel recipient site for breast reconstruction with DIEP flap. J Plast Reconstr Aesthet Surg. 2019;72(9):1530–6.
5. Jesus RC, Lopes MC, Demarchi GT, Ruiz CR, Wafae N, Wafae GC. The subscapular artery and the thoracodorsal branch: an anatomical study. Folia Morphol (Warsz). 2008;67(1):58–62.

6. Taylor GI, Daniel RK. The anatomy of several free flap donor sites. Plast Reconstr Surg. 1975;56(3):243–53.
7. Lhuaire M, Hivelin M, Derder M, Hunsinger V, Delmas V, Abrahams P, Sommacale D, Kianmanesh R, Fontaine C, Lantieri L. Anatomical variations of the subscapular pedicle and its terminal branches: an anatomical study and a reappraisal in the light of current surgical approaches. Surg Radiol Anat. 2019;41(4):385–92.
8. Rowsell AR, Davies DM, Eisenberg N, Taylor GI. The anatomy of the subscapular-thoracodorsal arterial system: study of 100 cadaver dissections. Br J Plast Surg. 1984;37(4):574–6.
9. Valnicek SM, Mosher M, Hopkins JK, Rockwell WB. The subscapular arterial tree as a source of microvascular arterial grafts. Plast Reconstr Surg. 2004;113(7):2001–5.
10. Harii K, Torii S, Sekiguchi J. The free lateral thoracic flap. Plast Reconstr Surg. 1978;62(2):212–22.
11. Dimovelis I, Michalinos A, Spartalis E, Athanasiadis G, Skandalakis P, Troupis T. Tetrafurcation of the subscapular artery. Anatomical and clinical implications. Folia Morphol (Warsz). 2017;76(2):312–5.

第 13 章

使用头静脉或颈外静脉作为补救静脉

Steven L. Bernard

引言

乳房重建是游离皮瓣最早的应用之一。Fujino 等人在 1975 年的一份病例报告中,描述了他们用胸肩峰动脉和胸外侧静脉作为受区血管,使用臀肌游离皮瓣,实现乳房切除术后的乳房重建[1]。当时,他们认识到这些血管的局限性,并提出了胸背血管系统的潜在价值,可以获得较长的血管蒂,手术效果更美观,技术要求也更低。在早期研究中,笔者也因胸背血管系统在腋窝淋巴结清扫后易于显露而提出将胸背血管作为受区血管使用。但其应用也有一些限制,如皮瓣定位的美学影响、血管口径不匹配、放疗后血管解剖困难及腋窝处血管吻合困难[2,3]。这些困难促使研究人员寻找其他可行的替代方案。多位研究者报道了将乳内血管作为乳房重建受区血管并获得了成功[4-8]。但这又引发了新的顾虑, 如有学者担心这会影响心脏外科医生进行心脏旁路手术[9-11]。此外,多项报道提出,由于口径不足,使用左侧乳内静脉作为受区血管存在困难。Hefel 发现, 第四肋处乳内静脉的平均直径为右侧 2.34mm(1.27~4.45mm)、左侧 1.68mm(0.64~1.68mm)。Clark 等人发现,乳内静脉向下走行过程中逐渐变细。60%的右侧乳内静脉口径在第三肋骨水平以下<3mm,10%<1mm。笔者发现,90%的左侧乳内静脉在第四肋处分叉[12]。Muto 等人发现,两例患者的左侧乳内静脉完全缺失[13]。尽管文献对小静脉吻合的结果褒贬不一,但显微外科医生通常认为吻合直径小于 1mm 的静脉可能不足以满足游离皮瓣乳房重建血液回流[14,15]。使用 3M 静脉吻合器的两项研究也证实了这一观点,将吻合器应用于<2mm 的静脉(有放疗史)会导致更高的静脉血栓形成率[16,17]。

胸部左侧细小的乳内静脉和胸背血管的局限性,促使医生寻找其他替代血管。所有试图将其作为首选受区血管的外科医生,在进行游离皮瓣乳房重建的同时,都应制订一个后备计划。胸部有许多已知的静脉可作为游离皮瓣的受区血管。本章将专门阐述这些替代方案。

解剖学

图 13.1 展示了理解本章其余内容所需要的胸腔血管解剖。在发出冠状动脉后,主动脉分支进入右头臂动脉,继续延伸至右锁骨下动脉、左颈总动脉和左锁骨下动脉,最后到达降主动脉。锁骨下动脉分支和伴随的静脉发出了大部分的分支。那些血管足够大,可以可靠地作为受区血管。皮瓣选择受到供区血管的长度和皮瓣的美学定位的影响。例如,臀上动脉穿支皮瓣有相对较短的血管蒂,因此受区使用乳内血管较腋窝深处的肩胛下血管更有优势。

所有游离皮瓣手术都应遵循一些基本原则,如通过触摸血管搏动来帮助解剖那些不能直视的动脉血管。尽量解剖供区血管至其全长;当使用腹部皮瓣作

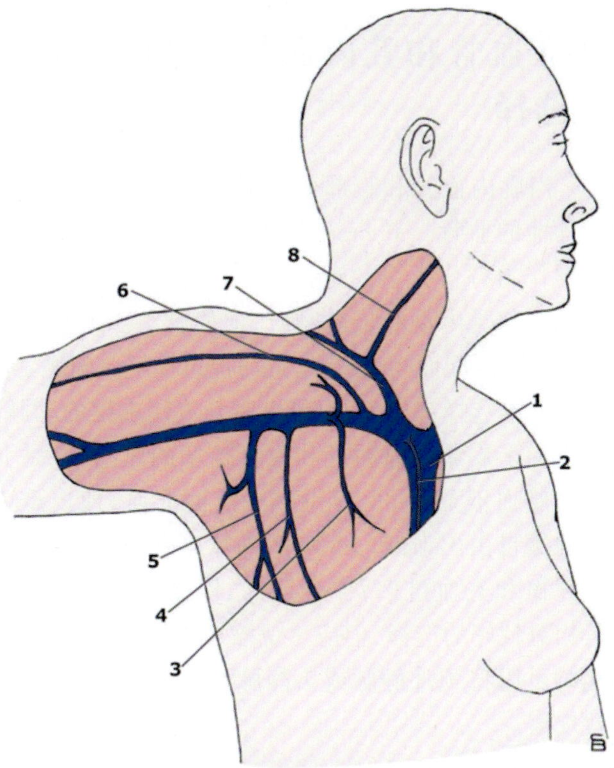

图 13.1　本章描述的主要静脉示意图：1，上腔静脉；2，乳内静脉；3，胸肩峰干的胸支；4，胸外侧静脉；5，肩胛下静脉的胸背支；6，头静脉；7，颈浅静脉；8，颈外静脉。

为供区时，应解剖腹壁下浅静脉作为皮瓣的替代或额外的静脉回流通路。

根据上述原则，显微外科医生对乳房重建游离组织移植的受区血管已经达成共识[18–24]，乳内血管及其分支常被用作受区血管。当乳内血管不适宜时，多数医生使用肩胛下血管系统的胸背动、静脉，如上述血管都无法使用，受区血管的选择将非常有限，此时备用计划变得至关重要。

乳内血管系统

作为大多数整形外科医生的首选，乳内血管具有明显的优点，如血管口径与供区皮瓣匹配，解剖部位便于吻合，血液灌注和流出充分（参见第 10 章和第 11 章）。据 O'Neill 报道，乳内血管可满足 99.6%的乳房重建的需要[25]。如前所述，少数情况下，由于乳内静脉回流不足及左侧乳内静脉过细而无法吻合或吻合后皮瓣静脉回流不充分。在供区侧，腹壁下深静脉可游离至其汇入髂外静脉处，此处口径约为 3mm，当受区静脉的口径<25%时，可利用端–侧吻合或将受区静脉血管末端展开等操作吻合血管。当供区和受区血管口径差异较大时，如 3mm 对 1.5mm，手术失败风险明显增加。受区静脉<1.5mm，也会使皮瓣静脉充血风险增加。这样的静脉更脆弱，尤其是放疗后，加重了血管损伤的风险。当面临上述情况时，必须找到替代的静脉，以确保手术成功。

首先要考虑的是避免利用肋间隙的穿支血管回溯显露乳内静脉，因为乳内血管的穿支可在保留肋软骨的条件下用作受区血管，具有节省时间、减轻术后疼痛、减少气胸风险等优点，一些学者将其作为受区血管的首选，以替代传统的乳内血管[18,26–28]。他们在去除肋软骨之前评估了穿支血管的口径和质量，与乳内血管相似，穿支血管也随着下侧肋骨而逐渐变细，通常第二肋间隙的穿支血管最为粗大[29]。穿支血管常位于肋间隙的胸骨外侧缘。笔者发现，在同一肋间水平，穿支血管偶尔比乳内血管还粗大。这一发现除了使血管吻合更容易外，其他意义尚不清楚。报道中使用穿支血管作为受区血管，取得了巨大的成功。

使用乳内血管穿支作为受区血管的一个缺点是，乳腺外科医生可能在乳腺癌切除术中损坏了这些血管，而且当穿支血管被用于肋骨切除后的备选方案时，穿支血管经常已被损伤，需向更上方肋间解剖其他穿支血管。

由于远端和近端乳内血管口径的差异，如乳内静脉过于细小，可考虑选择更高位的血管，其静脉口径相对更大，且静脉分支更少[14]。但这可能造成第二肋软骨缺失而在胸壁形成凹陷，尤其是较瘦的女性中更明显。此外，由于血管蒂长度限制，更高位的血管吻合影响了合理的皮瓣定位。

如果上述方法仍不可行，还可尝试用同侧乳内静脉的远端作为回流静脉。除了使用近端静脉来改善流出或连接第二块皮瓣，这种方法可以作为一种挽救措施单独使用[30–38]。静脉瓣对血流的影响和血管口径相对较小限制了其应用。当高位乳内静脉无法使用，而低位乳内静脉效果良好时，只能依靠手术医生术中决定。

当同侧乳内静脉无法利用时，可考虑对侧的乳内血管[39]，可将两个腹壁下动脉穿支皮瓣与乳内血管相吻合，尽量保留较长的皮瓣血管蒂，以避免血管移植桥接，这常见于左侧乳内血管较细小，而右侧乳内血管相对粗大的情况。进行左侧乳房重建时，皮瓣血管蒂通过皮下隧道与右侧乳内血管相吻合。如果皮瓣血管蒂长度不足,可利用大隐静脉移植桥接[40]。

腋部血管系统

作为次选的受区血管,腋部血管系统也有诸多优点,当进行乳房切除术及腋部淋巴结清扫后一期乳房重建时,胸背血管很容易显露(参见第 12 章),胸背动、静脉口径与腹壁下深动、静脉匹配良好,并可游离血管至背阔肌,以达最大长度。此外,胸背血管周围还有胸外侧静脉、旋肩胛静脉,可作为受区血管的备选(图 13.1)[41]。

胸肩峰血管也可作为另一种备选血管(参见第 14 章),其起点位于乳内血管稍远处,乳房切除术中可显露此血管(图 13.1)。胸肩峰血管供应胸大肌血供。胸大肌是 Mathes 和 Nahai V 型肌肉,其由乳内血管的穿支供应。因此,胸肩峰血管被用作游离皮瓣的受区血管,不会影响胸大肌的血供和功能,即使乳内血管在第三肋以下被破坏,近端穿支血管也能维持胸大肌的血供。如 Singh 等人所述,胸肩峰血管可游离约 5cm[42]。此前的研究发现,胸肩峰动脉的平均直径为 2mm,胸肩峰静脉的平均直径为 1.75mm[43]。可通过乳房切除术切口掀起胸大肌,在锁骨下做一个辅助切口,以找到胸肩峰血管。这个过程需要 10~15 分钟。

最终,在腋窝血管系统中,如果胸背血管的长度不足,可利用头静脉桥接腋动脉(或其他与足够口径的静脉邻近的任何动脉),形成血管环路(Corlett 环路),以延长受区血管。即在肘窝处解剖头静脉,将其远端绕回,与腋动脉或肱动脉吻合,形成动静脉环路。通血后,断开环路,将静脉移植段吻合到皮瓣动脉,剩余头静脉直接维持肢体的静脉回流。值得注意的是,当动脉供血时,移植的静脉长度会增加,因此断开环路时,其应短于静脉侧[44]。

腋窝血管系统也有一定不足,在腋窝进行手术不符合人体工程学,腋部放疗史及远端定位限制了皮瓣的放置,不利于将腋部血管作为受区血管。如果乳内动脉已经被成功用于重建皮瓣血供,但乳内静脉过于细小,此时由于皮瓣已经吻合了乳内动脉,被固定于胸部中央,胸背血管很难作为受区静脉应用。总之,0.4%~2%的病例无法应用乳内血管,15%的病例无法应用胸背血管[7,20]。

腋部血管和乳内血管之外的静脉回流选择

当乳内血管和腋部血管都不适宜时,就需要选择其他的血管。Mehrara 等人报道了颈外静脉和头静脉作为替代方案的选择[45]。如前所述,当腹壁下动脉已与乳内动脉成功吻合,但静脉由于流量不足或口径不匹配而吻合失败,此时应迅速解决问题。有两种基本选择:一是用血管夹重新夹闭皮瓣的动脉,这增加了皮瓣缺血时间和血管栓塞的风险;二是允许动脉血液灌注,但尽量减少皮瓣充血,使皮瓣中的静脉自由出血或间断夹闭静脉血管,这会导致皮瓣充血和失血过多,作者认为,以血管夹阻断动脉是相对较好的选择,但应尽量缩短血管阻断的时间。此时可以将颈外静脉或头静脉作为备选血管,以挽救皮瓣。

颈外静脉

沿颈外静脉走行,于颈部皮肤褶皱处做 1~2cm 的横向切口,以显露颈外静脉(参见第 2 章)。如 Mehrara 所述,最下部切口在锁骨上方 1~2cm 处,此处应比其余切口略长,以适应颈外静脉的显露(图 13.2)。当静脉转向皮瓣时要避免血管扭曲,一些医生标记血管外表面,以判断血管的扭曲程度。当游离颈外静脉至下颌角 2cm 处,此时血管翻转已达第四肋水平,血管游离约 9cm,如需游离更长血管,应小心操作,因为进一步向下颌骨下方解剖有损伤下颌骨边缘神经的风险。该处静脉的直径为 3.5~5mm,与腹壁下深静脉匹配良好。

使用颈外静脉的主要缺点是可见的供区瘢痕,幸运的是,颈部的横向切口瘢痕愈合良好,但应告知患者可能需要采取额外的措施来处理瘢痕。

头静脉

在紧急情况下,挽救皮瓣时也可使用头静脉(参见第 24 章)。头静脉的位置较恒定,其近端位于三角肌胸大肌间沟,远端位于肘前窝。即使体重较大的患者,其解剖标志也可在术中触及和标记(图 13.2),标记后用直线将标记点连接,并在其上做多个 2~3cm 的

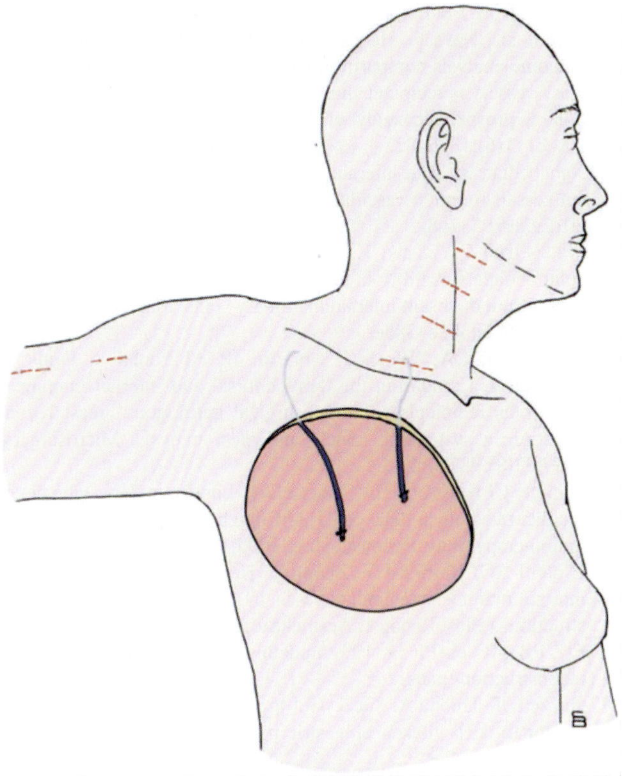

图 13.2　显露头静脉和颈外静脉的切口。

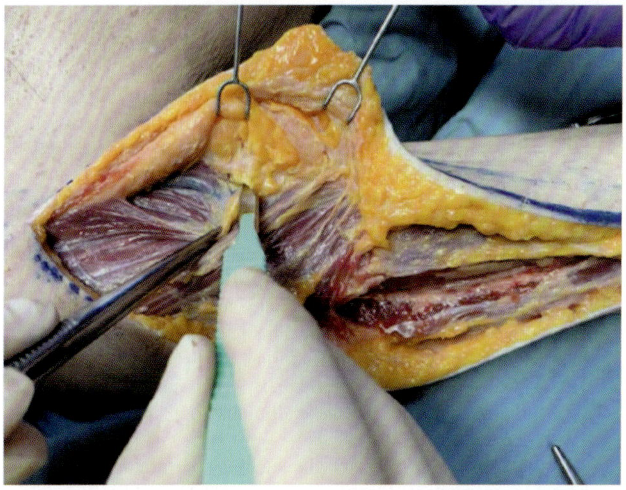

图 13.3　尸体解剖显示三角肌胸大肌间沟处的头静脉。

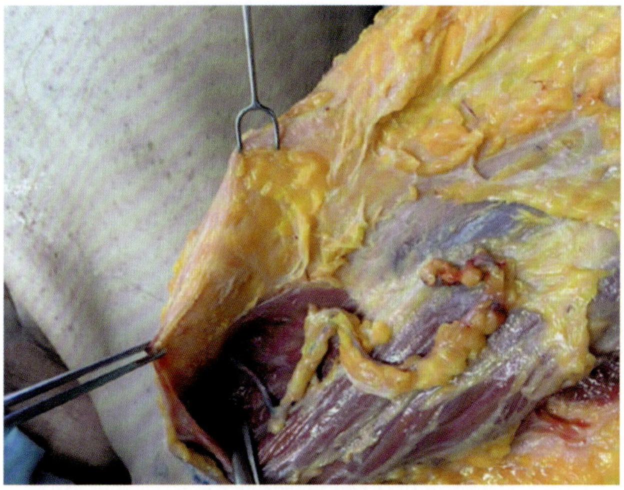

图 13.4　头静脉远端被切断，准备转位。

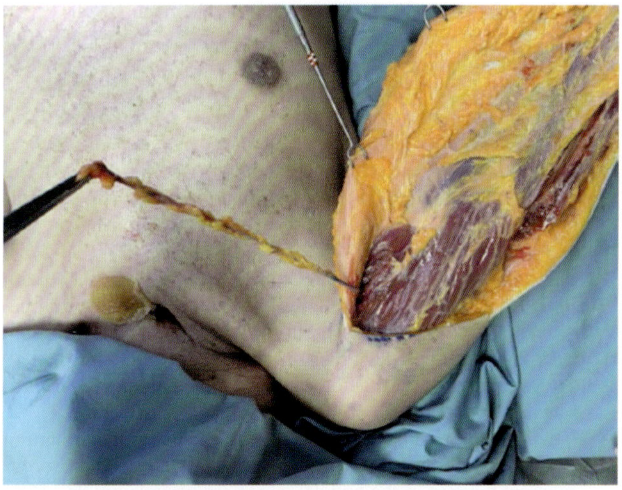

图 13.5　将头静脉转位至胸部，重建皮瓣静脉回流通路。

切口。切口应互相靠近，相距 2~3cm，以便对非切口区头静脉分支进行结扎。在非切口区轻柔地钝性解剖头静脉。应解剖至足够远，必要时延伸至前臂，使头静脉翻转后能与皮瓣血管相吻合（图 13.2 至图 13.4）。在近端，于头静脉汇入锁骨下静脉处切开显露血管，以便在不扭转血管的情况下定位（图 13.5）。该血管可轻松到达胸部中线，口径为 3~5mm，与腹壁下深静脉匹配良好。与颈外静脉一样，这种手术的主要缺点是在上臂有明显的瘢痕。与颈部瘢痕预后良好不同，上臂的瘢痕常增生明显，但其较颈部瘢痕更容易被衣物遮盖。如前所述，应预先告知患者可能在颈部、手臂或下肢留下明显的瘢痕[46-19]。

讨论

虽然本章讨论的情况很少见，发生率不足 3%，但这些方法可挽救常规方法无法处理的情况，避免手术失败。作者首选乳内血管系统，当乳内静脉不适合或皮瓣术后充血明显时，由于头静脉的长度、直径和在手术区的位置可靠而成为作者的优先选择。已证实在挽救皮瓣时，这一策略是非常成功的。

（王晓楠　译）

参考文献

1. Fujino T, Harashina T, Enomoto K. Primary breast reconstruction after a standard radical mastectomy by a free flap transfer. Case report. Plast Reconstr Surg. 1976;58(3):371–4.
2. Hefel L, Schwabegger A, Ninković M, Wechselberger G, Moriggl B, Waldenberger P, et al. Internal mammary vessels: anatomical and clinical considerations. Br J Plast Surg. 1995;48(8):527–32.
3. Ninković M, Anderl H, Hefel L, Schwabegger A, Wechselberger G. Internal mammary vessels: a reliable recipient system for free flaps in breast reconstruction. Br J Plast Surg. 1995;48(8):533–9.
4. Taylor GI. Corlett d RJ, Boyd JB. The versatile deep inferior epigastric (inferior rectus abdominis) flap. Br J Plast Surg. 1984;37(3):330–50.
5. Allen RJ, Tucker C. Superior gluteal artery perforator free flap for breast reconstruction. Plast Reconstr Surg. 1995;95(7):1207–12.
6. Arnez ZM, Valdatta L, Tyler MP, Planinsek F. Anatomy of the internal mammary veins and their use in free TRAM flap breast reconstruction. Br J Plast Surg. 1995;48(8):540–5.
7. Dupin CL, Allen RJ, Glass CA, Bunch R. The internal mammary artery and vein as a recipient site for free-flap breast reconstruction: a report of 110 consecutive cases. Plast Reconstr Surg. 1996;98(4):682–5.
8. Feng LJ. Recipient vessels in free-flap breast reconstruction: a study of the internal mammary and thoracodorsal vessels. Plast Reconstr Surg. 1997;99(2):405–16.
9. Fortin AJ, Evans HB, Chu MW. The cardiac implications of breast reconstruction using the internal mammary artery as the recipient vessel. Can J Plast Surg. 2012;20(1):e16–8.
10. Rozen WM, Ye X, Guio-Aguilar PL, Alonso-Burgos A, Goldblatt J, Ashton MW, Whitaker IS. Autologous microsurgical breast reconstruction and coronary artery bypass grafting: an anatomical study and clinical implications. Breast Cancer Res Treat. 2012;134(1):181–98.
11. Wennstig A-K, Garmo H, Isacsson U, Gagliardi G, Rintelä N, Lagerqvist B, et al. The relationship between radiation doses to coronary arteries and location of coronary stenosis requiring intervention in breast cancer survivors. Radiat Oncol. 2019;14(1):40.
12. Clark CP, Rohrich RJ, Copit S, Pittman CE, Robinson J. An anatomic study of the internal mammary veins: clinical implications for free-tissue-transfer breast reconstruction. Plast Reconstr Surg. 1997;99(2):400–4.
13. Muto M, Satake T, Masuda Y, Kobayashi S, Tamura S, Kobayashi S, et al. Absent internal mammary recipient vein in autologous breast reconstruction. Plast Reconstr Surg Glob Open. 2020;8(2):e2660.
14. Mauch JT, Rhemtulla IA, Katzel EB, Hernandez JA, Broach RB, Serletti JM. Does size matter: evaluating the difference between right and left internal mammary veins in free flap breast reconstruction. J Reconstr Microsurg. 2019;35(9):677–81.
15. Casey WJ, Rebecca AM, Smith AA, Craft RO, Buchel EW. The cephalic and external jugular veins: important alternative recipient vessels in left-sided microvascular breast reconstruction. Microsurgery. 2007;27(5):465–9.
16. Ahn C, Shaw WW, Berns S, Markowitz B. Clinical experience with the 3M microvascular coupling anastomotic device in 100 free-tissue transfers. Plast Reconstr Surg. 1994;93(7):1481.
17. Broer PN, Weichman KE, Tanna N, Wilson S, Ng R, Ahn C, et al. Venous coupler size in autologous breast reconstruction--does it matter? Microsurgery. 2013;33(7):514–8.
18. Hamdi M, Blondeel P, Van Landuyt K, Monstrey S. Algorithm in choosing recipient vessels for perforator free flap in breast reconstruction: the role of the internal mammary perforators. Br J Plast Surg. 2004;57(3):258–65.
19. Ho OA, Lin Y-L, Pappalardo M, Cheng M-H. Nipple-sparing mastectomy and breast reconstruction with a deep inferior epigastric perforator flap using thoracodorsal recipient vessels and a low lateral incision. J Surg Oncol. 2018;118(4):621–9.
20. Moran SL, Nava G, Behnam AB, Serletti JM, Behnam AH. An outcome analysis comparing the thoracodorsal and internal mammary vessels as recipient sites for microvascular breast reconstruction: a prospective study of 100 patients. Plast Reconstr Surg. 2003;111(6):1876–82.
21. Nahabedian M. The internal mammary artery and vein as recipient vessels for microvascular breast reconstruction. Ann Plast Surg. 2012;68(5):537–8.
22. Pradas-Irun C, Azzawi K, Malata CM. A plea for recipient vascular pedicle versatility in microvascular breast reconstruction: the conundrum of absent internal mammary veins. Plast Reconstr Surg. 2012;129(2):383e–385e.
23. Samargandi OA, Winter J, Corkum JP, Al Youha S, Frank S, Williams J. Comparing the thoracodorsal and internal mammary vessels as recipients for microsurgical autologous breast reconstruction: a systematic review and meta-analysis. Microsurgery. 2017;37(8):937–46.
24. Temple CLF, Strom EA, Youssef A, Langstein HN. Choice of recipient vessels in delayed TRAM flap breast reconstruction after radiotherapy. Plast Reconstr Surg. 2005;115(1):105–13.
25. O'Neill AC, Hayward V, Zhong T, Hofer SOP. Usability of the internal mammary recipient vessels in microvascular breast reconstruction. J Plast Reconstr Aesthet Surg. 2016;69(7):907–11.
26. FIZ PB-TIC on PF in, 1999 undefined. Perforator flaps in breast reconstruction (panel).
27. Guzzetti T, Thione A. Successful breast reconstruction with a perforator to deep inferior epigastric perforator flap. Ann Plast Surg. 2001;46(6):641–3.
28. Saint-Cyr M, Chang DW, Robb GL, Chevray PM. Internal mammary perforator recipient vessels for breast reconstruction using free TRAM, DIEP, and SIEA flaps. Plast Reconstr Surg. 2007;120(7):1769–73.
29. Kanoi AV, Panchal KB, Sen S, Biswas G. Computed tomography angiographic study of internal mammary perforators and their use as recipient vessels for free tissue transfer in breast reconstruction. Indian J Plast Surg. 2017;50(1):50–5.
30. Al-Dhamin A, Bissell MB, Prasad V, Morris SF. The use of retrograde limb of internal mammary vein in autologous breast reconstruction with DIEAP flap: anatomical and clinical study. Ann Plast Surg. 2014;72(3):281–4.
31. Caulfield RH, Maleki-Tabrizi A, Mathur B, Ramakrishnan V. Salvage of a DIEP flap using a retrograde flow anastomosis. J Plast Reconstr Aesthet Surg. 2008;61(3):346–7.
32. Chan RK, Przylecki W, Guo L, Caterson SA. Case report. The use of both antegrade and retrograde internal mammary vessels in a folded, stacked deep inferior epigastric artery perforator flap. Eplasty. 2010;10:e32.
33. Chang EI, Kronowitz SJ. Dual-pedicle flap for unilateral autologous breast reconstruction revisited: evolution and optimization of flap design over 15 years. Plast Reconstr Surg. 2016;137(5):1372–80.
34. Kerr-Valentic MA, Gottlieb LJ, Agarwal JP. The retrograde limb of the internal mammary vein: an additional outflow option in DIEP flap breast reconstruction. Plast Reconstr Surg. 2009;124(3):717–21.
35. Mayo JL, Allen RJ, Sadeghi A. Four-flap breast reconstruction: bilateral stacked DIEP and PAP flaps. Plast Reconstr Surg Glob Open. 2015;3(5):e383.
36. Stalder MW, Lam J, Allen RJ, Sadeghi A. Using the retrograde internal mammary system for stacked perforator flap breast reconstruction: 71 breast reconstructions in 53 consecutive patients. Plast Reconstr Surg. 2016;137(2):265e–277e.
37. Salgarello M, Visconti G, Barone-Adesi L, Cina A. The retrograde limb of internal mammary vessels as reliable recipient vessels in DIEP flap breast reconstruction: a clinical and radiological study. Ann Plast Surg. 2015;74(4):447–53.
38. Koolen PG, Lee BT, Lin SJ, Erhard HA, Greenspun DT. Bipedicle-conjoined perforator flaps in breast reconstruction. J Surg Res. 2015;197(2):256–64.
39. Lee JH, Varon DE, Halvorson EG. Unilateral internal mammary

recipient vessels for bilateral DIEP flap breast reconstruction. Plast Reconstr Surg Glob Open. 2017;5(6):e1359.
40. Lin CH, Mardini S, Lin YT, Yeh JT, Wei FC, Chen HC. Sixty-five clinical cases of free tissue transfer using long arteriovenous fistulas or vein grafts. J Trauma. 2004;56(5):1107–17.
41. Nieminen T, Asko-Seljavaara S, Suominen E, Kuokkanen H, von Smitten K. Free microvascular tram flaps: report of 185 breast reconstructions. Scand J Plast Reconstr Surg Hand Surg. 1999;33(3):295–300.
42. Singh DP, Bluebond-Langner R, Chopra K, Gowda AU. Transverse Infraclavicular approach to the thoracoacromial pedicle for microsurgical breast reconstruction. Ann Plast Surg. 2017;78(3):299–303.
43. Kompatscher P, Manestar M, Schuster A, Lang A, Beer GM. The thoracoacromial vessels as recipient vessels in microsurgery and supermicrosurgery: an anatomical and sonographic study. Plast Reconstr Surg. 2005;115(1):77–83.
44. Ethunandan M, Cole R, Flood TR. Corlett loop for microvascular reconstruction in a neck depleted of vessels. Br J Oral Maxillofac Surg. 2007;45(6):493–5.
45. Mehrara BJ, Santoro T, Smith A, Arcilla EA, Watson JP, Shaw WW, et al. Alternative venous outflow vessels in microvascular breast reconstruction. Plast Reconstr Surg. 2003;112(2):448–55.
46. Chang EI, Fearmonti RM, Chang DW, Butler CE. Cephalic vein transposition versus vein grafts for venous outflow in free-flap breast reconstruction. Plast Reconstr Surg Glob Open. 2014;2(5):e141.
47. Shankhdhar VK, Yadav PS, Dushyant J, Seetharaman SS, Chinmay W. Cephalic vein: saviour in the microsurgical reconstruction of breast and head and neck cancers. Indian J Plast Surg. 2012;45(3):485–93.
48. Silhol T, Suffee T, Hivelin M, Lantieri L. Transposition of the cephalic vein in free flap breast reconstruction: technical note. Ann Chir Plast Esthet. 2018;63(1):75–80.
49. Tokumoto H, Akita S, Arai M, Kubota Y, Kuriyama M, Mitsukawa N. A method using the cephalic vein for superdrainage in breast reconstruction. Microsurgery. 2019;39(6):502–8.

第 14 章

胸肩峰血管

Marion Dietl, Raffi Gurunian, Peter Kompatscher

引言

胸肩峰血管是胸大肌局部皮瓣的主要血供来源[1]。此外，其也可被用作头颈部显微外科重建、自体乳房重建和涉及胸壁及胸骨/纵隔缺损显微外科重建的受区血管[2-16]。解剖学和临床证据表明，胸肩峰血管的解剖恒定，定位可预测且动、静脉管径适宜[17-19]。血管的居中位置使得经肌肉入路直接显露受区成为可能。在前胸壁缺损的病例中（包括乳房切除术），胸肩峰血管的显露甚至更简单、更快速，而且无须进一步切开局部皮肤。

术前评估

胸肩峰血管作为显微外科受区血管，适用于头颈部、乳房和累及胸壁的缺损的重建[2-16]。不过在利用胸肩峰血管时，仔细的术前计划对于成功地进行再血管化重建术尤为重要。因此，除了合并疾病，还要关注上胸部和肩部是否有外伤史，以及上胸部区域是否曾接受过放疗。此外，为探明瘢痕、解剖变异或先天性畸形而对胸壁和相应的上胸部区域进行仔细检查也是必不可少的。

对于手术计划而言，术前进行多普勒超声和对胸肩峰受区的皮肤进行标记是必需的。但是笔者强烈建议术前采用 CTA 或 MRA 对所选血管进行术前评估，以明确该区域内可能存在的血管变异。进一步行影像学检查对于明确外伤史、放疗史、身体畸形或不明的解剖情况来说都是必需的。

胸肩峰血管成为可靠的受区血管是由于其有适合的血管口径[17-19]、始终存在于中心区域，且易于显露，即使是在头颈部或胸部放疗之后。

术前皮肤标记

术前利用参考点对血管进行皮肤标记很有帮助，胸肩峰动脉的胸肌支始终起自其一半处[18]，沿胸大肌下方走行，很容易在距锁骨中线 1cm 的位置找到（图 14.1）[20]。对健康志愿者进行的超声评估显示，胸肌支的确切位置距离胸骨柄（胸骨切迹）和胸骨中线平均 10cm，与锁骨的垂直距离为 4cm[17]。这些数据明确了皮肤标记的参考点，如图 14.2 所示。健康受试者的确切超声测量数据如表 14.1 所示[17]。在第三肋的上缘，动脉直径达到 1mm，而静脉则为（0.9±0.1）mm[17]，因此最适合行显微外科血管吻合。

应用解剖学

胸肩峰动脉起源于腋动脉第二段，其起始部位于胸小肌后方。胸肩峰动脉的特点在于其经过胸小肌腱内侧缘的短主干。在穿过锁胸筋膜之后，该血管被分为 4 个分支，即胸肌支、肩峰支、锁骨支和三角肌支，分别供应胸大小肌、三角肌前部和锁胸筋膜上方的皮肤[21,22]。图 14.3 展示了胸肩峰血管及其分支。

胸肩峰动脉的三角肌支在三角肌胸大肌间沟中与头静脉相伴行[22,23]。肩峰支经过喙突，在三角肌深部走行，随后与肩胛上动脉的分支相汇合[22,23]。锁骨支沿胸大肌锁骨部内侧走行，并供应锁骨下肌和胸锁

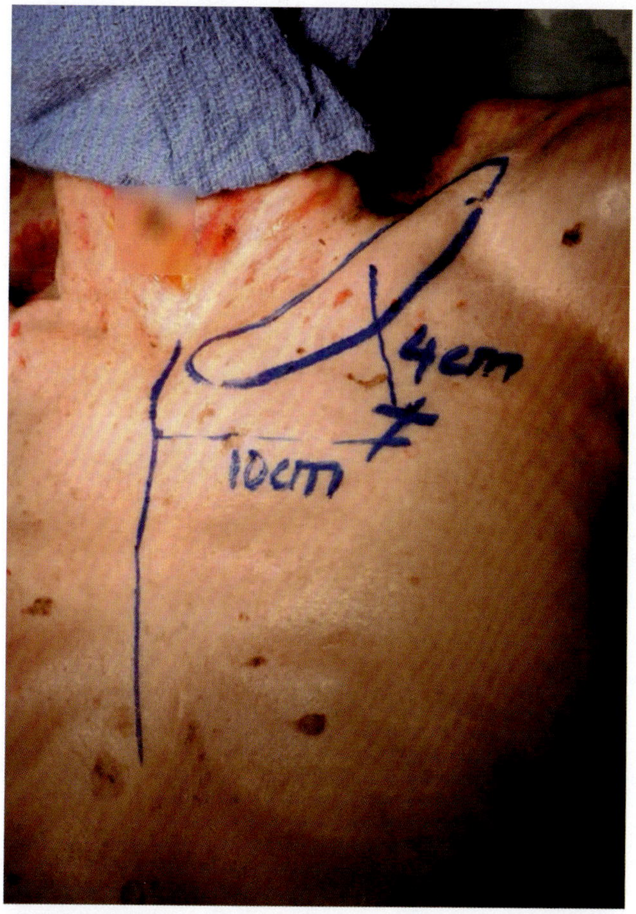

图 14.1 胸肌支位于距锁骨中线 4cm 以内范围。在尸体左胸皮肤处做标记，以识别胸肩峰血管（标记为 X）。

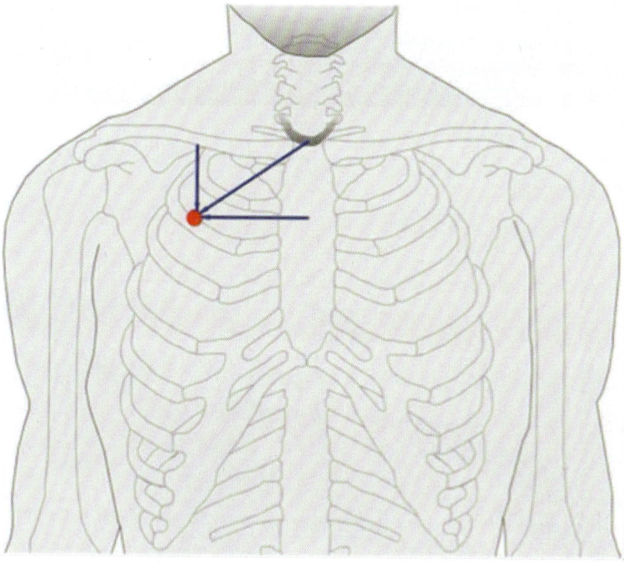

图 14.2 为在皮肤表面确定胸肌支而将参考点位置[距离胸骨柄（胸骨切迹）和胸骨中线 10cm，垂直距离锁骨 4cm]标记为红点。

表 14.1 标记参考点的超声数据[17]

距离（cm）	右胸	左胸
胸骨上切迹	9.6±1.0	10.1±0.9
胸骨中线	9.0±0.9	9.7±0.8
锁骨	3.7±1.0	4.3±1.2

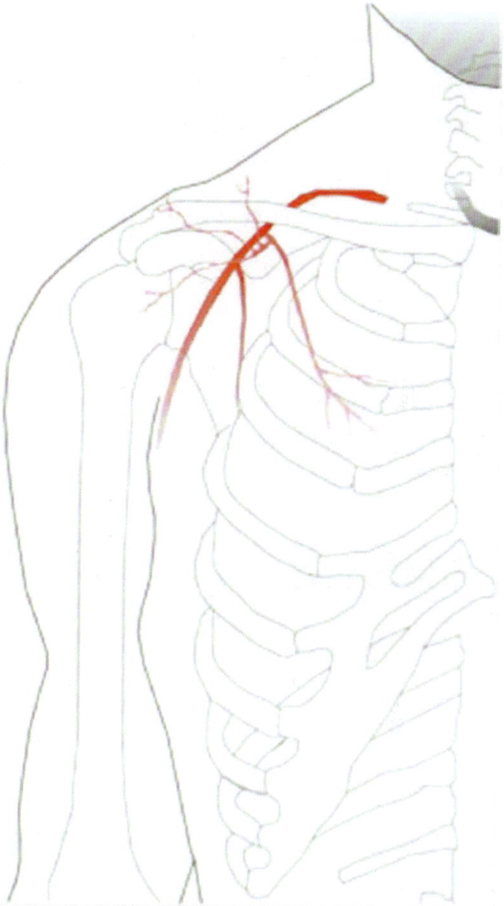

图 14.3 胸肩峰血管及其分支的示意图。

关节[22]。

然而，在显微外科操作中，胸肩峰动脉的胸肌支是唯一被报道用作受区血管的。胸肌支是优势血管，很容易在第三肋水平、胸大肌后方找到[17,22]。不过，随着其在肌肉远端走行，胸肌支也变得不那么容易辨认[22]。在降至胸大肌深面之前，胸肌支在肌外膜鞘内向胸小肌发出分支，并被血管周围脂肪组织所包围[17,18,21]。一些穿支穿过肌肉表面供应上方的皮肤，而胸动脉终末支经过胸大肌的下外侧边界到达皮肤[21]。一项解剖和超声研究显示，血管的走行可能会有所不同：一些血管继续沿着肩峰到剑突的内侧走行，而其他血管一开始就沿外侧方向到达胸大肌的外侧缘，然后又转向内侧[17]。胸动脉的内侧支与下支与乳内动脉的穿支相吻合，而外侧支则与胸外侧动脉的穿支吻合[17,19,21,22]。数据显示，右侧的胸肌支平行于正中线向下走行，而大部分左侧的胸肌支在正中线内侧向下走行[24]。尽管如此，两侧的胸肌支主要分布在距锁骨中线 1cm 的范围内[20]。大部分胸肌支有两条静脉伴行，外侧静脉大多为优势侧[17]。然而，大多数血管后来分成两个主要分支，3 个分支也是可能的[17]。此外，胸外侧神经在血管下方与之伴行[1,17]。而且在 25%的病例中，胸肌支发出 1 条重要的皮下动脉。发出之后，这条皮下动脉在锁骨下窝穿过深筋膜，然后向下方延伸，进入皮下脂肪[21]。但在解剖胸肌支的主要分支时，这条动脉没有临床意义。数据显示，在胸肩峰动脉发出胸肌支处，动脉和静脉的平均口径均为 3.1mm[17]。Geddes 等人在尸体解剖中发现，胸肌支的口径为(1.7±0.6)mm[19]。

手术部位的显露

术前评估(包括临床检查、多普勒检查和血管标志的皮肤标记)是手术计划的关键。显露胸肩峰血管时的患者体位可因切取皮瓣的区域和重建过程而不同。胸肩峰血管的准备可能在侧卧位和俯卧位下进行。根据重建过程，胸肩峰受区可能经肌肉入路或肌肉后入路暴露。

经肌肉入路

正如研究者及其同事们所描述的，可以通过在锁骨中线下方做一个 2~4cm 的切口来相对直接地显露受区[25]。皮肤切口的长度约为 5cm。切开皮肤和皮下组织，在肌肉上方向远端钝性分离，形成一个 10cm×10cm 的口袋。这个口袋可以将皮肤移动到随后显微外科操作所需的范围，以便显露受区血管。钝性分离并牵拉皮下组织后，即可显露胸大肌(图 14.4)，游离纵向距离锁骨 5cm 的纤维组织。

神经和血管均穿过锁胸筋膜，进入肌肉下方。在这个区域，血管由纤维脂肪层包裹并没有接触到胸大肌。因此，牵拉被分离的两部分胸大肌可以安全地确认血管干和胸神经。

然而，随着从锁骨向远端继续分离，可发现胸肩峰动脉的侧支(锁骨支、肩峰支和三角肌支)。这些分支可以逐个被从周围组织分离，必要时可以将其结扎，以增加胸部受区血管的长度和操作范围。使用这种技术，至少能获取 3cm 的蒂部长度。Singh 等描述了一种类似的受区入路，报道的蒂部长度为左侧 5.5cm、右侧 5.0cm[25]。胸肩峰动脉的胸肌支通常由两条静脉伴行。因此，血管准备的第一步是剥离受区静脉。此外，外侧的神经纤维与血管并行，在解剖动静脉时，通常可保留外侧的神经纤维[17]。

在第三肋水平，胸动脉和静脉口径平均为 1mm，因此最适合用于显微血管吻合[17](图 14.5)。有研究者采用相似的受区入路，平均准备时间为左侧 10 分钟、右侧 13 分钟[25]。

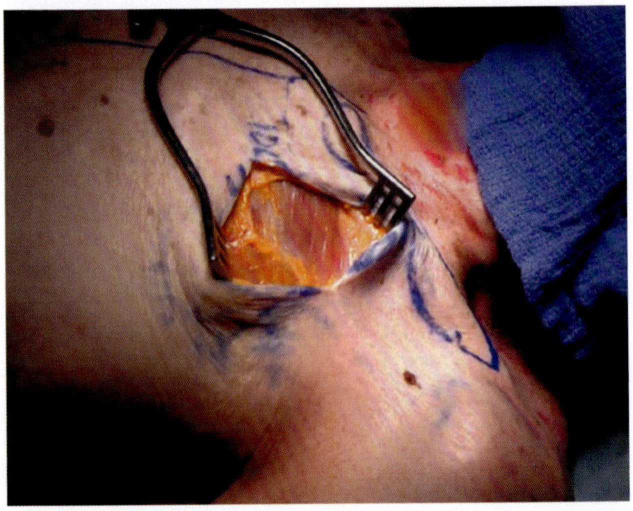

图 14.4 经肌肉入路：在同一具尸体上切开皮肤和皮下组织后显露胸大肌。

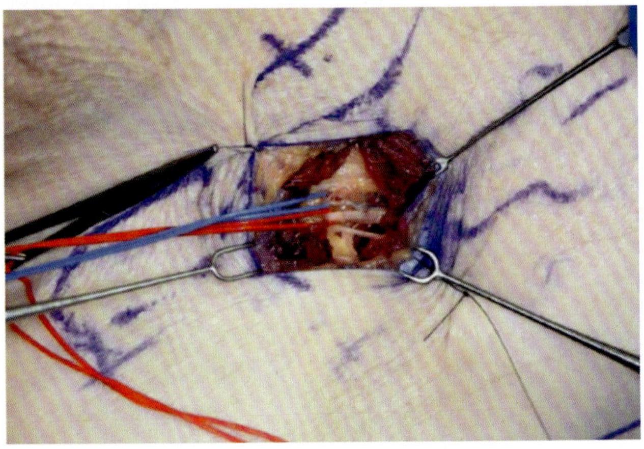

图 14.5 经肌肉入路：术中暴露胸肌动、静脉。

肌肉后入路

此外，当在前胸壁上操作时，还可以通过肌肉后入路显露胸肩峰血管。在一些作者的临床实践中，这种胸肩峰血管的准备甚至更容易，可以从近端向远端潜行分离胸大肌来完成。掀起肌肉即可在直视下确认受区血管蒂部。这些血管位于胸大肌的背侧并向锁骨走行。然而，在一些病例中，胸大肌已经被切除了，因此受区血管可直接显露(图 14.6)。在这两种情况下，进行血管吻合不需要另做皮肤切口。

讨论

适宜的受区血管选择是游离皮瓣重建手术成功的关键。胸肩峰动脉及其胸肌支被用于头颈部和腹侧胸壁(包括乳房)的重建手术。但在临床实践中，胸肩峰动脉并非这些区域首选的受区血管。胸肩峰动脉的胸肌支的优势包括解剖恒定，位置可预测和动、静脉口径适宜。两者在第三肋上界 1mm 处皆有一恒定的分叉点[17]。在肌肉后入路和经肌肉入路下，通过单侧胸廓的血管定位能更直接、更省时地显露血管[17,25]。此外，由于解剖位置和在术野上方直接放置显微镜，显微血管吻合在技术上完全可行。此外，在使用胸肌支进行显微外科血管吻合时，仍可通过乳内动脉和胸外侧动脉的穿支为胸大肌提供充足的血供[26]。在侧卧位和俯卧位下也可以进行手术区域的显露。

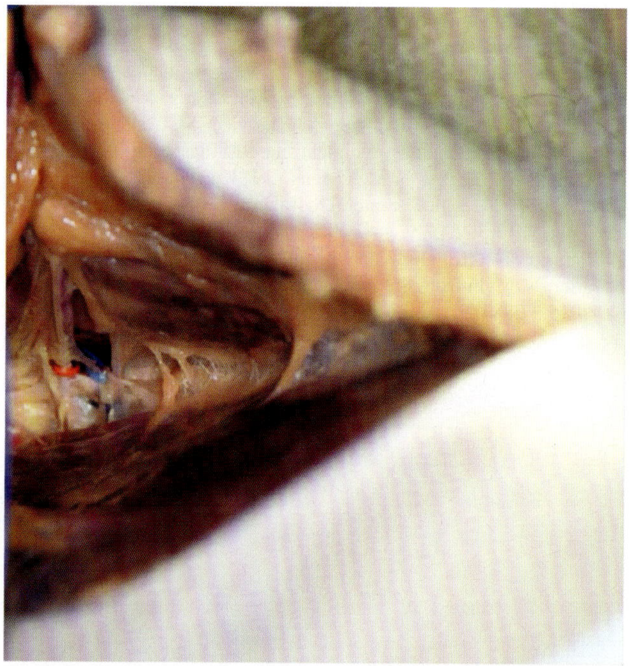

图 14.6　肌肉后入路：术中通过抬起胸大肌来暴露胸肌动、静脉。

在乳房重建中，当采用自体游离组织移植时，通常采用乳内动脉作为受区血管。但是显露并准备这些血管的过程损伤较大且耗时较长[27]。此外，假如去除肋软骨，术后会出现疼痛加重[25]并可能发展成胸壁畸形[27]。因此，由于显露简单、创伤小，受区血管首选胸肩峰动脉。此外，在自体乳房重建中，最近也有报道单独采用胸静脉支作为额外的静脉回流[11-15]。

在头颈部重建(包括空回肠游离移植)中，在广泛的手术切除和(或)放疗后选择受区血管时，胸肩峰动脉是更好的选择[2-8]。

然而，将胸肌支作为受区血管时，必须考虑其适合显微血管吻合的长度是有限的。因此，只有长蒂皮瓣才可以被采用。此外，在胸外侧动脉源自胸肩峰血管的情况下[28,29]，血管的口径可能会减小，从而增大血管吻合的难度。

显微外科手术在高龄患者中并不普遍。然而，目前还没有胸肩峰血管发生动脉粥样硬化改变的报道。因此，术前应评估血管的质量。

尽管有这些缺点，胸肩峰血管仍可以作为头颈部、乳房和腹侧胸壁显微外科重建手术中的受区血管。

结论

- 在绝大多数病例中，胸肩峰血管并非显微外科皮瓣再血管化的首选。
- 在筛选的患者中，可选择胸肩峰动脉的胸肌支作为头颈部、乳房及胸壁显微外科重建手术中的受区血管。
- 胸肌支有着恒定的解剖结构和可预测的定位。
- 建议采用术前影像学检查，以保证血管通畅。
- 经肌肉入路或肌肉后入路显露胸肩峰血管是可行的。

(赵欣　译)

参考文献

1. Ariyan S. The pectoralis major myocutaneous flap: a versatile flap for reconstruction in the head and neck. Plast Reconstr Surg. 1979;63:73–81.
2. Harashina T, Kakegawa T, Imai T, Suguro Y. Secondary reconstruction of oesophagus with free revascularized ileal transfer. Br J Plast Surg. 1981;34:17.
3. Takamatsu A, Harashina T, Inoue T. Selection of appropriate recipient vessels in difficult, microsurgical head and neck reconstruction. J Reconstr Microsurg. 1996;12:499.
4. Onoda S, Sakuraba M, Asano T, Miyamoto S, Hayashi R, Asai M, et al. Thoracoacromial vessels as recipient for head and neck reconstruction and cause of vascular complications. Microsurgery. 2011;31(8):628–31.
5. Jacobson AS, Eloy JA, Park E, Roman B, Genden EM. Vessel-depleted neck: techniques for achieving microvascular reconstruction. Head Neck. 2008;30(2):201–7.
6. Harris JP, Lueg E, Genden E, Urken ML. The thoracoacromial/cephalic vascular system for microvascular anastomoses in the vessel-depleted neck. Arch Otolatyngol Head Neck Surg. 2002;128(3):319–23.
7. Aycock JK, Stenson KM, Gottlieb LJ. The thoracoacromial trunk: alternative recipient vessels in reoperative head and neck reconstructive microsurgery. Plast Reconstr Surg. 2008;121(1):88–94.
8. Numajiri T, Fujiwara T, Nishino K, Sowa Y, Uenaka M, Shimada T, et al. The thoracoacromial artery as the recipient artery for safer free jejunal transfer in patients with irradiated, extensively scarred necks. Br J Oral Maxillofac Surg. 2009;47(1):73–4.
9. Castello JR, Taglialatela Scafati S, Sanchez O, Del Rio M. Microsurgical reconstruction of a huge mediastinal defect using thoracoacromial vessels as recipient pedicle. Plast Reconstr Surg. 2012;129(6):1021e–1023e.
10. Harashina T, Inoue T, Sasaki K, Tanaka I, Kiyoizumi T. Reconstruction of breast after super-radical mastectomy with a pedicled latissimus dorsi flap and a free TRAM flap. Br J Plast Surg. 1988;41:361.
11. Kim EJ, Lee HJ, Mun GH. Muscle-splitting approach to thoracoacromial vein for superdrainage in deep inferior epigastric artery perforator flap breast reconstruction. Microsurgery. 2019;39(3):228–33.
12. Chun JK, Harmaty M, Ting J. Thoracoacromial vessels as the recipients for supercharged muscle-sparing transverse rectus abdominis myocutaneous flaps. J Reconstr Microsurg. 2007;23(3):125–9.
13. Ayestaray B, Yonekura K, Motomura H, Ziade M. A comparative study between deep inferior epigastric artery perforator and thoracoacromial venous supercharged deep inferior epigastric artery perforator flaps. Ann Plast Surg. 2016;76(1):78–82.
14. Tarakji M, Bartow MJ, Dupin C, Tessler O. Using the venous pectoral branch from the thoracoacromial system as a lifeboat in autologous breast reconstruction. Plast Reconstr Surg Glob Open. 2017;5(6):e1367.
15. Eom JS, Sun SH, Lee TJ. Selection of the recipient veins for additional anastomosis of the superficial inferior epigastric vein in breast reconstruction with free transverse rectus abdominis musculocutaneous or deep inferior epigastric artery perforator flaps. Ann Plast Surg. 2011;67(5):505–9.
16. Chow WT, Rozen WM, Patel NG. RamakrishnanVV. Five recipient vessels for metachronous chest wall reconstruction: case report and literature review. Microsurgery. 2017;37(1):66–70.
17. Kompatscher P, Manestar M, Schuster A, Lang A, Beer GM. The Thoracoacromial vessels as recipient vessels in microsurgery and Supermicrosurgery: an anatomical and sonographic study. Plast Reconstr Surg. 2005;115:77–83.
18. Friedrich Q, Lierse W, Herberhold C. Myocutaneous vascular territory of the thoracoacromial artery. A topographical and morphometric study of the arterial vascularization of the pectoralis major myocutaneous flap. Acta Anat (Basel). 1988;131(4):284–91.
19. Geddes CR, Tang M, Yang D, Morris SF. An assessment of the anatomical basis of the thoracoacromial artery perforator flap. Can J Plast Surg. 2003;11(1):23–7.
20. Park HD, Min YS, Kwak HH, Youn KH, Lee EW, Kim HJ. Anatomical study concerning the origin and course of the pectoral branch of the thoracoacromial trunk for the pectoralis major flap. Surg Radiol Anat. 2004;26(6):428–32.
21. Cormack GC, Lamberty BGH. The arterial anatomy of skin flaps. 2nd ed. Edinburgh: Churchill Livingstone; 1986. p. 410–1.
22. McCraw J, Arnold PG. McCraw and Arnold's atlas of muscle and musculocutaneous flaps. Norfolk: Hampton Press Publishing Company; 1986. p. 97–8.
23. Hue E, Gagey O, Mestdagh H, Fontaine C, Drizenko A, Maynou C. The blood supply of the deltoid muscle. Application to the deltoid flap technique. Surg Radiol Anat. 1998;20(3):161–5.
24. Nakajima K, Ide Y, Abe S, Okada M, Kikuchi A, Ide Y. Anatomical study of the pectoral branch of thoracoacromial artery. Bull Tokyo Dent Coll. 1997;38(3):207–15.
25. Singh DP, Bluebond-Langner R, Chopra K, Gowda AU. Transverse infraclavicular approach to the thoracoacromial pedicle for microsurgical breast reconstruction. Ann Plast Surg. 2017;78(3):299–303.
26. Feeman JL, Walker EP, Shaw HJ. The vascular anatomy of the pectoralis major myocutaneous flap. Br J Plast Surg. 1981;34:3.
27. Schwabegger AH, Gschnitzer C, Ninkovic MM. Contour deformity at the internal mammary recipient site. Br J Plast Surg. 1999;52:674.
28. Loukas M, du Plessis M, Owens DG, Kinsella CR Jr, Litchfield CR, Nacar A, et al. The lateral thoracic artery revisited. Surg Radiol Anat. 2013;36:543–9.
29. Paraskevas GK. High or low incidence of the lateral thoracic artery's origin from the thoracoacromial artery? Surg Radiol Anat. 2015;37:887–9.

第 15 章

腹壁下深血管

Raffi Gurunian, Rebecca Knackstedt, Karlina Kegecik, Richard L. Drake

引言

腹壁下深血管通常被认为是采用游离腹直肌、带蒂腹直肌或腹壁下动脉穿支皮瓣进行显微外科重建的供区血管。以这些血管为基础的显微皮瓣已被应用于各种情况下的头颈部[1,2]、乳房[3-5]、胸壁[6,7]、髋部[8]和上下肢重建手术中[9,10]。

腹壁下深动脉和静脉也可单独作为腹部、胸部、骨盆和躯干后方缺损显微重建的受区血管。本章回顾了腹壁下深血管作为显微外科重建受区血管的应用解剖和手术显露。

术前评估

决定采用哪条受区血管进行显微外科重建取决于患者及皮瓣的诸多因素，以及创面特征。患者的体形和独特的解剖结构会影响血管解剖的难易程度。此外，缺损的性质和可能损伤的区域也会影响该区域血管的质量和可应用性。供区血管的长度和口径也应在制订方案时被列为考虑因素。术前影像学检查，如多普勒超声、CT、MRI 都应在手术前进行，以评估腹壁下深血管。这对于那些曾接受过复杂腹部手术或经腹部血管手术，以及有腹部盆腔放疗史的患者来说尤为重要，因为预期的腹壁下受区血管很可能已经损伤或被切除。在这类病例中，应考虑采用替代受区和(或)动静脉袢移植或静脉移植。

应用解剖学

腹壁下深动脉在腹股沟韧带的近端离开髂外动脉，并在腹膜外组织由外向内弯曲前行，然后穿过腹横筋膜和腹直肌鞘的薄弱部分，在腹直肌和腹直肌鞘后层之间上行[11,12]。

在弓状线的近端，腹壁下深动脉通常被划分为 3 种分支类型[13]。最常见的腹壁下深动脉分型是 2 型(57%~84%)，其包含向弓状线近端发出的简单分支，以及发出内、外侧穿支的内、外侧分支[15-20]。

通常，外侧支会发出多个外侧节段性分支，与节段性神经伴行，并与深部的肋间动脉相交通。外侧支最终形成脐周穿支动脉。内侧支在向脐发出一个主要的分支后，继续向头侧走行并发出多个肌支和肌肉、皮肤穿支。内侧支在头侧形成多条终末血管，这些血管以分水岭的形式直接与腹壁上动脉相交通[21]。

1 型只有单一的次级血管，很少被报道(27%~29%)，其次是 2 型(14%~16%)，1 型由一条单一的次级血管组成，在弓形线水平分成 3 支。有两项研究发现，一些患者的单侧腹壁下深动脉缺如，这在术前影像学检查中得到了证实[22,23]。

越来越多的术前影像学检查，尤其是 CTA 的使用，使活体的腹壁下深动脉及其分支的可视化效果成为可能，从而提供了解剖的功能影像。与尸体解剖相比，活体的腹壁下深动脉分支模式有所不同，1 型的发生率高于先前的报道，3 型的发生率则低于先前的报道，并且发现一些之前的命名法中并不存在的类型(即0型或腹壁下动脉缺如型，4型或腹壁下动脉四主干型)[24]。

深部腹壁下静脉由伴行的腹壁下静脉组成，其在腹股沟韧带下方1cm处汇入髂外静脉。当向头侧走行时，其可位于腹直肌下方的内侧、外侧和正中间。根据El-Mrakby和Milner[25]的尸体解剖学研究，腹壁下深动脉有2条伴行静脉(90%)，只有10%是由1条静脉伴行的。

另一项对44具尸体(88组血管，25例男性、19例女性)进行的研究显示，22.7%的右侧有双重主静脉回流，左侧为34.1%，双侧同时出现的仅占13.6%；其余的是两条伴行静脉汇合成主干回流，长度为1~57mm[26]。文献囊括了各种各样的关于伴行静脉及其作为主干汇入主要静脉的大量报道[13,27]。

作为受区血管，腹壁下深血管有着足够的长度和口径。起始部的动脉外径为3.4mm，到进入腹直肌鞘后方的长度约有7.6cm。腹壁下深静脉的直径为4mm[21,28]。

Strauch及其团队[29]发现，该血管从起点到进入腹直肌的平均长度为10.9cm(7.1~14.7cm)。腹壁下动脉起点及入肌点的管径测量值分别为2.7mm(1.6~3.5mm)和2.0mm(1.5~2.6mm)。动脉有两条伴行静脉，其起点的管径为3mm(1.7~3.8mm)，入肌点的管径为2.2mm(0.8~3.1mm)。

手术部位的显露

腹壁下深动脉和腹壁下深静脉的游离可以通过外侧入路或经腹入路来完成，这取决于具体的缺损情况和手术设计。

外侧入路

皮肤切口的位置和方向取决于组织重建的需求。可选择横向和(或)纵向、弧形的切口。典型的横向切口是沿着髂前上棘至耻骨弓上区域间的连线。切口的长度和具体位置也是由缺损的位置和大小决定的。切开时要小心，注意保护腹壁浅静脉，必要时可用作额外的静脉回流。此外，还可以在腹直肌上方做旁正中切口。无论切口方向如何，切口都应向下延伸至腹直肌前鞘，打开后暴露腹直肌外缘。当腹直肌的外侧缘向内牵开时，就可以看到腹壁下深动脉和腹壁下深静脉沿着肌肉后缘走行。根据重建位置的需求，在腹直肌的下方向头侧追踪血管。然而，向头侧追踪血管时，其在肌肉内部的走行变化很大，需要仔细解剖。很多分支需要结扎。需要结扎内侧或外侧分支，以延长蒂部长度。无论如何也要获取足够的长度和管径，以保障显微血管吻合安全、可靠(图15.1和图15.2)。

经腹入路

在各种原因需要进入腹腔的病例中，很适合将腹壁下深血管用作受区血管，如腹壁肿瘤的腹会阴联合切除术、全层腹壁切除术或复杂性腹疝和(或)缺损修补术。

当进行复杂的腹壁重建术分离各层组织，尤其是松解腹横肌和分离后部组织时，可以在腹腔内找到腹壁下深血管[30,31]。

在腹直肌后平面，向半月线方向切开后腹直肌鞘时，可以找到腹壁下深动脉和腹壁下深静脉，应仔细

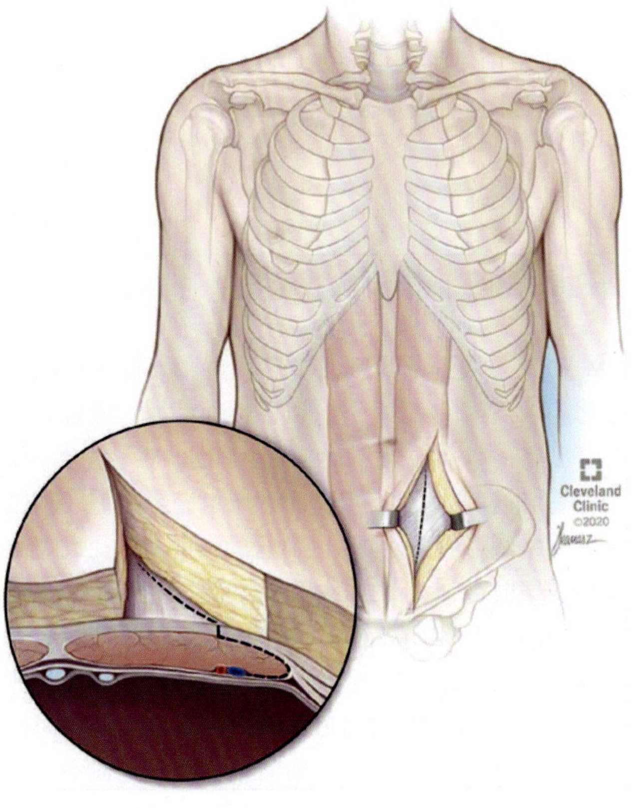

图15.1 采用腹壁正中切口外侧入路显露腹壁下深血管。虚线表示在腹直肌前鞘外侧1/3处切开，暴露腹直肌下的腹壁下深血管。(Reprinted with permission, Cleveland Clinic Center for Medical Art & Photography © 2020. All Rights Reserved)

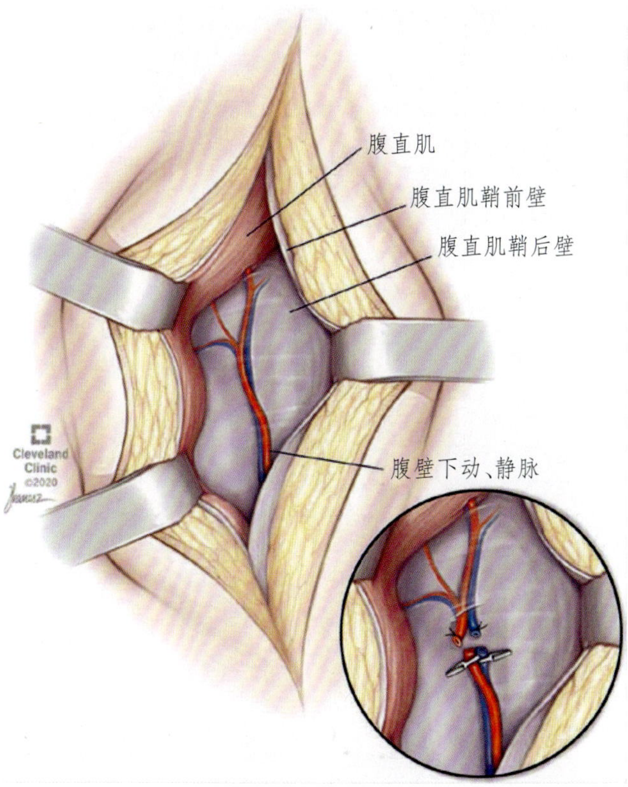

图 15.2 将腹直肌从腹直肌后鞘上牵开，向内侧牵拉，以进一步解剖腹壁下深血管，为显微血管吻合做好准备。特写图显示解剖腹壁下深动、静脉以备显微血管吻合。（Reprinted with permission, Cleveland Clinic Center for Medical Art & Photography © 2020. All Rights Reserved）

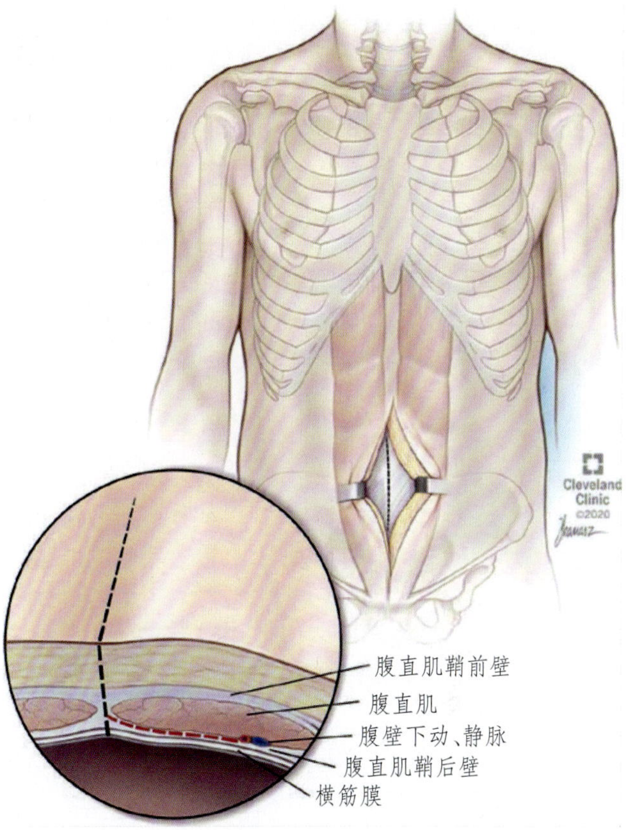

图 15.3 采用经腹入路手术显露腹壁下深血管。黑色虚线表示进入腹腔的手术切口。请注意：有腹壁缺损或大面积缺损的患者可能有腹直肌侧移甚至缺如。因此，在进入腹部后，需要仔细解剖腹直肌后鞘和横筋膜下的腹直肌，以显露腹壁下深动脉和腹壁下深静脉（红色虚线所示）。（Reprinted with permission, Cleveland Clinic Center for Medical Art & Photography © 2020. All Rights Reserved）

保护，以用于腹壁缺损的显微外科重建[31]（图 15.3 和图 15.4）。

图 15.5 至图 15.8 介绍了一例复杂腹壁缺损的病例，对该病例使用补片进行腹壁重建，同时分离腹壁后组织并用游离股前外侧皮瓣进行软组织覆盖。

讨论

活体成像和尸体研究指出，腹壁下深动脉具有可预测的解剖结构，但具有不同的分支模式。建议术前进行影像学检查，以确定其通畅性和走行。

根据需要重建的缺损大小和位置，可将腹壁下深血管在腹内或皮下转位来为显微外科皮瓣供血，以达到不同的重建目的。如果显微外科皮瓣的蒂较短，必须进行烦琐的肌肉解剖来获得足够长的腹壁下深动、静脉血管蒂。但是，随着向头侧解剖，动脉口径可能会因为向内侧和外侧发出分支而减小。根据供体皮瓣的血管蒂长度和口径，来确定在哪个平面切断腹壁下深血管进行显微吻合，以获得最佳匹配度和张力。如果皮瓣的蒂较长，可以在进入腹直肌之前结扎腹壁下深血管。术前和术中都应将静脉移植物或动静脉袢作为备用方案，以防血管不够长[32]（参见第 18 章和第 42 章）。

腹壁下深动脉和腹壁下深静脉已成为显微外科皮瓣重建的受区血管。资深学者对显微外科皮瓣重建腹壁缺损的受区血管进行了系统性回顾，发现腹壁下血管系统是最常用的血管吻合系统[33]。

腹壁下深动、静脉已成功地被用于阴茎[34]、阴道、腹会阴联合切除术后的盆腔缺损[35]及腰骶部[36]重建手术的受区血管。

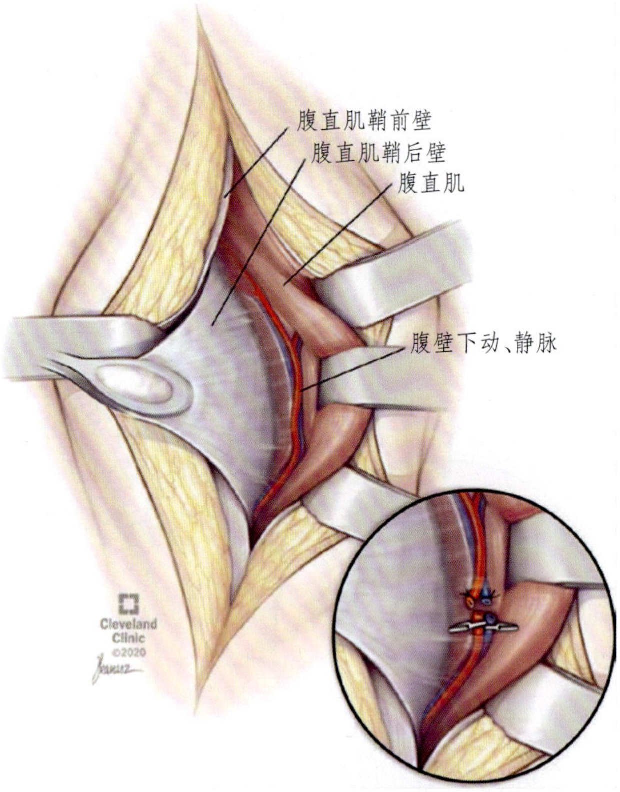

图 15.4 在腹直肌后平面，向半月线进行腹直肌后鞘侧方解剖时，可以识别腹壁下深动脉和腹壁下深静脉，将其制备为腹壁缺损的显微外科重建受区血管。特写图显示解剖和制备腹壁下深动脉和腹壁下深静脉，以用于显微血管吻合。(Reprinted with permission, Cleveland Clinic Center for Medical Art &Photography ⓒ 2020. All Rights Reserved)

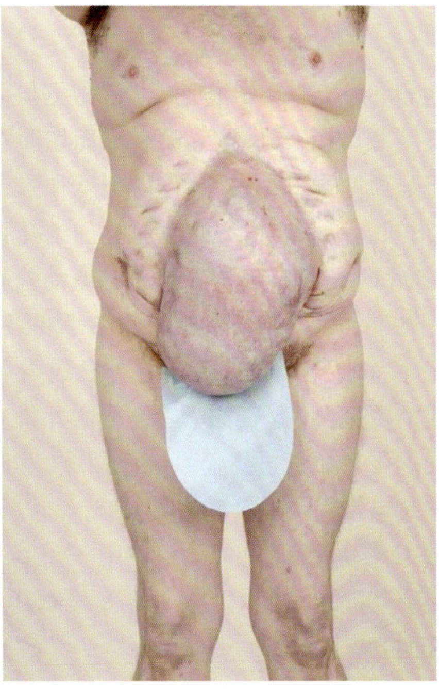

图 15.5 术前正面观：患者有复杂的腹部缺损伴局部缺损。

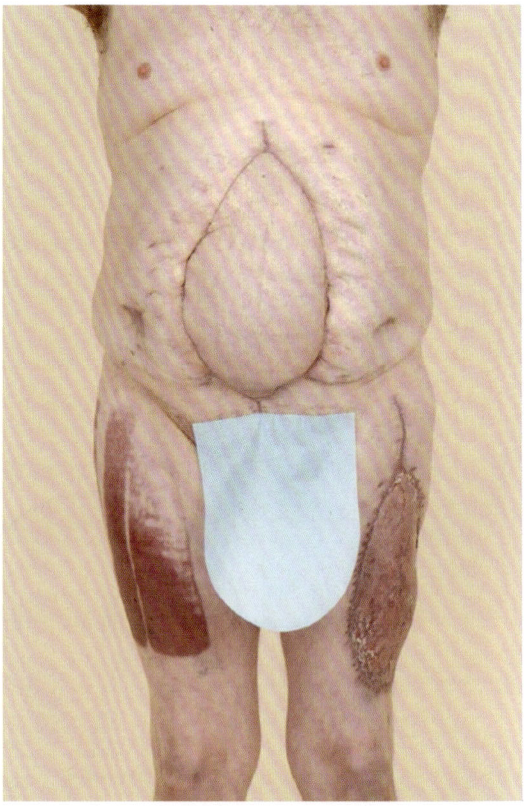

图 15.6 术后正面观：在腹直肌后平面，分离腹壁后组织，应用合成补片松解腹横肌。用游离股前外侧皮瓣进行软组织重建。将右侧腹壁下深血管作为受区血管。

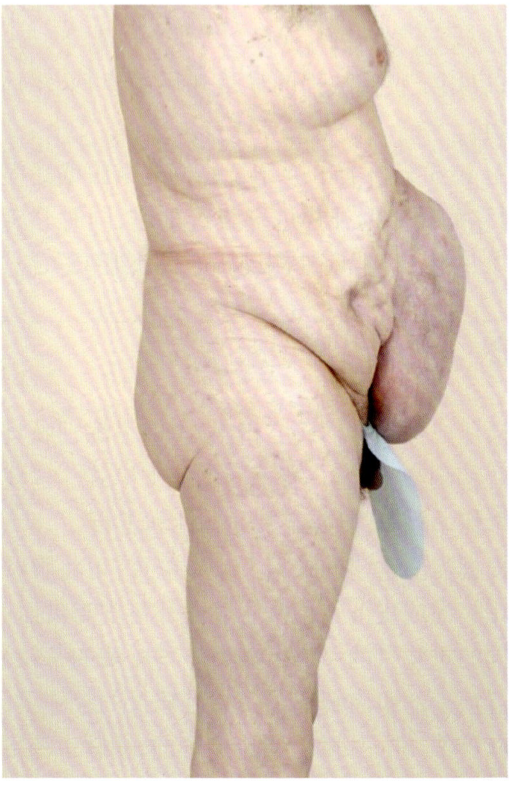

图 15.7 术前侧面观。

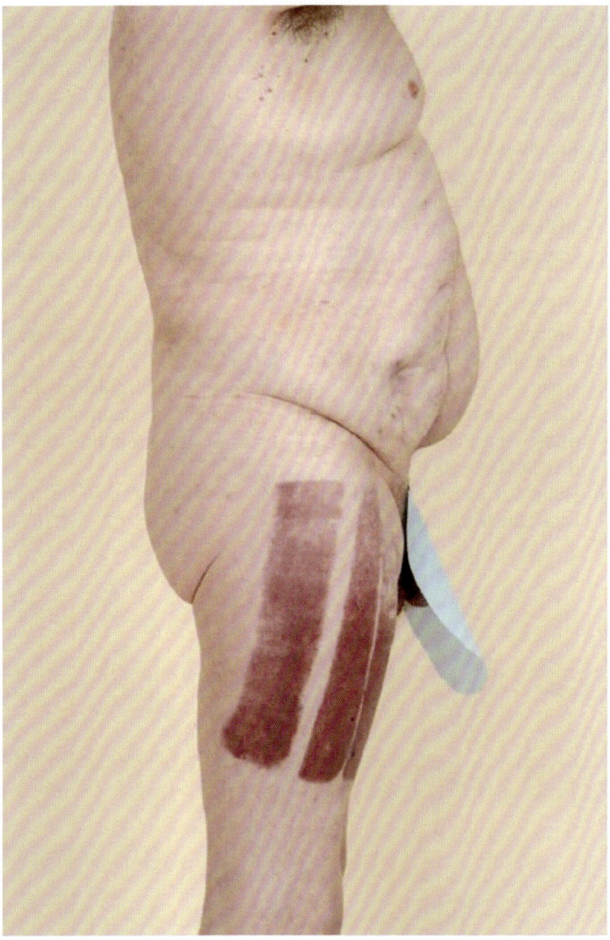

图 15.8 术后侧面观。

结论

腹壁下深血管的解剖恒定、可靠。术前影像使得术者可以根据动脉走行和分支类型进行术前规划。在各种显微外科皮瓣中，腹壁下深动脉和腹壁下深静脉可以通过外侧入路和经腹入路进行分离，以作为受区血管。采取何种入路取决于重建的目标和每一例病例的个体特异性。

（赵欣 译）

参考文献

1. Gurunluoglu R, Gatherwright J. Microsurgical reconstruction of complex maxillofacial gunshot wounds: outcomes analysis and algorithm. Microsurgery. 2019;39(5):384–94.
2. Leonhardt H, Mai R, Pradel W, Markwardt J, Pinzer T, Spassov A, Lauer G. Free DIEP-flap reconstruction of tumour related defects in head and neck. J Physiol Pharmacol. 2008;59(Suppl 5):59–67.
3. Nahabedian MY, et al. Breast reconstruction with the free TRAM or DIEP flap: patient selection, choice of flap, and outcome. Plast Reconstr Surg. 2002;110(2):466–75; discussion 476–7.
4. Gurunluoglu R, Shafighi M, Schwabegger A, Ninkovic M. Secondary breast reconstruction with deepithelialized free flaps from the lower abdomen for intractable capsular contracture and maintenance of breast volume. J Reconstr Microsurg. 2005;21(1):35–41.
5. Granzow JW, Levine JL, Chiu ES, Allen RJ. Breast reconstruction using perforator flaps. J Surg Oncol. 2006;94(6):441–54.
6. Tukiainen E. Chest wall reconstruction after oncological resections. Scand J Surg. 2013;102(1):9–13.
7. Gilman K, Ipaktchi K, Moore EE, Barnett C, Gurunluoglu R. Reconstruction of an emergency thoracotomy wound with free rectus abdominis flap: anatomic and radiologic basis for the surgical technique. World J Emerg Surg. 2010;5:12.
8. Gurunluoglu R. The ascending branch of the lateral circumflex femoral vessels: review of the anatomy and its utilization as recipient vessel for free-flap reconstruction of the hip region. J Reconstr Microsurg. 2010;26(6):359–66.
9. Kostakoğlu N, Keçik A. Deep inferior epigastric artery (DIEA) skin flap: clinical experience of 15 cases. Br J Plast Surg. 1998;51(1):25–31.
10. Van Landuyt K, Blondeel P, Hamdi M, Tonnard P, Verpaele A, Monstrey S. The versatile DIEP flap: its use in lower extremity reconstruction. Br J Plast Surg. 2005;58(1):2–13.
11. Williams P, Warwick R, Dyson M, Bannister LH. Gray's anatomy. In: Angiology. 37th ed. New York: Churchill Livingstone; 1989. p. 780–815.
12. Rueda M, Rueda S, Alleyne B, Drake RL, Gurunluoglu R. Chapter 4: Anatomy of the trunk. In: Bruce MA, editor. Plastic surgery: a practical guide to operative care. New York: Thieme Publishers; 2020.
13. Moon HK, Taylor GI. The vascular anatomy of rectus abdominis musculocutaneous flaps based on the deep superior epigastric system. Plast Reconstr Surg. 1988;82:815–32.
14. Itoh Y, Arai K. The deep inferior epigastric artery free skin flap: anatomic study and clinical application. Plast Reconstr Surg. 1993;91:853–63; discussion 864.
15. Rozen WM, Palmer KP, Suami H, et al. The DIEA branching pattern and its relationship to perforators: the importance of preoperative computed tomographic angiography for DIEA perforator flaps. Plast Reconstr Surg. 2008;121:367–73.
16. Ireton JE, Lakhiani C, Saint-Cyr M. Vascular anatomy of the deep inferior epigastric artery perforator flap: a systematic review. Plast Reconstr Surg. 2014;134(5):810e–21e.
17. Vandevoort M, Vranckx JJ, Fabre G. Perforator topography of the deep inferior epigastric perforator flap in 100 cases of breast reconstruction. Plast Reconstr Surg. 2002;109:1912–8.
18. Munhoz AM, Ishida LH, Sturtz GP, et al. Importance of lateral row perforator vessels in deep inferior epigastric perforator flap harvesting. Plast Reconstr Surg. 2004;113:517–24.
19. Bailey SH, Saint-Cyr M, Wong C, et al. The single dominant medial row perforator DIEP flap in breast reconstruction: three-dimensional perforasome and clinical results. Plast Reconstr Surg. 2010;126:739–51.
20. Wong C, Saint-Cyr M, Mojallal A, et al. Perforasomes of the DIEP flap: vascular anatomy of the lateral versus medial row perforators and clinical implications. Plast Reconstr Surg. 2010;125:772–82.
21. Oswald TM, Lineaweaver WC, Hui K. Recipient vessels for microsurgical flaps to the groin and pelvis: a review. J Reconstr Microsurg. 2006;22(1):5–14.
22. Xin M, Luan J, Mu L, Zhao Z, Mu D, Chen X. The efficacy of preoperative vascular mapping by MDCTA in selecting flap in abdominal flap breast reconstruction. Breast J. 2011;17:138–42.
23. Whitaker IS, Rozen WM, Smit JM, Dimopoulou A, Ashton MW, Acosta R. Peritoneo-cutaneous perforators in deep inferior epigastric perforator flaps: a cadaveric dissection and computed tomographic angiography study. Microsurgery. 2009;29:124–7.
24. Rozen WM, Ashton MW, Grinsell D. The branching pattern of the

deep inferior epigastric artery revisited in-vivo: a new classification based on CT angiography. Clin Anat. 2010;23(1):87–92.
25. El-Mrakby HH, Milner RH. The vascular anatomy of the lower anterior abdominal wall: a microdissection study on the deep inferior epigastric vessels and the perforator branches. Plast Reconstr Surg. 2002;109(2):539–43; discussion 544–7.
26. Voppichler M. Untersuchung der Vasa epigastrica inferior im hinblick auf die mikrochirurgische Verwendung beim Rectus-abdominis Lappen (Thesis). Innsbruck. 1998.
27. Shafighi M, Schwabegger AH, Michelle E, Gurunluoglu R. A cadaver study: the course of the inferior epigastric vessels. Plast Reconstr Surg. 2003;112(1):341–3.
28. Serafin D. Atlas of microsurgery composite tissue transplantation. Philadelphia: WB Saunders Co; 1996. p. 210–215, 445–453, 462–464.
29. Strauch B, Yu HL, Chen ZW, Liebling R. Atlas of microvascular surgery. New York: Thieme Medical Publishers, Inc; 1993. p. 448–83.
30. Novitsky YW, Elliott HL, Orenstein SB, Rosen MJ. Transversus abdominis muscle release: a novel approach to posterior component separation during complex abdominal wall reconstruction. Am J Surg. 2012;204(5):709–16.
31. Aliotta RE, Gatherwright J, Krpata D, Rosenblatt S, Rosen M, Gurunluoglu R. Complex abdominal wall reconstruction, harnessing the power of a specialized multidisciplinary team to improve pain and quality of life. Hernia. 2019;23(2):205–15.
32. Knackstedt R, Aliotta R, Gatherwright J, Djohan R, Gastman B, Schwarz G, Hendrickson M, Gurunluoglu R. Single-stage versus two-stage arteriovenous loop microsurgical reconstruction: a meta-analysis of the literature. Microsurgery. 2018;38(6):706–17.
33. Gurunluoglu R, Rosen MJ. Recipient vessels for microsurgical flaps to the abdomen: a systematic review. Microsurgery. 2017;37(6):707–16.
34. Kropp B, Cohn JE, Wang W, Sokoya M, Ducic Y. Free tissue transfer penile reconstruction. Semin Plast Surg. 2019;33:24–9.
35. Wong A, Sbitany H. Reconstruction of intrapelvic defects using the free anterolateral thigh flap: expanding the traditional algorithm. Ann Plast Surg. 2020;84(5):554–8. https://doi.org/10.1097/SAP.0000000000002048.
36. Hung S, Chen H, Wei F. Free flaps for reconstruction of the lower back and sacral area. Microsurgery. 2000;20:72–6.

第 16 章

腹腔内/腹膜内血管

Hiroshi Matsumoto, Yoshihiro Kimata

引言

有文献报道，胃网膜血管、空肠血管、胃十二指肠血管和肠系膜下血管可以作为腹部缺损显微外科重建的受区血管[1-13]。动脉一般都具有较大的管径和较厚的管壁，但是腹膜内静脉却有着很薄的管壁，因此，在静脉分离和吻合中需要仔细操作。

术前评估

术前评估应包括病史及手术史。如果患者曾接受过腹腔内手术或放疗，血管周围可能有粘连或瘢痕，在选择受区血管时就要考虑可能无法使用腹膜内血管。应用 3D-CTA 对术前评估非常有用(图 16.1)。

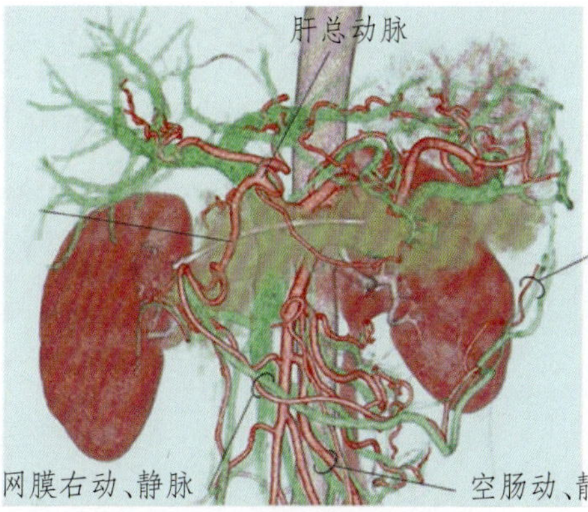

图 16.1 3D-CTA。

应用解剖学

胃网膜血管

胃网膜左、右动脉分别起源自胃十二指肠动脉和脾动脉，每条动脉都沿着胃大弯在大网膜表面走行(图 16.2)。胃网膜左、右动脉在胃中部汇合，胃网膜右动脉从发出点到汇合点的长度为(26.5±5.15)cm，胃网膜左动脉为(14.1±3.12)cm。胃网膜右动脉的管径为(2.71±0.5)mm，胃网膜左动脉为(1.63±0.6)mm[14]。在胃中部，胃网膜左、右动脉以 3 种方式吻合。其中 23.5%~70.6%为明确汇合和动脉弓形成，15.3%~27.8%为网状吻合，5.9%~50.3%没有吻合[15-17]。

空肠血管

肠系膜上动脉平均发出 5~7 条空肠动脉分支(图 16.3)。每条空肠动脉都在小肠肠系膜内走行，与邻近的空肠动脉形成动脉弓，然后再发出分支，最终形成许多分布于肠管的直小血管。受区血管通常选自第二至第四空肠血管，其动、静脉管径分别为 4mm 和5mm。自肠系膜上动脉至动脉弓，可作为受区血管被游离的血管蒂平均长度为 4.1cm[13,18]。

胃十二指肠血管

胃十二指肠动脉起源于肝总动脉，在胰腺的腹侧走行，发出胃网膜右动脉和胰十二指肠上前动脉。血管蒂的长度取决于肝总动脉的分支。据 Howell 等人报道，其长度为(3.09±1.31)cm(0~5.93cm)[19]。而据 Bradley 报道，其长度则为 0.5~4cm[20]。血管直径与肝总动脉相似[20](图 16.4)。

肠系膜下血管

肠系膜下动脉位于第三腰椎水平，起自腹主动脉，其直径为 1.2~5.5mm(平均 3.3mm)(图 16.5)。从左结肠动脉到肠系膜下动脉的长度为 3~6cm，可用作受区血管[9]。

手术部位的显露

当存在全层腹壁缺损时，显露腹内血管相对直接。动、静脉解剖对显微外科重建来说尤为重要。腹内静

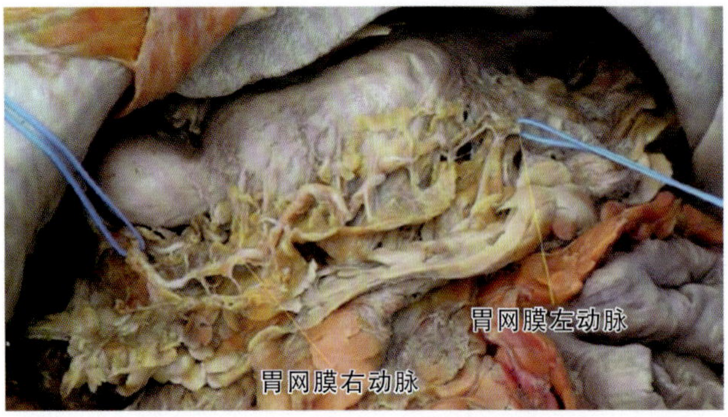

图 16.2 胃网膜动脉的解剖走行。

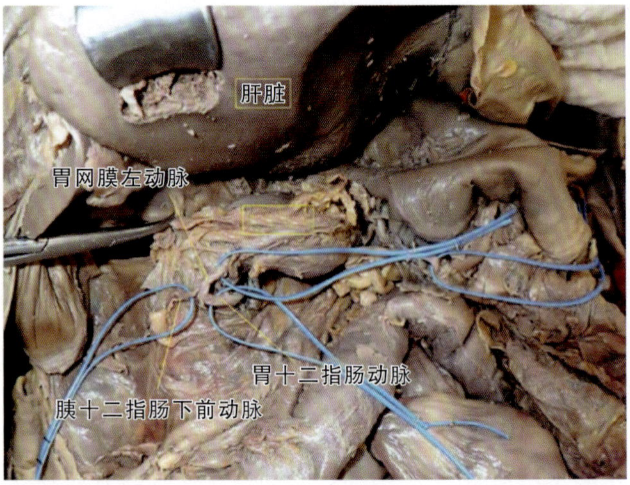

图 16.4 胃十二指肠动脉及其周围的解剖。

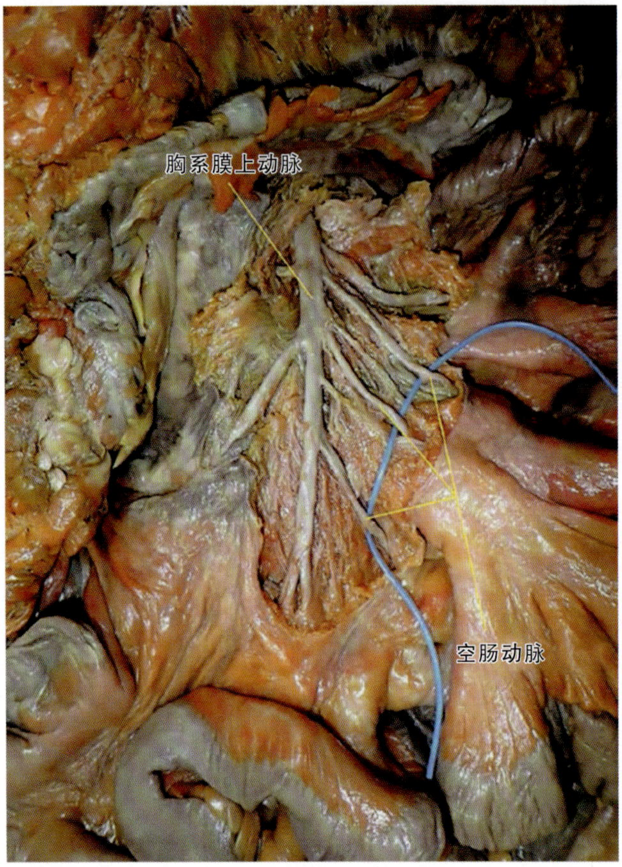

图 16.3 空肠动脉的解剖走行。

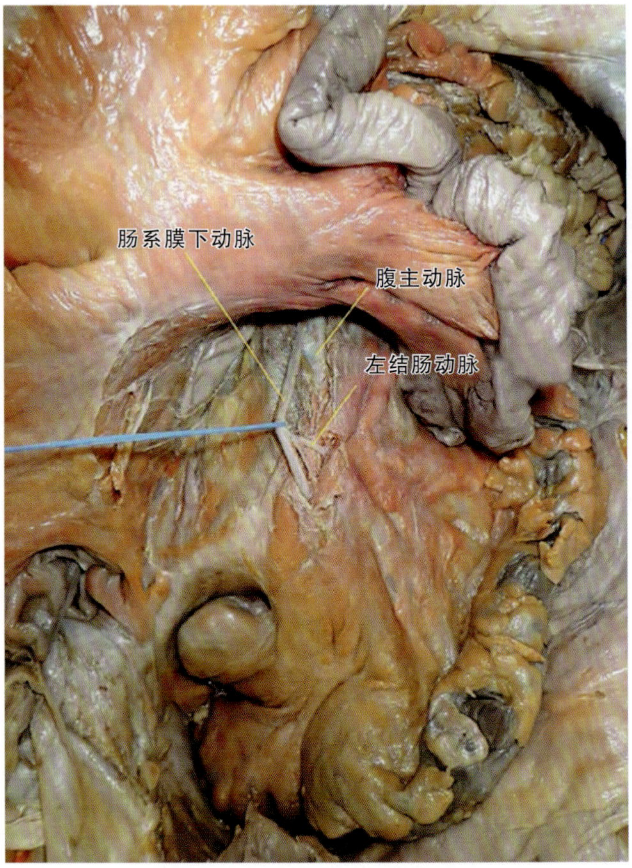

图 16.5 肠系膜下动脉的解剖。

脉的管壁非常薄，因此，解剖静脉时要尤为小心。表 16.1 总结了可被用于吻合的备用静脉。

胃网膜血管

胃网膜右动脉在幽门背侧缘起源于胃十二指肠动脉，并沿着胃大弯走行，在大网膜的胃部附着点远端 10~20mm 处穿过大网膜浅层。另一方面，胃网膜左动脉在脾下方起源于脾动脉，并沿大网膜浅层走行，这与胃网膜右动脉相似。胃网膜血管发出很多分支，以供应胃和大网膜的前、后方，在游离受区血管时必须结扎这些分支。由于静脉壁非常薄且易发生血管痉挛，游离血管时保留周围的脂肪组织会更加安全。

空肠血管

将第二至第四空肠动脉作为受区血管。根据供区血管蒂的长度和直径，从第二至第四空肠动脉中选择 1 条。然后，在备选的空肠血管上方的肠系膜做一切口，并将其游离到动脉弓。血管蒂游离完毕后，应该进行动脉闭塞试验，以确保空肠可以通过动脉弓维持血供。

胃十二指肠血管

有两种入路可以暴露胃十二指肠动脉。第一种入路跨过网膜暴露胰腺上缘，以确认肝总动脉。接下来，从远端游离肝总动脉，确认胃十二指肠动脉的分叉处，并从胰头的腹侧游离胃十二指肠动脉。另一种入路向前侧牵拉胃部，以识别胃十二指肠动脉的外周并向近端分离。后一种入路更易于分离胃十二指肠动脉。此外，联合应用两种入路有助于从胰头分离胃十二指肠动脉，尤其是在需要一条较长的受区血管时。

肠系膜下血管

显露肠系膜下动脉时，先将整个小肠肠系膜移向右侧，然后在腹中线处确认腹主动脉的分叉。肠系膜下动脉在腹主动脉的左-右分叉处头侧 3~4cm，略向腹主动脉的左侧发出分支。在乙状结肠系膜上做一切口，以暴露肠系膜下动脉。在肠系膜下动脉的左侧即为肠系膜下静脉。

讨论

作为恶性肿瘤切除后腹壁全层缺损显微外科重建修复的受区血管，腹膜内血管还是比较可靠的。关于胃网膜血管、空肠血管、胃十二指肠血管和肠系膜下血管的应用均有报道[1-13]。在腹股沟和骨盆区域，当由于既往的创伤、手术/放疗无法采用腹膜外血管作为受区血管时，这些血管就变得非常重要了。此外，将以腹膜内血管为血供的血管化筋膜组织作为显微外科皮瓣的一部分，可用来闭合周围的筋膜组织。

血管的选择取决于缺损的位置和供区血管的长度和管径。有研究者曾开展了根据不同腹壁缺损位置选择受区血管的研究。他们在一具尸体上建立了以脐为中心的 x-y 坐标轴，并将腹部划分为 4 个象限。假设使用大腿前外侧皮瓣（腹壁重建中最常用的显微外科皮瓣），如果供体血管的长度为 15cm（图 16.6），则建议每处缺损处选择的受区血管如下：右上象限，胃网膜右血管和胃十二指肠血管；左上象限，胃网膜右血管、胃网膜左血管和空肠血管；右下象限，胃网膜右血管、空肠血管和肠系膜下血管；左下象限，空肠血管和肠系膜下血管。

受区血管的选择也取决于如下特征：

胃网膜动脉 在胃中部有如下 3 种类型的交通吻合：①胃网膜左、右动脉明确交通型；②胃网膜动脉细小网状结构交通型；③无交通型。因此，当胃网膜动脉被用作一个长血管蒂时，必须分别关闭胃网膜左、右动脉，以确保两种状态下都能有搏动。如果搏动消失或减弱就说明胃网膜左、右动脉的交通不充分，因而不能被采用。

空肠动脉 第一空肠动脉总是与胰十二指肠下动脉有着共同的主干。已知这条共同的主干发自肠系膜上动脉的背侧，第一空肠动脉位于深部且血管蒂很

表 16.1 用于显微外科重建修复腹壁缺损的潜在受区动静脉

	胃网膜血管	空肠血管	胃十二指肠血管	肠系膜下血管
动脉	胃网膜动脉	空肠动脉	胃十二指肠动脉	肠系膜下动脉
静脉	伴行静脉	伴行静脉	胃十二指肠右静脉、中结肠静脉	肠系膜下静脉

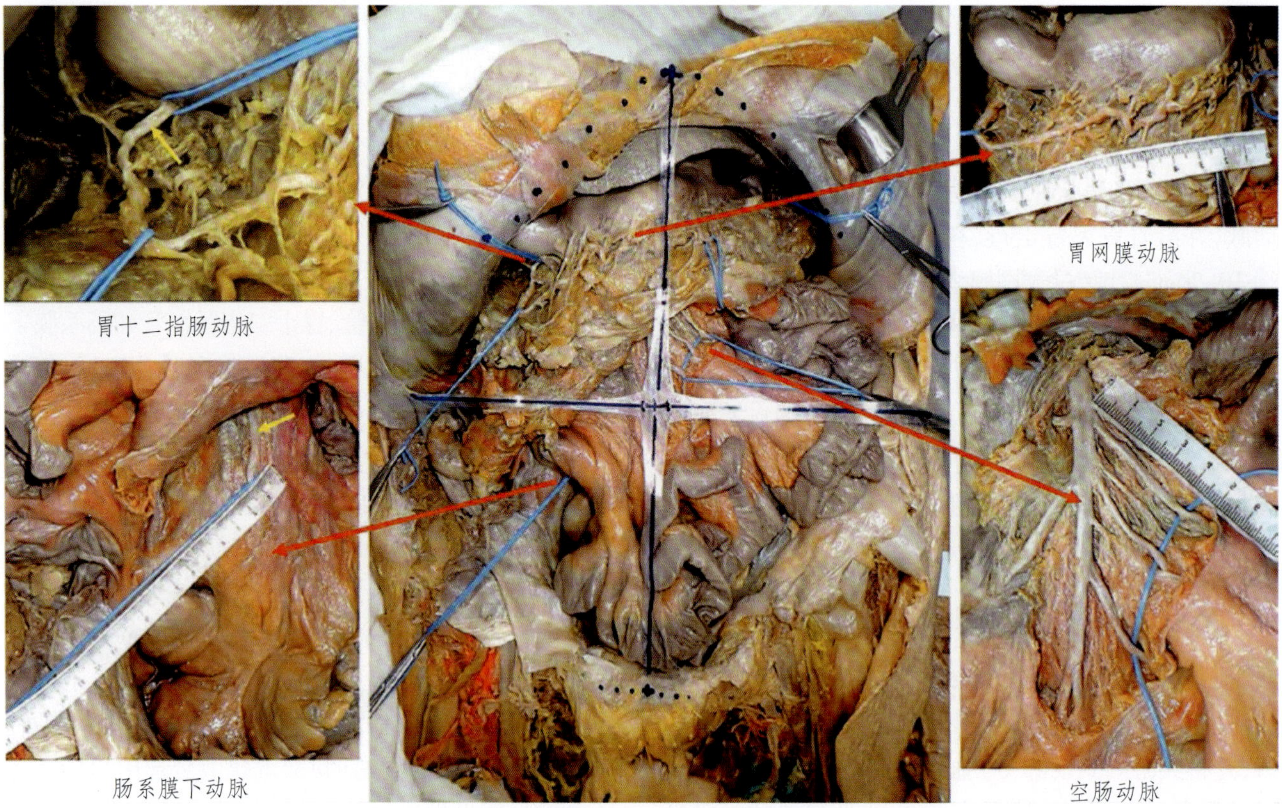

图 16.6 以脐为中心的 x–y 坐标轴和受区血管解剖位置。

短。因此，其很难被用作受区血管。第二至第四空肠动脉在3点钟方向直接发自肠系膜上动脉，这3条动脉都可以采用。

胃十二指肠动脉 尽管胃十二指肠动脉的外侧部分为胰腺提供血供，但将其作为受区血管通常是安全的，因为可以通过从肠系膜上动脉处形成的动脉弓来维持胰腺的血供。不过，如果可以采用胃网膜右动脉，胃十二指肠动脉一般不作为首选。同时，假如在胃切除术后的病例中，胃网膜动脉已被切除，胃十二指肠动脉就会成为受区动脉的候选血管。然而，由于胃十二指肠动脉没有伴行静脉，需要寻找和游离其附近的静脉，如结肠中静脉。

肠系膜下动脉 肠系膜下动脉不是受区血管的首选。不过，假如在腹腔内外找不到其他可用的受区血管，就应考虑采用肠系膜下动脉。当采用肠系膜下动脉时，需要术前进行增强CT确认连接肠系膜上、下动脉的Riolan弓的状况，并通过术中闭塞试验来确认其通畅程度。一旦Riolan弓缺如或发育不良，就应避免使用肠系膜下动脉，因为肠系膜下动脉内血流减弱有可能造成肠管坏死。肠系膜下动脉位于盆腔深部，其血管蒂长度较短，约为3cm。因此，必须选择一种长血管蒂(>15cm)皮瓣来重建腹壁的表层。

关键点

- 腹膜内血管可以作为复杂腹壁缺损显微外科重建的受区血管。
- 如果存在腹腔内粘连，腹膜内血管的使用就会很困难。
- CTA对于术前评估腹膜内血管很有帮助，而术中需要进行闭塞试验来进一步证实。
- 腹膜内血管的应用允许闭合环周围的筋膜。
- 血管的选择是由缺损的区域和供区血管的长度及直径决定的。
- 当选择腹膜内血管作为受区血管时，就是假定该区域内由其滋养的血供是通过侧支循环来维持的。因此，在使用这些血管时，仔细观察其和邻近血管的血管弓是至关重要的。
- 除了胃网膜动脉、空肠动脉、胃十二指肠动脉和肠系膜下动脉以外，只要血管闭塞试验结果没有异常，回结肠动脉、中结肠动脉和乙状结肠动脉也是备选的受区血管，因为所负责的血供可以由周围血管通过血管弓来维持。

• 这些动脉可能有或没有伴行静脉。对每一条动脉而言，表 16.1 中所列静脉皆可选择。此外，腹膜内静脉的血管壁都非常薄，需要仔细游离，以避免对其造成损伤。应保留其周围的脂肪组织，以起到保护作用。

• 详细研究腹膜内静脉作为受区血管的文献很少，因此对相关静脉进行仔细的解剖学研究是当务之急。

• 受到呼吸和受区血管位置的影响，在腹膜腔内吻合血管会很困难。在这种情况下，可以通过手动切换人工呼吸机并暂时中断通气来完成血管吻合。

• 使用腹膜内血管的术后并发症包括腹膜内粘连、疝气和腹腔内器官缺血。

（赵欣 译）

参考文献

1. Clement RW, Young VL, Marsh JL. Use of the greater omentum as a vascular supply for free-flap transfer. Plast Reconstr Surg. 1984;74(1):131–2.
2. Chiu HW. Tensor fasciae latae free flap for full-thickness abdominal wall reconstruction utilizing the greater omentum as a vascular supply. Plast Reconstr Surg. 1985;75(4):607.
3. Penington AJ, Theile DR, MacLeod AM, Morrison WA. Free tensor fasciae latae flap reconstruction of defects of the chest and abdominal wall: selection of recipient vessels. Scand J Plast Reconstr Surg Hand Surg. 1996;30(4):299–305.
4. Sekido M, Yamamoto Y, Sugihara T, Nohira K, Shintomi Y. Microsurgical reconstruction of chest- and abdominal-wall defects associated with intraperitoneal vessels. J Reconstr Microsurg. 1996;12(7):425–30.
5. Kimata Y, Uchiyama K, Sekido M, Sakuraba M, Iida H, Nakatsuka T, et al. Anterolateral thigh flap for abdominal wall reconstruction. Plast Reconstr Surg. 1999;103(4):1191–7.
6. Koshima I, Nanba Y, Tutsui T, Takahashi Y, Itoh S, Kobayashi R. Dynamic reconstruction of large abdominal defects using a free rectus femoris musculocutaneous flap with normal motor function. Ann Plast Surg. 2003;50(4):420–4.
7. Oswald TM, Lineaweaver WC, Hui K. Recipient vessels for microsurgical flaps to the groin and pelvis: a review. J Reconstr Microsurg. 2006;22(1):5–14.
8. Wong CH, Lin CH, Fu B, Fang JF. Reconstruction of complex abdominal wall defects with free flaps: indications and clinical outcome. Plast Reconstr Surg. 2009;124(2):500–9.
9. Petrie NC, Chan JK, Chave H, McGuiness CN. The inferior mesenteric vessels as recipients when performing free tissue transfer for pelvic defects following abdomino-perineal resection. A novel technique and review of intra-peritoneal recipient vessel options for microvascular transfer. J Plast Reconstr Aesthet Surg. 2010;63(12):2133–40.
10. Kayano S, Sakuraba M, Miyamoto S, Nagamatsu S, Taji M, Umezawa H, Kimata Y. Comparison of pedicled and free anterolateral thigh flaps for reconstruction of complex defects of the abdominal wall: review of 20 consecutive cases. J Plast Reconstr Aesthet Surg. 2012;65(11):1525–9.
11. Aliano KA, Agulnick M, Cohen B, Gonya G, Low C, Stavrides S, et al. Spinal reconstruction for osteomyelitis with free vascularized fibular grafts using intra-abdominal recipient vessels: a series of three cases. Microsurgery. 2013;33(7):560–6.
12. Hahn E Jr, Lee ES, Keith JD. A neurotized anterolateral thigh flap with a unique anastomosis to the gastroepiploic artery: a case report of a reconstruction of composite abdominal wall defect. Eplasty. 2016;16:ic29.
13. Gurunluoglu R, Rosen MJ. Recipient vessels for microsurgical flaps to the abdomen: a systematic review. Microsurgery. 2017;37(6):707–16.
14. Tomioka K, Murakami M, Saito A, Ezure H, Moriyama H, Mori R, et al. Morphometric and quantitative evaluation of the gastroepiploic artery. Okajimas Folia Anat Jpn. 2015;92(2):33–5.
15. Tomioka K, Murakami M, Saito A, Ezure H, Moriyama H, Mori R, et al. Anatomical and surgical evaluation of gastroepiploic artery. Okajimas Folia Anat Jpn. 2016;92(3–4):49–52.
16. Hannoun L, Le Breton C, Bors V, Helenon C, Bigot JM, Parc R. Radiological anatomy of the right gastroepiploic artery. Anat Clin. 1984;5(4):265–71.
17. Yamato T, Hamanaka Y, Hirata S, Sakai K. Esophagoplasty with an autogenous tubed gastric flap. Am J Surg. 1979;137(5):597–602.
18. Strauch B, Yu HL. Atlas of microvascular surgery: anatomy and operative techniques. 2nd ed. New York: Thieme; 2006. p. 543–60.
19. Howell AC, Gould DJ, Mayfield C, Samakar K, Hassani C, Patel KM. Anatomical basis of the gastroepiploic vascularized lymph node transfer: a radiographic evaluation using computed tomographic angiography. Plast Reconstr Surg. 2018;142(4):1046–52.
20. Bradley RL. Surgical anatomy of the gastroduodenal artery. Int Surg. 1973;58(6):393–6.

第 17 章

股总血管和股浅血管

Margaret S. Roubaud, Charles E. Butler

引言

股总动脉、股浅动脉和静脉是大口径血管，适合切取许多局部皮瓣，也可以作为游离皮瓣的理想受区。这些血管对于复杂的下腹部和腹股沟显微外科重建是非常有价值的。

术前评估

尽管显微外科手术通常吻合股、动静脉的小分支，但股总血管和股浅血管的存在和通畅对于成功重建主干区至关重要。通常于腹股沟韧带处可直接触及股总动脉，但是评估股总血管和股浅血管依然需要进行影像学检查。彩色多普勒超声成像提供了可靠的血流速度和通畅性信息，而 CTA 和 MRA 等可提供关于血管位置和分支变异的详细信息。尤其是在合并外伤、放疗或淋巴结清扫的情况下，CTA 和 MRA 更有价值。

应用解剖学

股总动脉和静脉是髂外动脉和静脉的直接延续。当血管通过股环离开腹腔时，股静脉位于股动脉的内侧。股血管系统直接位于腰大肌上方，股神经位于血管的外侧。通过触诊，可以很容易地在股三角内定位血管，股三角由上方的腹股沟韧带、内侧的内收肌和外侧的缝匠肌组成。然后，股总动脉分为股浅动脉和股深动脉。同样，股总静脉分为股浅静脉(又称为股静脉)、股深静脉和大隐静脉。股浅静脉最常被称为股静脉，因为其在解剖学上处于较深位置，容易发生深静脉血栓。

股总动脉在分为深支和浅支之前，会发出几个重要的节段分支。特别是，旋髂浅动脉、腹壁浅动脉、阴部外浅动脉和阴部外深动脉都是起源于股三角的节段性分支。股浅动脉走行于缝匠肌后方，在收肌管内位于股静脉前方。其在大腿的前侧和内侧筋膜室发出多个肌支，然后延续为腘动脉。其最重要的分支之一是膝降动脉，为膝关节供血。

股总静脉在股三角内也有重要的属支。相关的伴行静脉，如旋髂浅静脉、腹壁浅静脉和阴部外静脉均与动脉伴行，回流至股总静脉。可以说，对于显微外科医生而言，大隐静脉是股总静脉最重要的属支。大隐静脉位于大腿内侧皮下组织中，位于大腿深筋膜和浅筋膜之间。其距腹股沟韧带 1~3cm，在隐静脉裂孔处穿出大腿深筋膜，在股三角的隐-股交界处回流入股静脉。在大腿内，隐静脉和股静脉(股浅静脉)有多个串联浅静脉和深静脉系统的分支。股静脉是大腿的主要深静脉，并有许多属支来自所有的筋膜室。

解剖学研究评估了股总血管和股浅血管系统内的血管直径和流量。股总动脉的直径为 7~9mm，男性股总动脉的直径甚至比预期更大[1,2]。静态状态下的平均血流量为 350~430mL/min[1-3]。相应的，股浅动脉的平均直径为 5~7mm，平均血流量为 130~210mL/min[2,4-6]。

相比之下，股总静脉的直径为 10~13mm，男性的股总静脉直径基于身高和 BMI 而略大[7,8]。股浅静脉的直径在隐-股交界处的远端仍然较大，为 6~8mm，直到隐-股脉交界处远端 35cm[8]。在隐-股交界处，隐静脉的直径通常为 3~4mm。体内研究发现，股总静脉、股浅静脉和大隐静脉的流量平均分别为 360mL/min、147mL/min 和 38mL/min，可能会随着动态扩张和收缩而显著变化[9]。

手术部位的显露

通过显露股三角的各种切口，可以暴露股总血管和股浅血管系统。应触诊耻骨联合和髂前上棘，并绘制连接线，以估计腹股沟韧带的位置。在体形偏瘦的患者中，可以在股三角的内侧缘触诊内收肌。缝匠肌很难被触诊，除非患者非常瘦，直接触诊股总动脉有助于确定外侧边界。对于肥胖患者或放射状的腹股沟，腹股沟韧带的中间点可以作为粗略估计。

在已有缺损的情况下，建议通过现有切口直接暴露股三角。例如，在切除腹部或腹股沟较大肿瘤的过程中，腹股沟韧带经常被"牺牲"，血管很容易暴露（图 17.1）。如果使用了剖腹手术切口，而没有直接暴露腹股沟，可以在腹股沟韧带下方 2~4cm 处做斜向反切口，以限制对腹壁真皮血管系统的破坏。当将股总血管或股浅血管用作游离皮瓣的受区血管，且缺损未立即闭合时，外科医生可做出临床决定，是为皮瓣做隧道，还是直接打开受区血管和缺损之间的皮肤。在计划重建时，腹股沟褶皱处的预期运动和肌腱抵止点是最重要的考虑因素。由于髋关节的运动范围较大，术后控制患者髋关节的屈伸异常困难。显微外科吻合和软组织移植物对张力耐受性较差，易发生缺血并伴有术后水肿。

讨论

股总血管和股浅血管是具有高流速的大口径血管。由于广泛的分支和先进的显微外科技术，显微外科医生经常将这些血管的节段分支用于局部皮瓣和显微解剖。在对腹部显微外科皮瓣受区血管的系统综述中，最常用的是腹壁下系统或腹腔内血管，如胃网膜血管[10]。这些血管因邻近腹部或腹股沟缺损及血管直径的兼容性而备受青睐。在同一项研究中，对 9.3%的患者直接使用股血管或与静脉移植物一起使用。这可能有几个原因，包括距缺损的距离和端-侧吻合的技

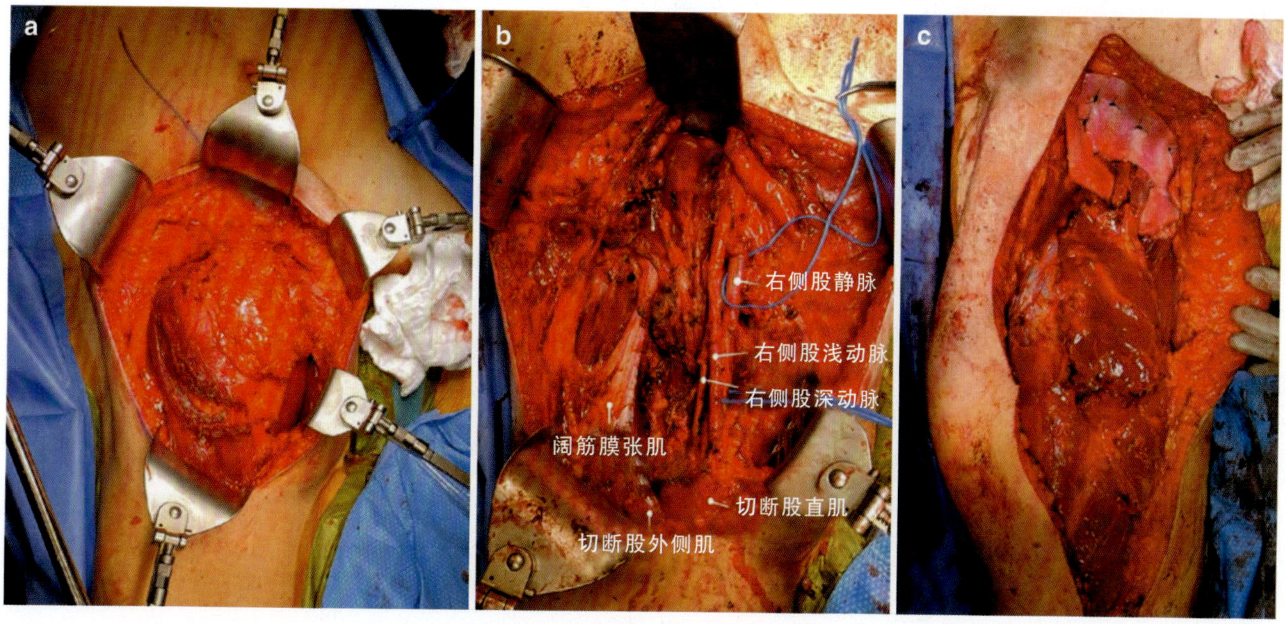

图 17.1　(a)患者，男性，62 岁，右侧腹膜后和腹股沟复发性脂肪肉瘤，沿右侧髂腰肌延伸至腹股沟。肿瘤邻近髂外血管、股总血管和股浅血管。患者在 6 年前接受了化疗，并通过剖腹手术切口进行了根治性切除。(b)通过右骨盆和腹股沟上的斜向切口进行根治性肿瘤切除术。尽管所有节段分支均与肿瘤连接，包括腹壁下深、浅血管，旋髂浅血管，旋股内侧、外侧血管，但股总血管和股浅血管均被钙化并保留。大隐静脉、缝匠肌和腹股沟韧带也被切除。由此产生的缺陷造成切口疝，腹膜内容物脱出，腹股沟和大腿上部有一个大的无效腔。(c)用生物网修补腹壁肌肉和切口疝。为了覆盖网状结构和暴露的神经血管结构，并消除无效腔，从同侧大腿上游离切取股外侧肌，并对股总动脉和静脉进行端-侧显微外科吻合。

术难度。虽然重建外科医生必须认识到这些“障碍”，但在某些情况下，这些血管变得极其重要，如严重创伤、广泛的肿瘤切除或之前进行过放疗。对这些情况的处理值得特别注意。

如前所述，股总血管和股浅血管最适用于腹部或腹股沟的带蒂局部皮瓣，或作为该解剖区域的受区血管。股总动脉和股浅动脉是小腿的主要血液供应，因此不应“牺牲”其进行重建。此外，股总动脉和股浅动脉可以作为端-侧吻合的理想受区血管，无论是直接与皮瓣血管蒂吻合还是与动静脉袢吻合。两条血管的大直径和高流量允许进行较大范围的动脉切开术，而不会出现窃血现象。此外，血管具有足够的流量来支撑任何大小的皮瓣，这在腹壁重建中可能很重要。重要的是，股总动脉或股浅动脉可能被严重的外周血管疾病和钙化斑块侵袭。成功的吻合通常需要使用更好的显微外科缝线，如 8-0 尼龙缝线或 6-0 聚丙烯缝线，并进行大面积全层缝合，以避免破坏内膜。

如第 18 章所述，动静脉袢缝线可能对于桥接适当的受区血管和重建目标之间的距离至关重要。大隐静脉是这一区域的理想供体，无论是作为大隐静脉转位还是作为游离移植。如果大隐静脉完好无损，可以直接从隐-股交界处进入隐静脉，或者通过大腿内侧的直接切口获取大隐静脉。当腹部预先存在的垂直和水平瘢痕表明胸廓内血管、腹壁下深血管或旋髂浅血管不再可用时，外科医生应计划使用动静脉袢吻合[11]。此外，腹膜后或腹股沟的大面积切除可能需要结扎多个知名分支。应进一步考虑在显微外科手术中延期或即刻使用动静脉袢吻合。尽管一些研究者警告称，在皮瓣吻合之前，应预留足够的时间使动静脉袢吻合成熟[12-17]，但立即使用动静脉袢吻合可避免再次手术的需要，并降低血栓形成的风险。笔者的实际经验是，由于受区血管的血流量较高，在该解剖区域可一期使用动静脉袢吻合，首选动静脉移位(保留隐-股交界处完整)而不是介入。

结论

股总血管和股浅血管是大直径、高流量的血管，分支明显。腹部和腹股沟的局部皮瓣基于其节段分支，包括旋髂浅血管和腹壁浅血管。如有需要，股总血管和股浅血管系统可作为游离皮瓣的理想受区，因为其直径较大，但需要技术要求较高的端-侧吻合。

(刘欢 译)

参考文献

1. Liang HL. Doppler flow measurement of lower extremity arteries adjusted by pulsatility index. Am J Roentgenol. 2020;214:10–7.
2. Holland CK, Borwn JM, Scoutt LM, et al. Lower extremity volumetric arterial blood flow in normal subjects. Ultrasound Med Biol. 1998;24:1079–86.
3. Lin YY, Shie RF, Liu KS, et al. Diameter change of common femoral arteries after percutaneous endovascular aortic repair with the use of the preclose technique. J Vasc Surg. 2014;60:50–6.
4. Lewis P, Psaila JV, Davies WT, et al. Measurement of volume flow in the human common femoral artery using a duplex ultrasound system. Ultrasound Med Biol. 1986;12:777–84.
5. Field JP, Musson AM, Zwolak RM, et al. Duplex arterial flow measurement in normal lower extremities. J Vasc Tech. 1989;13:13–9.
6. Hussain ST, Smith RE, Wood RFM, et al. Observer variability in volumetric blood flow measurements in leg arteries using duplex ultrasound. Ultrasound Med Biol. 1996;22:287–91.
7. Mednick RE, Alvi HM, Morgan CE, et al. Femoral vein blood flow during a total hip arthroplasty using a modified Heuter approach. J Arthroplast. 2015;30:786–9.
8. Keiler J, Schulze M, Claasen H, et al. Human femoral vein diameter and topography of valves and tributaries: a post mortem analysis. Clin Anat. 2018;31:1065–76.
9. Ogawa T, Lurie F, Kistner RL, et al. Reproducibility of ultrasound scan in the assessment of volume flow in the veins of the lower extremities. J Vasc Surg. 2002;35:527–31.
10. Gurunluoglu R, Rosen MJ. Recipient vessels for microsurgical flaps to the abdomen: a systematic review. Microsurgery. 2017;37:707–16.
11. Gurunluoglu R, Ghaznavi A, Krpata D, et al. Arteriovenous loop graft in abdominal wall reconstruction using free tissue transfer. J Plast Reconstr Aesthet Surg. 2016;69:1513–5.
12. Cavadas PC. Arteriovenous vascular loops in free flap reconstruction of the extremities. Plast Reconstr Surg. 2008;121:514–20.
13. Inbal A, Silva AK, Humphries LS, et al. Bridging the gap: a 20-year experience with vein grafts for free flap reconstruction. The odds for success. Plast Reconstr Surg. 2018;142:786–94.
14. Oswald TM, Stover SA, Gerzenstein J, et al. Immediate and delayed use of arteriovenous fistulae in microsurgical flap procedures: a clinical series and review of published cases. Ann Plast Surg. 2007;58:61–3.
15. Henn D, Wahmann MS, Horsch M, et al. One-stage versus two-stage arteriovenous loop reconstructions: an experience on 103 cases from a single center. Plast Reconstr Surg. 2019;143:912–24.
16. Vogt PM, Steinau HU, Spies M, et al. Outcome of simultaneous and staged microvascular free tissue transfer connected to arteriovenous loops in areas lacking recipient vessels. Plast Reconstr Surg. 2007;120:1568–75.
17. Arkudas A, Morch RE, Regus S, et al. Retrospective cohort study of combined approach for trunk reconstruction using arteriovenous loops and free flaps. J Plast Reconstr Aesthet Surg. 2018;71:394–401.

第 18 章

隐静脉动静脉袢

Erkki Tukiainen, Katariina Laurila

引言

动静脉瘘是动脉和静脉循环系统之间的异常连接。瘘管可能是先天性或后天性的。后者可由创伤或外科手术引起[1]。治疗性动静脉瘘管最初是为了促进血液透析通路而创建的，Brescia 等人开发了桡动脉-头静脉瘘，目前仍在临床上使用[2]。当使用自体静脉移植物或类似的替代物（同种异体移植物或人工合成）连接大动脉和静脉时，称之为动静脉袢。

有时，在缺损附近没有合适的受区血管可以用于显微血管皮瓣覆盖。在这些情况下，动静脉袢可以提供一种解决方案。Threlfall 等人首次发表了使用动静脉瘘作为下肢游离皮瓣的受区血管[3]。目前该方法已被用于头颈部、躯干和四肢重建中的游离皮瓣移植，包括单次或两次手术[4-6]。通常，静脉袢有两个吻合口，两端各一个。

隐静脉袢是静脉袢的一种改良。通过使用大隐静脉（卵圆窝）的天然连接作为出口，避免了一次吻合。只有隐静脉的远端需要与股动脉进行端-侧吻合，以形成动静脉袢。

适应证

当进行显微血管皮瓣重建时，皮瓣动脉和静脉应与健康的受区血管连接，以避免血栓形成和皮瓣坏死。如果局部受区血管不适用于游离皮瓣吻合，动静脉袢可以作为一种解决方案。

动静脉袢的目的是在邻近缺损部位为游离皮瓣提供最佳的受区血管。血管疾病、既往接受过放疗、创伤、感染或炎症、高流量血管畸形或既往接受过重建手术是使用动静脉袢的适应证。此外，在某些解剖区域，受区血管可能因缺失或太小而无法吻合。自体静脉袢提供了一条具有适当口径和流量的健康血管。

此外，动脉侧和静脉侧的血压必须适合显微外科皮瓣，也就是说，从中间分开静脉袢并进行吻合后，其流入和流出都应接近生理值。在动脉侧，受区动脉必须具有一定的血压和流量。这通常意味着在任何受影响的狭窄节段近端进行吻合。通过术前成像和术中血流和压力测量选择动脉端-侧吻合的正确节段。如有必要，术前利用血管造影，如 MRA 或数字减影血管造影进行评估，以排除动脉近端狭窄和严重动脉粥样硬化。根据我们的经验，主要动脉的压力（适用于袢吻合）应至少为同时记录的桡动脉中的全身压力的 2/3。

此外，应仔细评估静脉侧，并排除静脉流出的任何障碍。静脉流出需要动静脉袢具有健康血管和生理性腔内静脉压力。此前影响该区域的深静脉血栓形成或高流量血管畸形可能导致静脉压力升高，压力过高则无法进行安全的游离皮瓣吻合。如有必要，可通过多普勒超声检查轻松评估深静脉的通畅性和流量。

根据袢的长度，甚至可以到达远端的位置，并且袢可以转向要重建的缺损。这使得外科医生可以使用损伤区域外的血管重建受损的肢体[7,8]。

在某些解剖区域，如胸腔和腹腔，内脏器官造成的压迫（肠梗阻、肺扩张等）可能导致一些问题。因此，在胸壁全层缺损或腹腔缺损重建中，血管吻合口设计在胸腔或腹腔外可能是有益的。腹股沟血管的隐静脉袢使得选择游离皮瓣吻合的位置更自由。其可以被放置在新的解剖位置，其优点是更好地触及血管，并避免腔内压力变化，腔内压力变化可能会导致皮瓣蒂的压迫或牵拉[9,10]。

隐静脉袢有几个优点。通常两个团队同时进行的方法是可行的，一个团队准备受区血管，即动静脉袢，而另一个团队则负责切取皮瓣。大隐静脉的解剖结构相当恒定，静脉直径通常适合吻合。大血管口径和低阻力形成高流量动静脉瘘管，通过传输时间流量计测量，流量为 100~200mL/min。当隐静脉袢形成并在远端切开，以形成静脉和动脉侧时，静脉侧只有一个吻合口，动脉侧只有两个吻合口。第一种吻合是隐静脉远端与股动脉吻合。随后，当静脉袢被切开时，皮瓣吻合可以相对容易地在良好的暴露状态下进行。这是游离皮瓣手术的一个重要因素，其中血栓并发症主要发生在吻合部位。吻合是在大血管中进行的，股动脉为皮瓣提供了良好的灌注，静脉流出被引导到股静脉（表 18.1）。

术前计划

术前应使用多普勒超声检查大隐静脉的通畅性、位置和口径。可以在皮肤上标记血管的走行，以便进行解剖[11]。整个供区下肢应为手术做好准备。如果术前超声对血管状况有任何疑问，也应准备好另一侧下肢。如果发生动脉粥样硬化性疾病，那么术前血管造影（MRA 或 DSA）是必需的，以确保髂血管没有明显的可能会减少股动脉流量的近端狭窄。影像学检查还可以评估股血管的状况和可能存在的钙化。

外科手术技术

根据先前标记的静脉路径，通过小的纵向切口或长的垂直切口暴露并解剖静脉。为了暴露股骨近端区域，做一个 10cm 的垂直切口，进入股动、静脉及近端隐静脉。隐静脉的所有侧支必须被结扎并分开，以使静脉从卵圆窝充分移动。在远端，在合适位置横向切断隐静脉，通常在膝关节水平，以确保袢足够长。隐静脉必须解剖 30cm 以上，形成一个约 15cm 的袢，对于胸腹部缺损或胁腹部缺损，这通常也足够了。为了避免扭转，可以使用手术笔用虚线标记隐静脉的背侧表面（表 18.2）。

初始朝向组织缺损区域放置袢。应避免发生任何扭曲或扭结。在夹闭股动脉近端和远端之前，系统性给予肝素。在股动脉上靠近卵圆窝的位置进行动脉切开术，采用纵向切口或 10mm×5mm 的椭圆形切口。用 7–0 线以连续缝合法（图 18.1 和图 18.2）与隐静脉的远端做端–侧吻合。如果存在动脉粥样硬化或以前曾接受过放疗，则必须小心处理。缝合线应从股动脉的内侧向外延伸，以避免血管内膜分离。必须小心放置袢的末端，以便动脉血流能够顺利进入静脉，而不会引起湍流。仔细观察袢的搏动，以及时发现出血、狭窄或扭转。

解剖分离至少 3~4 指宽的皮下隧道，使用血管路径仪或塑料袋等小心地将搏动的袢通过隧道送至上腹部、胁腹部等的缺损处。可以用肝素溶液充满袢，以避免血栓形成，然后将其从中间分开。在此阶段，任何的扭转仍然可以纠正。将袢末端连接至游离皮瓣血管的端–端吻合正常进行。血管口径不匹配的情况并不少见，这一点需要考虑在内：隐静脉的管径往往比游离皮瓣的血管更宽。此外，由于原始回路流量高（高达 200mL/min），存在出现水锤现象的趋势。其被引导至游离皮瓣的较小动脉（流量为 20~50mL/min，取决于皮瓣的组成和大小），然后根据皮瓣的需求，最终稳定至较低的水平[12]。图 18.3a 显示了使用隐静脉动静脉袢对上腹部、胁腹部和腰骶部进行游离皮瓣重建的病例。

表 18.1 使用隐静脉袢的适应证

周围血管疾病
高剂量放疗
创伤
感染
炎症
血管畸形
既往接受过手术

表 18.2 适用于隐静脉袢和游离皮瓣重建的缺损（当局部或带蒂皮瓣选择不可行时）

上腹壁缺损
胸腹部缺损
大的胁腹部缺损
大的腹壁缺损
大的腰骶部或骨盆缺损（对于后部缺损，可以使用隐静脉）

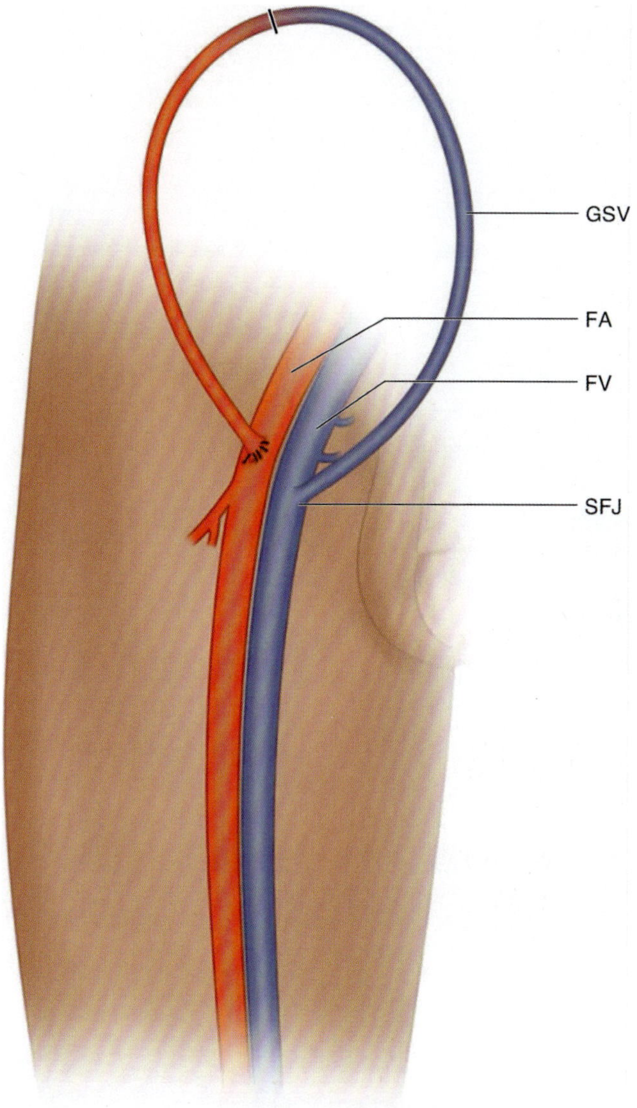

图 18.1 隐静脉袢的解剖图：隐静脉袢的动脉部分用红色表示，隐静脉与股动脉端-侧吻合，静脉袢的静脉部分用蓝色表示，通过卵圆窝流入股静脉。虚线表示动静脉袢分开的位置。FA，股动脉；FV，股静脉；SFJ，隐-股交界处；GSV，大隐静脉。

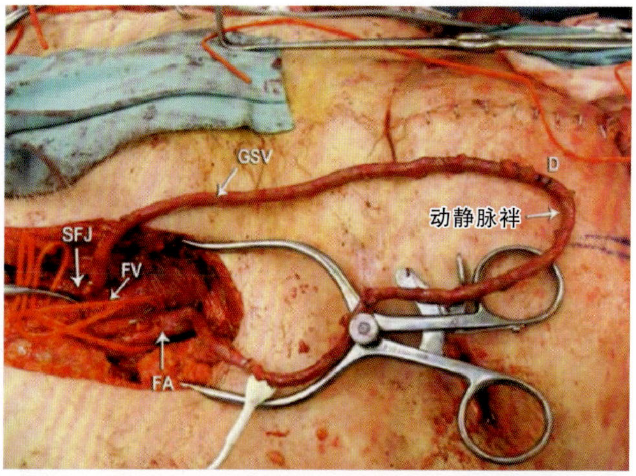

图 18.2 被用于左腹股沟重建的动静脉袢的围术期图像：将传输时间流量计连接到袢进行流量测量。在切开(D)之前构建隐静脉袢，用于显微外科皮瓣重建：对隐静脉与股动脉(FA)行端-侧吻合，以形成隐静脉袢。GSV，大隐静脉；SFJ，隐-股交界处；FV，股静脉。

并发症

术后并发症包括局部并发症，如出血和伤口愈合问题、感染和腹股沟区血肿。为了保护局部淋巴管并避免广泛的血肿形成，必须对腹股沟区域进行仔细的解剖。

在术后的前两周，必须限制髋关节的屈伸，因为过度的屈伸(坐在正常高度的椅子或低椅子上)会导致血管受压。此外，在早期恢复阶段，髋关节不受控制的强力伸展可能会导致吻合口破裂和动脉大量出血。

一期手术的基本原理是避免分流动静脉瘘的潜在血流动力学影响。长时间过度分流可导致心脏前负荷增加，并可能导致心力衰竭。然而，当重建动静脉袢以提供受区血管时，很少遇到这种情况，因为其流量不如治疗性动静脉瘘的流量高，并且皮瓣在一次手术中被及时地吻合到分离的袢的末端上。

这同样适用于窃血现象：当血液优先通过阻力低的高流量动静脉瘘管分流时，动脉侧的狭窄可能导致下肢远端缺血。然而，在连接皮瓣后，由于血流在皮瓣要求的范围内被引导到皮瓣中，因此通常不会产生明显的窃血效应。瘘管的高原始流量将减少到皮瓣所需的流量，并且皮瓣不会起到从肢体瘘管窃血的作用。

结论

当邻近区域缺乏可操作和可靠的受区血管时，隐静脉袢可作为显微外科皮瓣的受区血管。该技术已被证明是针对胸腹部、腰骶部、骨盆和胁腹部缺损的显微外科皮瓣重建的有效方法。

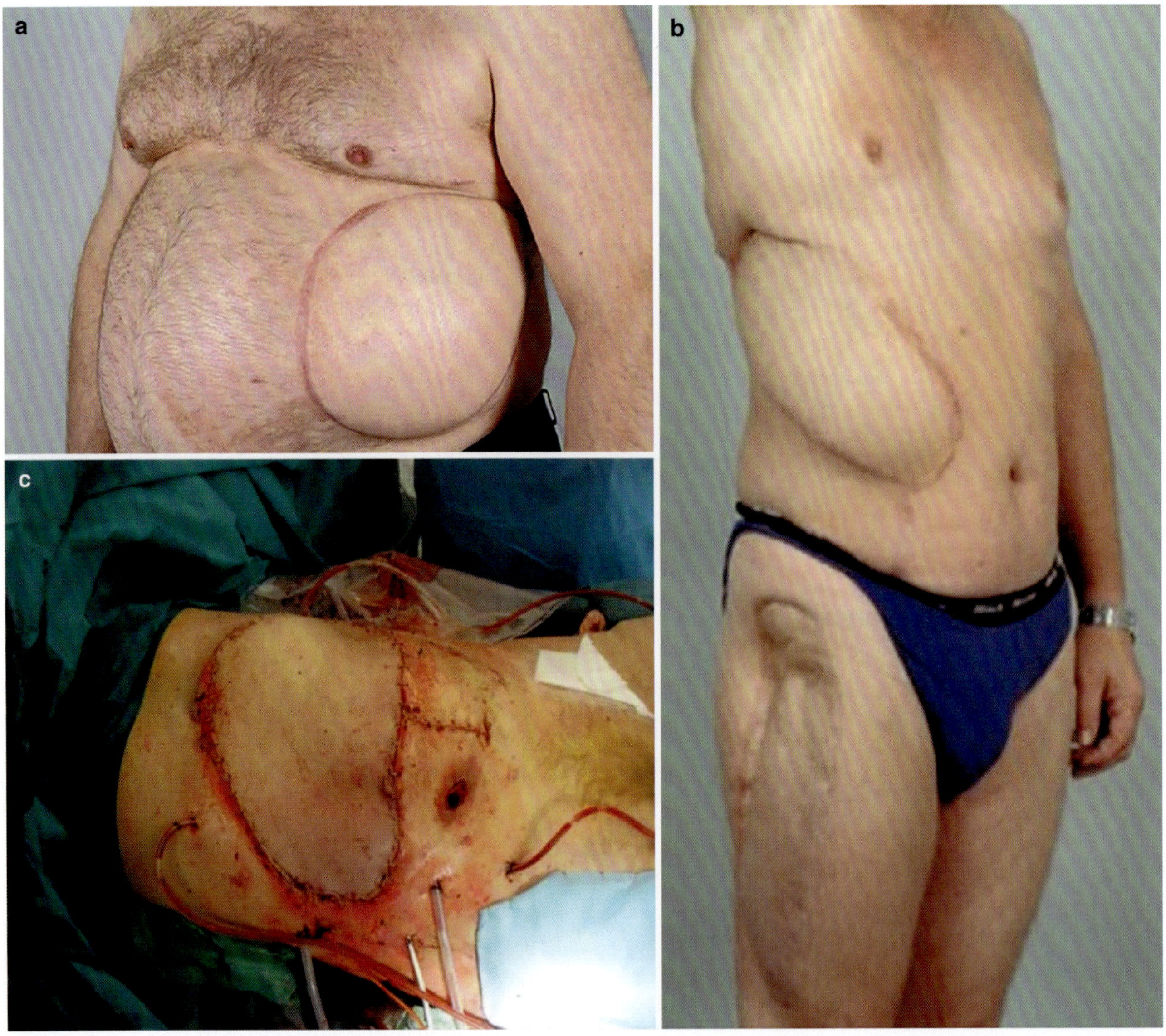

图 18.3 (a)使用动静脉袢重建胸腹部区域大的阔筋膜张肌皮瓣的术后图像。(b)术后影像:以隐静脉动静脉袢作为受区血管,用游离阔筋膜张肌皮瓣重建右侧腹壁和胸腹部缺损。(c)隐静脉动静脉袢被用于腹部显微外科重建的阔筋膜张肌皮瓣的术中图像。

(刘欢 译)

参考文献

1. Rutherford RB. Arteriovenous fistulas, vascular malformations and vascular tumors. Overview. In: Rutherfor RB, editor. Vascular surgery. 6th ed. Philadelphia: Elsevier Saunders; 2005. p. 1597–601.
2. Brescia MJ, Cimino JE, Appel K, Hurwich BJ. Chronic hemodialysis using venipuncture and a surgically created arteriovenous fistula. N Engl J Med. 1966;275(20):1089–92.
3. Threlfall GN, Little JM, Cummine J. Free flap transfer-preliminary establishment of an arteriovenous fistula: a case report. Aust N Z J Surg. 1982;52(2):182–4.
4. Rand RP, Gruss JB. The saphenous arteriovenous fistula in microsurgical head and neck reconstruction. Am J Otolaryngol. 1994;15(3):215–8.
5. Karanas YL, Yim KK, Johannet P, Hui K, Lineaweaver WC. Use of 20 cm or longer interposition vein grafts in free flap reconstruction of the trunk. Plast Reconstr Surg. 1998;101(5):1262–7.
6. Hallock GG. Forearm arterial loop as an expedient source for inflow to upper extremity free flaps. Microsurgery. 1995;16(7):445–9.
7. Cavadas PC. Arteriovenous vascular loops in free flap reconstruction of the extremities. Plast Reconstr Surg. 2008;121(2):514–20.
8. Lin CH, Mardini S, Lin YT, Yeh JT, Wei FC, Chen HC. Sixty-five clinical cases of free tissue transfer using long arteriovenous fistulas or vein grafts. J Trauma. 2004;56(5):1107–17.
9. Tukiainen E, Popov P, Asko-Seljavaara S. Microvascular reconstructions of full-thickness oncological chest wall defects. Ann Surg. 2003;238(6):794–801.
10. Tukiainen E, Leppäniemi A. Reconstruction of extensive abdominal wall defects with microvascular tensor fascia latae flap. Br J Surg. 2011;98(6):880–4.
11. Albäck A, Saarinen E, Venermo M. Vein harvesting and techniques for infrainguinal bypass. J Cardiovasc Surg. 2016;57(2):292–301.
12. Lorenzetti F, Suominen S, Tukiainen E, Kuokkanen H, Suominen E, Vuola J, Asko-Seljavaara S. Evaluation of blood flow in free microvascular flaps. J Reconstr Microsurg. 2001;17(3):163–7.

第 19 章

旋髂浅血管与腹壁下浅血管

Brendan Alleyne, Cemile Nurdan Ozturk, Lena Gurunian, Raffi Gurunian

引言

游离组织的成功移植不仅取决于切取一个血供可靠的皮瓣，还取决于能否选择合适的受区血管，这是重建计划的关键组成部分。需要在腹部/腹股沟区域进行游离皮瓣覆盖的情况操作可能已经减少了一些受区血管的可行性，在该解剖区域可供选择的血管已经很少了。外科医生可能会面临很大挑战，不得不考虑不常用的受区血管或使用更复杂的技术，包括静脉改道、静脉移植或动静脉袢（参见第 18 章和第 42 章）。在这种情况下，下腹部/腹股沟区域的浅表血管可被视为可替代的受区血管。

旋髂浅动脉/静脉和腹壁下浅动脉/静脉通常仅在无穿支皮瓣或带蒂皮瓣选择的情况下使用。重要的是，这些血管的口径大小和位置相对可靠，并且易于显露。由于先前接受过手术、放疗或损伤区域的血管，不可作为一线选择，这些浅表血管可能是腹部、骨盆、腹股沟和胁腹部游离皮瓣重建的谨慎选择。

术前评估

重建计划从仔细评估组织成分的缺失和功能的丧失开始。通过结合相关的病史和手术史、风险因素，以及患者和家庭的治疗目标，为患者选择正确的手术方法，对于取得成功至关重要。对于需要游离组织移植的患者，应评估皮瓣供区和受区血管的可用性，尤其要注意先前瘢痕或接受放疗的位置。受区的损伤区域可能远远超出可见边界。受区血管的选择取决于其直径、长度、与待重建缺损部位的距离，以及创伤或辐射损伤的程度。当血管质量存在问题时，应通过 CTA 或 MRA 进行评估[1]。CTA 或 MRA 不仅有助于观察血管的通畅性，还有助于识别异常解剖结构和其他受区血管部位。这些检查应与包括多普勒超声和血管血流指数研究在内的全面的体格检查配合使用。

应用解剖学

大多数涉及旋髂浅动脉和静脉的解剖学研究都是通过将其作为腹股沟皮瓣改良的穿支皮瓣来进行的。Suh 等人[2]的研究证实了其他解剖学描述，在大多数情况下，旋髂浅动脉通常直接从股总动脉的前外侧发出，位于腹股沟韧带下方约 2.5cm[3-5]（图 19.1），突出阔筋膜和缝匠肌，向外侧平行于腹股沟韧带，朝向髂前上棘走行。其一般发出是一个外侧深支及一个更浅的内侧支[2,4,6,7]。外侧深支始于缝匠肌深筋膜下方，穿透缝匠肌外侧边界层[7,8]。其与股外侧皮神经交叉[4]。内侧浅支立即穿过深筋膜（皮下脂肪内），平行于腹股沟韧带且位于腹股沟韧带下方，向髂前上棘走行[1,4,7]。关于旋髂浅动脉穿支皮瓣的研究显示，少数患者没有内侧支，但这可能归因于在下外侧设计穿支皮瓣[1,4,7,9]。旋髂浅动脉干（近端至浅部及深部支发出点）长约 1.5cm，直径为 0.7~1.9mm[3-5,8]（参见第 44 章和表 44-1）。沿着耻骨结节和髂前上棘的连线，在中线下方平均 30mm 处和外侧 61mm 处发现分叉[1]。旋髂浅动脉从起点到进入皮下组织（如旋髂浅动脉穿支皮瓣蒂）的长度为 3~13cm，平均 4.8cm[4,5,8]。

腹壁下浅动脉起源于股动脉的前表面，通常位于腹股沟韧带下方 2cm 范围内[10,11](图 19.1)。其初始向上外侧走行,然后向上转向,在 Scarpa 筋膜下方走行,位于腹壁下浅静脉的深部和外侧[11,12]。在腹股沟韧带上方,其穿出筋膜,位于皮下组织中[11,13]。其相对于半月线的位置有较高的变异性,一般位于该点外侧 2cm 处[12]。平均直径为 0.3~3.1mm[3,10-12,14](参见第 44 章和表 44.1)。发出点的变异包括旋髂浅动脉和腹壁下浅动脉共干或独立出现,后一种情况下,两条血管的直径较小[14]。从起点到进入皮下组织(如腹壁下浅动脉皮瓣蒂)的长度为 3~7cm,平均 5.2cm[10]。

腹股沟区域的主要静脉系统是位于 Scarpa 筋膜表面的浅静脉[15]。腹壁下浅静脉在接受旋髂浅静脉和副伴行静脉等支流后,流入股浅静脉、隐静脉球或大隐静脉[10,15]。腹壁下浅静脉(或浅静脉干)的平均直径为 2~2.5mm[3,10,15]。旋髂浅动脉和腹壁下浅动脉的伴行静脉也可能进入 Scarpa 筋膜;然而,其直径较小,为 0.5~1mm[7,8]。从皮下组织到回流点的腹壁下浅静脉平均长度为 6.4cm[10]。

手术部位的显露

髂前上棘、耻骨结节和腹股沟韧带的轨迹被标记为标志。手持式多普勒可以帮助标记旋髂浅动脉的内侧和外侧穿支。外侧深穿支在髂前上棘内侧约两指宽处从深到浅过渡[16]。在腹股沟韧带下方做平行于腹股沟韧带的切口,穿过浅筋膜,从外侧到内侧,向下至深筋膜(图 19.2)。这样可以识别旋髂浅动脉外侧穿支,然后通过深筋膜向下解剖至血管蒂的主干并向内侧探查[2,17]。或者,于皮下组织内识别髂浅动脉内侧穿支,并解剖至共干。如上所述,通过了解穿支血管的走向,我们可以可靠地定位血管源头(图 19.3)。

采用类似的手术入路可以定位腹壁下浅动脉,采用平行于或覆盖腹股沟韧带的切口。通常可以在腹股沟韧带中点 1cm 范围内识别血管,但一定要谨慎,因为其也可能位于外侧或内侧[10]。然后沿股血管追踪腹壁下浅动脉(图 19.4)。腹壁下浅静脉通常位于更内

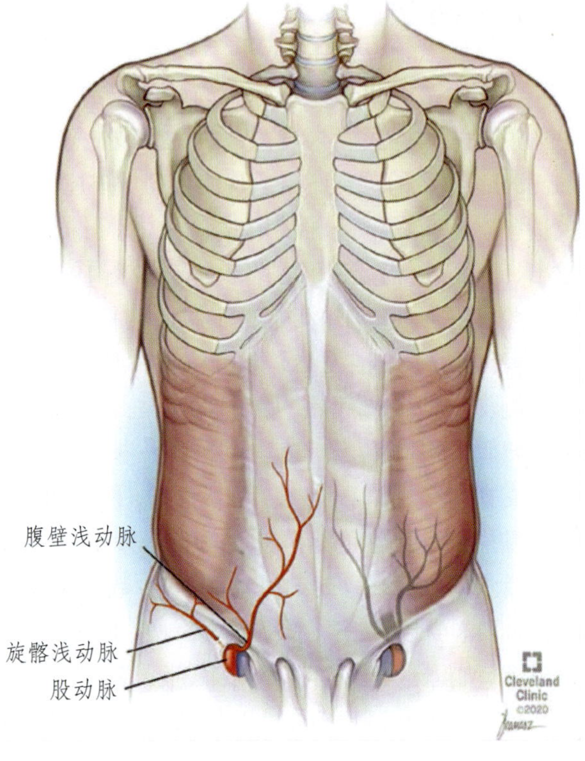

图 19.1 旋髂浅动脉和腹壁下浅动脉从腹股沟韧带下方的股动脉分支的图示。(Reprinted with permission, Cleveland Clinic Center for Medical Art & Photography © 2020. All Rights Reserved)

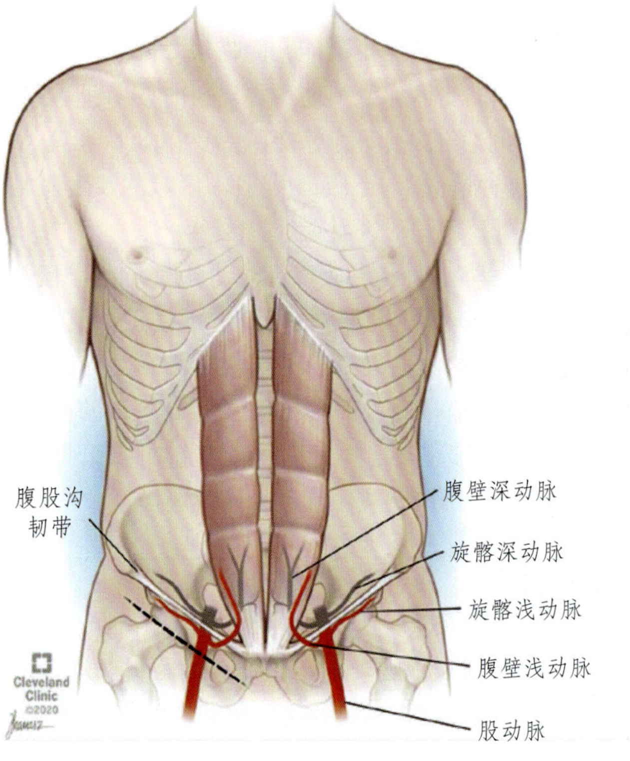

图 19.2 右侧腹股沟切口(虚线所示)及手术暴露旋髂浅动脉和腹壁下浅动脉的图示。(Reprinted with permission, Cleveland Clinic Center for Medical Art & Photography © 2020. All Rights Reserved)

侧,可以在耻骨上区域上方的皮下组织中找到。在切开之前,可以用手持式多普勒仪找到其位置。

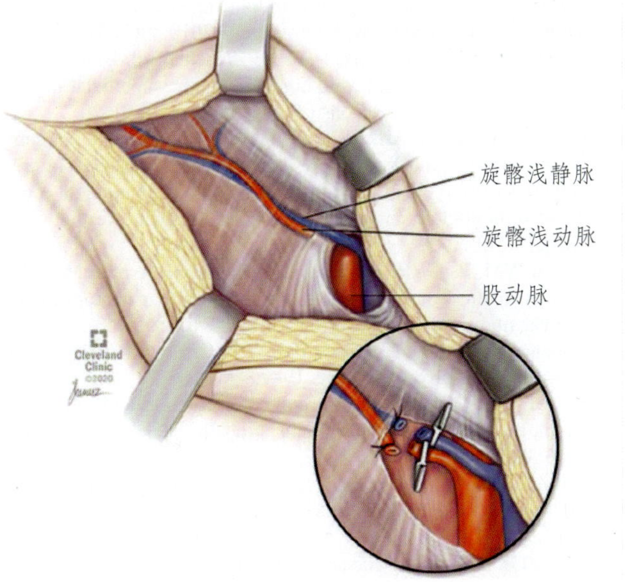

图 19.3 手术暴显露旋髂浅动脉的图示。特写图显示准备血管作为显微外科吻合的受区血管。(Reprinted with permission, Cleveland Clinic Center for Medical Art & Photography © 2020. All Rights Reserved)

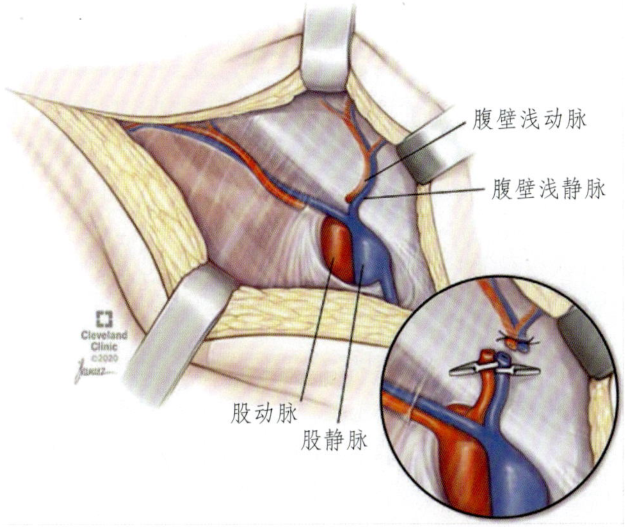

图 19.4 手术暴露腹壁下浅动脉的图示。特写图显示准备血管作为显微外科吻合的受区血管。(Reprinted with permission, Cleveland Clinic Center for Medical Art & Photography © 2020. All Rights Reserved)

讨论

旋髂浅动脉/静脉和腹壁下浅动脉/静脉通常不作为腹部和腹股沟区域重建的主要受区血管,因为其他更适合的血管非常邻近,包括腹壁下深血管系统、腹腔内血管、股总动脉或股浅动脉/静脉、腹壁上血管和旋髂深血管系统[18]。以上血管中有一些很难暴露,而另一些由于距离太远而需要静脉移植。另一方面,旋髂浅动脉/静脉和腹壁下浅动脉/静脉只要未因其表面位置而受损或分离,就可在下腹壁被触及。如果其管径合适,旋髂浅动脉/静脉和腹壁下浅动脉/静脉有可能适合快速暴露和直接的显微吻合,而无须行静脉移植。因为口径增加,其可以在近端被识别,但需要注意的是,血管可能会变得曲折,特别是当存在共干时,由于存在湍流和血栓形成的风险,不适合在该水平进行吻合。

自 1975 年首次被描述以来,腹壁下浅动脉解剖结构的变异性已在大量文献中得到证实[12,19-22]。其存在率和大小的差异可归因于方法的差异,即尸体研究与手术探查与 CTA。迄今为止规模最大的一项研究表明,CTA 结果显示,500 个半腹壁的患者,94%存在腹壁下浅动脉。然而,只有 24%的患者直径>1.5mm。因为个体间的差异以及直径细小,有时对于显微外科手术来说管径太小,所以腹壁下浅动/静脉无论是作为带蒂皮瓣还是作为受体,都不是许多外科医生的首选。旋髂浅动脉系统也存在类似的问题,解剖变异被接受,并被视为在该区域切取穿支皮瓣的主要挑战之一[5]。腹壁下浅静脉的存在和管径平均大小要有利得多,报告显示恒定口径适合显微外科手术[12]。

使用 CTA 对旋髂浅动脉和腹壁下浅动脉进行的术前检查提供了有关血管存在、走向和口径的有 价值的资料。彩色多普勒超声也可获得血流动力学信息。术中,应在显微外科手术前对血流进行临床评估。重要的是要记住相邻血管系统之间存在相互关系。如果其中一个动脉系统发育不良,那么其他动脉系统必然会代偿性增粗。有了这些知识,外科医生应该仔细观察解剖变化,并在必要时探索替代血管。

(刘欢 译)

参考文献

1. Yoshimatsu H, Steinbacher J, Meng S, Hamscha UM, Weninger WJ, Tinhofer IE, Harima M, Fuse Y, Yamamoto T, Tzou CHJ. Superficial circumflex iliac artery perforator flap: an anatomical study of the correlation of the superficial and the deep branches of the artery and evaluation of perfusion from the deep branch to the sartorius muscle and the iliac bone. Plast Reconstr Surg. 2019;143(2):589–602.
2. Suh HS, Jeong HH, Choi DH, Hong JP. Study of the medial superficial perforator of the superficial circumflex iliac artery perforator flap using computed tomographic angiography and surgical anatomy in 142 patients. Plast Reconstr Surg. 2017;139(3):738–48.
3. Strauch B, Yu HL, Chen ZW, Liebling R. Iliac and inferior epigastric flap. In: Atlas of microvascular surgery. New York: Thieme Medical Publishers, Inc; 1993. p. 120–8.
4. Hsu WM, Chao WN, Yang C, Fang CL, Huang KF, Lin YS, Lee TH. Evolution of the free groin flap: the superficial circumflex iliac artery perforator flap. Plast Reconstr Surg. 2007;119(5):1491–8.
5. Feng S, Xi W, Zhang Z, Tremp M, Schaefer DJ, Sadigh PL, Zhang W, Zhang YX. A reappraisal of the surgical planning of the superficial circumflex iliac artery perforator flap. J Plast Reconstr Aesthet Surg. 2017;70(4):469–77.
6. Pereira N, Parada L, Kufeke M, Troncoso E, Roa R. A new planning method to easily harvest the superficial circumflex iliac artery perforator flap. J Reconstr Microsurg. 2020;36(3):165–70.
7. Koshima I, Nanba Y, Tsutsui T, Takahashi Y, Urushibara K, Inagawa K, Hamasaki T, Moriguchi T. Superficial circumflex iliac artery perforator flap for reconstruction of limb defects. Plast Reconstr Surg. 2004;113(1):233–40.
8. Sinna R, Hajji H, Qassemyar Q, Perignon D, Benhaim T, Havet E. Anatomical background of the perforator flap based on the deep branch of the superficial circumflex iliac artery (SCIP Flap): a cadaveric study. Eplasty. 2010;10:e11.
9. Iida T, Mihara M, Yoshimatsu H, Narushima M, Koshima I. Versatility of the superficial circumflex iliac artery perforator flap in head and neck reconstruction. Ann Plast Surg. 2014;72(3):332–6.
10. Reardon CM, O'Ceallaigh S, O'Sullivan ST. An anatomical study of the superficial inferior epigastric vessels in humans. Br J Plast Surg. 2004;57(6):515–9.
11. Fukaya E, Kuwatsuru R, Iimura H, Ihara K, Sakurai H. Imaging of the superficial inferior epigastric vascular anatomy and preoperative planning for the SIEA flap using MDCTA. J Plast Reconstr Aesthet Surg. 2011;64(1):63–8.
12. Rozen WM, Chubb D, Grinsell D, Ashton MW. The variability of the superficial inferior epigastric artery (SIEA) and its angiosome: a clinical anatomical study. Microsurgery. 2010;30(5):386–91.
13. Hester TR Jr, Nahai F, Beegle PE, Bostwick J 3rd. Blood supply of the abdomen revisited, with emphasis on the superficial inferior epigastric artery. Plast Reconstr Surg. 1984;74(5):657–70.
14. Kita Y, Fukunaga Y, Arikawa M, Kagaya Y, Miyamoto S. Anatomy of the arterial and venous systems of the superficial inferior epigastric artery flap: a retrospective study based on computed tomographic angiography. J Plast Reconstr Aesthet Surg. 2020;73(5):870–5.
15. Rozen WM, Pan WR, Le Roux CM, Taylor GI, Ashton MW. The venous anatomy of the anterior abdominal wall: an anatomical and clinical study. Plast Reconstr Surg. 2009;124(3):848–53.
16. Chuang DC, Colony LH, Chen HC, Wei FC. Groin flap design and versatility. Plast Reconstr Surg. 1989;84(1):100–7.
17. Han H, Ahn M, Lee J. Penoscrotal reconstruction with superficial circumflex iliac artery perforator propeller flap. Microsurgery. 2019;39:688–95.
18. Gurunluoglu R, Rosen MJ. Recipient vessels for microsurgical flaps to the abdomen: a systematic review. Microsurgery. 2017;37(6):707–16.
19. Taylor GI, Daniel RK. The anatomy of several free flap donor sites. Plast Reconstr Surg. 1975;56(3):243–53.
20. Herrera FA, Selber JC, Buntic R, Brooks D, Buncke GM, Antony AK. How often is the superficial inferior epigastric artery adequate? An observational correlation. J Plast Reconstr Aesthet Surg. 2010;63(3):e310–1.
21. Spiegel AJ, Khan FN. An intraoperative algorithm for use of the SIEA flap for breast reconstruction. Plast Reconstr Surg. 2007;120(6):1450–9.
22. Holm C, Mayr M, Höfter E, Ninkovic M. The versatility of the SIEA flap: a clinical assessment of the vascular territory of the superficial epigastric inferior artery. J Plast Reconstr Aesthet Surg. 2007;60(8):946–51.

第 20 章

腹壁上血管

Brandon C. Specht，Raffi Gurunian

引言

在显微外科领域，腹壁上动脉和静脉通常被认为是血液供应的备用来源。熟悉暴露和利用腹壁上血管系统进行游离皮瓣操作的情况相当罕见。通常，在腹部和胸部，血管吻合有多种替代选择。腹壁下血管（参见第 15 章）是腹壁重建的主要受区系统，但当其不可用时，腹壁上血管可被视为替代受区部位。

术前评估

对于每一个病例，都应获得完整的病史，尤其是之前的任何外科手术史或创伤和放疗史。对于有冠状动脉旁路移植史的患者，应询问其是否存在切取乳内动脉的情况。在这种情况下，腹壁上动脉不可靠，因为其是乳内动脉的分支之一[1]。

应对软组织进行广泛的体格检查，以确定在用于微血管吻合的受区血管附近，是否有任何手术瘢痕或创伤和放疗的迹象。通常，需要腹壁重建的患者在过去有多次腹部手术的历史，并且不总是可以获得有具体细节的手术记录。此外，有时患者甚至不记得做过某些手术。此外，随着腹腔镜手术的增加，这些小瘢痕可能是意外血管损伤的潜在区域。Bhatti 等人[2]描述了安全腹腔镜端口插入指南，以避免损伤上腹部血管。安全区距中线 3cm 以内或距中线外侧 9cm。

因此，当怀疑所选血管系统作为受区部位的通畅性和可靠性时，应通过 CTA 或 MRA 进行检查，这取决于外科医生的偏好和每例患者的适当性[3]。进行 CTA 或 MRA 不仅有助于识别任何异常解剖结构或先前的手术创伤，而且有助于手术规划和确定潜在受区血管部位的特征，包括胸廓内血管、腹壁上血管和腹壁下深血管。

应用解剖学

腹壁上动脉和静脉来源于乳内动脉/静脉，其从胸部向下向腹部走行（图 20.1）。乳内动脉在第六和第七肋软骨水平附近分成两个分支，形成腹壁上动脉和膈肌动脉。腹壁上动脉和静脉在剑突水平从胸腔进入腹腔。在前腹壁平面，腹壁上动脉/静脉从胸骨外侧到前腹直肌和后腹直肌鞘之间向下外侧走行[4,5]。通常，在腹直肌内，腹壁上动脉会在向下行进时分成至少两个主要分支。腹壁下动脉和腹壁上动脉通常在脐上方吻合。在尸体研究中，腹壁上动脉位于两侧中线外侧 3~8.5cm[2]。然而，根据距上、下腹部的距离，血管的侧向性有很大的变化。Saber 等人进一步利用 CT 研究了这些血管的位置。他们发现，在剑突的高度，腹壁上动脉距离中线 4.41~4.53cm。在剑突和脐部之间的中间位置，血管距离中线 5.36~5.50cm[6]。

腹壁上动脉和静脉的口径有时是可变的和不可靠的。作为乳内动脉的延伸，腹壁上动脉的直径为 1~2.5mm，蒂长为 3~4cm。相应的，腹壁上静脉的直径约为 2.5mm，蒂长为 3~4cm[7,8]。通常情况下，同侧腹壁下血管的口径更大、更可靠。然而，尸体研究证实，一些患者的腹壁上动脉直径与腹壁下动脉相似[9]。同样，Moon 等人[4]发现，腹壁上动脉系统和腹壁下深动脉系统之间存在不同的吻合分支系统。这一点很重要，因为拥有一条主血管和多条分支可能是显微外科手术潜在口径大小和可用性的良好预测指标。

手术部位的显露

应用腹壁上血管通常是出于必要，而不是许多外科医生的首选。在进行更大面积的腹壁重建时，所产生的伤口会在一定程度上暴露腹壁上血管。对于任何联合手术病例，手术团队都必须识别这种潜在的血管蒂，以尽量减少医源性创伤和潜在受区部位的损伤。利用邻近现有的皮肤切口或扩展现有的切口是暴露腹壁上血管的合理选择。这一切都取决于缺损的位置、特征及其与腹壁上血管的邻近程度。

在没有预先存在切口的情况下，可以通过腹部上1/3处的正中旁切口或中线切口显露腹壁上血管。如果一个部位看起来不可靠，中线皮肤切口可以暴露双侧血管蒂。然后，解剖至深入皮下组织，直到遇到腹直肌前鞘。在内侧和外侧从腹直肌前鞘上抬起皮瓣，以便于暴露。解剖是在肌肉完全放松的情况下进行的。用尖锐的非能量型手术刀切割，离中线约3cm，超过并平行于腹直肌。小心地将腹直肌前鞘筋膜从腹直肌内侧和外侧剥离。在内侧，识别腹直肌并进入腹直肌后平面（图20.2和图20.3）。该平面相对无血管，可以从内侧到外侧直接继续解剖，以识别肌肉后方的腹壁上血管。然后，可以从上、下进行解剖，以确定进一步的长度并评估血管的口径（图20.4）。在远端，通过精细的解剖和侧支结扎，对血管进行上下游离和追踪。腹壁上动脉和静脉的最终准备应以标准方式进行。腹壁上血管可以通过腹直肌到达表面或留在腹直肌后方，以允许肌肉内侧吻合（图20.5和图20.6）。在这两种情况下，都应获得足够的可操作长度和口径，用于显微血管吻合，并应避免任何可能发生的扭折、扭曲或压迫。

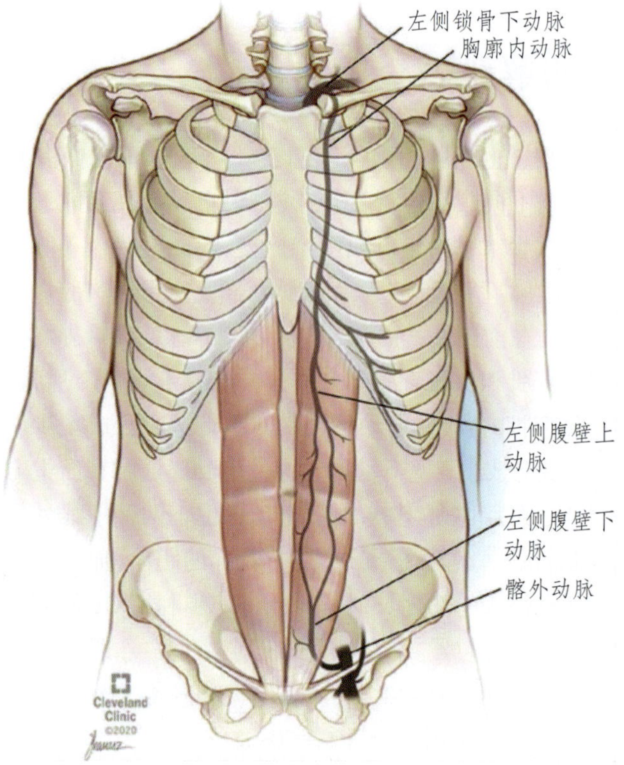

图20.1 腹直肌、腹壁上动脉、胸廓内动脉和腹壁下动脉的解剖图示，显示了腹直肌、腹壁上动脉及其与胸廓内动脉、腹壁下动脉的关系。腹壁上动脉起源于第六和第七肋水平的胸内动脉，然后下降进入腹直肌鞘，首先位于腹直肌后方，然后与髂外动脉的腹壁下深支吻合。（Reprinted with permission，Cleveland Clinic Center for Medical Art & Photography © 2020. All Rights Reserved）

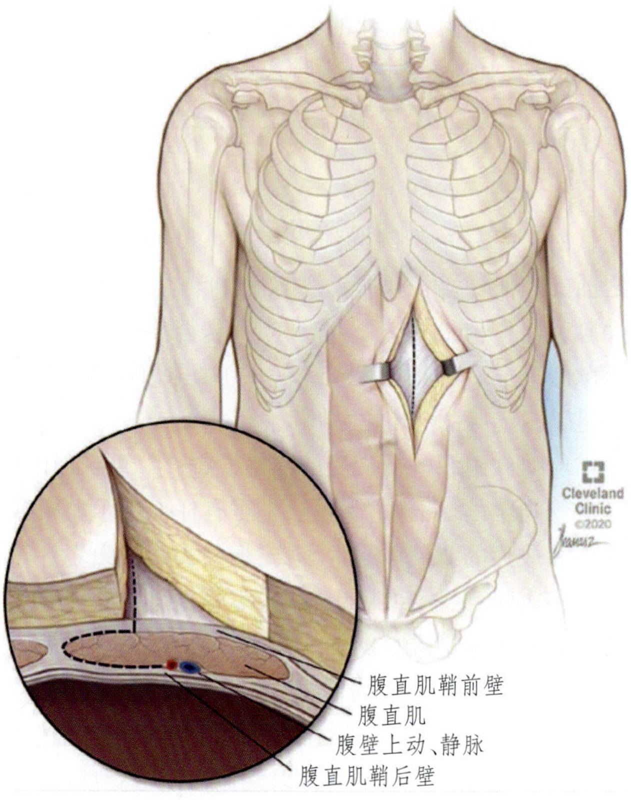

图20.2 暴露腹壁上血管的方法。（Reprinted with permission，Cleveland Clinic Center for Medical Art & Photography © 2020. All Rights Reserved）

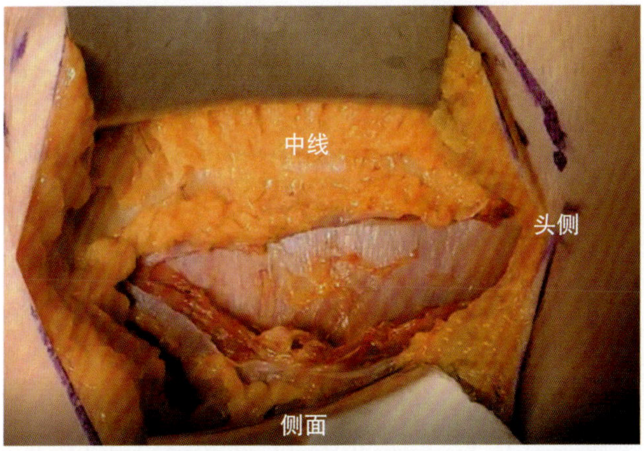

图 20.3　尸体解剖。注意在中线旁切开皮肤后，从中线切开腹直肌前鞘。向外侧牵拉开腹直肌，露出腹直肌后鞘的安全平面。

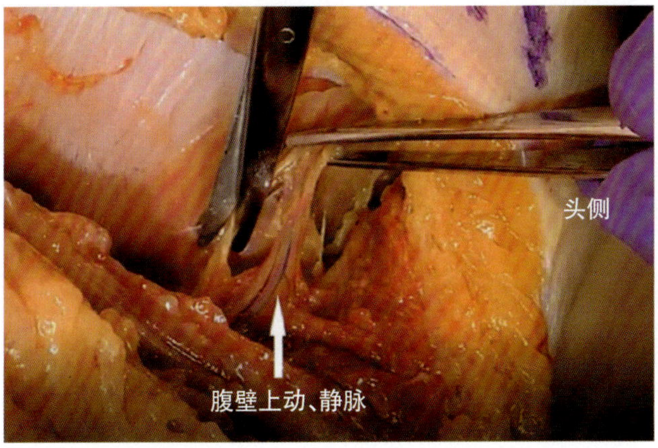

图 20.4　在同一尸体解剖中，可以很容易地看到腹壁上血管蒂从胸部下降时，沿着腹直肌后表面下行。动脉将进入肌腹，并可能在向下朝脐走行时分成多个单独的分支。

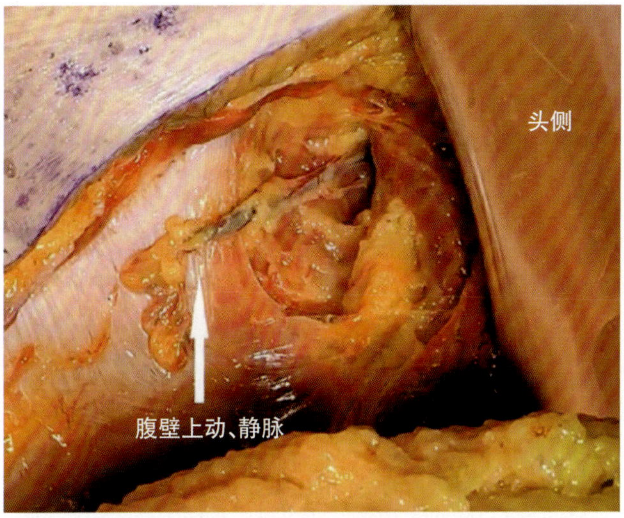

图 20.5　图中可以看到完全游离的腹壁上血管蒂。注意：已向上进行解剖，以获得更长的血管蒂和活动度。这应在最终的吻合血管准备之前完成。

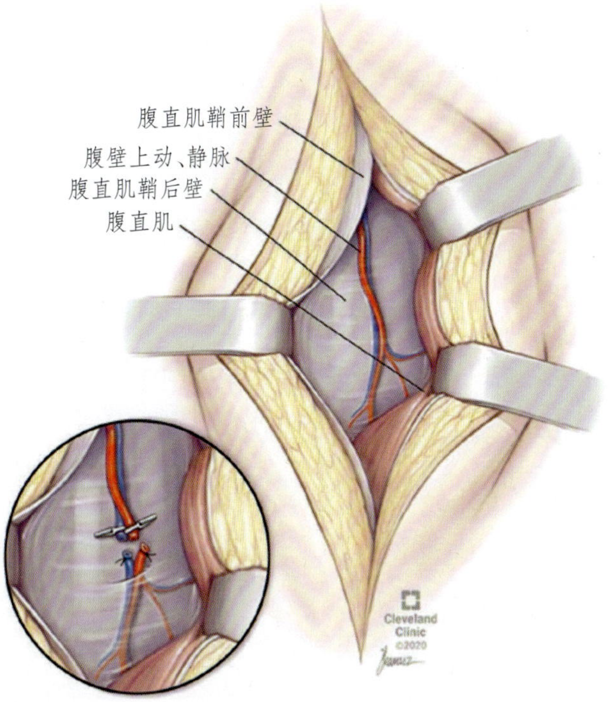

图 20.6　微血管吻合受区的腹壁上血管解剖。特写图显示了准备进行微血管吻合的腹壁上血管。（Reprinted with permission, Cleveland Clinic Center for Medical Art & Photography © 2020. All Rights Reserved）

讨论

腹壁上血管通常不是用于游离皮瓣重建腹壁或胸壁的首选受区血管。在使用显微外科皮瓣的复杂腹部重建中，大多数外科医生倾向于利用腹壁下血管蒂进行血液供应。然而，这些血管可能在放置补片、创伤和此前进行的其他手术后无法使用。应寻找替代受区血管进行显微外科重建。腹壁上血管可被用于上腹部至中腹部和胸部的重建。

在 Gurunluoglu 等人对 38 篇文献进行的系统综述中[10]，149 例患者中只有 1 例使用显微外科游离皮瓣进行了复杂腹壁重建，包括将腹壁上血管作为受区部位。然而，这证实了在选定的患者中，腹壁上血管可能是吻合的唯一选择[11]。

尽管使用腹壁上血管作为受区血管的适应证非常有限，但对解剖结构及其手术经验有清楚的了解肯定会使显微血管外科医生的手术技能多样化。

（刘欢　译）

参考文献

1. Gilman K, Ipaktchi K, Moore EE, Barnett C, Gurunluoglu R. Reconstruction of an emergency thoracotomy wound with free rectus abdominis flap: anatomic and radiologic basis for the surgical technique. World J Emerg Surg. 2010;5(1):12.
2. Bhatti A, Iqbal S, Lee T. Variation in surface marking of superior epigastric vessels. A guide to safe laparoscopic port insertion. Surgeon. 2008;6(1):50–2.
3. Vasile JV, Levine JL. Magnetic resonance angiography in perforator flap breast reconstruction. Gland Surg. 2016;5(2):197–211.
4. Moon HK, Taylor GI, Bostwick J. The vascular anatomy of rectus abdominis musculocutaneous flaps based on the deep superior epigastric system. Plast Reconstr Surg. 1988;82(5):830–2.
5. Kandinata N. Anatomy, abdomen and pelvis, epigastric artery [Internet]. In: StatPearls [Internet]. U.S. National Library of Medicine. Treasure Island: StatPearls Publishing; 2018. [cited 2019 Dec]. Available from: https://www.ncbi.nlm.nih.gov/books/NBK537156/.
6. Saber AA, Meslemani AM, Davis R, Pimentel R. Safety zones for anterior abdominal wall entry during laparoscopy. Ann Surg. 2004;239(2):182–5.
7. Wei F, Mardini S. Perforator-based work horse flaps. In: Flaps and reconstructive surgery. 1st ed. Philadelphia: Saunders; 2009. p. 625–38.
8. Strauch B, Yu HL, Chen ZW, Liebling R. Atlas of micro-vascular surgery. New York: Thieme Medical Publishers Inc; 1993. p. 448–83.
9. Abdul-Ameer HH, Jaffar AA, Hassan HA. Surgical anatomy of the superior epigastric artery. Iraqi J Med Sci. 2006;5(1):3–7.
10. Gurunluoglu R, Rosen MJ. Recipient vessels for microsurgical flaps to the abdomen: a systematic review. Microsurgery. 2017;37(6):707–16.
11. Ninković M, Kronberger P, Harpf C, Rumer A, Anderl H. Free innervated latissimus dorsi muscle flap for reconstruction of full-thickness abdominal wall defects. Plast Reconstr Surg. 1998;101(4):971–8.

第 21 章

腰部血管

Fatma Betul Tuncer，Isis Scomacao，Richard L. Drake，Lia Gurunian，Raffi Gurunian

引言

腰骶部或骶尾部的缺损通常采用局部皮瓣覆盖。然而，对于由放疗或感染导致的大面积缺损或不稳定损伤，可能需要采用游离皮瓣重建。该部位的受区血管选择是一项独特的挑战。常规受区血管包括臀上和臀下血管。但是，由于此前的创伤或放疗史，这些受区血管可能无法使用。即便可用，也可能需要静脉移植来完成显微外科皮瓣手术。此外，由于腰骶部区域受区血管不足，可能需要从其他受区部位移植静脉或动静脉袢[1]。然而，这可能会增加血栓形成、多次手术和游离皮瓣失败的风险[2]。在特定情况下，选择腰动脉穿支作为局部受区血管可以解决受区血管不足的问题，同时避免移植过长的动静脉袢和静脉移植。本章将讨论腰动脉作为显微外科皮瓣重建术中受区血管的解剖结构、解剖方法和手术注意事项。

术前评估

腰动脉穿支的大小和位置存在很大差异本章后文有相关论述。CTA 是术前规划中必不可少的检查，其能根据解剖标志绘制穿支动脉的位置。腰动脉的口径、长度和走行可以通过 CTA 获取。我们可选择口径较大和经肌间隔穿支的腰动脉作为受区血管。通过使用 CT 和手持式多普勒测量，在皮肤上标记出穿支血管的正确位置。

应用解剖学

腰动脉有 4 对，起源于腹主动脉侧后方并与肋间动脉相连。腰动脉在椎体外侧走行，背靠交感神经，并在相邻的横突之间穿行。其在前方的腰大肌和交感神经干之间，以及后方的椎体横突之间走行。在椎体横突之间，每条腰动脉分为背侧支和腹侧支，腹侧支穿出腹横肌的腱膜，在腹横肌和腹内斜肌之间走行，直到与肋间动脉、肋下动脉、髂腰动脉、旋髂深动脉和腹壁下动脉汇集。背侧支的主要作用是营养背部的皮肤和肌肉。背侧支起初发出一条脊柱分支，通过椎间孔进入椎管[3]。背侧支在腰大肌内部走行，然后穿过腰方肌，形成肌皮穿支，或者穿过竖脊肌和腰方肌之间的肌间隔膜，形成肌间隔穿支（图 21.1）。背侧支的穿支穿过胸腰筋膜进入皮肤（图 21.2）[4,5]，皮肤穿支位于中线外侧 5~9cm（平均 7.2cm）[6]。Kato 等人进行的尸体研究表明，一条腰动脉穿支可以供应从后中线到同侧腹直肌外侧缘的皮肤区域[7]。每条腰动脉都伴有一条或两条静脉，其中一条比动脉大，另一条与动脉直径相同或更小[4]。腰动脉的平均直径为 1.0mm（0.8~1.3mm），腰静脉为 1.2mm（0.9~1.5mm）[4]，从 L1 到 L4，腰血管的长度和直径有增加的趋势[4]。L4 腰动脉的管径最大，通常被作为穿支皮瓣的主要血管。

手术部位的显露

根据术前 CT 或 MRI，基于后正中线和髂嵴的位

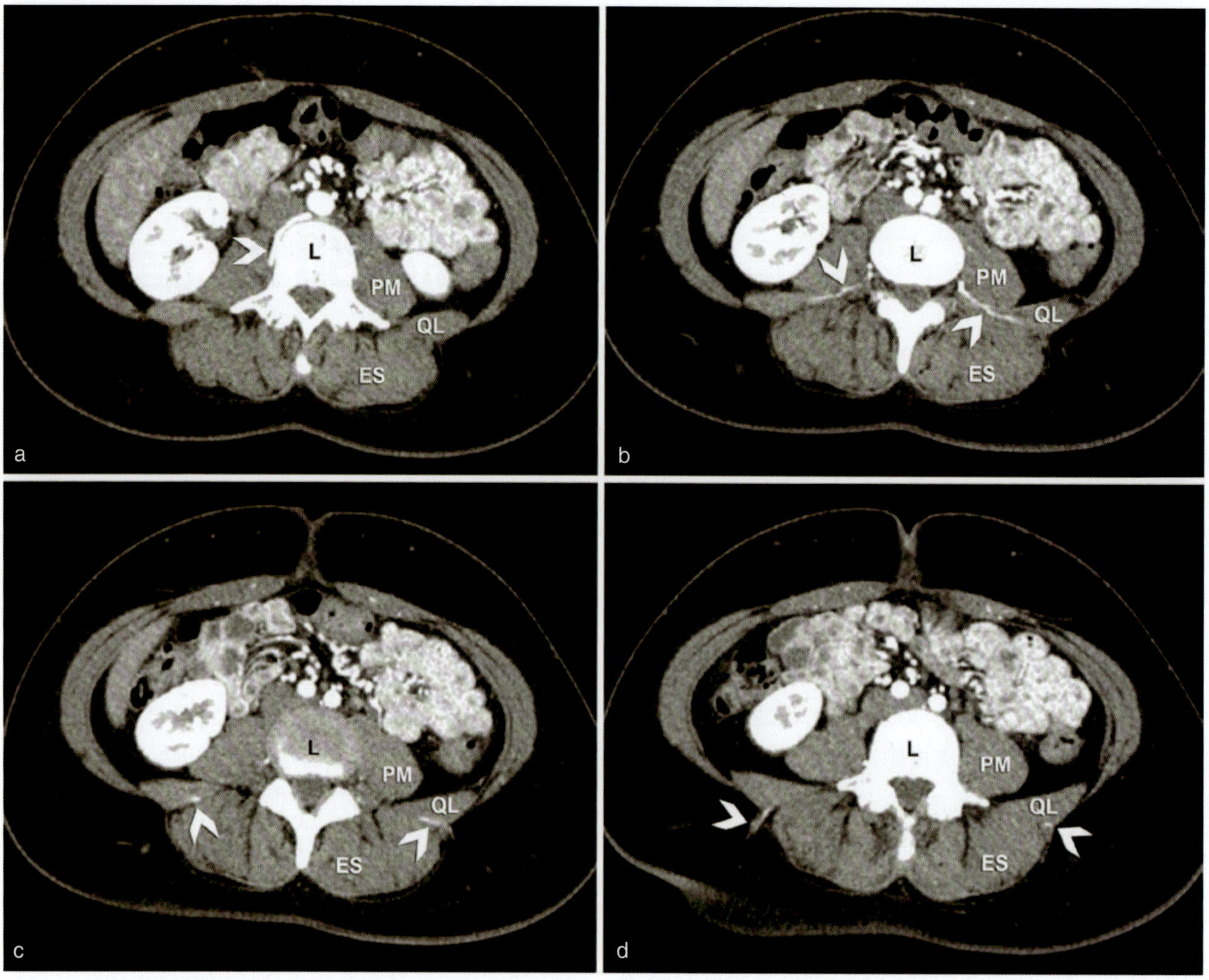

图 21.1　L4 水平的骨盆 CTA。(a)腰动脉如箭头所示。(b)两侧的肌间隔穿支如箭头所示。这些穿支最初位于腰大肌和竖脊肌之间。(c)腰动脉的背侧支(箭头所示)在竖脊肌(ES)和腰方肌(QL)之间的肌间隔膜内走行(箭头所示)。(d)穿支的终末部分如箭头所示(L,腰椎;PM,腰大肌)。

置,可在皮肤上将腰动脉穿支标记出来。优势穿支通常起源于 L3、L4,多为肌间隔穿支[8,9]。术前,我们可以利用超声标记出穿支动脉的具体位置,同时在皮肤上标记穿出的位置,根据缺损的位置和患者腰动脉的走行,可沿选定的腰动脉方向延伸现有切口。首先锐性剥离筋膜上平面,然后逐渐剥离到邻近穿支标记位置的筋膜下平面,穿出位置通常在后正中线旁开 7~10cm 处[8,9]。找到穿支后,继续剥离穿支,直到达到可以显微外科吻合的合适长度和直径,但是不能超过椎体横突。肌间隔穿支比肌皮穿支更容易剥离。然而,这两种穿支血管在走行过程中均有各自的肌支。为了防止对脊神经造成任何意外损伤,剥离穿支动脉时通常不能超过腰椎横突。剥离出来的穿支动脉平均长度约为 4cm,平均直径为 0.8~1.0mm(图 21.3)[10]。由于受区血管与游离皮瓣血管的管腔大小不匹配,通常可采用静脉桥接的方式获得更好的口径,同时增加受区血管的长度。例如,据 Opsomer 等人报道,他们使用腰动脉穿支皮瓣进行乳房重建时,在腹壁下动脉和静脉中常规桥接其他血管[10]。同时可以在合适的部位进行穿支间吻合,以避免桥接其他移植血管和额外的吻合[11]。

讨论

局部皮瓣通常足以闭合大部分的腰骶部创面,然而,对于创面较大的患者,可能需要游离皮瓣重建。游离皮瓣较局部转移皮瓣有几个优点，如缝线张力小、

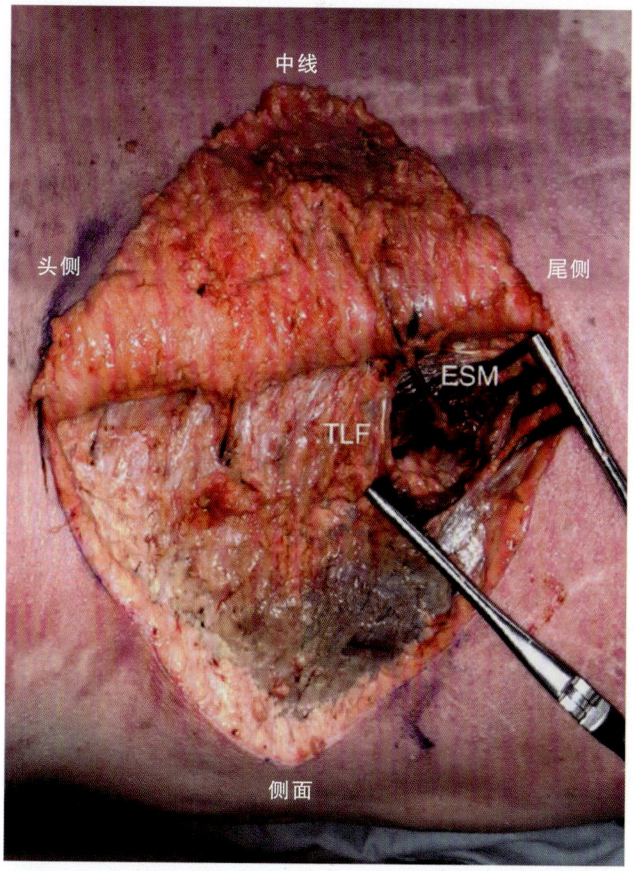

图 21.2 尸体解剖显示一个穿支(左)穿过胸腰筋膜,另一个穿支(右)被解剖游离(TLF,胸腰筋膜;ESM,竖脊肌)。

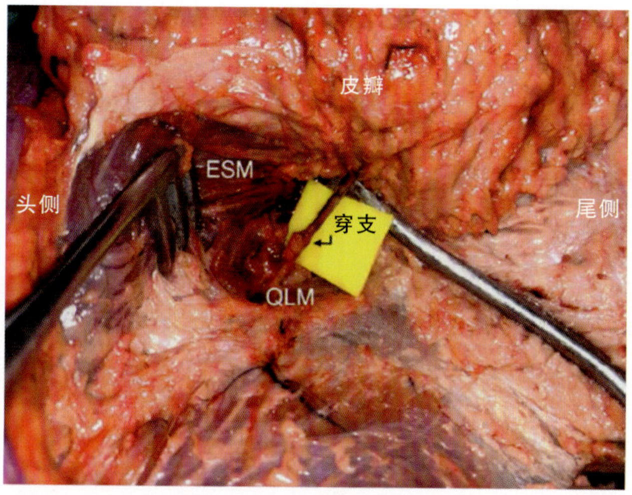

图 21.3 尸体解剖显示完整的穿支解剖(ESM,竖脊肌;QLM,腰方肌)。

可消灭无效腔等,此外,局部皮瓣有时会受到放疗的影响,可能会破坏肌肉的功能,并可能在最需要覆盖的部位形成边缘组织坏死。

腰骶部缺损的潜在受区血管为肋间后血管、臀上血管(参见第 22 章)、臀下血管(参见第 23 章)、髂内血管、双静脉移植或胸背动静脉袢、股浅血管和股深血管,以及腹壁下深血管[4,12]。

决定使用哪条血管作为受区血管取决于许多因素,包括血管的相似性、通畅性和可用性、血管的长度和口径、供区血管的特征、缺损的类型和位置,以及皮瓣的类型和大小。对所有这些因素都应该仔细评估,以根据每个显微外科病例的具体情况选择合适的血管。

在某些情况下,腰动脉可以作为替代受区血管,这种方法可以减少使用动静脉袢和静脉移植[13]。腰动脉的平均直径为 1.0mm(0.8~1.3mm),腰静脉的平均直径为 1.2mm(0.9~1.5mm)[4,5]。尺寸不匹配可以通过使用各种显微外科技术来克服,如扩张、斜切、均匀放置缝合线和穿支间吻合。腰动脉有明显搏动、动脉性喷射、多普勒信号强、直径大于 0.8mm 是理想的吻合选择。术前进行 CTA 有助于选择口径大、解剖结构有利的穿支。Kill 等通过尸体解剖和放射学研究发现,不同标本的穿支直径和位置差异很大。他们发现,从 L1 向下到 L4,腰动脉穿支血管的管径有增加的趋势[4]。肌间隔穿支(主要位于 L4 节段)是更容易解剖和降低供区发病率的首选方法。CTA 还显示了腰动脉穿支和其他解剖变异,如 Adamkiewicz 动脉的走行。由于不同个体的腰动脉大小和位置有所不同,如果腰动脉或静脉不符合显微外科吻合标准,往往需要制订后备计划(例如,动静脉袢、静脉移植)。

结论

在特定的患者中,腰动、静脉可以作为腰骶区游离皮瓣的受区血管。术前应进行影像学检查,以确定管径大小和走行合适的动脉。

(朱永强 译)

参考文献

1. Harris GD, Lewis VL, Nagle DJ, Edelson RJ, Kim PS. Free flap reconstruction of the lower back and posterior pelvis: indications, principles, and techniques. J Reconstr Microsurg. 1988;4(3):169–78. https://doi.org/10.1055/s-2007-1006916.
2. Khouri RK, Cooley BC, Kunselman AR, et al. A prospective study of microvascular free-flap surgery and outcome. Plast Reconstr Surg. 1998;102(3):711–21. https://doi.org/10.1097/00006534-199809030-00015.
3. Gray H. Gray's anatomy. New York: Barnes & Noble; 2010.

4. Kiil BJ, Rozen WM, Pan WR, et al. The lumbar artery perforators: a cadaveric and clinical anatomical study. Plast Reconstr Surg. 2009;123(4):1229–38. https://doi.org/10.1097/PRS.0b013e31819f299e.
5. Bissell MB, Greenspun DT, Levine J, et al. The lumbar artery perforator flap: 3-dimensional anatomical study and clinical applications. Ann Plast Surg. 2016;77(4):469–76. https://doi.org/10.1097/SAP.0000000000000646.
6. Roche NA, Van Landuyt K, Blondeel PN, Matton G, Monstrey SJ. The use of pedicled perforator flaps for reconstruction of lumbosacral defects. Ann Plast Surg. 2000;45(1):7–14. https://doi.org/10.1097/00000637-200045010-00002.
7. Kato H, Hasegawa M, Takada T, Torii S. The lumbar artery perforator based island flap: anatomical study and case reports. Br J Plast Surg. 1999;52(7):541–6. https://doi.org/10.1054/bjps.1999.3120.
8. Sommeling CE, Colebunders B, Pardon HE, Stillaert FB, Blondeel PN, van Landuyt K. Lumbar artery perforators: an anatomical study based on computed tomographic angiography imaging. Acta Chir Belg. 2017;117(4):223–6. https://doi.org/10.1080/00015458.2017.1284431.
9. Hamdi M, Craggs B, Brussaard C, Seidenstueker K, Hendrickx B, Zeltzer A. Lumbar artery perforator flap: an anatomical study using multidetector computed tomographic scan and surgical pearls for breast reconstruction. Plast Reconstr Surg. 2016;138(2):343–52. https://doi.org/10.1097/PRS.0000000000002347.
10. Opsomer D, Stillaert F, Blondeel P, Van Landuyt K. The lumbar artery perforator flap in autologous breast reconstruction: initial experience with 100 cases. Plast Reconstr Surg. 2018;142(1):1e–8e. https://doi.org/10.1097/PRS.0000000000004522.
11. Mureau MAM, Hofer SOP. Perforator-to-perforator musculocutaneous anterolateral thigh flap for reconstruction of a lumbosacral defect using the lumbar artery perforator as recipient vessel. J Reconstr Microsurg. 2008;24(4):295–9. https://doi.org/10.1055/s-2008-1080532.
12. Park S. Muscle-splitting approach to superior and inferior gluteal vessels: versatile source of recipient vessels for free-tissue transfer to sacral, gluteal, and ischial regions. Plast Reconstr Surg. 2000;106(1):81–6. https://doi.org/10.1097/00006534-200007000-00015.
13. Arkudas A, Horch RE, Regus S, et al. Retrospective cohort study of combined approach for trunk reconstruction using arteriovenous loops and free flaps. J Plast Reconstr Aesthet Surg. 2018;71(3):394–401. https://doi.org/10.1016/j.bjps.2017.08.025.

第 22 章

臀上血管

DeAsia D. Jacob，David Kashan，Richard L. Drake，Raffi Gurunian

引言

在臀部、腰骶部和会阴区，绝大多数需要皮瓣覆盖的缺损区可以使用局部皮瓣来处理。然而，在某些情况下，可能需要显微外科皮瓣修复重建。当显微外科重建由肿瘤、创伤、压疮或放疗损伤引起的臀部、腰部、骶尾部和会阴区域的缺损时，臀上血管可用作受区血管[1]。因为血管的位置较深，且位于肌肉内，有许多穿支，临床医生需要具备丰富的显微外科经验才能获得管径和长度适合的血管，并用于显微血管吻合。

术前评估

术前评估应该包括可能影响显微外科重建结果的医疗因素，如高凝状态、贫血、高龄、性别、吸烟和合并疾病[2,3]。与预后较差相关的合并疾病和因素包括糖尿病、外周血管疾病、慢性阻塞性肺疾病、营养不良、肥胖和美国麻醉医师协会（ASA）分级较高[2,3]。皮瓣手术失败不能单纯归因于与患者相关的因素，与患者无关的固有风险包括手术时间长短[2-5]、缺损部位[2,5]和所进行的重建类型[2]。其他患者因素，如既往手术史、创伤或放疗也必须考虑在内。虽然放疗不影响臀上血管的使用，但其会使解剖更加困难[1]。如果对血管系统的完整性有任何怀疑，应在手术前进行血管造影，以明确血管的通畅性。

显微外科重建医生的经验和创造力在确定每个重建问题的解决方案时是至关重要的。基本上，能够从背部切取的显微外科皮瓣更可取，因为大多数需要重建腰部/臀部的患者将采用俯卧位或侧卧位。因此，根据创面的特点，肩胛皮瓣、肩胛旁皮瓣、胸背动脉穿支皮瓣、背阔肌皮瓣和前锯肌皮瓣可以单独或联合应用。选择这些皮瓣可让两个团队同时进行皮瓣的切取和受区血管的准备。

术中注意事项

麻醉师是确保成功完成显微外科手术不可或缺的一部分。甚至从手术开始，诱导和维持麻醉剂的选择也会对微循环产生影响[2]。外科医生必须与麻醉团队针对血液制品的输注[2,5]和静脉输液复苏进行明确的沟通，因为处理不当可能会产生有害的影响[2,4,6]。虽然用于显微外科吻合的供区和受区血管的准备工作需要极度专注，但要意识到保持正常体温的重要性[2,7]，甚至在手术开始之前也是如此。

当手术开始时，甚至在外科医生着手进行显微外科重建的艰巨任务之前，必须对现有伤口进行妥善的处理。大多数需要接受此类手术的患者都存在这种情况，因为他们的软组织缺损无法通过其他重建方式得到充分解决[8]。创面的时间长短可能因患者而异，但一旦确定进行显微血管重建，就必须解决伤口创面问题。显微外科医生必须判断对创面进行覆盖的时机，并且必须在必要时计划好一系列清创手术。虽然显微外科医生有许多可用的辅助设备，但手术清创是伤口创面准备的金标准[8-12]。

虽然许多已经讨论过的术前因素在术中也有影响，但有一些术中措施需要纳入考虑，以最大限度地提高游离皮瓣的成功率。考虑到上述所有因素，包括延长的手术时间和麻醉剂，可能需要使用血管升压药来维持血压。虽然文献表明了血管升压剂的使用与皮瓣失败率增加无关，但在显微外科皮瓣手术中应谨慎使用[13-15]。

在对受区和供区血管进行充分的解剖分离后，显微外科医生必须决定切取皮瓣的时机。在确保受区血管通畅之前不得切取皮瓣。延长的缺血时间与结果不理想相关[16]。手术操作不当可能导致皮瓣出现问题，如血管内膜受损、血管定位不佳导致血管发生扭转，以及血管吻合的操作问题[2]。本章不讨论术中使用血管扩张剂或溶栓剂的适应证，但显微外科医生必须熟悉这些药物的适应证及其对皮瓣成功的潜在影响[4,17,18]。

应用解剖学

臀上血管是位于骨盆的髂内血管系统最大的终末分支，是髂总动脉的一个分支[19-24]。其是供应臀部的骨盆外分支的一部分。臀上动脉为臀中肌和臀小肌提供大部分血液供应，同时也是供应臀大肌的次要血管[25]。已经证明，该血管有许多解剖学上的差异，外科医生必须准备好面对这些变异[26]。Fatu 等人发现，不同种族和性别患者的髂内动脉长度和口径存在差异。正是这些变异使其终末分支——臀上动脉也存在变异[21]。Adachi 分类描述了臀上动脉从髂内动脉发出的方式：坐骨-臀肌共干，臀上动脉、臀下动脉和阴部内动脉的 3 个分支，以及会阴-臀部共干[21]。

臀上动脉通过坐骨大孔穿出骨盆，位于梨状肌上方、臀中肌下方[1,20,22,25]（图 22.1）。然后，其分为两个分支：浅支和深支。较浅的分支供应臀大肌，在其与臀下动脉和骶外侧动脉汇合之前，沿臀大肌深面走行（参见第 23 章）[23-25]。深支走行于髂骨和臀中肌之间，供应臀中肌和臀小肌[22-25]。这个分支又进一步细分为上支和下支。上支沿着臀小肌走行至髂前上棘，并与旋股深动脉和旋股外侧动脉的升支汇合。下支向大粗隆走行，与旋股内侧动脉和旋股外侧动脉的升支，以及臀下动脉建立联系。

对于臀上动脉穿支的血管解剖已经进行了良好的研究。了解这一解剖学知识有助于显微外科医生识别穿支并进行显微血管解剖，以分离血管蒂。Ahmadzadeh 等人在 6 具尸体上进行了动脉注射研究，以描绘臀上动脉穿支的解剖。他们发现，所有的穿支都是肌皮穿支，一半横穿臀大肌，另一半横穿臀中肌[22]。与臀下动脉穿支相比，臀上动脉穿支在穿过肌肉时更加垂直。他们的研究小组发现，来自臀上动脉的平均穿支数为（5±2）支，平均血管直径为（0.6±0.1）mm[22]。Lui 等人进行了类似的身体 3D 血管造影分析，以确定臀上动脉穿支的解剖，他们也发现，平均有 5 支臀上动脉肌皮穿支，直径为 0.6mm[26]。

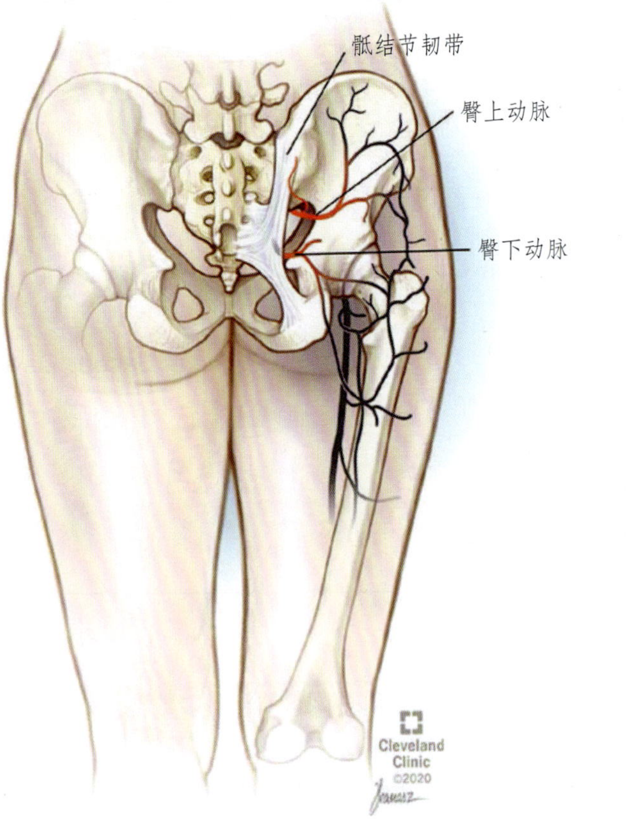

图 22.1 臀上动脉和臀下动脉经坐骨大孔的解剖示意图。注意：梨状肌已被切除。（Reprinted with permission, Cleveland Clinic Center for Medical Art & Photography © 2020. All Rights Reserved）

了解臀上血管与骨骼和韧带解剖结构的关系也很重要，因为显微外科医生可能会接触到由其他外科手术造成缺损的结构。Kieser 等人进行了尸体解剖，以更好地理解这一解剖结构。他们的研究小组发现，当向后走行时，骶棘/骶结节韧带复合体覆盖在臀部血管之上[27]。这些血管距骶棘/骶结节韧带复合体的平均深度为 13mm。当其离开髂内动脉时会变得更深[27]。他们的研究发现，臀上动脉在骶髂关节后下方 5mm 的范围内，在供应骶髂关节周围区域之前，臀上动脉在该关节下方有一个恒定的分支。在骶骨外侧区，血管的平均深度为24mm，由骶棘/骶结节韧带复合体的穿支将血管连于该复合体[27]。同样，Zoccali等人的一项尸体研究证实了血管与骨性标志的关系及其临床意义。他们的研究小组发现，臀上血管位于L5~S1和S1~S2截骨术的外侧部分[28]。根据这些信息，他们得出结论，S1~S2截骨这样的高位截骨术有损伤臀部血管的风险，但S2~S3或更低的截骨术只有较低的出血风险[28]。他们同样提出，在骶骨切除术中，切除L5会对髂内血管造成损伤[28]。

手术部位的显露

精细解剖臀上血管需要高超的显微外科技术[29]。由于穿支血管在肌内走行[1,22,26]，分离这些血管需要在一定程度上损伤臀大肌，对卧床患者应谨慎使用[1,22,26,29]。臀上血管可被用作重建髋部、腰骶部和会阴部缺损的受区血管[1,22,26]。对该区域的解剖分离必须仔细进行，因为臀部血管，尤其是臀上血管或其伴行静脉的损伤，可能导致难以控制的骨盆出血[20,27]。虽然通常不需要术前进行影像学检查，但臀上动脉损伤是钝性骨盆创伤的一种并发症，对于有可能出现这种情况的患者[23]及可能出现医源性损伤的髋关节手术患者，应检查这些受区血管的完整性。

根据手术医生的习惯，在俯卧位或侧卧位开始手术。需要放松肌肉，以便进行解剖分离。术前确定的皮瓣切取部位也可能决定患者的体位。通常预计手术时间会很长，因此必须确保患者体位合适，以防止形成压疮和周围神经病变[30,31]。了解臀上动脉的体表解剖有助于识别血管。梨状肌位于大转子上部与髂后上棘和尾骨中点连线的上方[24]。臀上动脉穿出坐骨大孔的位置为骶骨的边界，大约是从髂后上棘到大转子的直线距离的1/3（图22.2）[24,29]。其也被描述为在髂后上棘下方6.5cm处和骶骨中线外侧4.5cm处[20]。发现穿支血管与这一连线[22,26]的内侧2/3相邻（图22.3）。如前所述，术前影像学检查不是常规进行的，但在手术开始前，应该优先使用手持式多普勒仪寻找穿支并在皮肤表面进行标记[20,29]。臀上血管可以通过不同的手术

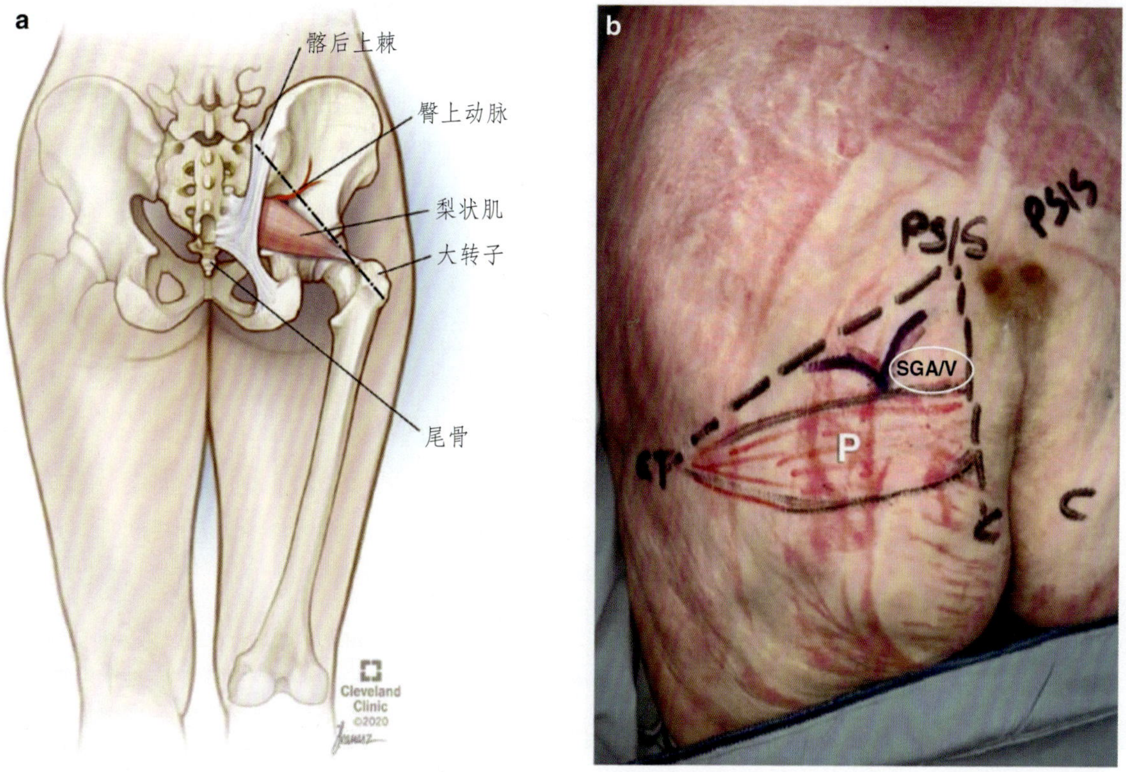

图22.2 臀上动脉的体表解剖标志。(a)示意图。(Reprinted with permission, Cleveland Clinic Center for Medical Art & Photography © 2020. All Rights Reserved)(b)尸体解剖。在髂后上棘(PSIS)和大转子(GT)之间画一条线，然后将这条线分成3部分。臀上动脉(SGA)位于梨状肌(P)上方，从该连线上方1/3和2/3交界处的坐骨大孔穿出。

入路显露：内侧入路、肌间入路、外上入路和外侧入路。解剖分离时需要使用放大镜，尤其是在深部解剖分离时，作者强烈建议使用手术显微镜，以避免损伤臀上血管。

内侧入路

由于存在损伤臀上血管的风险，不经常使用内侧入路。当使用这种入路时，沿着骶骨外侧显露血管，这些血管可能会突然自骨面下方出现[1,32]。

肌间入路

Park 和 Koh[32]在尸体解剖中曾描述过这种方法。本章的编者对 3 例需要显微外科重建腰骶部和会阴缺损的患者使用了这种方法。这种方法类似于切取臀上动脉穿支皮瓣[33]。

如前所述，在皮肤上标记了臀上血管的体表投影路线（图 22.1 和图 22.2）。手持式多普勒仪对于识别血管的位置有用。在其上方几厘米处做一个长的皮肤切口。随着解剖的继续，确定了一个或两个穿支。优先选择解剖游离主要的穿支，并结扎所有其他的分支。术中经常使用手持式多普勒仪有助于引导穿支向下至主要血管的解剖。结扎并区分好已识别的主要穿支。然后，其可以作为蒂部，以便于解剖。根据需要结扎和分离侧支。然后，解剖分离这些血管至切开的臀大肌筋膜。通过沿着臀大肌的肌纤维方向切开臀大肌，进一步深入追踪选定的血管（图 22.4 和图 22.5），可将对肌肉纤维的损伤降至最低，这对门诊患者尤其重要。各种自持式牵引器和拉钩对于解剖分离非常有用。在这一步中，保持止血和无血的视野是至关重要的，因为出血会导致清晰视野的丧失，并可能导致血管损伤。正是在这个阶段，手术显微镜可能对细致的解剖分离有用。粗糙的解剖操作可能引起失血过多，同时

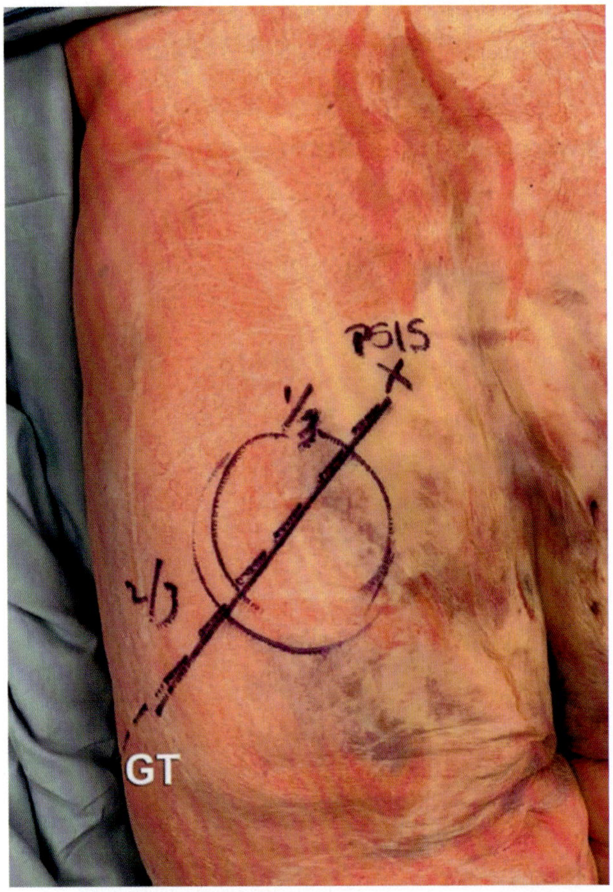

图 22.3　穿支（如圆圈所示）位于髂后上棘（PSIS）和大转子（GT）之间连线的内侧 2/3 处。标记臀上动脉肌皮穿支穿出臀大肌进入肌筋膜的位置。必须分离筋膜和肌纤维，才能追踪穿支血管从臀上动脉发出的起点。

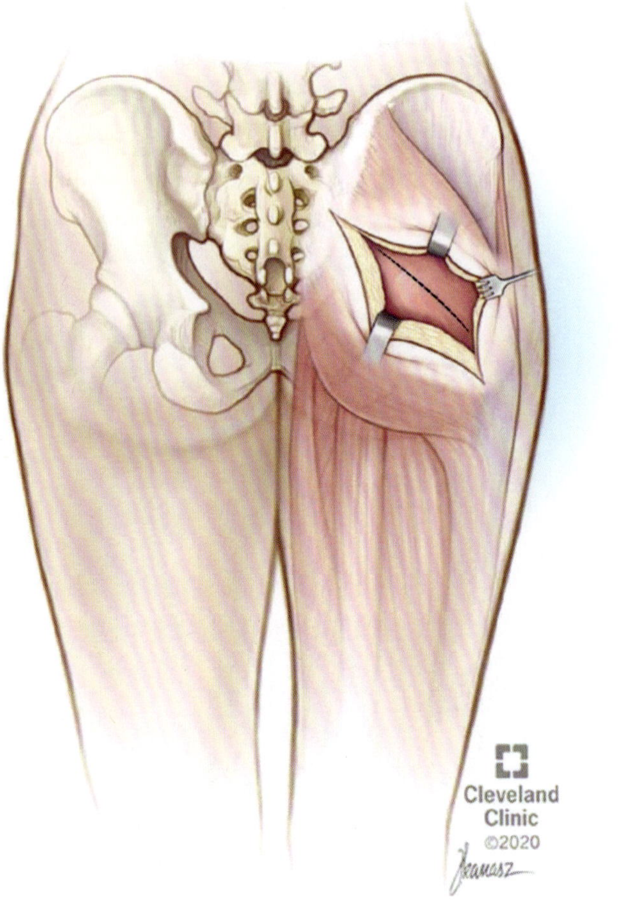

图 22.4　示意图：切开皮肤，至下方臀大肌，以显露臀上血管。（Reprinted with permission, Cleveland Clinic Center for Medical Art & Photography ⓒ 2020. All Rights Reserved）

使血管回缩至脂肪或肌肉中。当在梨状肌和臀中肌/臀小肌之间进行解剖时，臀上血管的分支被小心地结扎和分开。当找到与目标动脉和静脉大小相匹配的血管时，准备使用手术显微镜进行显微血管吻合(图22.6)。静脉解剖结构可能存在变异，可能需要结扎多个分支，以获得最有用的静脉。

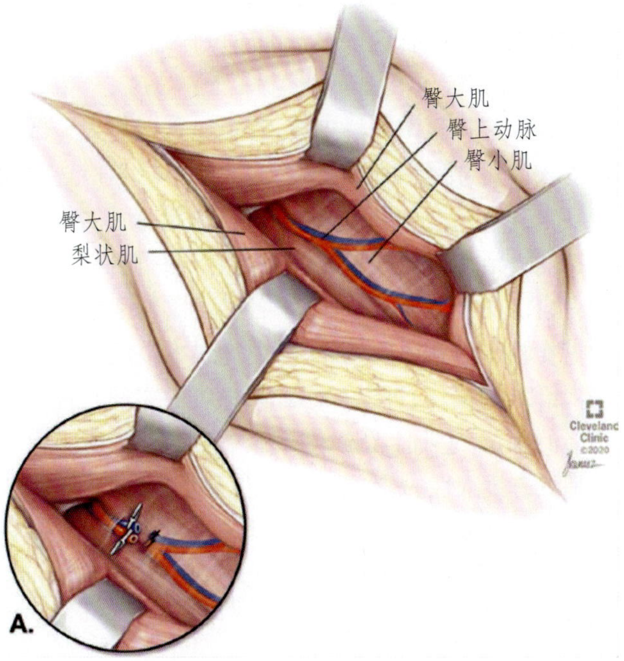

图 22.5　肌间入路：切开臀大肌后，解剖分离臀上血管。继续对梨状肌和臀小肌之间的间隙进行分离，直到获得足够的血管口径和长度，以进行显微血管吻合。特写图显示了为受区准备的臀上血管。(Reprinted with permission, Cleveland Clinic Center for Medical Art & Photography © 2020. All Rights Reserved)

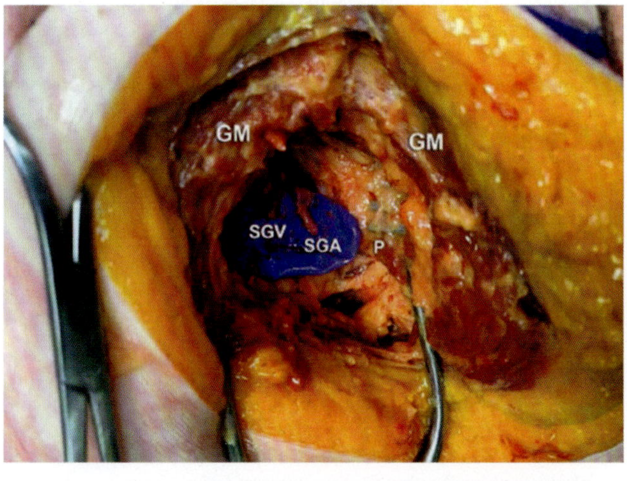

图 22.6　穿支血管穿过臀大肌(GM)，继续穿过臀小肌(上方)和梨状肌(P)之间的间隙。充分牵开该区域组织，继续向下解剖分离至坐骨大孔，以显露臀上动脉(SGA)和臀上静脉(SGV)。

外上入路

在这种入路中，皮肤切口略高于肌间入路，以在内侧和上方显露臀大肌。臀大肌在髂骨起点内侧和上方被横切，然后在臀大肌下方进行解剖分离。开始寻找一个或多个分支，一旦确定，这些分支将被更深地追踪，直到臀中肌和梨状肌之间的间隙。使用手持式多普勒仪在解剖过程中很有用。当获得显微血管吻合所需的管径大小和长度时，停止进一步解剖分离(图 22.7)。

外侧入路

此入路的主要不同之处在于，切开臀大肌的一小部分，将其从下方的臀中肌牵起并拉向内侧，这样就可以在臀大肌的下表面找到血管。然后向血管的主要血管蒂解剖，类似于上述的肌间入路或上方入路[1,32]。

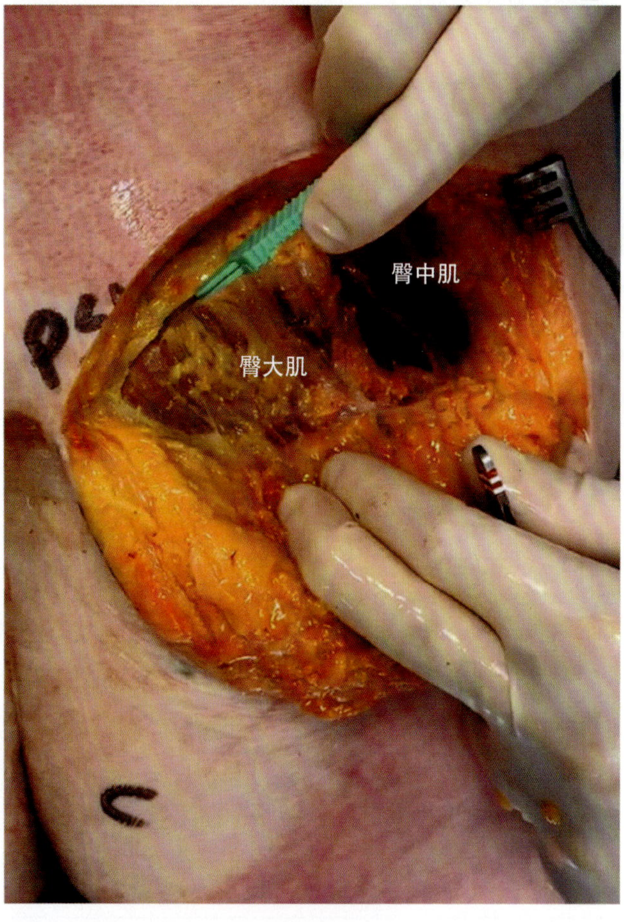

图 22.7　外上入路：切开皮肤和皮下组织，以暴露臀大肌，确定臀中肌外侧与臀大肌内侧之间的间隙。切开臀大肌附着点，牵起臀大肌，显露臀上血管。

简而言之，在髂后上棘到大转子的轴线上方标记一个斜向或弧形的皮肤切口。设计的切口应位于臀上血管的预期位置之上。手持式多普勒仪可能是有用的。必须充分显露术野，以降低解剖分离的难度。切开皮肤和皮下组织，直到显露臀大肌。分离肌肉并向中线上方拉起，这样就能够看到臀大肌下方的臀上血管的浅支。然后，追踪血管到梨状肌上方区域。在手术显微镜下进行解剖分离。这部分手术操作可能会很烦琐，因为会遇到许多小分支，需要结扎以确保止血。

无论采用何种入路，在某些情况下，解剖分离可能会继续进行至更深处，甚至需要达到梨状肌下方和臀中肌/小肌上方之间的间隙。为了获得满意的血管长度和管径以进行微血管吻合，可能需要横断骶棘韧带和(或)骶结节韧带。这个区域有静脉丛，必须小心处理，以防出血[29]。

当臀上血管从骨盆发出时，动脉的平均直径为2.2mm，静脉的直径平均为3.0mm[1,32,34-36]。通常有2条静脉，分别位于动脉的两侧，其管壁较薄[32](图22.6)。根据皮瓣供区血管的口径，当获得合适的受区血管口径和蒂长时，就停止解剖分离。血管蒂较短，为2~3cm[1,32]。考虑到臀上血管的深度，安全地获得尽可能多的长度对外科医生是有利的。就像其他显微外科手术一样，显微外科医生应该确保充分显露，以安全地进行符合人体工程学的显微血管吻合[37]。

术后注意事项

在成功地完成显微血管吻合和手术后，外科医生仍需意识到随时可能发生的皮瓣危象。从术前到术后，都应持续监测游离皮瓣的情况[38]。

必须制订计划，包括患者体位、皮瓣监测方法、活动方案、血压监测和保持良好营养状况，以促进伤口愈合，这在很大程度上取决于外科医生的经验和医疗机构的资源[39,40]。并发症包括皮瓣危象，发生这些危象时应重新探查、切除血栓、TPA和再次进行血管吻合术，以挽救皮瓣。挽救皮瓣可能需要静脉移植，这是极具挑战性的。此外，在腰骶部、臀部和会阴部进行重建时，伤口并发症并不少见。必须个性化制订手术与非手术治疗方案[39]。

讨论

对于臀部、腰骶部、坐骨区域和会阴部的绝大多数缺损区，可以使用局部区域皮瓣重建。有时，需要用显微外科皮瓣进行重建。一般情况下，受区血管很少。然而，臀下血管(参见第23章和第43章)、臀上血管(参见第43章)及腰动脉穿支(参见第21章)有可能被用作受区血管。具体使用哪种血管取决于许多因素，包括血管的通畅性和可用性、血管的长度和口径、供区血管的特征、缺损处的类型和位置，以及皮瓣的类型和大小。所有这些因素都应该仔细评估，以便选择合适的血管。

如果选择显微外科皮瓣，臀上血管可作为显微外科皮瓣的可靠受区血管[32,41,42]。术前影像学检查有助于确定其通畅性。应该熟知与臀上血管有关的骨性标志、臀肌、梨状肌和韧带的局部解剖。根据现有文献和作者自己的经验，本章描述了各种显露臀上血管的手术操作技术。在肌间入路下，通过最大限度地减少对肌肉纤维的损伤，可以在非卧床患者中实现对臀大肌功能的保留。然而，无论采用哪种入路，分离臀上血管都是具有挑战性的，需要临床医生具备丰富的经验。考虑到这些血管的位置很深，对其进行解剖分离应该仔细且有条不紊，直到获得足够大小和长度的动脉和静脉用于显微血管吻合。

(朱永强　译)

参考文献

1. Oswald TM, Lineaweaver WC, Hui K. Recipient vessels for microsurgical flaps to the groin and pelvis: a review. J Reconstr Microsurg. 2006;22(1):5–14.
2. Stepanovs J, Ozoliņa A, Rovīte V, Mamaja B, Vanags I. Factors affecting the risk of free flap failure in microvascular surgery. Proc Latv Acad Sci B. 2016;70(6):356–64.
3. Sanati-Mehrizy P, Massenburg B, Rosa J, Taub P. Risk factors associated with free flap failure – an analysis of 2103 patients. Plast Reconstr Surg. 2015;136(4S-1):18–9.
4. Lin Y, He J, Zhang X, Wang H. Intraoperative factors associated with free flap failure in the head and neck region: a four-year retrospective study of 216 patients and review of the literature. Int J Oral Maxillofac Surg. 2019;48(4):447–51.
5. Nguyen T, Shahabi A, Vidar E, Chan L, Baker R, Schooler W, et al. 106: Risk factors associated with microvascular free flap failure: data from the ACS-National Surgical Quality Improvement Project (ACS-NSQIP). Plast Reconstr Surg. 2011;127(5):61.
6. Zhong T, Neinstein R, Massey C, McCluskey S, Lipa J, Neligan P, et al. Intravenous fluid infusion rate in microsurgical breast reconstruction. Plast Reconstr Surg. 2011;128(6):1153–60.
7. Young V, Watson M. Prevention of perioperative hypothermia in plastic surgery. Aesthet Surg J. 2006;26(5):551–71.
8. Saint-Cyr M, Wong C, Buchel E, Colohan S, Pederson W. Free tissue transfers and replantation. Plast Reconstr Surg. 2012;130(6):858e–78e.
9. Attinger C, Bulan E, Blume P. Surgical debridement. The key to

successful wound healing and reconstruction. Clin Podiatr Med Surg. 2000;17(4):599–630.
10. Attinger C, Bulan E. Debridement. The key initial first step in wound healing. Foot Ankle Clin. 2001;6(4):627–60.
11. Cornell R, Meyr A, Steinberg J, Attinger C. Debridement of the noninfected wound. J Vasc Surg. 2010;52(3):31S–6S.
12. Wei C, Granick M. Surgical management of chronic wounds. Wounds. 2008;20(3):62–6.
13. Fang L, Liu J, Yu C, Hanasono M, Zheng G, Yu P. Intraoperative use of vasopressors does not increase the risk of free flap compromise and failure in cancer patients. Ann Surg. 2018;268(2):379–84.
14. Knackstedt R, Gatherwright J, Gurunluoglu R. A literature review and meta-analysis of outcomes in microsurgical reconstruction using vasopressors. Microsurgery. 2018;39(3):267–75.
15. Goh C, Ng M, Song D, Ooi A. Perioperative vasopressor use in free flap surgery: a systematic review and meta-analysis. J Reconstr Microsurg. 2019;35(7):529–40.
16. Crawley M, Sweeny L, Ravipati P, Heffelfinger R, Krein H, Luginbuhl A, et al. Factors associated with free flap failures in head and neck reconstruction. Otolaryngol Head Neck Surg. 2019;161(4):598–604.
17. Vargas C, Iorio M, Lee B. A systematic review of topical vasodilators for the treatment of intraoperative vasospasm in reconstructive microsurgery. Plast Reconstr Surg. 2015;136(2):411–22.
18. Froemel D, Fitzsimons S, Frank J, Sauerbier M, Meurer A, Barker J. A review of thrombosis and antithrombotic therapy in microvascular surgery. Eur Surg Res. 2013;50(1):32–43.
19. Rueda M, Rueda S, Alleyne B, Drake RL, Gurunluoglu R. Chapter 4: Anatomy of the trunk. In: Bruce MA, editor. Plastic surgery: a practical guide to operative care. New York: Thieme Publishers; 2020.
20. Buntic R. Superior gluteal artery perforator (SGAP) flap. In: Online atlas of microsurgery. 2020. https://www.microsurgeon.org/sgap. Accessed 13 Jan 2020.
21. Fătu C, Puişoru M, Fătu I. Morphometry of the internal iliac artery in different ethnic groups. Ann Anat. 2006;188:541–6.
22. Ahmadzadeh R, Bergeron L, Tang M, Morris S. The superior and inferior gluteal artery perforator flaps. Plast Reconstr Surg. 2007;120(6):1551–6.
23. Bosse M, Poka A, Reinert C, Brumback R, Bathon H, Burgess A. Preoperative angiographic assessment of the superior gluteal artery in acetabular fractures requiring extensile surgical exposures. J Orthop Trauma. 1988;2(4):303–7.
24. Verpaele A, Blondeel P, Van Landuyt K, Tonnard P, Decordier B, Monstrey S, et al. The superior gluteal artery perforator flap: an additional tool in the treatment of sacral pressure sores. Br J Plast Surg. 1999;52:385–91.
25. Wheeless C. Superior gluteal artery. In: Wheeless' textbook of orthopaedics. 2015. http://www.wheelessonline.com/ortho/superior_gluteal_artery. Accessed 13 Jan 2020.
26. Lui K, Hu S, Ahmad N, Tang M. Three-dimensional angiography of the superior gluteal artery and lumbar artery perforator flap. Plast Reconstr Surg. 2009;123(1):79–86.
27. Kieser D, Coudert P, Cawley D, Gaignard E, Fujishiro T, Farah K, et al. Identifying the superior and inferior gluteal arteries during a sacrectomy via a posterior approach. J Spine Surg. 2017;3(4):624–9.
28. Zoccali C, Skoch J, Patel A, Walter C, Maykowski P, Baaj A. The surgical neurovascular anatomy relating to partial and complete sacral and sacroiliac resections: a cadaveric, anatomic study. Eur Spine J. 2015;24:1109–13.
29. Boyd J, Gelfand M, Da Lio A, Shaw W, Watson J. Comparison of superior gluteal artery musculocutaneous and superior gluteal artery perforator flaps for microvascular breast reconstruction. Plast Reconstr Surg. 2009;123(6):1641–7.
30. Practice advisory for the prevention of perioperative peripheral neuropathies 2018: an updated report by the American Society of Anesthesiologists task force on prevention of perioperative peripheral neuropathies. Anesthesiology. 2018;128(1):11–26.
31. Black J, Fawcett D, Scott S. Ten top tips: preventing pressure ulcers in the surgical patient. Wounds Int. 2014;5(4):14–8.
32. Park S, Koh KS. Superior gluteal vessel as recipient for free flap reconstruction of lumbosacral defect. Plast Reconstr Surg. 1998;101(7):1842–9.
33. Gurunluoglu R, Spanio S, Rainer C, Ninkovic M. Skin expansion before breast reconstruction with the superior gluteal artery perforator flap improves aesthetic outcome. Ann Plast Surg. 2003;50(5):475–9.
34. Fujino T, Harashina T, Enomoto K. Primary breast reconstruction after a standard radical mastectomy by a free flap transfer: case report. Plast Reconstr Surg. 1976;58(3):371–4.
35. Shaw W. Breast reconstruction by superior gluteal microvascular free flaps without silicone implants. Plast Reconstr Surg. 1983;72:490–501.
36. Strauch B, Yu HL. Gluteal region. In: Strauch B, Yu HL, editors. Atlas of microvascular surgery: anatomy and operative approaches. New York: Thieme Medical; 1993. p. 102–19.
37. Lakhiani C, Fisher S, Janhofer D, Song D. Ergonomics in microsurgery. J Surg Oncol. 2018;118(5):840–4.
38. Gurunluoglu R. Free flap monitoring in the intensive care unit. In: Pieracci FM, Moore EE, editors. Handbook of surgical critical care – the practice and the evidence. Singapore: World Scientific Publishing Co. Pte. Ltd; 2015. p. 747–64.
39. Lo S, Yen Y, Lee P, Liu C, Pu C. Factors influencing postoperative complications in reconstructive microsurgery for head and neck cancer. J Oral Maxillofac Surg. 2017;75(4):867–73.
40. Sigaux N, Philouze P, Boucher F, Jacquemart M, Frobert P, Breton P. Efficacy of the postoperative management after microsurgical free tissue transfer. J Stomatol Oral Maxillofac Surg. 2017;118(3):173–7.
41. Hung SJ, Chen HC, Wei FC. Free flaps for reconstruction of the lower back and sacral area. Microsurgery. 2000;20(2):72–6.
42. Park S. Muscle-splitting approach to superior and inferior gluteal vessels: versatile source of recipient vessels for free-tissue transfer to sacral, gluteal, and ischial regions. Plast Reconstr Surg. 2000;106(1):81–6.

第23章
臀下血管

David Kashan, DeAsia D. Jacob, Richard L. Drake, Raffi Gurunian

引言

众所周知,臀下血管常被用作局部皮瓣的供区血管,以修复臀部、坐骨和会阴部伤口[1-5]。此外,其还被用作臀下皮瓣和(或)肌皮瓣的血管蒂,来游离移植再造乳房[6-10]。

尽管骶骨、臀部和会阴部软组织缺损的金标准仍然是局部皮瓣转移,但在极少数情况下,可能需要显微外科皮瓣进行重建。这些因素包括此前的手术、外伤或放疗导致局部皮瓣不安全或皮瓣大小不够。另一个适应证可能是此前局部皮瓣失败造成创面过大。

虽然显微外科皮瓣可以为骶骨、臀部和坐骨区域的复杂缺陷提供重建解决方案,但该区域的潜在受区血管较少。通常,臀上或臀下血管被认为是首选受区血管(参见第22章和第43章)。应用哪种受区血管取决于许多因素,包括血管的距离、通畅性和可用性、血管的长度和口径、供区血管特征、缺损的类型和位置,以及皮瓣的类型和大小。应仔细评估所有这些因素,以便根据显微外科手术的具体情况选择合适的血管。本章回顾了臀下血管的相关解剖学、术前评估和手术部位的显露。

应用解剖学

臀下动脉是髂内动脉前干的一个分支,其为大腿和臀部区域提供血液供应。臀下动脉和阴部内动脉通常来自髂内动脉的共干。其从坐骨大孔穿出,沿着坐骨神经、阴部内动脉和静脉,以及股后皮神经走行[11,12]。

在臀大肌的下方,可以看到穿支血管穿过肌肉组织,滋养其上方的皮肤和脂肪。这些穿支位于梨状肌下方,深入臀大肌。

穿支血管的方向可以是向上、横向或向下。为臀部内侧和下部提供营养的穿支血管的肌内长度相对较短,为5~7cm,这取决于肌肉的厚度。我们可以看到滋养臀部外侧皮肤的穿支血管斜向穿过肌肉组织4~6cm,然后向上转至皮肤表面。由于在肌肉内走行较长,这些血管比其内侧的同类血管更长。可以从下方的臀大肌和筋膜游离穿支血管,并向下追踪到主干血管,以作为臀下动脉穿支皮瓣的基础。起源于臀下动脉的2~4个穿支,位于臀大肌的下半部分[9]。在臀部发出穿支后,臀下动脉随股后皮神经下行进入大腿,走行较长,最终供应大腿后部的皮肤[9]。

关于臀下血管蒂特征的知识主要来自先前发表的关于臀下动脉穿支皮瓣的文献。根据多位研究者的观点,臀下动脉的直径为2.5~3.5mm,静脉为2.5~4.0mm[7,13,14]。因此,臀下血管的近端口径优势较大。然而,其长度可能为2~3cm到8~10cm不等。作为可靠的受区血管,要获得可用的长度可能会导致血管口径减小。当将臀下血管用作受区血管时,应获得足够的长度和口径,以进行安全和无张力的显微血管吻合。

术前评估

正如所有的游离皮瓣手术一样,术前应该确定和评估患者的戒烟情况、营养状况、功能状态和患者期望值。笔者建议应用CTA全面评估下肢动脉和功能解剖结构，尤其是在创伤和肿瘤切除的病例中，因为解剖结构经常会发生变化。此前的骨盆手术可能损伤髂内血管，导致不能将臀下血管用作受区血管。术中使用多普勒超声可以协助外科医生定位皮肤上的穿支点。笔者在整个手术过程中间断使用多普勒，以确保解剖安全、准确，避免血管蒂发生意外损伤。当血管蒂在肌内走行较长时，这尤其有用。

为了保证患者出院后的安全，在术前谈话中要同患者讨论术后安排和术后管理。术后进行早期或亚早期康复训练并不罕见，在手术干预前应与患者及管床医护人员进行讨论，以帮助患者轻松度过护理阶段。

手术部位的显露

对于需要行臀下动脉穿支皮瓣的患者，应该用类似的方式进行标记。术前采用站立姿势，从后方标记髂后上棘、尾骨和大转子。臀下血管从梨状肌下方的坐骨孔发出，梨状肌位于从大转子延伸到髂后上棘和尾骨之间中点的连线上（图 23.1）。

根据皮瓣切取部位，患者可以取侧卧位或俯卧位。确定体位后，术者应根据解剖标志，用多普勒超声对穿支进行定位[7-9]。通常可以在从大转子到髂后上棘和尾骨之间中点的连线下方找到穿支。臀沟是多普勒检查的最下方边界。如果在术前进行了 CTA，最安全的做法是使用解剖标志和基于成像的测量来帮助识别较大的穿支。在选定的穿支下方或横向做弧形切口（图 23.2）。重要的是，要记住臀下血管位于坐骨结节和臀大肌中间的皮下组织中。因此，如果考虑做纵向切口，应该位于该解剖学标志的外侧。

总的来说，对臀下血管蒂的一两个穿支进行解剖和跟踪。反复使用手持多普勒仪追踪穿支到主干血管。应逆向解剖穿支血管，包括沿着肌纤维分离臀大肌（图 23.2）。需保持肌肉放松，以便解剖肌肉组织。向近端游离穿支时必须小心，以免损伤臀下神经的分支，未损伤的其他臀肌的功能是由这些神经支配的。为了最大化血管蒂的长度，沿蒂部走行的所有穿支都要结扎、剪断。重要的是识别和保护股后皮神经，因为其位于臀下动脉的外侧。一般来说，动脉在肌内斜向走行的距离较长。必须注意避免解剖时损伤上述神经。应用自动牵开器和拉钩有助于进行解剖操作（图 23.3 和图 23.4）。保持止血和无血视野是必要的，因为出血会

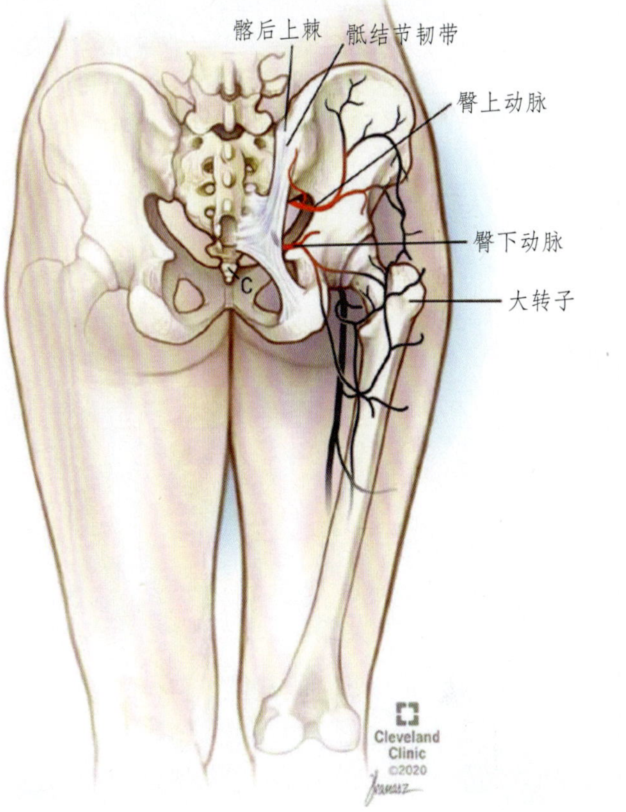

图 23.1 臀下血管从梨状肌下方的坐骨孔发出，梨状肌位于从大转子至髂后上棘和尾骨中点的连线上。（Reprinted with permission, Cleveland Clinic Center for Medical Art & Photography © 2020. All Rights Reserved）

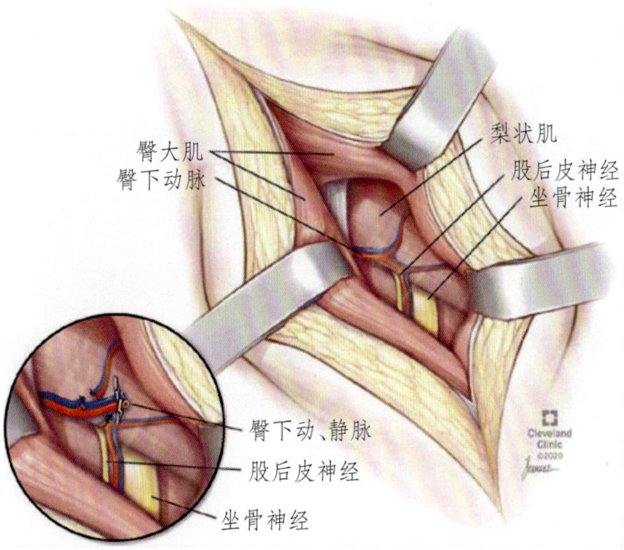

图 23.2 切开皮肤深入臀大肌，以显露臀下血管。经肌入路：切开臀大肌，游离臀下血管。继续解剖，直到获得合适口径及长度的血管，以进行显微血管吻合。特写图显示了作为受区血管的臀下血管。（Reprinted with permission, Cleveland Clinic Center for Medical Art & Photography © 2020. All Rights Reserved）

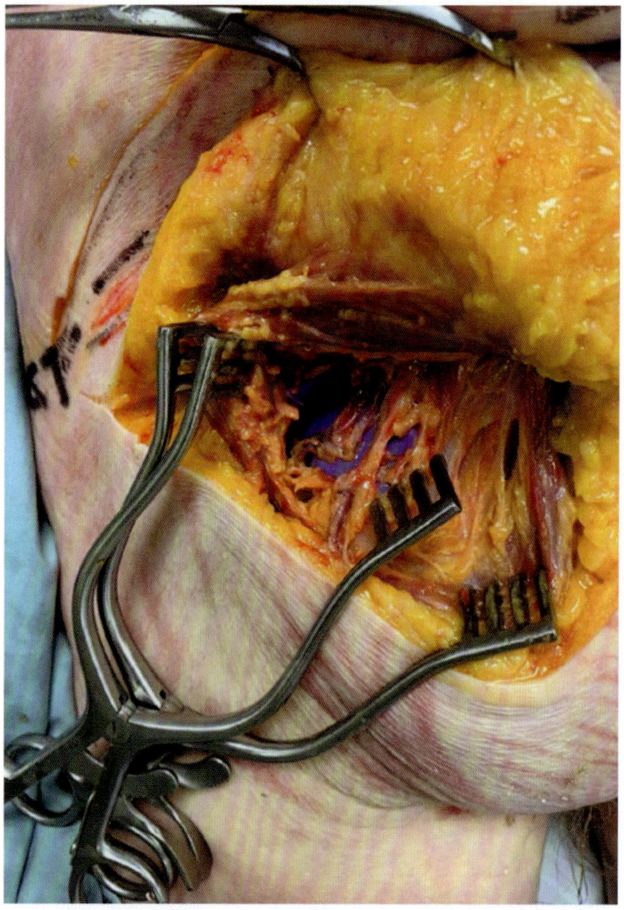

图 23.3 尸体解剖：采用经肌入路，以显露臀下血管。

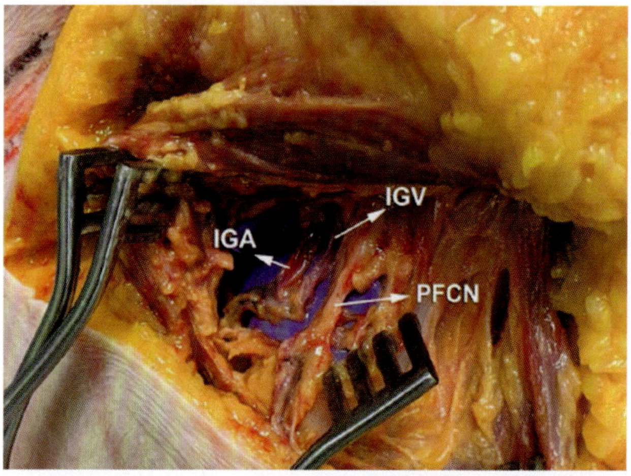

图 23.4 臀下血管的特写：IGV，臀下静脉；IGA，臀下动脉；PFCN，股后皮神经。

造成手术视野不清晰。使用手术显微镜有助于进行更精细的解剖，应在深部解剖时使用。

术前，应向患者交代清楚，由于股后皮神经的神经失用或损伤，大腿后侧可能出现短暂或永久性麻木。其余的解剖操作是在肌肉下方或骶下筋膜平面进行的。重要的是，要充分地分离暴露而不破坏臀大肌的附着点；但是，如果需要的话，可以将臀大肌从骶骨上分离，以便进行解剖。肌肉的其余血液供应来自旋股血管。在筋膜下水平操作时，必须非常小心，避免损伤广泛的静脉丛。当找到与目标动脉和静脉大小相匹配的血管时，准备使用手术显微镜进行显微血管吻合。

术后处理

术后应在 ICU 观察患者情况。笔者强烈建议将患者置于侧卧位或俯卧位，以避免皮瓣和血管蒂受到压迫。第一个 24 小时内应每小时用多普勒超声检查皮瓣，同时观察其颜色、毛细血管充盈程度、温度和肿胀的变化。笔者在术后第 2 天改为每 2 小时监测一次，最终改为每 4 小时一次，直至患者出院[15]。

当引流量连续两天低于 25mL 时，移除重建部位的引流管。术后第 1 天或第 2 天拔除 Foley 导管，并鼓励患者术后第 1 天在协助下行走。

作者根据患者的活动水平和身体支撑类型推荐合适的床。进行体位管理，以确保患者在住院期间不会出现压疮。护理人员每小时协助患者翻身一次。4 周内，皮瓣不能受压。患者通常可在术后 1 周内出院。出院后第 1、4、8、12 周，由医生或专业护理人员进行常规随访。

讨论

大多数需要重建腰骶/臀大区的患者取俯卧位或侧卧位。因此，首选从背部切取的显微外科皮瓣。肩胛骨/肩胛旁皮瓣、胸背动脉穿支皮瓣、大腿后穿支皮瓣、背阔肌皮瓣和前锯肌皮瓣可以单独使用或联合使用，具体取决于伤口特征。选择这些皮瓣将允许两个团队同时进行皮瓣解剖和受区血管部位的暴露。

臀上或臀下血管可以作为该区域的受区血管。已有用这些血管成功进行显微外科重建的报道[16-19]。

血管的选择取决于患者的具体情况、皮瓣蒂的长度，以及需要重建的缺损位置和大小。无论如何，这些血管的解剖在技术上非常具有挑战性，需要临床医生具备丰富经验和专业知识。笔者建议如果医院有条件的话，手术医生应在术前进行尸体解剖练习。

游离臀下动脉可能比臀上动脉更有优势，这是因为臀下动脉血管蒂的平均长度优于臀上动脉。然而，游离动脉蒂时可能损伤臀下神经、坐骨神经和股后皮神经。

臀下动脉的口径与臀上动脉类似。当臀上血管从骨盆穿出时，动脉平均直径为 2.2mm，静脉平均直径为 3.0mm。蒂部很短，只有 2~3cm（参见第 22 章）。臀下动脉的口径为 2.5~3.5mm，臀下静脉为 2.5~4.0mm，蒂长 2~3cm[14]。

当臀下血管被用作受区血管时，可以延长其血管蒂。

臀下动脉穿支在臀大肌内的走行比臀上动脉穿支更倾斜，后者往往经肌肉直接进入浅层组织。这种解剖学差异解释了作为受区血管，臀下血管比臀上血管的血管蒂更长的原因。

此外，可向远端游离臀下血管，以获得更长的血管蒂，但这将以减小血管口径为代价。因此，应根据供区血管的特点，权衡血管蒂的长度和口径，以达到最佳的匹配度，实现无张力显微血管吻合。

如果有两个团队同时切取皮瓣和准备受区，那么在解剖过程中，两组之间应该经常交叉对比血管的情况。

结论

解剖臀下血管需要临床医生具备高超的手术技巧。分离肌肉的方法能最大限度地减少肌纤维损伤，从而保留臀大肌的功能。鉴于血管位置较深，应仔细而有条不紊地进行解剖，直到获得口径和长度合适的动、静脉，以进行显微血管吻合。

（朱永强 译）

参考文献

1. Hurwitz DJ. Closure of a large defect of the pelvic cavity by an extended compound myocutaneous flap based on the inferior gluteal artery. Br J Plast Surg. 1980;33(2):256–61.
2. Hurwitz DJ, Swartz WM, Mathes SJ. The gluteal thigh flap: a reliable, sensate flap for the closure of buttock and perineal wounds. Plast Reconstr Surg. 1981;68(4):521–32.
3. Higgins JP, Orlando GS, Blondeel PN. Ischial pressure sore reconstruction using an inferior gluteal artery perforator (IGAP) flap. Br J Plast Surg. 2002;55(1):83–5.
4. Kim YS, Lew DH, Roh TS, Yoo WM, Lee WJ, Tark KC. Inferior gluteal artery perforator flap: a viable alternative for ischial pressure sores. J Plast Reconstr Aesthet Surg. 2009;62(10):1347–54.
5. Sinna R, Qassemyar Q, Benhaim T, Lauzanne P, Sabbagh C, Regimbeau JM, Mauvais F. Perforator flaps: a new option in perineal reconstruction. J Plast Reconstr Aesthet Surg. 2010;63(11):e766–74.
6. Paletta CE, Bostwick J 3rd, Nahai F. The inferior gluteal free flap in breast reconstruction. Plast Reconstr Surg. 1989;84(6):875–83; discussion 884–5.
7. Allen RJ, Levine JL, Granzow JW. The in-the-crease inferior gluteal artery perforator flap for breast reconstruction. Plast Reconstr Surg. 2006;118(2):333–9.
8. Levine JL, Miller Q, Vasile J, Khoobehi K, Craigie J, Wise MW, Allen RJ. Simultaneous bilateral breast reconstruction with in-the-crease inferior gluteal artery perforator flaps. Ann Plast Surg. 2009;63(3):249–54.
9. LoTempio MM, Allen RJ. Breast reconstruction with SGAP and IGAP flaps. Plast Reconstr Surg. 2010;126(2):393–401.
10. Weichman KE. Inferior gluteal artery perforator breast reconstruction. In: Operative techniques in plastic surgery. Philadelphia: Wolters Kluwer; 2019. p. 1452–8.
11. Rueda M, Rueda S, Alleyne B, Drake RL, Gurunluoglu R. Chapter 4: Anatomy of the trunk. In: Bruce MA, editor. Plastic surgery: a practical guide to operative care. New York: Thieme Publishers; 2020.
12. Williams P, Warwick R, Dyson M, Bannister LH. Gray's anatomy. In: William PL, Worwick R, Dyson M, Bannister LH, editors. Angiology. 37th ed. New York: Churchill Livingstone; 1989. p. 779.
13. Hamdi M, Gagnon AR. Conventional workhorse flaps. In: Wei FC, Mardini S, editors. Flaps and reconstructive surgery. 2nd ed. Philadelphia: Elsevier; 2009. p. 377–95.
14. Strauch B, Yu HL. Gluteal region. In: Strauch B, Yu HL, editors. Atlas of microvascular surgery: anatomy and operative approaches. New York: Thieme Medical; 1993. p. 102–19.
15. Gurunluoglu R. Free flap monitoring in the intensive care unit. In: Pieracci FM, Moore EE, editors. Handbook of surgical critical care – the practice and the evidence. Singapore: World Scientific Publishing Co. Pte. Ltd; 2015. p. 747–64.
16. Oswald TM, Lineaweaver WC, Hui K. Recipient vessels for microsurgical flaps to the groin and pelvis: a review. J Reconstr Microsurg. 2006;22(1):5–14.
17. Anthony J, Ritter F, Moelleken B. Utility of the inferior gluteal vessels in free flap coverage of sacral wounds. Ann Plast Surg. 1992;29:371–5.
18. Park S. Muscle-splitting approach to superior and inferior gluteal vessels: versatile source of recipient vessels for free-tissue transfer to sacral, gluteal, and ischial regions. Plast Reconstr Surg. 2000;106(1):81–6.
19. Hung SJ, Chen HC, Wei FC. Free flaps for reconstruction of the lower back and sacral area. Microsurgery. 2000;20(2):72–6.

第 4 部分

上肢重建

第 24 章

肱动脉、贵要静脉和头静脉

Rachel E. Aliotta, DeAsia D. Jacob, Richard L. Drake, Lia Gurunian, Raffi Gurunian

引言

大血管疾病通常由血管外科医生和心胸外科专家来处理；然而，肱动脉及其远端的病变或手术干预往往由血管外科医生和重建外科医生来处理。因此，当需要选择上肢软组织和（或）骨重建损伤或组织结构缺损时，外科医生对上肢血管解剖知识的了解是必不可少的。显微外科吻合选择的上臂主要血管为肱动脉和肱深动脉，肘前区的主要血管是肱动脉分叉处及桡动脉和尺动脉[1]。

术前评估

应考虑糖尿病、风湿性或免疫性慢性疾病、慢性血管/血管栓塞性疾病等合并疾病，以及任何外伤史或肿瘤性疾病史。在考虑游离组织移植之前，有必要对患者上肢的血液供应进行临床和诊断评估。临床检查应包括皮肤和软组织的颜色、温度和质地。Allen 试验用于明确手部是否有双重的（桡动脉和尺动脉）血液供应。

如果未触及肱动脉、桡动脉和尺动脉的搏动，可以使用笔式多普勒来进行检测。如果需要更全面和明确地了解上肢血供情况，可采用上肢导管血管造影[2]、CTA 和（或）MRA 进一步评估[3,4]。肱动脉及其分支在解剖学上存在变异，建议在皮瓣移植术前进行影像学检查[5-7]。

应用解剖学

上臂被一层强壮的深筋膜鞘包围，其被称为臂筋膜。两个肌间隔膜从该筋膜延伸而来，即内侧肌间隔膜和外侧肌间隔膜，将上臂分为前筋膜室和后筋膜室。上臂的前筋膜室是屈肌骨筋膜室，包括喙肱肌、肱二头肌和肱肌，由肌皮神经支配[8]。

来自臂丛的主要神经，如尺神经和正中神经，与血管相邻，经过上肢近端前骨筋膜室。臂丛外侧束发出肌皮神经和肌皮神经远端的外侧皮神经感觉支，其分支位于上臂远 1/4 处的肱二头肌和肱肌之间。前骨筋膜室的血液供应来自肱动脉[8]。

后骨筋膜室（即伸肌室）包括肱三头肌和肘肌。其受桡神经支配，血液供应来自肱深动脉[8]。

肱动脉

肱动脉是腋动脉的延续，始于大圆肌肌腱的远端边缘（图 24.1 和图 24.2）。在近端，其在喙肱肌和肱二头肌之间的深处走行，然后走行于肱二头肌沟内的肱三头肌（长头和内侧头）与肱二头肌之间。动脉前方只有皮肤、浅筋膜和深筋膜覆盖。在肘部，肱二头肌腱膜位于肱动脉的浅层。在喙肱肌远端附着处，正中神经自外侧跨越肱动脉至内侧。前臂内侧皮神经和尺神经位于肱动脉内侧。在上臂远端，正中神经和贵要静脉位于动脉内侧。有两条静脉（肱静脉）与肱动脉伴行，两条静脉之间由横支和斜支连接[9]（图 24.2）。

肱深动脉是肱动脉最大的分支，在大圆肌下缘以

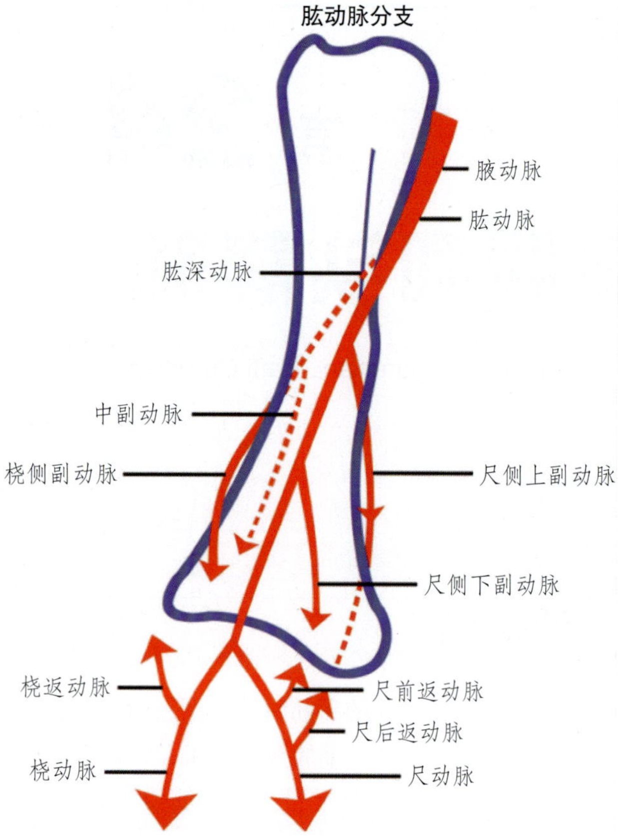

图 24.1　肱动脉及其分支(红色所示)与肱骨(蓝色所示)的关系示意图。红色虚线表示血管位于肱骨的后方。箭头表示桡侧副动脉与桡返动脉之间、尺侧上副动脉与尺返动脉之间、尺侧下副动脉与尺返动脉之间、中副动脉与骨间返动脉之间(此处未显示)的血管交通。

远,自肱动脉的后内侧发出(图 24.2)。其紧邻桡神经,首先在肱三头肌长头和内侧头之间走行,然后在肱三头肌外侧头覆盖的神经沟中走行。在此处,其发出终末支。除了分布在喙肱肌、肱二头肌和肱肌的肌支外,其还发出供应肱骨、三角肌,以及中副动脉和桡侧副动脉的动脉。中副动脉是最大分支,起于肱骨后方,在肱三头肌的内侧向下至肘关节。其与外上髁后方的骨间返动脉吻合[9]。桡侧副动脉是另一个终末支,是肱深动脉的延续。其通过肱肌和肱三头肌外侧头之间的外侧肌间隔伴桡神经走行,在肱肌和肱桡肌之间下行至外上髁前[9-11](图 24.3)。桡侧副动脉与桡返动脉(桡动脉分支)在肘前窝吻合(图 24.4)。前臂后皮神经起于桡神经沟,伴后桡侧副动脉走行,支配前臂后皮肤感觉[9,11]。

尺侧上副动脉是肱动脉的第二个分支,从上臂中远端发出(图 24.1 和图 24.2),偶见从肱深动脉发出的情况。其与尺神经伴行,穿过内侧肌隔膜向下至内上髁和鹰嘴之间,止于尺侧腕屈肌深部,与后尺返动脉和下副动脉吻合[9,10]。

尺侧下副动脉自肘关节近端约 5cm 处发出。其在穿过内侧肌间隔之前沿肱肌的内侧下行(图 24.1 和图 24.2),然后在肱三头肌和肱骨之间环绕肱骨,与肱深动脉的中副动脉吻合。其分支下行至肱骨内上髁内前方,与尺前返动脉吻合[9]。

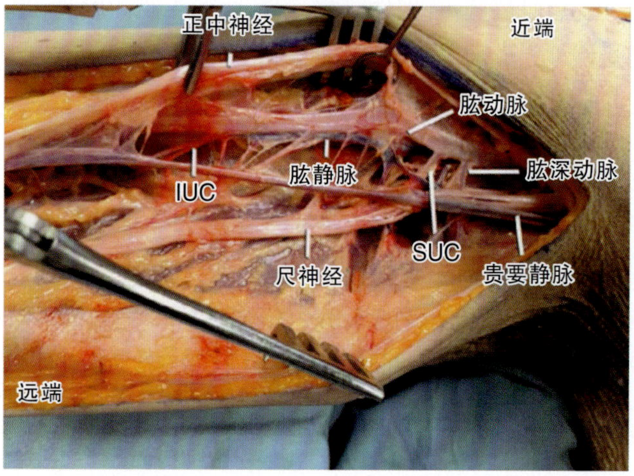

图 24.2　尸体解剖:沿二头肌沟做皮肤切口,手术暴露肱动脉及其分支。注意:尺神经与尺侧上副动脉(SUC)伴行。IUC,尺侧下副动脉。

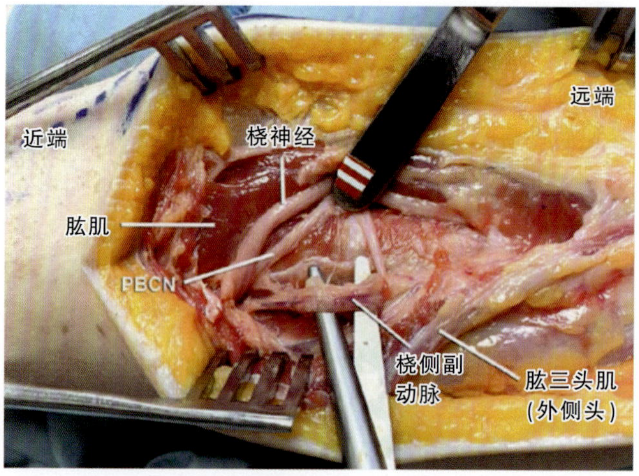

图 24.3　尸体解剖:显露桡侧副动脉。沿肱骨外上髁至三角肌止点的连线做皮肤切口,显示了外侧肌间隔膜体表投影。然后剥离至肱肌和肱三头肌之间的外侧肌间隔膜,解剖桡侧副动脉。注意:保留和保护桡神经和臂后皮神经(PBCN)。

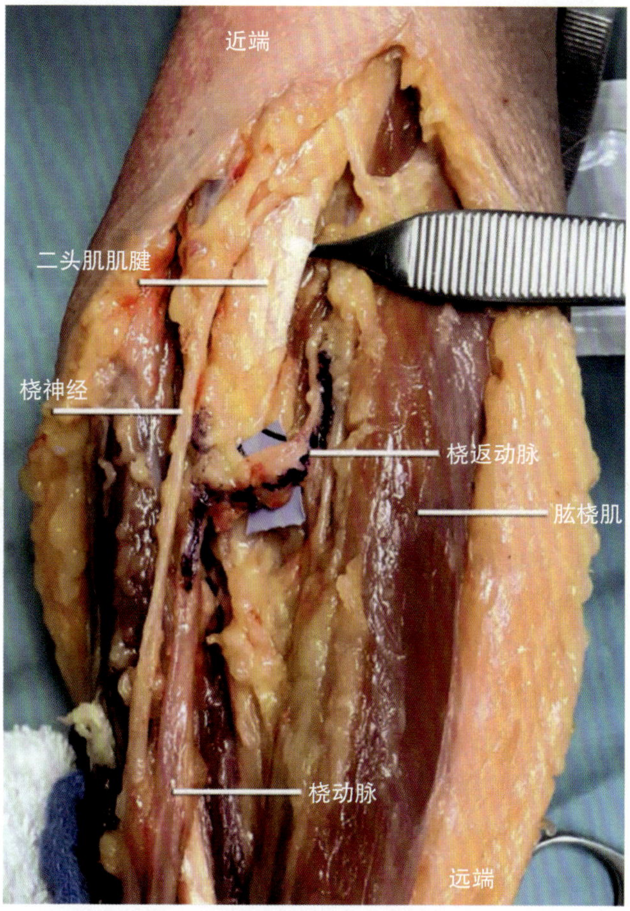

图 24.4　尸体解剖：暴露桡返动脉，在上肢显微重建手术中，桡返动脉是一条有价值的受区动脉。

肱动脉下行至肘窝深面。肱动脉在桡骨颈附近分为终末支，即桡动脉（参见第 25 章）和尺动脉（参见第 26 章）。肱动脉及其分支的直径如表 24.1 所示。

头静脉、贵要静脉和肱静脉

上臂和前臂的静脉可分为浅静脉和深静脉，它们之间有广泛的交通支。浅表静脉包括头静脉、贵要静脉、肘正中静脉和其他前臂静脉及其分支。

头静脉通常自解剖学鼻烟窝上方形成。从前臂桡侧向近端转向前臂掌侧。肘关节远端有一个分支，即肘正中静脉，有深静脉的分支汇入，向近端分叉和内侧汇入贵要静脉。头静脉在肘关节前方上行，经过肱桡肌和肱二头肌的肌间沟。然后其继续上行于肱二头肌外侧，位于胸大肌和三角肌之间（图 24.5）。而后进入锁骨下窝，经过胸大肌锁骨头深层，穿过锁骨胸筋膜，跨越腋动脉，在锁骨下汇入腋静脉[30]。

贵要静脉始于手背静脉网络的内侧，在前臂后内

表 24.1　肱动脉及分支、头静脉、贵要静脉、肱静脉、桡静脉和尺静脉的直径

血管	直径
动脉	
肱动脉	2.39~6.62mm[12-14]
肱动脉穿支（上臂后皮瓣）	(0.7±0.4)mm[15]
肱深动脉	1.25~2.7mm[13]
	1.5~2.0mm（螺旋沟远端）[11]
肱深动脉穿支皮瓣	(0.7±0.2)mm[16]
中副动脉	0.6~2.4mm[17,18]
桡侧前副动脉	0.5~1.5mm[17,19]
桡侧后副动脉（上臂外侧皮瓣）	0.7~2.5mm[11,16,17,20-22]
尺侧上副动脉（上臂内侧皮瓣）	0.8~2.5mm[16,23-25]
	0.6~3.0mm[26]
尺侧下副动脉	(0.8±0.2)mm[16]
桡动脉	2.5mm[27]
桡动脉（鼻烟窝）	1.8~2.0mm[28]
尺动脉	2.5mm[27]
静脉	
头静脉	2.8~10mm[19,29]
贵要静脉	0.7~7.3mm[29-32]
肱静脉	平均 4.9mm[30]≥2.5mm[11]
桡静脉	1.3mm[27]
尺静脉	2.3mm[27]

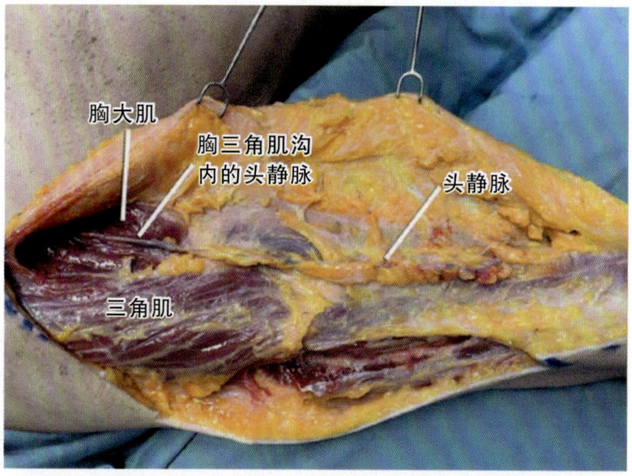

图 24.5　尸体解剖：沿前臂和上臂前外侧切开皮肤，在皮下组织层面显露头静脉。其走行于肘关节前方的肱二头肌外侧，在肱桡肌和肱二头肌的肌间沟中走行。在胸大肌和三角肌之间的胸三角肌沟继续上行。

侧上行，并向前转至肘关节远端的前表面。而后与肘正中静脉汇合，上行至肱二头肌和旋前圆肌之间，经过肱二头肌内侧，穿过上臂中部的深筋膜（图 24.6），继续在肱动脉内侧上行至大圆肌下缘，延续为腋静脉[30,32]。

前臂的深静脉与桡动脉和尺动脉伴行，分别回流掌深、浅静脉弓。其在肘部附近汇合成两条肱静脉，分别位于肱动脉的两侧，其分支与肱动脉的分支相似。在肩胛下肌的下缘附近汇入腋静脉。深、浅静脉彼此之间大量吻合[30]。上臂静脉的直径如表 24.1 所示。

手术部位的暴露

暴露肱动脉的最佳手术体位是仰卧位，肩外展至 90°，肘关节完全伸展，前臂/手旋后，手掌向上置于手术台上。

根据皮瓣覆盖的部位，沿上臂和前臂的纵轴规划切口，以在需要时适当暴露。皮肤切口可以从现有的缺损处延伸到上臂内侧，也可以直接从二头肌沟处切开上臂内侧（图 24.2）。切开皮肤后，贵要静脉位于皮下组织，与前臂皮神经伴行（图 24.6）。贵要静脉可作为受区静脉。向后牵开神经和静脉，沿肱三头肌和肱二头肌短头之间的二头肌沟打开深筋膜，牵开肌肉，显露血管束，可见正中神经位于肱动脉的前方，在中远端逐渐转至肱动脉的内侧。在肱动脉的近端和下方剥离可以获得端-侧吻合长度（图 24.2）。由于上肢动脉形态常有变异，应仔细进行分离，从而找到预期的受区血管[5]。

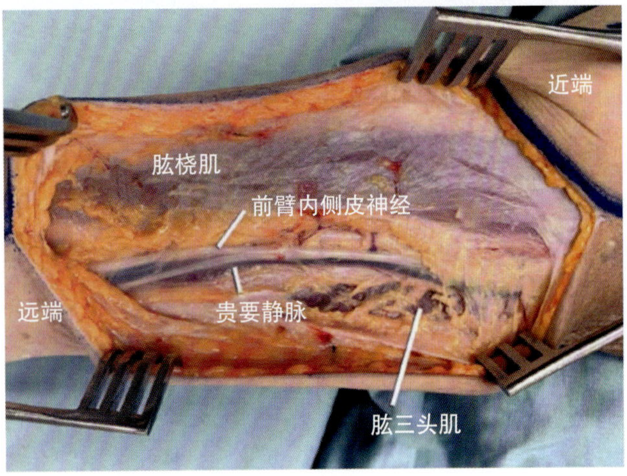

图 24.6 尸体解剖：沿肱二头肌沟切开皮肤，在皮下组织层面暴露前臂内侧皮神经和贵要静脉。

肱静脉与动脉伴行，这些伴行静脉及其分支可用作回流静脉，也可通过相同的解剖入路进行分离（图 24.2）。

肱深动脉可作为受区动脉，然而，需要向近端延伸，至大圆肌下缘（图 24.2）。仔细切除肿瘤后（如果从肿瘤学角度来看是允许的），很容易找到肱深动脉。

沿肱动脉上、下段进行细致的分离，有助于显露肱动脉分支。只要尺侧上副动脉或任何其他血管分支的口径和长度与显微外科皮瓣血管蒂匹配，且容易识别、分离，即可作为受区动脉（图 24.2）。尺侧上副动脉通常自肱动脉主干发出，也有从肱深动脉发出的情况。因此，可能需要进一步向近端分离。尺侧下副动脉的口径相对较小，不适合进行微血管吻合。此外，邻近还有其他动脉分支，如桡返动脉、桡动脉和尺动脉，可作为受区血管使用。

桡侧副动脉是肱深动脉的一个终末支，可作为受区血管。肱深动脉穿出外侧肌间隔和旋后肌后，分为中副动脉和桡侧副动脉。从肱骨外上髁与三角肌止点处画一条线，这条线对应外侧肌间隔膜。沿这条线做一个皮肤切口，然后分离肱肌和肱三头肌之间的外侧肌间隔膜。解剖时应保留和保护桡神经和前臂后皮神经（图 24.3）。

通过从手臂远端延伸至前臂近端的皮肤切口，可以显露肘窝处的肱动脉。在肘部折痕水平，做横向切口，以避免皮肤挛缩。

皮下静脉，即肘正中静脉和头静脉，必须小心保留。在前臂近端肘关节前外侧，肱桡肌和肱二头肌的肌间沟内暴露头静脉。这些浅静脉，以及桡动脉和尺动脉的伴行静脉都可以用于皮瓣的静脉回流。接下来，切开远端肱二头肌腱膜，露出肱动脉及其两侧的深静脉。这些静脉通常在动脉前有交通支，为了完全显露，必须结扎分离。

部分纵向切开肱二头肌腱膜，显露出肱动脉位于肱二头肌腱和正中神经之间。在肘横纹以远 2~3cm 处，进入旋前圆肌和肱桡肌之间的间隙，向下剥离，暴露出分叉处的桡动脉和尺动脉。尺、桡动脉的伴行静脉可用作受区静脉。

在切口远端，将肱桡肌拉向桡侧，向尺侧牵开旋前圆肌，辨认这两块肌肉之间的桡动脉。在前臂旋后的情况下，切口可以沿着肘窝中点到桡骨茎突的连线向远端延伸。当向远端延伸时，旋前圆肌经过桡动脉下方抵止于桡骨。纵向切开前臂筋膜并将其与桡侧腕屈肌分离，桡动脉位于肱桡肌内侧纤维深层（参见第 25 章）。

桡动脉返支随后从桡动脉的外侧发出，该分支位于旋后肌浅层，邻近可见桡神经，向外上髁近端的内侧延伸，然后进入肱桡肌和肱肌之间的间隙（图 24.4）。在肘关节近侧平面，其与桡侧副动脉吻合。当在前臂近端或上臂远端使用时，桡侧副动脉的口径足够大，可以进行端-端吻合。

在切口远端，将肱桡肌向桡侧牵开，向尺侧牵开旋前圆肌，尺动脉自肱动脉远端分出后，进入这两块肌肉之间的间隙。尺动脉自肱动脉发出，从旋前圆肌尺骨（深）头起始点下方走行，可以通过血管的走行轨迹来区分桡动脉和尺动脉。旋前圆肌把尺动脉和正中神经分开。由于解剖变异在一区域常见，继续追踪动脉到旋前圆肌的后方很重要，以确保正确识别尺动脉。超过这一部位的暴露要么需要做单独的切口，要么需要将尺骨上的旋前肌止点分开。

讨论

受区动脉和静脉的选择取决于组织缺损的位置、是否有健康的血管、既往损伤史、上肢的血管状况，以及最终重建手术的显微外科皮瓣的特点。肱动脉及其分支，如肱深动脉、桡动脉和尺动脉，在多数情况下是可靠的受区血管。

可通过上臂内侧切口显露肱动脉、肱深动脉和尺侧上副动脉。臂外侧切口可显露桡侧副动脉，该血管可能被应用。在一些病例中，如肿瘤切除术后，这些血管在附近很容易显露，而不需要额外解剖分离。

游离组织移植的复杂性体现在需要找到一种既不威胁肢体远端灌注，又不会导致软组织或功能进一步损伤的受区血管。在使用和吻合前，应暂时夹闭受区血管，以确认是否有其他来源的血管供应肢体远端。此外，基于这个原因，皮瓣血管与上肢受区血管吻合时，特别是当肢体的基础血管不理想或邻近肢体血管质量下降时，应考虑行端-侧吻合。

肱动脉在其走行过程中具有适当的直径，可以毫无困难地进行端-侧吻合。在上肢的各种软组织和（或）骨重建手术中，可以肱动脉作为受区血管行端-侧吻合[33-37]（参见第 27 章）。肱动脉端-侧吻合方式已被用于肱骨肿瘤切除后、血管化游离腓骨移植术[36-38]。

肱深动脉也同样被用作受区动脉[37,38]，可以行端-端血管吻合。使用尺侧上副动脉[39]和尺侧下副动脉[40]作为受区血管的情况相对较少。

最后，根据组织缺损的范围大小和位置，并结合显微外科皮瓣的情况，也可以考虑使用肱动脉的终末支，即桡动脉和尺动脉（包括其分支）作为受区血管。这些受区血管在第 25、26、28 和 29 章中有所讨论。以尺动脉和桡动脉作为受区血管时，应考虑行端-侧吻合。

重建显微外科医生在计划使用上臂血管进行显微外科吻合时，应注意上肢血管解剖结构的变异[5-7]。其变异率高达 20%[41]。

肱动脉的变异比桡动脉和尺动脉的变异少，但也有许多异常情况的报道。有文献报道，肱动脉、肱深动脉、尺侧上副动脉、尺侧下副动脉缺如[41]。腋动脉在前臂的侧支循环中起主要作用。

有报道称，肱动脉没有侧支，而是在肘窝分为两条大小相等的桡动脉和尺动脉[42]。

Rodriguez-Niedenfuhr 等[5]的一项研究对 192 具防腐尸体上肢动脉模式的变化进行了广泛研究。在 5%的病例中，肱浅动脉位于正中神经的前方而不是后方。肱浅动脉在发育过程中很重要，通常会消退，其可以持续存在，也可以供应肱动脉的正常区域；其与肱深动脉平行，也可以变成许多营养皮肤的小血管[43]。

如果肱浅动脉存在，其会走行于正中神经的表面，而不是正中神经深层。这在大约 5%的病例中可见。

肱副动脉是另一种变异。其起源于肘部以上肱动脉的上 1/3。有的发自肱动脉或腋动脉，然后在上臂远端与肱动脉汇合，再分为尺动脉和桡动脉[5]。

肱动脉的各种分支方式也已被描述，解剖时应注意这些情况。据 Shetty 等人[44]报道，他们发现一具尸体上臂部位的肱动脉分为桡动脉和尺动脉，而正常情况下，其在肘窝位置形成分叉。在同一份报道中，他们发现肱深动脉与桡侧副动脉、中副动脉和尺侧上副动脉有一个共同的主干。

Rodriguez-Niedenfuhr 等人[5]的研究发现，384 个上肢中有 53 个（13.8%）出现肱桡动脉。肱桡动脉被定义为起点高的桡动脉。其起源于腋动脉、肱动脉的上1/3和肱动脉的下1/3。在192具尸体中,当肱桡动脉存在时,46%尸体的桡返动脉起源于肱桡动脉,34%尸体的桡返动脉起源于肱深动脉。

肱尺浅动脉被定义为高起点的尺动脉,走行于前臂屈肌群表面。在384例上肢中出现16例(总出现率是4.2%)。肱尺浅动脉起自腋动脉、肱动脉的上1/3和肱动脉的下1/3[5]。

肱尺动脉被定义为高起点的尺动脉,在前臂和手部走行正常,出现率为0.52%[5]。

桡浅动脉的起源正常,但在腕关节水平鼻烟窝内与肌腱交叉(0.52%)[5]。

肱尺桡浅动脉是肱浅动脉的分支在肘关节水平分为桡动脉和尺动脉,并与正常肱动脉共存,后者延续为骨间总干(52%)[5]。

肱深动脉的发出点也有解剖变异。在约55%的情况下,其在大圆肌水平作为单一的主干出现[6,44]。

有文献报道,肱深动脉可起源于腋动脉,发生率为2%~22%[6,10,44]。此外,在22%的病例中,肱深动脉与尺侧上副动脉共干;在7%的病例中,其起源于旋肱后动脉[6,44]。

浅静脉和(或)伴行静脉可随动脉一起暴露,以便进行微血管吻合。肘窝静脉的解剖结构变异较大,但肘正中静脉、贵要静脉、头静脉或深浅静脉之间的交通支的口径足够,符合静脉吻合要求[45]。

始终要考虑所用受区静脉的大小和长度的变化。应根据具体情况进行调整。选择浅静脉和(或)深静脉作为受区静脉取决于待重建缺损的确切位置和特征、显微外科皮瓣蒂的长度和口径,以及其与动脉受区血管的距离。通过臂内侧切口可以很容易地暴露贵要静脉,也可以暴露肱静脉。若能与供区静脉充分匹配,则可使用肱静脉与贵要静脉之间交通支进行静脉吻合。同样,可通过前臂近端和上臂远端肱桡肌和肱二头肌之间的前外侧皮肤切口解剖头静脉。此外,也很容易找到肘正中静脉作为受区静脉。这条静脉连接头静脉和贵要静脉,是一条良好的受区静脉。与桡动脉和尺动脉伴行的深静脉始终是受区静脉的可选方案,可通过前臂近端和上臂远端皮肤切口暴露(参见第25和26章)。

(詹海华 译)

参考文献

1. Bakri K. Clinical anatomy and recipient vessel selection in the upper extremity. In: Wei F-CM S, editor. Flaps and reconstructive surgery. 2nd ed. Philadelphia: Saunders/Elsevier; 2009. p. 89–114.
2. Wong VW, Katz RD, Higgins JP. Interpretation of upper extremity arteriography: vascular anatomy and pathology [corrected]. Hand Clin. 2015;31(1):121–34.
3. Ghouri MA, Gupta N, Bhat AP, et al. CT and MR imaging of the upper extremity vasculature: pearls, pitfalls, and challenges. Cardiovasc Diagn Ther. 2019;9(Suppl 1):S152–73.
4. Dave RB, Fleischmann D. Computed tomography angiography of the upper extremities. Radiol Clin N Am. 2016;54(1):101–14.
5. Rodríguez-Niedenführ M, Vázquez T, Nearn L, Ferreira B, Parkin I, Sañudo JR. Variations of the arterial pattern in the upper limb revisited: a morphological and statistical study, with a review of the literature. J Anat. 2001;199(Pt 5):547–66.
6. Celik HH, Aldur MM, Tunali S, Ozdemir MB, Aktekin M. Multiple variations of the deep artery of arm: double deep artery of arm and deep artery of arm with the superior ulnar collateral artery. A case report. Morphologie. 2004;88(283):188–90.
7. Malcic-Gürbüz J, Gürünlüoğlu R, Ozdoĝmuş O, Yalin A. Unique case of trifurcation of the brachial artery: its clinical significance. Clin Anat. 2002;15(3):224–7.
8. Moore KL. Clinically oriented anatomy. In: The upper limb: the arm. 3rd ed. Philadelphia: Williams & Wilkins; 1992. p. 539–53.
9. Gray's anatomy. 37th ed. Angiology. William PL, Worwick R, Dyson M, Bannister LH, editors. New York: Churchill Livingstone; 1989. p. 758–60.
10. Epperson TN, Varacallo M. Anatomy, shoulder and upper limb, brachial artery. In: StatPearls. Treasure Island: StatPearls Publishing; 2020.
11. Katsaros J, Schusterman M, Beppu M, Banis JC Jr, Acland RD. The lateral upper arm flap: anatomy and clinical applications. Ann Plast Surg. 1984;12(6):489–500.
12. Maruhashi T, Soga J, Fujimura N, et al. Brachial artery diameter as a marker for cardiovascular risk assessment: FMD-J study. Atherosclerosis. 2018;268:92–8.
13. Tomiyama Y, Yoshinaga K, Fujii S, et al. Accurate quantitative measurements of brachial artery cross-sectional vascular area and vascular volume elastic modulus using automated oscillometric measurements: comparison with brachial artery ultrasound. Hypertens Res. 2015;38(7):478–84.
14. Chami HA, Keyes MJ, Vita JA, et al. Brachial artery diameter, blood flow and flow-mediated dilation in sleep-disordered breathing. Vasc Med. 2009;14(4):351–60.
15. Blondeel PN. Perforator flaps: anatomy, technique & clinical applications. 2nd ed. Quality Medical Publishing: St. Louis; 2013.
16. Blondeel PN, Morris SF, Hallock GG, Neligan PC. Perforator flaps: anatomy, technique, & clinical applications. 2nd ed. CRC Press; 2013.
17. Casoli V, Kostopoulos E, Pelissier P, Caix P, Martin D, Baudet J. The middle collateral artery: anatomic basis for the "extreme" lateral arm flap. Surg Radiol Anat. 2004;26(3):172–7.
18. Cormack GC, Lamberty BG. Fasciocutaneous vessels in the upper arm: application to the design of new fasciocutaneous flaps. Plast Reconstr Surg. 1984;74(2):244–50.
19. Wei FC, Mardini S. Flaps and reconstructive surgery. Elsevier; 2016.
20. Zenn MR, Jones G. Reconstructive surgery: anatomy, technique, and clinical application. Thieme; 2012.
21. Chung KC. Operative techniques: hand and wrist surgery E-Book. Elsevier Health Sciences; 2016.
22. Harpf C, Papp C, Ninković M, Anderl H, Hussl H. The lateral arm flap: review of 72 cases and technical refinements. J Reconstr Microsurg. 1998;14(1):39–48.

23. Breidenbach WC, Adamson W, Terzis JK. Medial arm flap revisited. Ann Plast Surg. 1987;18(2):156–63.
24. Gao XS, Mao ZR, Yang ZN, Wang BS. Medial upper arm skin flap: vascular anatomy and clinical applications. Ann Plast Surg. 1985;15(4):348–51.
25. Hou C, Chang S, Lin J, Song D. Surgical atlas of perforator flaps: a microsurgical dissection technique. Springer Netherlands; 2015.
26. Karamürsel S, Bağdatli D, Demir Z, Tüccar E, Celebioğlu S. Use of medial arm skin as a free flap. Plast Reconstr Surg. 2005;115(7):2025–31.
27. Strauch B, Yu HL, Chen ZW, Liebling R. Atlas of microvascular surgery. New York: Thieme Medical Publishers, Inc.; 1993. p. 47.
28. Strauch B, Yu HL, Chen ZW, Liebling R. Atlas of microvascular surgery. New York: Thieme Medical Publishers, Inc.; 1993. p. 85.
29. Irfan H, Ooi GS, Kyin MM, Ho P. Revealing maximal diameter of upper limb superficial vein with an elevated environmental temperature. Int J Chronic Dis. 2016;2016:8096473.
30. Sharp R, Cummings M, Childs J, et al. Measurement of vein diameter for Peripherally Inserted Central Catheter (PICC) insertion: an observational study. J Infus Nurs. 2015;38(5):351–7.
31. Baptista-Silva JCC, Dias AL, Criventi SV, Burihan E. Anatomy of the basilic vein in the arm and its importance for surgery. Braz J Morphol Sci. 2003;20:171–5.
32. Gray's Anatomy. 37th ed. Angiology. William PL, Worwick R, Dyson M, Bannister LH, editors. New York: Churchill Livingstone; 1989. p. 806–7.
33. Koteswara Rao Rayidi V, Prakash P, Srikanth R, Sreenivas J, Swathi K. Anterolateral thigh flap-the optimal flap in coverage of severe elbow injuries. Indian J Plast Surg. 2019;52(3):314–21.
34. Horch RE, Stark GB. The rectus abdominis free flap as an emergency procedure in extensive upper extremity soft-tissue defects. Plast Reconstr Surg. 1999;103(5):1421–7.
35. Shin AY, Bishop AT, Moran SL, Sim FH. Vascularized free fibula transfer for oncologic reconstruction of the humerus. Clin Orthop Relat Res. 2005;438:80–4.
36. Bilgin SS. Reconstruction of proximal humeral defects with shoulder arthrodesis using free vascularized fibular graft. J Bone Joint Surg Am. 2012;94(13):e94.
37. Adani R, Delcroix L, Innocenti M, Tarallo L, Baccarani A. Free fibula flap for humerus segmental reconstruction: report on 13 cases. Chir Organi Mov. 2008;91(1):21–6.
38. Onoda S, Sakuraba M, Asano T, et al. Use of vascularized free fibular head grafts for upper limb oncologic reconstruction. Plast Reconstr Surg. 2011;127(3):1244–53.
39. Kurlander DE, Shue S, Schwarz GS, Ghaznavi AM. Vascularized fibula epiphysis transfer for pediatric extremity reconstruction: a systematic review and meta-analysis. Ann Plast Surg. 2019;82(3):344–51.
40. Pappalardo M, Patel K, Cheng MH. Vascularized lymph node transfer for treatment of extremity lymphedema: an overview of current controversies regarding donor sites, recipient sites and outcomes. J Surg Oncol. 2018;117(7):1420–31.
41. Ciervo A, Kahn M, Pangilinan AJ, Dardik H. Absence of the brachial artery: report of a rare human variation and review of upper extremity arterial anomalies. J Vasc Surg. 2001;33(1):191–4.
42. Jurjus A, Sfeir R, Bezirdjian R. Unusual variation of the arterial pattern of the human upper limb. Anat Rec. 1986;215(1):82–3.
43. Yang HJ, Gil YC, Jung WS, Lee HY. Variations of the superficial brachial artery in Korean cadavers. J Korean Med Sci. 2008;23(5):884–7.
44. Shetty SD, Nayak BS, Madhav NV, Sirasanagandla SR, Abhinitha P. The abnormal origin, course and the distribution of the arteries of the upper limb: a case report. J Clin Diagn Res. 2012;6(8):1414–6.
45. Imanishi N, Nakajima H, Aiso S. Anatomic study of the venous drainage architecture of the forearm skin and subcutaneous tissue. Plast Reconstr Surg [Internet]. 2000 Nov [cited 2020 Mar 18];106(6):1287–94. Available from.: http://www.ncbi.nlm.nih.gov/pubmed/11083557.

第 25 章

桡动脉

Andrew R. Bauder, Zvi Steinberger, Oded Ben Amotz, L. Scott Levin, Ines C. Lin

引言

桡动脉是上肢显微外科重建的常用受区血管。其安全暴露取决于医生对桡动脉与周围具有重要功能的组织结构之间关系的了解。桡动脉的位置浅表，在前臂的走行稳定，是便于暴露的受区血管。在手背侧鼻烟窝处，也很容易暴露桡动脉，以进行远端功能重建。

应用解剖学

桡动脉（图 25.1）是肱动脉的两个分支之一，另一个分支是尺动脉（参见第 24、26、28 和 29 章）。其在桡动脉起点处的直径为 3.0~3.5mm[1]（表 25.1）。肱动脉大约在桡骨粗隆或在肘横纹远端约 2.2cm 水平分叉[6]。尺动脉几乎成直角分出，而相对较小的桡动脉继续作为肱动脉的直接延伸。桡动脉继续供应前臂掌侧浅腱膜室和外侧筋膜室（桡侧腕长伸肌、桡侧腕短伸肌和肱桡肌）[7]。

在前臂近端，肱桡肌肌腹位于桡动脉外侧，肌腹覆盖在桡动脉前方。旋前圆肌位于桡动脉的内侧，在前臂远端，桡侧腕屈肌的肌腱位于桡动脉内侧，肱桡肌的肌腱位于桡动脉外侧。桡神经浅支位于血管中间 1/3 的外侧、旋前圆肌的掌侧。后方依次为：肱二头肌肌腱、旋后肌、旋前圆肌远端附着点、指浅屈肌桡侧头、拇长屈肌、旋前方肌、桡骨下端。

在腕横纹近侧，可以很容易地直接触及位于桡侧腕屈肌腱外侧的桡动脉，其位于皮肤以下仅 2mm 处，桡动脉的平均直径为（2.2±0.4）mm（1.0~3.4mm）[4]（表 25.1）。

在前臂中部和远端 1/3 处，桡动脉有两条伴行静脉，沿桡动脉全长，伴行静脉和浅表静脉之间相互连接。在肘窝，两条静脉汇合成 1~2cm 的单条大静脉，再经肘深静脉连接头静脉[8-10]。这是浅静脉系统和深静脉系统之间最大的连接点，有些情况下，可通过静脉吻合提供前臂桡侧游离皮瓣的双静脉回流[11]。

在掌侧腕横韧带处，桡动脉发出一个浅表分支，然后继续向韧带深处与手上尺动脉的掌侧分支吻合，形成掌深弓。45%的掌浅支加入以尺动脉为优势的掌浅弓，45%的掌浅弓仅由尺动脉形成，其余 10%的浅弓不完整[5,12,13]。在此之后，桡动脉主干转向背侧分出拇主要动脉和第一掌背动脉，然后在第一背侧骨间肌的两头之间绕向掌侧，环绕第二掌骨基底部[14,16]。在此处，其源源不断地流入掌深弓，位于掌骨的掌侧[13]。深弓依次发出三条掌动脉。

解剖变异

桡动脉作为一个分支，通常始于肘前窝桡骨颈水平，向远端延续，深入前臂筋膜，但存在许多解剖学变异。其中最显著的为高起点动脉，很少有浅表桡动脉，甚至先天性缺失[17-20]。Rodríguez-Niedenführ 对活体和尸体的肱动脉及其远端分支的变异进行了大量的回顾研究[18]。最常见的解剖变异是桡动脉高起点，其发生率高达 14%[17,18]。这条高起点的桡动脉，又被称为“肱桡动脉”，常出现在肱动脉上 1/3 的内侧。然而，其也可能起源于腋动脉或肱动脉的下 2/3。

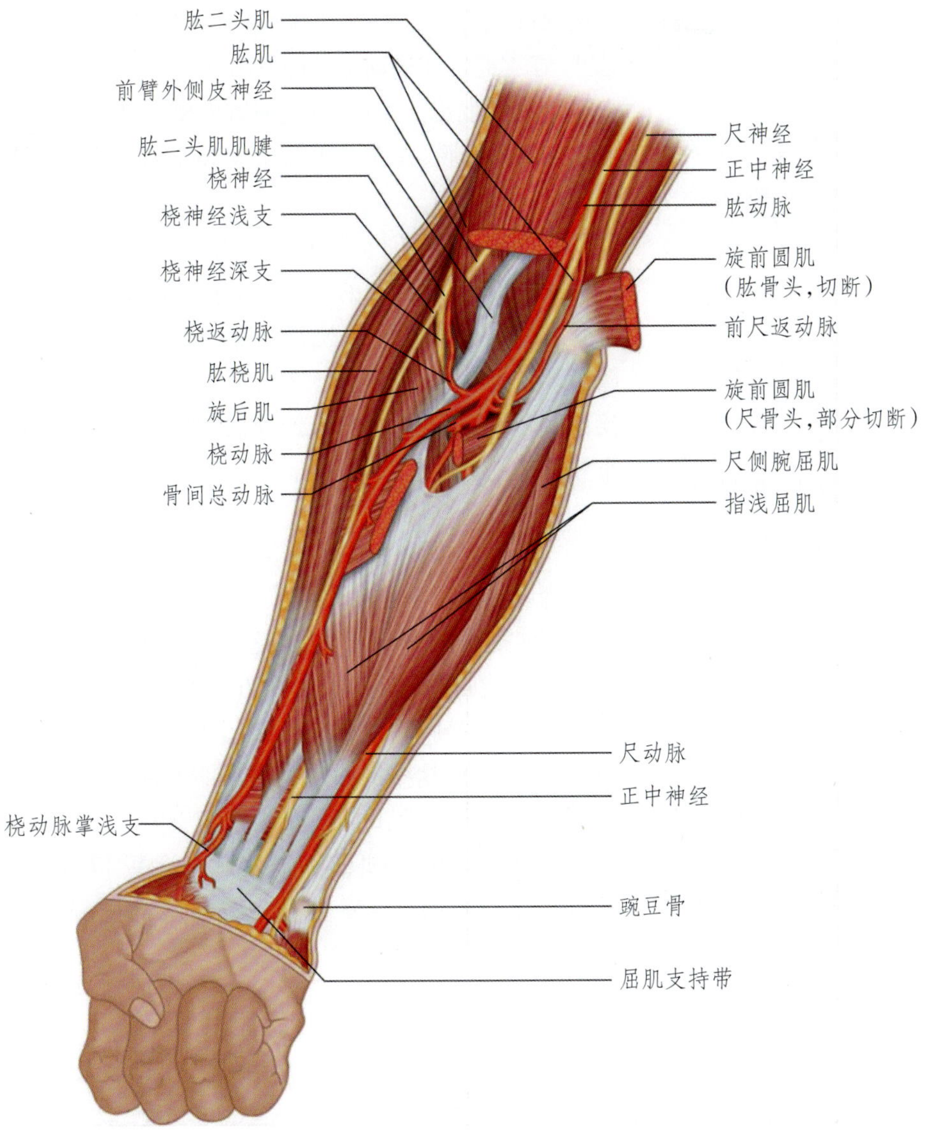

图 25.1 桡动脉及其分支在前臂的走行。

表 25.1 桡动脉及其分支(包括掌深弓和掌浅弓)的外径

桡动脉 2.5mm[2]	3.00~3.5mm(起始处)[1]
	(3.14±0.64)mm(范围:2.0 ~ 4.0mm)[3]
桡返动脉距分叉 20mm 处[3]	距分叉 20mm 处为(1.84±0.59)mm(范围:1.0~2.9mm)[3]
桡动脉(腕部)	1.0~3.4mm,平均(2.2±0.4)mm
桡动脉(鼻烟窝处)	1.8~2.0mm[2]
掌深弓	1.4mm[2]
	1.5mm[5]
拇主要动脉	13mm[2]
掌浅弓	1.8mm[2,5]

当穿过肘窝时，其可以通过肱二头肌腱膜的前层或深层,并可能通过一条较大的肘交叉血管与肱动脉连接。桡返动脉可以从肱动脉或者肱桡动脉(若存在)发出。

不考虑上臂和肘窝的变化,一旦动脉进入前臂远端的 2/3,其解剖结构是比较恒定的。桡浅动脉比较罕见。在这种情况下,动脉可能位于鼻烟窝肌腱的浅表,并可能在前臂处变得浅表[18]。最后,虽然先天性缺失极为罕见,但也有报道[20]。当出现桡动脉缺如时,桡动脉血管区被前骨间动脉或正中动脉所取代。

桡动脉分支

最好根据前臂、手腕和手的解剖位置对桡动脉的分支进行有序排列。下面根据其沿上肢从近端到远端走行的顺序描述。

前臂

桡返动脉

桡返动脉是桡动脉的第一个主要分支，在其起点处，血管直径为 1.5~2mm[3]（表 25.1）。在 3/4 的患者中，该分支起源于桡动脉，或者更常见的是其位于肱动脉分叉的远端。然而，其也可能直接来自肱动脉，甚至尺骨间总动脉[3,21]。在 1/3 的患者中，其由另一个分支连接，即副桡返动脉，这与临床操作相关，其可以在肱二头肌腱周围形成血管袢[21]。

桡返动脉向近端上行，与桡神经汇合伴行，位于神经分叉为桡神经浅支和骨间后神经之前的旋后肌近端边缘（图 25.1），然后通过外上髁的前方，与桡侧副动脉吻合，桡侧副动脉是肱深动脉的一个分支。在此区域暴露血管时，要小心保护位于肘关节桡返动脉浅表的前臂外侧皮神经。前臂外侧皮神经是肌皮神经的远端延伸，在肘窝二头肌腱外侧向浅表延伸，为前臂桡侧提供皮肤的神经支配。桡返动脉在肘关节近端的外侧肌间隔膜处与桡侧副动脉吻合，并向远端延续。重要的是，这些血管构成了上臂外侧皮瓣和逆行上臂外侧皮瓣的基础，也可以基于外上髁后方骨间返动脉和后桡侧副动脉的吻合[22]。

肌支

桡动脉向远端走行，发出多个穿支，滋养前臂掌侧/桡侧的肌肉，包括掌侧浅腱膜室和外侧筋膜室。桡返动脉常为肱桡肌、桡侧腕长伸肌/桡侧腕短伸肌和旋后肌提供血供，但这些肌肉的血供主要还是由桡动脉直接发出分支供应[3]。

肌间隔分支

桡动脉在前臂近端 2/3 的肱桡肌肌腹和桡侧腕屈肌肌腹之间的肌间隔膜内发出多个肌间隔穿支。最大的肌间隔穿支是肘下动脉，始于肘横纹远端 3.5cm 处[23]。穿支通常在桡动脉外侧发出，但也有 1/3 的病例自桡返动脉发出[32]。然后穿过前臂外侧皮神经和肱桡肌内侧的深筋膜，并在肘窝以远为 20~30mm 皮肤提供血供。

肌间隔穿支平行于前臂头静脉，平均直径只有 0.6mm[24]。其在肘窝和前臂远端 1/3 处特别密集，而在两者之间比较稀疏[7,25]。桡骨茎突近端 2~4cm 处有一簇可靠的肌间隔穿支[26,27]，这是设计和获取前臂桡侧皮瓣、前臂桡侧逆行岛状皮瓣或前臂桡侧穿支皮瓣的重要解剖基础。

骨膜分支

桡动脉除了在干骺端连接处供养骨膜网外，还沿其全长向桡骨发出骨膜分支。这些分支以肌皮分支的形式出现，在拇长屈肌和旋前方肌的起始处最为密集，还表现为筋膜骨性分支，直接供应桡骨[28,29]。与肌间隔穿支一样，这些筋膜骨膜支在前臂远端 1/3 的桡骨外侧、邻近肱桡肌止点处最为密集[28,30]。临床上，这些骨膜分支被用于切取长的桡动脉血管束，以获得桡骨远端的一段，用于修复上肢骨缺损的带蒂皮瓣，或用作复合显微血管重建的游离皮瓣。

腕

掌浅支

掌浅支自桡动脉内侧、距桡骨茎突处 1cm 发出[31]。其起始部直径为 1~1.5mm，与指动脉直径的匹配度良好[32]。掌浅支通常走行于拇短展肌表面，在外展肌和对掌肌之间走行的情况很罕见。在鱼际肌隆起处分支，为鱼际肌及覆盖在上方的皮肤提供血供。正中神经桡侧的掌皮支与掌浅支伴行，并向远端继续走行，与尺动脉的终末支吻合，形成掌浅弓。掌浅弓发出 3 条掌侧指总动脉和 1 条掌尺固有指动脉[2]。

在掌浅弓的远端，其分出第一掌心动脉和示指桡侧动脉[14]。第一掌心动脉是一条短动脉，其全长位于大鱼际肌的前方。Ramirez 和 Gonzalez 的一项尸体研究发现，第一掌心动脉从掌浅弓发出，其走行与拇主要动脉完全不同。这条动脉也有其他命名，如第一连接动脉和掌骨间动脉[14]。

腕掌侧支

在旋前方肌远端边缘，桡动脉或其掌浅支发出血管，形成腕掌弓的桡侧半部分[34,35]。这条血管与尺侧对应的动脉和骨间前动脉的前分支吻合。同样的，在腕骨远端平面形成掌侧腕骨间弓。尽管与背侧血管网相比，其使用频率较低，但腕掌弓和掌侧腕骨间弓可被用于带血管的桡骨远端掌侧骨移植，以重建腕骨缺损和骨不连[34,36,37]。

腕背侧支

桡动脉在发出掌浅支之后，在桡骨茎突远端发出第一、第二伸肌室间支持带上动脉。这些动脉以逆行的方式在第一和第二伸肌室，以及第二和第三伸肌室之间的伸肌支持带的浅表走行。这些分支是带血管的桡骨远端骨移植治疗舟状骨骨不连的常见来源[35,38]。

桡动脉和尺动脉的腕背侧支形成腕背动脉弓，其接受来自骨间背侧动脉和骨间掌侧动脉的分支。第一掌背动脉是桡动脉的直接分支，而其余掌背动脉起源于腕背弓。当其向远端走行时，被来自掌深弓或掌心动脉的穿支补充或偶尔取代，这些穿支穿过掌骨头近端的骨间隙。在指蹼处，部分穿支连接手掌和背侧动脉网[39]。

3 条掌背动脉从腕背弓发出后，向下延伸至第二至第四背侧骨间肌，并分叉成 4 根手指相邻侧的指背支。其与掌浅弓的指掌侧固有动脉分支吻合；在其起始处附近，其通过近端穿支动脉与掌深弓吻合，在其分叉附近，通过远端穿支动脉与掌浅弓的指固有动脉分支吻合[40]。

第二掌骨背动脉最可靠、管径最大，可以用于逆行手背皮瓣和第二和第三掌骨带血管蒂的骨移植[39,41]。第三和第四掌背动脉管径更小，不可靠。

手

拇主要动脉

当桡动脉在第一和第三伸肌间室的肌腱下沿解剖鼻烟窝的底部向远端继续延伸时，其在虎口区第一、二掌骨基底之间变得浅表且容易触及。在此处分出拇主要动脉和第一掌背动脉，并继续前行构成掌深弓（图 25.2）[14]。虽然拇指的动脉供应存在很大的解剖学差异，但拇主要动脉被认为是主要的供应血管[14,15]。在拇指尺侧，其是拇指尺背侧主要的血管。拇主要动脉和来自桡动脉掌浅支的第一掌心动脉共同参与拇指掌尺侧的血供。其在拇指桡侧的作用不那么重要，

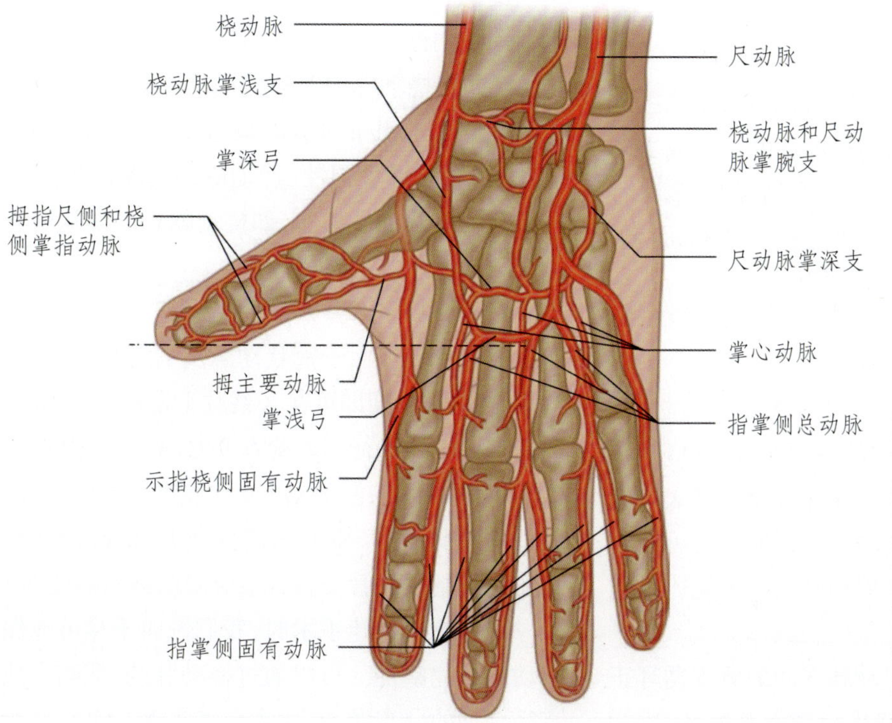

图 25.2 桡动脉及其在腕部和手部的分支，包括掌深弓和掌浅弓。

拇指桡侧的血液供应形式多变。拇主要动脉还与桡动脉浅支有重叠的血管体区。如前所述，桡动脉浅支发出皮肤穿支至大鱼际隆起处。然而，拇主要动脉也在第一掌骨远1/2发出皮肤穿支到大鱼际隆起处。

第一掌背动脉

桡动脉转向掌侧之前，在第一背侧骨间肌两头之间发出第一掌背动脉(FDMA)。FDMA发出分支到背侧骨间肌和3~4个可靠的皮支[44]。桡侧分支血供覆盖拇指腕掌关节及拇指尺侧皮肤，并可作为背尺侧血管继续延伸至拇指尖端。中间分支继续前行供应虎口顶端的背侧皮肤。尺侧支通常是最主要的，并向远端延伸，支配示指近节指骨桡背侧的区域。所有这些分支都沿着第一背侧间肌的筋膜分布，可以用于局部皮瓣重建手部软组织缺损。尺侧支有桡神经感觉分支伴行，因此，可以设计一个带感觉神经的FDMA皮瓣，从而到达拇指尖端[45]。

示指桡侧固有动脉

示指桡侧指动脉自桡动脉发出，多数情况下在延伸到掌深弓之前从拇主要动脉分出[2]。Ramirez和Gonzalez的一项尸体研究表明，示指桡侧固有动脉是桡动脉掌浅支的两个终末分支之一[14]。其也可以直接起源于掌浅弓[5,13,33]。在掌浅支发育不全或掌浅弓不完整的情况下，示指桡侧固有动脉代替掌浅弓的桡侧半[13]。

掌深弓

掌深弓的变异性小于掌浅弓。桡动脉围绕第二掌骨基底部转向掌侧继续走行，与尺动脉的1个或2个掌深支汇合，形成掌深弓[10]。在大多数情况下，掌深弓的平均直径(1.5mm)比掌浅弓的平均直径(1.8mm)小[5](表25.1)。掌深弓发出3条掌心动脉。

术前评估

尺动脉通常被认为是手部的主要血管，其口径在腕部与桡动脉相似[12]。且其血流余量比桡动脉大不到10%。因此，虽然最初认为桡动脉受到损伤后可以由尺动脉代偿而相对不受影响，但动脉系统可能比最初认为的更平衡、稳定[12]。

尽管如此，在桡动脉和尺动脉之间的侧支循环正常的情况下，桡动脉的阻塞似乎相对无关紧要，因为尺动脉和骨间前、后动脉的流量有代偿性增加[46]。手部灌注、力量、功能和耐寒性均在短期内得以保存，关于长期后遗症的报道很少[47-49]。然而，当尺、桡动脉之间连接异常或不完全时，桡动脉损伤会导致手指桡侧溃疡、缺血和感觉异常。因此，术前评估仍然是避免这些严重后遗症的关键。

Allen试验/改良Allen试验

1929年，Edgar Van Nuys Allen首次描述了Allen氏试验，该测试被用于确定桡动脉和尺动脉之间的侧支血流是否充足。另一种替代方法，即由Irving Wright提出的改良Allen试验，被认为更好、更常用。患者被要求保持手臂在腕关节处轻度弯曲，肘关节轻轻伸展，但过度伸展可能导致假阳性。检查者同时压迫桡动脉和尺动脉，阻止血液流向手部。同时，嘱患者反复屈伸手指，使手部的血液充分回流。然后轻轻松开拳头，让手指以休息位放松。手应该保持白色或苍白。此时，尺动脉压迫解除，检查者观察手的颜色。手的颜色应该在10秒内恢复。重复试验，解除桡动脉压迫而不是尺动脉。同样，10秒内再灌注被认为是正常的。

改良Allen试验被用于术前评估的可靠性在心脏外科文献中激烈争论，这些文献涉及切取桡动脉的冠状动脉旁路术。反对者认为其过于主观，相关可信度差[50-52]。尽管存在这些担忧，但多项研究表明，其具有相当高的特异性(>95%)[53,54]，这意味着如果Allen试验结果呈阴性(尺侧支灌注正常)，则采用桡动脉是安全的。如果桡动脉闭塞后流向拇指的血流正常，情况尤其如此[54]。Allen试验的敏感性远不如其特异性高。因此，如果结果呈阳性(尺动脉侧支灌注异常)，建议进行另一项验证性检查，如桡动脉和尺动脉双联超声检查。

对于有特定合并疾病的患者，还必须考虑额外进行影像学检查。由于冠状动脉疾病的共性，值得注意的是，在病程早期即可在X线片上发现上肢动脉钙化，可能需要额外进行超声检查或CTA[55]。上肢严重外周动脉疾病很少见，肘部以下更罕见[56]。对于有症状的上肢外周动脉疾病，应考虑进行台上血管造影或CTA。对血流限制性血管炎患者也应采取类似的处理方法。

在考虑做重建手术时，我们倾向于尽可能保留两条动脉的完整性。可以通过桡动脉端-侧吻合或使用直径合理的分支做端-端吻合来实现。Allen试验异常是相对禁忌证，但不是绝对禁忌证，重建手术时主要动脉不能行端-侧吻合时可考虑采用侧支端-端吻合。动脉切开手术前，可以在桡动脉暴露后，特别是桡动脉结扎前进行 Allen 试验。在采用标准的四肢驱血方法（如使用 Esmarch 驱血绷带或肢体抬高和肱动脉阻断）后，可以用血管夹暂时阻断桡动脉远端。当桡动脉血供阻断，止血带放气或摘除时，应限制通过远端手部尺动脉的灌注，也可以在拇指处使用表面多普勒进行评估。最后，当仍有机会重建或修复动脉时，术中应密切关注手的直接灌注。

手术部位的显露

根据上述应用解剖学和分支模式的知识来暴露桡动脉。前臂远端 2/3 的桡动脉位置表浅，其路径呈直线，暴露相对容易。然而，在肘窝处由于前臂旋转、动脉位置较深，以及与其他结构联系紧密，此处桡动脉暴露具有挑战性。同样的，鼻烟窝内桡动脉与神经和外在肌肌腱的关系错综复杂，也值得特别考虑。

肘窝和前臂近端 1/3

在肘前做横向或 S 形切口，以暴露肱动脉远端分叉处，以及桡动脉和尺动脉的近端（图 25.3）。必须小心保护好皮下静脉，即肘正中静脉和头静脉。这些浅静脉、桡动脉伴行的深静脉都可以被用于皮瓣的回流静脉。接下来，切开远端二头肌腱膜，露出肱动脉及其两侧伴行的深静脉。这些静脉通常在动脉前有相通的分支，必须结扎并分开，以完全暴露。

在切口远端，将肱桡肌向桡侧牵开，旋前圆肌向尺侧牵开。桡动脉是肱动脉的延续，进入这两块肌肉之间的间隙，据此来确定桡动脉。在前臂旋后的情况下，切口可沿着从肘前窝中点到桡骨茎突向远端延伸。当向远端延伸时，旋前圆肌位于桡动脉下方，抵止于桡骨。可以通过纵向切开前臂筋膜将肱桡肌与桡侧腕屈肌分开，桡动脉位于肱桡肌内侧纤维下方。

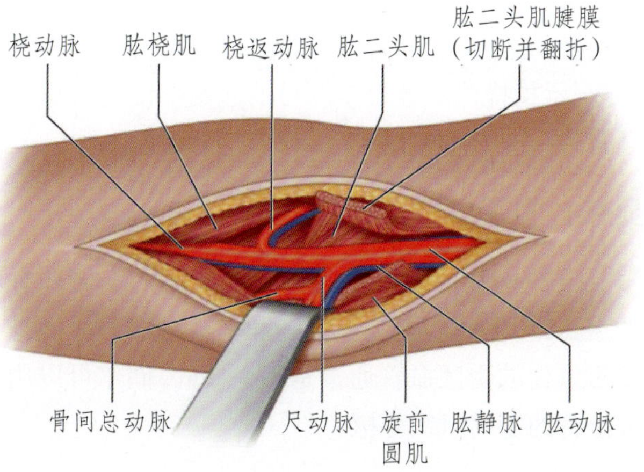

图 25.3　肘窝桡动脉的暴露。

显微外科手术适应证

与前臂远端相比，桡动脉在前臂近端和肘窝的位置相对较深，血管吻合更具挑战性，因此这可能是一个不太理想的显微外科吻合位置。因为桡动脉从肱动脉分叉到腕部的血管直径都是相似的，所以在近端进行血管吻合并没有血管直径上的优势。然而，肘窝桡动脉暴露在肘关节缺损的显微外科重建中仍然是有用的，因为上臂外侧或上臂外侧逆行皮瓣往往不充分或不可用。更大的游离皮瓣也可被用于范围较大的前臂表面修复和（或）功能重建。

桡动脉、桡返动脉与桡神经分叉为桡神经浅支和骨间背侧神经的邻近关系有利于游离功能性肌肉转移。骨间背侧神经发出两个运动分支（一个桡侧分支、一个尺侧分支）支配旋后肌。可以用其中一组或两组行带神经支配的游离肌瓣重建伸腕和（或）伸指功能[57]。

骨间前神经也可以作为供区神经。通过肘窝切口暴露骨间前神经需要在近端找到正中神经，其在肘关节平面位于桡动脉的深部和桡侧。一旦找到正中神经，就可以在其穿过旋前圆肌的两个头之间向远端继续追踪。通过切断肱二头肌腱膜暴露。神经上有许多小的交叉血管需要被分离。骨间前神经穿过旋前圆肌两头之间时会从正中神经呈放射状发出。骨间前神经在支配旋前方肌之前紧贴骨间膜的浅层。如果需要，它可以沿着整个过程暴露，以增加供区神经长度，但如果屈肌腱未被剥离，会累及周围的屈肌群。

前臂中部和远端 1/3

在前臂中部和远端，沿着肘窝前的肱二头肌腱到桡骨茎突的轴线做一个线性或曲线切口，并在前臂桡掌侧的桡动脉上直接切开，保证桡神经感觉支和前臂外侧皮神经和远端分支得到保护。桡动脉位于桡神经浅支尺侧，并继续位于肱桡肌和桡侧腕屈肌之间。桡神经浅支起于肱桡肌和桡侧腕伸肌下方，在桡骨茎突近端 8~9cm 处变得浅表；因此，暴露腕和前臂远端 1/3

后，预计其位于前臂筋膜的浅表。在此水平暴露桡动脉时，保护桡动脉侧翼的伴行静脉是很重要的。静脉或位于背侧的浅静脉系统（如头静脉）均可被用作受区静脉。

显微外科手术适应证

在前臂中部和远端1/3，当无法选择带蒂皮瓣时，可以选择桡动脉用于手和前臂周围区域软组织缺损的微血管重建。对于背侧缺损，也可以考虑利用骨间后动脉进行端-端吻合的方式进行重建手术。

对于较大骨缺损，尽管其他皮瓣（如侧臂和髂骨）已被成功使用，带血管蒂游离腓骨转移是一种公认的重建选择[59,60]。桡骨干和桡骨远端可通过掌侧Henry入路或背侧Thompson入路进入。桡骨显露的掌侧入路位于桡动脉和桡侧腕屈肌之间，邻近桡动脉。另一种方法是采用背侧入路，便于取骨瓣，损伤动脉的风险较低。此外，背侧入路可向远端延伸至腕骨，向近端延伸至桡骨头。当使用腓骨头重建成人桡腕关节和恢复儿童骨骺生长时，这种额外的可视化是有帮助的[61,62]。如果外科医生采用桡骨背侧入路，桡动脉的暴露仍然需要在掌侧进行，并建立一个宽的皮下隧道，使血管蒂通向桡动脉。最后，同样采用背侧和掌侧的联合入路进行腕骨重建，如采用股骨内侧髁移植治疗舟状骨近端骨不连或月骨缺血性坏死（Kienböck病），舟状骨腰部骨不连或伴缺血性坏死和驼背畸形的舟状骨腰部骨不连[63,64]。

鼻烟窝

在鼻烟窝处，桡骨茎突和第一掌骨基部之间，第一（拇短伸肌、拇长外展肌）和第三（拇长伸肌）伸肌室之间，做一个3cm的纵向（线性或曲线）皮肤切口。在皮下组织中找到并牵开头静脉。纵向切开，以尽量减少对桡神经感觉末梢分支的意外损伤。动脉的走行方向是斜向的，在切口的下方通向背侧。通常有一个神经分支在第一伸肌室的桡侧紧邻桡动脉在桡骨茎突的近端。感觉神经通常在此处分为三支，桡动脉在拇长伸肌下方通过[65]。

仔细暴露这些神经分支并牵开。头静脉的下方通常有一个神经分支。在这个平面，浅静脉系统和深静脉系统之间有广泛的连接。由于头静脉就在手术视野内，静脉的直径比伴行静脉更大，是微血管重建的首选回流静脉。

然后分别将拇长伸肌和拇短伸肌拉向尺侧和桡侧。切开并分离深筋膜之后，很容易看见动脉，再继续向远端追踪。向远端和近端分离腕背侧支和到第一背侧骨间肌的分支，以便为吻合做准备。在鼻烟窝处用血管环固定桡动脉，使动脉位置更表浅，便于进行端-侧吻合。

显微外科手术适应证

在前臂远端和鼻烟窝近端，桡动脉是一条合适的受区血管，其位置浅、口径大，易于在腕部周围暴露，成为所有手背侧和掌侧微血管重建的理想供区血管。鼻烟窝与腕部的桡动脉有相似的显微外科适应证。特别是一个部位有时可交换使用，鼻烟窝位于背侧，更适用于重建手、拇指和虎口背侧缺损。鼻烟窝入路也可被用于拇指再植和静脉移植。

拇主要动脉和掌深弓的起始部

掌侧入路

从拇指基部的尺侧沿着鱼际纹到腕部鱼际和小鱼际之间，做一个弧形切口。切开掌腱膜和屈肌支持带、暴露并保护好正中神经返支、拇指感觉支和正中神经示指指神经。将拇指感觉神经和大鱼际肌返支向桡侧牵开，拇长屈肌和拇内收肌斜头向尺侧牵开。拇主要动脉位于第一掌骨掌侧、拇内收肌斜头深层。如果需要更广泛地暴露，可将拇内收肌斜头止点的外侧部分切断。这样就可以暴露示指桡侧动脉及其自掌弓的发出点[2]。

背侧入路

从拇指掌指关节尺侧到解剖鼻烟窝处做一切口。找到桡动脉远端，分离第一背侧骨间肌。这样，拇主要动脉、示指桡侧动脉及掌深弓的起始部即可被识别和显露[2]。

显微外科手术适应证

虽然这些血管可以通过如上所述的掌侧和背侧入路暴露，但使用拇主要动脉和掌深弓作为显微外科皮瓣重建的受区血管通常是不必要的，偶尔可以用于带血管的游离组织移植。

（詹海华 译）

参考文献

1. Haerle M, Häfner H-M, Dietz K, Schaller H-E, Brunelli F. Vascular dominance in the forearm. Plast Reconstr Surg. 2003;111(6):1891–8.
2. Strauch B, Yu HL, Chen ZW, Liebling R. Atlas of microvascular surgery. New York: Thieme Medical Publishers, Inc. 1993; pp. 84–100.
3. Hamahata A, Nakazawa H, Takeuchi M, Sakurai H. Usefulness of radial recurrent artery in transplant of radial forearm flap: an anatomical and clinical study. J Reconstr Microsurg. 2012;28(3):195–8.
4. Lee D, Kim JY, Kim HS, Lee KC, Lee SJ, Kwak HJ. Ultrasound evaluation of the radial artery for arterial catheterization in healthy anesthetized patients. J Clin Monit Comput. 2016;30(2):215–9.
5. Gellman H, Botte MJ, Shankwiler J, Gelberman RH. Arterial patterns of the deep and superficial palmar arches. In: Clinical orthopaedics and related research. Lippincott Williams and Wilkins; 2001. p. 41–46.
6. Serafin D. Atlas of microsurgical composite tissue transplantation. Philadelphia: Saunders; 1996. 813 p.
7. Inoue Y, Taylor GI. The angiosomes of the forearm: anatomic study and clinical implications. Plast Reconstr Surg. 1996;98(2):195–210.
8. Gottlieb LJ, Tachmes L, Pielet RW. Improved venous drainage of the radial artery forearm free flap: use of the profundus cubitalis vein. J Reconstr Microsurg. 1993;9(4):281–6.
9. Timmons MJ. The vascular basis of the radial forearm flap. Plast Reconstr Surg. 1986;77(1):80–92.
10. Shima H, Ohno K, Michi KI, Egawa K, Takiguchi R. An anatomical study on the forearm vascular system. J Cranio-Maxillo-Facial Surg. 1996;24(5):293–9.
11. Selber JC, Sanders E, Lin H, Yu P. Venous drainage of the radial forearm flap: comparison of the deep and superficial systems. Ann Plast Surg. 2011;66(4):347–50.
12. Doscher W, Viswanathan B, Stein T, Margolis IB. Hemodynamic assessment of the circulation in 200 normal hands. Ann Surg. 1983;198(6):776–9.
13. Singh S, Lazarus L, De Gama BZ, Satyapal KS. An anatomical investigation of the superficial and deep palmar arches. Folia Morphol (Warsz). 2017;76(2):219–25.
14. Ramírez AR, Gonzalez SM. Arteries of the thumb: description of anatomical variations and review of the literature. Plast Reconstr Surg. 2012;129(3): 468e–76e.
15. Miletin J, Sukop A, Baca V, Kachlik D. Arterial supply of the thumb: Systemic review. Clinical anatomy. vol. 30. Wiley; 2017. p. 963–73.
16. Webster N, Saint-Cyr M. Flaps based on the dorsal metacarpal artery. Hand clinics. vol. 36. W.B. Saunders; 2020. p. 75–83.
17. Haładaj R, Wysiadecki G, Dudkiewicz Z, Polguj M, Topol M. The high origin of the radial artery (brachioradial artery): its anatomical variations, clinical significance, and contribution to the blood supply of the hand. Biomed Res Int [Internet]. 2018 [cited 2019 Dec 29];2018:1520929. Available from.: http://www.ncbi.nlm.nih.gov/pubmed/29992133.
18. Rodríguez-Niedenführ M, Vázquez T, Nearn L, Ferreira B, Parkin I, Sañudo JR. Variations of the arterial pattern in the upper limb revisited: a morphological and statistical study, with a review of the literature. J Anat. 2001;199(5):547–66.
19. Rodríguez-Baeza A, Nebot J, Ferreira B, Reina F, Pérez J, Sañudo JR, et al. An anatomical study and ontogenetic explanation of 23 cases with variations in the main pattern of the human brachio-antebrachial arteries. J Anat [Internet]. 1995 Oct [cited 2019 Dec 29];187(Pt 2):473–9. Available from.: http://www.ncbi.nlm.nih.gov/pubmed/7592009.
20. Zheng Y, Shao L, Mao J. Bilaterally symmetrical congenital absence of radial artery: a case report. BMC Surg [Internet]. 2014 [cited 2019 Dec 29];14:15. Available from: http://www.ncbi.nlm.nih.gov/pubmed/24650137.
21. Vazquez T, Sañudo JR, Carretero J, Parkin I, Rodríguez-Niedenführ M. Variations of the radial recurrent artery of clinical interest. Surg Radiol Anat. 2013;35(8):689–94.
22. Lai CS, Lin SD, Chou CK, Tsai CC. The reverse lateral arm flap, based on the interosseous recurrent artery, for cubital fossa burns. Br J Plast Surg [Internet]. 1994 [cited 2020 Feb 12];47(5):341–5. Available from.: http://www.ncbi.nlm.nih.gov/pubmed/8087373.
23. Camuzard O, Foissac R, Clerico C, Fernandez J, Balaguer T, Ihrai T, et al. Inferior cubital artery perforator flap for soft-tissue coverage of the elbow anatomical study and clinical application. J Bone Jt Surg Am Vol. 2016;98(6):457–65.
24. Chen SH, Xu DC, Tang ML, Ding HM, Sheng WC, Peng TH. Measurement and analysis of the perforator arteries in upper extremity for the flap design. Surg Radiol Anat. 2009;31(9):687–93.
25. Sham E, Masia JA, Reddy TJ. Vascular analysis of radial artery perforator flaps. Ann Maxillofac Surg. 2018;8(1):66–72.
26. Ho AM, Chang J. Radial artery perforator flap. J Hand Surg Am. 2010;35(2):308–11.
27. Chang S-M, Hou C-L, Zhang F, Lineaweaver WC, Chen Z-W, Gu Y-D. Distally based radial forearm flap with preservation of the radial artery: anatomic, experimental, and clinical studies. Microsurgery [Internet]. 2003 [cited 2019 Dec 30];23(4):328–37. Available from.: http://www.ncbi.nlm.nih.gov/pubmed/12942523.
28. De Taddéo A, Collin B, Hardy H, Guichard B, Trouilloud P, Trost O. Can one harvest a long bone stick in the radial forearm flap? Original radioanatomical and NanoSPECT-CT Bioscan microvascular study. Ann Chir Plast Esthet. 2014;59(3):170–6.
29. Cormack GC, Duncan MJ, Lamberty G. The blood supply of the bone component of the compound osteo-cutaneous radial artery forearm flap-an anatomical study. Br J Plast Surg. 1986;39(2):173–5.
30. Zaidenberg EE, Martinez E, Zaidenberg CR. Vascularized distal radius bone graft for treatment of ulnar nonunion. J Hand Surg. W.B. Saunders. 2018;43:685.e1–e5.
31. Yang J-W, Kim J-S, Lee D-C, Ki S-H, Roh S-Y, Abdullah S, et al. The radial artery superficial palmar branch flap: a modified free thenar flap with constant innervation. J Reconstr Microsurg [Internet]. 2010 [cited 2019 Dec 30];26(8):529–38. Available from.: http://www.ncbi.nlm.nih.gov/pubmed/20648418.
32. Radunovic M, Vukcevic B, Radojevic N, Vukcevic N, Vuksanovic-Bozaric A. Superficial palmar branch of the radial artery: a study of occurrence and diameter. Ann Anat. 2018;220:55–9.
33. Ilić M, Milisavljević M, Maliković A, Laketić D, Erić D, Boljanović J, et al. The superficial palmar branch of the radial artery: a corrosion cast study. Folia Morphol (Warsz). 2018;77(4):649–55.
34. Tang P, Fischer CR. A new volar vascularization technique using the superficial palmar branch of the radial artery for the collapsed scaphoid nonunion. Tech Hand Up Extrem Surg. 2010;14(3):160–72.
35. Shin AY, Bishop AT. Vascular anatomy of the distal radius: implications for vascularized bone grafts. In: Clinical orthopaedics and related research. Lippincott Williams and Wilkins; 2001. p. 60–73.
36. Elzinga K, Chung KC. Volar radius vascularized bone flaps for the treatment of scaphoid nonunion. Hand clinics. vol. 35. W.B. Saunders; 2019. p. 353–363.
37. Gras M, Mathoulin C. Vascularized bone graft pedicled on the volar carpal artery from the volar distal radius as primary procedure for scaphoid non-union. Orthop Traumatol Surg Res [Internet]. 2011 [cited 2020 Feb 15];97(8):800–6. Available from.: http://www.ncbi.nlm.nih.gov/pubmed/22116058.
38. Kakar S, Shin AY. Vascularized bone grafting from the dorsal distal radius for Kienböck's disease: technique, indications and review of the literature. Chir Main. 2010;29(Suppl 1):S104–11.
39. Quaba AA, Davison PM. The distally-based dorsal hand flap. Br J Plast Surg. 1990;43(1):28–39.
40. Gray's anatomy. 37th ed. Angiology. William PL, Worwick R, Dyson M, Bannister LH, editors. New York: Churchill Livingstone; 1989. p. 760–2.
41. Dauphin N, Casoli V. The dorsal metacarpal arteries: anatomical study. Feasibility of pedicled metacarpal bone flaps. J Hand Surg Eur Vol. 2011;36(9):787–94.

42. de Rezende MR, Mattar Júnior R, Cho AB, Hasegawa OH, Ribak S. Anatomic study of the dorsal arterial system of the hand. Rev Hosp Clin Fac Med Sao Paulo. 2004;59(2):71–6.
43. Al-Dhamin A, Cox J, Bissell MB, Marciel-Miranda A, Morris SF. Anatomical study of the princeps pollicis artery perforator flap. Ann Plast Surg. 2016;76(5):564–8.
44. Sherif MM. First dorsal metacarpal artery flap in hand reconstruction. I. Anatomical study. J Hand Surg Am. 1994;19(1):26–31.
45. Zhang X, Shao X, Shen Q, Yu Y, Li Y, Fan A. Use of the first dorsal metacarpal artery-based fascial flap for reconstruction of small defects on the dorsum of the hands. J Hand Surg Am. 2019;44(12):1096.e1–e6.
46. Manabe S, Tabuchi N, Tanaka H, Arai H, Sunamori M. Hand circulation after radial artery harvest for coronary artery bypass grafting. J Med Dent Sci. 2005;52:101–7.
47. Dumanian GA, Segalman K, Mispireta LA, Walsh JA, Hendrickson MF, Wilgis EF. Radial artery use in bypass grafting does not change digital blood flow or hand function. Ann Thorac Surg [Internet]. 1998 [cited 2020 Jan 1];65(5):1284–7. Available from.: http://www.ncbi.nlm.nih.gov/pubmed/9594852.
48. Chim H, Bakri K, Moran SL. Complications related to radial artery occlusion, radial artery harvest, and arterial lines. Hand Clin. W.B. Saunders. 2015;31:93–100.
49. Holman WL, Davies JE, Lin JY, Wang Y, Goldman S, Bakaeen FG, et al. Consequences of radial artery harvest: results of a prospective, randomized, multicenter trial. JAMA Surg. 2013;148(11):1020–3.
50. Jarvis MA, Jarvis CL, Jones PR, Spyt TJ. Reliability of Allen's test in selection of patients for radial artery harvest. Ann Thorac Surg [Internet]. 2000 [cited 2020 Jan 1];70(4):1362–5. Available from.: http://www.ncbi.nlm.nih.gov/pubmed/11081899.
51. Bertrand OF, Carey PC, Gilchrist IC. Allen or no Allen: That is the question!. J Am Coll Cardiol. Elsevier USA. 2014; 63:1842–1844.
52. Jongsma H, Bekken JA, Akkersdijk GP, Hoeks SE, Verhagen HJ, Fioole B. Angiosome-directed revascularization in patients with critical limb ischemia. J Vasc Surg. Mosby Inc. 2017;65:1208–19. e1.
53. Kohonen M, Teerenhovi O, Terho T, Laurikka J, Tarkka M. Is the Allen test reliable enough? Eur J Cardio-Thoracic Surg [Internet]. 2007 [cited 2020 Jan 1];32(6):902–5. Available from: https://academic.oup.com/ejcts/article-lookup/doi/10.1016/j.ejcts.2007.08.017
54. Ruengsakulrach P, Brooks M, Hare DL, Gordon I, Buxton BF. Preoperative assessment of hand circulation by means of doppler ultrasonography and the modified Allen test. J Thorac Cardiovasc Surg. 2001;121(3):526–31.
55. Taylor EM, Wu WW, Ruan Q, Hall EC, Giladi AM, Iorio ML. Coronary Artery Disease Association With Arterial Calcifications on Routine Hand Radiographs. J Hand Surg Am [Internet]. 2019 [cited 2020 Jan 1];44(12):1060–5. Available from.: http://www.ncbi.nlm.nih.gov/pubmed/31677909.
56. Cheun TJ, Jayakumar L, Sheehan MK, Sideman MJ, Pounds LL, Davies MG, et al. From the Vascular Endovascular Surgery Society Outcomes of upper extremity interventions for chronic critical ischemia. [cited 2020 Jan 24]; Available from: https://doi.org/10.1016/j.jvs.2018.04.056.
57. Soldado F, Bertelli J. Free Gracilis Transfer Reinnervated by the nerve to the supinator for the reconstruction of finger and thumb extension in longstanding C7-T1 brachial plexus root avulsion. 2013 [cited 2020 Jan 24.]; Available from: https://doi.org/10.1016/j.jhsa.2013.02.009.
58. Jupiter JB, Gerhard HJ, Guerrero J, Nunley JA, Levin LS. Treatment of segmental defects of the radius with use of the vascularized osteoseptocutaneous fibular autogenous graft. J Bone Jt Surg - Ser A. 1997;79(4):542–50.
59. Windhofer C, Michlits W, Karlbauer A, Papp C. Treatment of segmental bone and soft-tissue defects of the forearm with the free osteocutaneous lateral arm flap. J Trauma Inj Infect Crit Care [Internet]. 2011 [cited 2020 Mar 17];70(5):1286–90. Available from: http://www.ncbi.nlm.nih.gov/pubmed/21610442.
60. Pic Gomis L, Gomis R. Crête iliaque vascularisée et reconstruction du radius distal. Chir Main. 2010;29(Suppl. 1):S49–58.
61. Muramatsu K, Ihara K, Azuma E, Orui R, Goto Y, Shigetomi M, et al. Free vascularized fibula grafting for reconstruction of the wrist following wide tumor excision. Microsurgery [Internet]. 2005 [cited 2020 Mar 17];25(2):101–6. Available from.: http://www.ncbi.nlm.nih.gov/pubmed/15704229.
62. Aldekhayel S, Govshievich A, Neel OF, Luc M. Vascularized proximal fibula epiphyseal transfer for distal radius reconstruction in children: a systematic review [Internet]. Microsurgery. John Wiley and Sons Inc.; 2016 [cited 2020 Mar 17]; 36:705–11. Available from: http://doi.wiley.com/10.1002/micr.22521.
63. Higgins JP, Bürger HK. Medial femoral trochlea osteochondral flap: applications for scaphoid and lunate reconstruction [Internet]. Clin Plast Surg. W.B. Saunders; 2017 [cited 2020 Mar 31];44:257–65. Available from: http://www.ncbi.nlm.nih.gov/pubmed/28340661.
64. Kazmers NH, Thibaudeau S, Levin LS. A Scapholunate Ligament–Sparing technique utilizing the medial femoral condyle corticocancellous free flap to reconstruct scaphoid nonunions with proximal pole avascular necrosis [Internet]. J Hand Surg. W.B. Saunders. 2016 [cited 2020 Mar 31]41:e309–15. Available from: http://www.ncbi.nlm.nih.gov/pubmed/27436566.
65. Robson AJ, See MS, Ellis H. Applied anatomy of the superficial branch of the radial nerve. Clin Anat. 2008;21(1):38–45.

第 26 章

尺动脉

Andrew R. Bauder, Zvi Steinberger, L. Scott Levin, Ines C. Lin

引言

由于尺动脉位于前臂近端 2/3 的深部，将其作为上肢显微重建手术的受区血管的频率低于桡动脉。许多外科医生也认为尺动脉是手的主要供应血管，将其作为受区血管可能更危险。此外，其邻近尺神经可能是一个值得关注的问题。尺动脉的安全暴露依赖于对其与周围具有重要功能的结构的关系的了解。

应用解剖学

尺动脉是肱动脉的两个延续体之一，另一个是桡动脉（参见第 24 章和第 25 章）。肱动脉大致位于桡骨粗隆水平分叉[1]。较小的桡动脉作为肱动脉更直接的延伸而持续，而尺动脉几乎成直角下降（图 26.1）。尺动脉及其分支几乎供应整个前臂和前臂的肌肉组织。

在前臂近 1/3 处，尺动脉潜入旋前圆肌深头下方，在指深、浅屈肌之间斜行，到达前臂尺侧缘（图 26.1）。从这里开始，其沿着内上髁与豌豆骨的连线走行，血管位于尺侧腕屈肌中部和指浅屈肌侧部之间。在前臂远端 1/3 的腕关节近端，可在尺侧腕屈肌桡侧触及 2~3mm 的尺动脉。其通常伴有两条小静脉；这些静脉与掌侧的前臂正中静脉和背侧的贵要静脉有表浅连接。

在 Guyon 管的远端，尺动脉发出掌深支，然后继续与桡动脉掌浅支吻合形成掌浅弓（图 25.2 和图 26.2）。在几乎每例患者中，掌深支参与形成桡动脉支配的掌深弓[3]。之后，尺动脉主干发出尺掌侧指动脉至小指，发出指总动脉至第四指蹼间隙[4]。然后继续作为掌浅弓，与掌浅支相连接，在大多数患者中形成一个完整的弓[3]。掌浅弓提供了剩余的指总动脉。

解剖变异

尺动脉通常起源于肘窝远端约 5cm 折痕处的肱动脉分支，也可起源于肱动脉或腋动脉。尺动脉高起点的发生率估计为 1%~9%，可能因种族差异而有所不同[5-7]。这种变异在印度人群中最常见（9%），在亚洲人群中最不常见（1%），在欧洲约 4%的白种人中出现[5]。其常见于男性的右上肢[5]。

在尺动脉高起点的情况下，其几乎总是表浅的，因此被命名为尺浅动脉。其通过前臂筋膜深层，但较前臂除掌长肌外的所有屈肌表浅[6,7]。其也比正常的尺动脉稍偏桡侧，位于上臂肌间隔与豌豆骨桡侧之间连线的桡侧。在非常罕见的情况下，即使其从肱动脉远端肘部折痕正常起源，尺动脉也可能走行得如此表浅[8]。

这种相对常见的解剖变异会在静脉置管时意外插入动脉并发生医源性手术损伤，牢记这一点很重要。这也提供了基于尺浅动脉获得筋膜皮瓣而不需要室间隔或肌内剥离的机会。

分支

尺动脉的分支最好根据其在前臂、腕和手的解剖位置来组织。下面列出的顺序是基于其起源沿着上肢向远端移动。

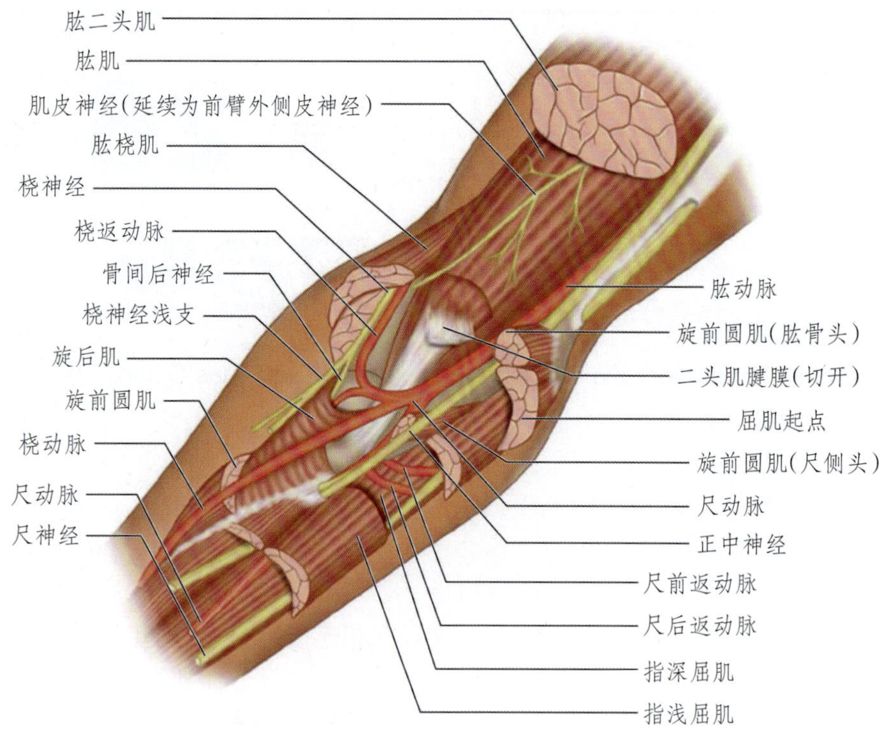

图 26.1 尺动脉和桡动脉的走行及前臂肌肉组织。尺动脉在前臂近端 1/3 处呈斜向走行,与尺神经相遇。

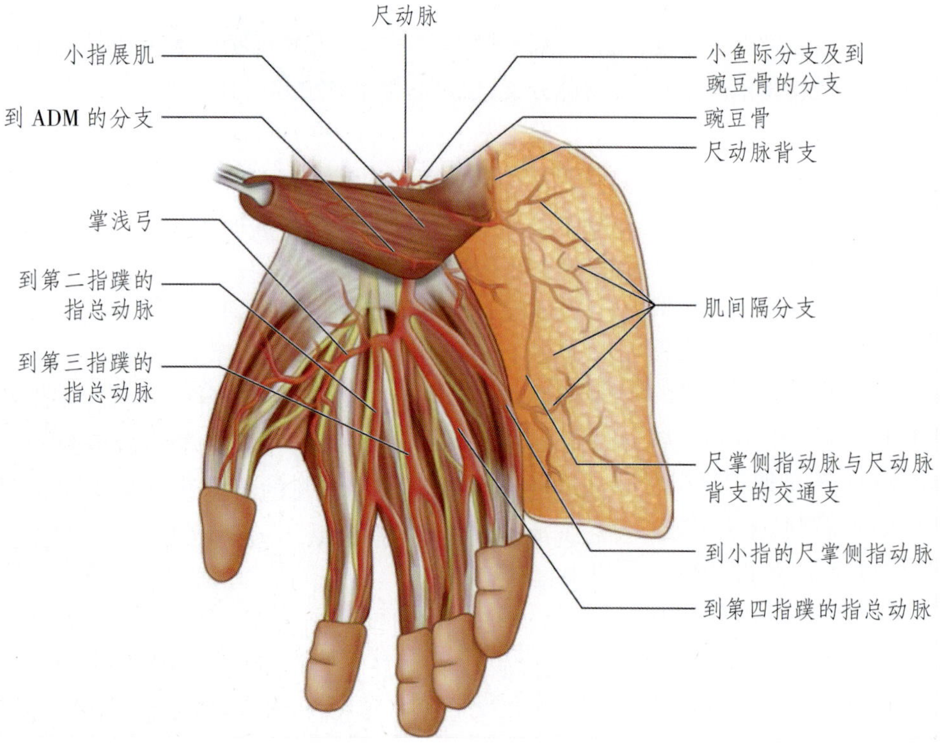

图 26.2 小鱼际隆起和掌浅弓的血管解剖。

前臂

尺返动脉

在发出骨间总动脉之前,尺动脉有两个分支向内侧和近端走行,称为尺侧前返动脉和尺侧后返动脉(图 26.1)。其名称反映了其与内上髁的关系,并且血管参与了内侧肘关节周围的血管网络。尺侧后返动脉是两者中较大的一条,直径可接近 2mm。

这两条动脉既可以起源于一个共同的主干,也可以作为独立分支从尺动脉发出[9]。尺侧前返动脉近端穿过肱动脉与旋前圆肌之间，与尺侧下副动脉吻合。尺侧后返动脉来自尺侧前返动脉远端的尺动脉，在指深屈肌和指浅屈肌之间向近端上升，与尺侧上副动脉吻合。

尺侧前返动脉和尺侧后返动脉共同构成了手臂内侧逆行皮瓣的基础，类似于手臂桡侧的逆行皮瓣。尺侧后返动脉通常对皮瓣的贡献更大，因为其口径更大，与尺侧副动脉系统的吻合更分散，并沿其路径方向向手臂内侧皮肤发出多个穿支[9,10]。其也形成了肘关节周围尺神经的初级血管蒂[11]。

骨间总动脉

骨间总动脉在尺动脉与肱动脉分离后作为一个短的主干离开尺动脉。其长度通常在分为骨间掌、背侧动脉之前小于2cm，因其与桡骨和尺骨之间的骨间膜的关系而得名。

骨间后动脉

骨间后动脉从骨间总动脉分叉后，穿过骨间膜，进入旋后肌下方的手臂后深筋膜室，距肱骨髁间线远端8~10cm[12-14]。手臂旋前时，其沿着外上髁和下尺桡关节之间的连线走行，并向后（背侧）筋膜室肌肉组织的深层和浅层，以及桡骨和尺骨发出分支。骨间后动脉与前臂近端1/3的骨间后神经最密切相关，而与前臂远端1/3的联系较少。

在此过程中，骨间后动脉沿第五和第六伸肌间隔之间的肌间隔膜提供大量的肌间隔膜穿支；其在近端和远端最大，但在前臂的中间1/3相对较小[13]。骨间后动脉位于茎突尺侧约5cm处，与骨间前动脉的返支形成吻合口[12,13,15]。骨间后动脉逆行皮瓣基于骨间前动脉的返支，通过前臂背侧中间1/3的网状血管吻合获得骨间后动脉[13]。这种皮瓣常被用于覆盖从手背侧至掌指关节，一些学者已经将其适应证扩展到更远的手指背侧缺损[14,16]。

骨间返动脉

骨间返动脉起源于骨间后动脉、骨间总动脉，或在骨间总动脉分为骨间前动脉和骨间后动脉的分叉处[9]。骨间返动脉在外髁和鹰嘴之间的肘肌下向近端上升，与中副动脉吻合，又被称为后副动脉。其为肘肌及其上覆盖的皮肤提供肌支。与尺侧返动脉与其肘关节周围相关副动脉的真正吻合不同，骨间返动脉与中副动脉通常仅通过穿支血管网吻合[9]。

骨间前动脉

骨间前动脉从骨间总动脉分叉，并沿其走行紧邻骨间膜的前方，供应前臂前（掌侧）深筋膜室的肌肉和桡骨的骨膜[17]。其在尺骨茎突近侧5cm处分支，形成前、后分支。后分支立即穿透骨间膜，然后发出背侧筋膜室内动脉和筋膜室外动脉，以及前文提到的形成骨间后动脉逆行皮瓣基础的返支[18,19]。前支保留在骨间膜的掌侧，与后支一样，在桡骨远端和尺骨周围形成血管弓，为桡骨远端和尺骨的带蒂骨移植提供顺行血管基础。

肌支

尺动脉直接为前臂浅筋膜室的近端肌腹提供分支，包括旋前圆肌、尺侧腕屈肌和指浅屈肌。除尺侧腕屈肌外，所有这些肌肉都有双重供应，也由桡动脉分支滋养。前侧深筋膜室主要由骨间前动脉的分支供应，偶尔也来自桡动脉和尺动脉。后侧浅筋膜室肌肉从骨间后动脉接收分支，而前臂外侧筋膜室由桡动脉和桡返动脉供应。最后，后侧深筋膜室的肌肉接受骨间后动脉和骨间前动脉背侧（后）分支的双重供应，除旋后肌外，也由桡返动脉供应[20]。总之，尺动脉及其分支（尺返动脉和骨间前、后动脉）为除前臂外侧筋膜室外的前臂的所有筋膜室提供肌肉分支。

肌间隔分支

与桡动脉一样，尺动脉肌间隔穿支在前臂近端和远端最密集。这些穿支位于指浅屈肌和尺侧腕屈肌之间，沿着内上髁和豌豆骨之间的连线。在前臂近端，一个可靠的穿支位于内上髁远端约7cm处[12]。在前臂远端，豌豆骨近端约5cm、10cm和15cm处发现3个直径>0.5mm的具有临床意义的肌间隔穿支[21]。位于前臂远端的这组穿支的两个远端穿支几乎都是肌间隔穿支，而近端穿支有时是通过尺侧腕屈肌的肌穿支[21]。在前臂中部1/3处有一个丰富的皮下血管丛，连接着前臂远端穿支与前臂近端穿支[12]。前臂的中间1/3通常缺乏有临床意义大小的皮肤穿支。

远端的尺侧肌间隔穿支(图 26.3)可取前臂尺侧皮瓣,类似于桡侧前臂皮瓣[22]。前臂尺侧皮瓣的毛发比前臂桡侧皮瓣更少,并受益于一个不太明显的供区,通常能够关闭[21,23];然而,其血管蒂长度较短。虽然伴行静脉通常被用作回流静脉,但可以利用包括贵要静脉(背侧)或前臂正中静脉(掌侧)的浅层静脉系统。

最远端的肌间隔穿支可用于螺旋桨皮瓣重建大的尺侧手腕缺损[24]或作为一个小的带神经的游离皮瓣,包含前臂内侧皮神经或尺侧感觉神经[25]。当被用于指腹的感觉重建时,尺动脉神经皮瓣的长期敏感性比同指逆行岛状瓣更好[26]。

骨膜分支

尺动脉供应尺骨远端约 7cm 处的主要髓内营养血管,而尺动脉直到尺骨茎突近端 3cm 处才提供骨外血管。相反,整个尺骨的骨干都是由来自骨间前、后动脉的节段性骨膜分支供应的[27]。最后,骨间前动脉的尺腕分支和末端背侧、掌侧分支丰富的血管网供应干骺端和尺骨骨骺。

腕

背侧支

尺动脉的背侧支与尺神经的背侧支伴行,其从尺神经分支,距尺骨茎突近端 5~6cm。其随神经在尺骨内侧移动,直到在豌豆骨水平向背侧移动[28]。在这里,尺神经分叉,尺动脉发出分支到豌豆骨,形成带血管蒂豌豆骨皮瓣的基础,用于治疗舟状骨不连[28,29]。

腕掌侧支

在旋前方肌的远端边缘,尺动脉发出一条血管,形成掌腕弓的尺侧半[18,30]。这条血管与桡动脉相连,并间接连接到骨间前动脉的前部。同样的,在远排腕骨上,形成掌腕骨间弓。虽然掌腕弓和腕骨间弓的使用频率低于背侧类似的弓,但可以用于从桡骨远端提供带血管蒂的骨移植,以重建腕骨缺损和骨不连[29-31]。

腕背侧支

尺动脉也发出了背侧腕弓和腕骨间弓的尺侧半

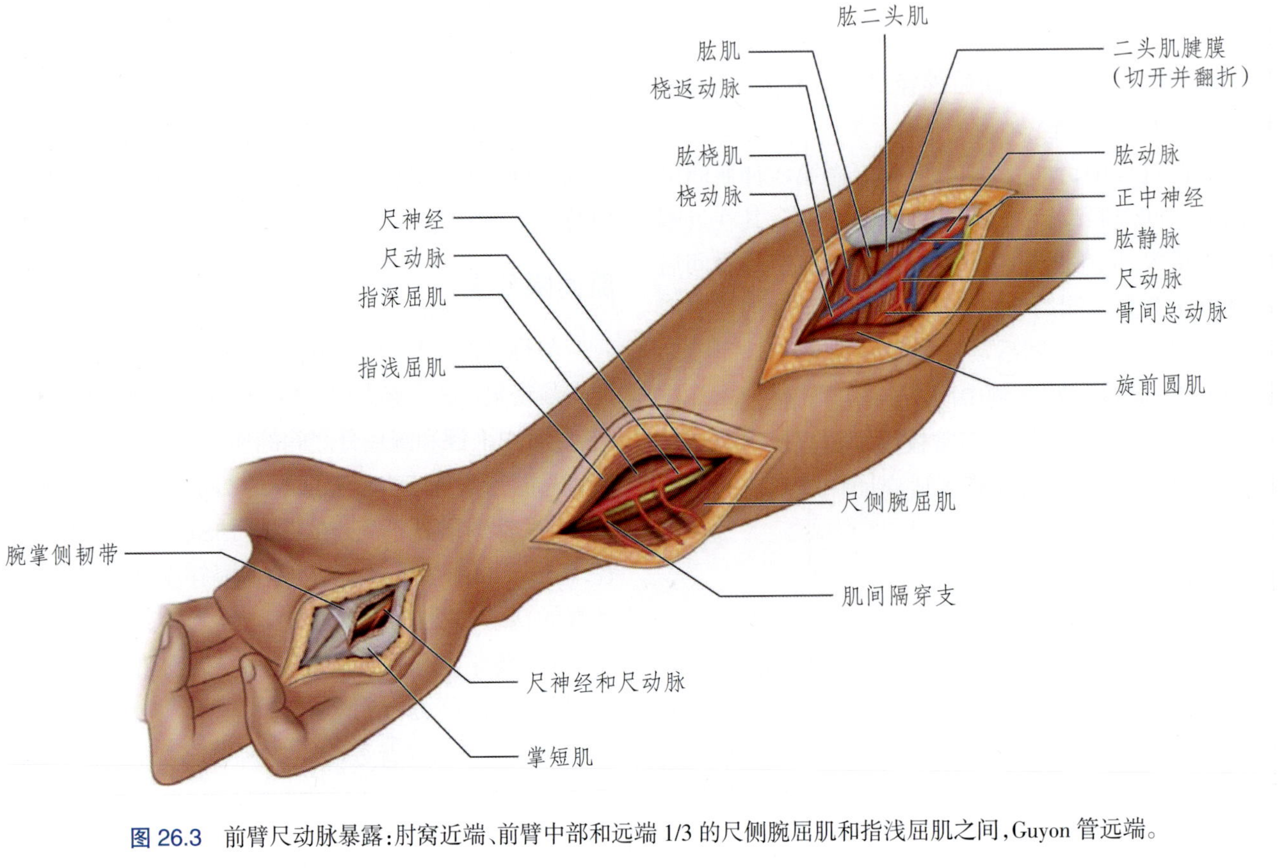

图 26.3 前臂尺动脉暴露:肘窝近端、前臂中部和远端 1/3 的尺侧腕屈肌和指浅屈肌之间,Guyon 管远端。

部分，尽管其与筋膜室内、外血管的关系不如桡动脉牢固。这些血管从骨间前动脉的后段分支后，多向桡动脉斜行[18]。尺动脉与第五间隔外动脉最密切相关，其通常与腕骨间弓的近端和远端直接连接。

手

尺动脉在 Guyon 管中发出多个分支（图 26.2）。第一个是小的鱼际皮支，紧邻豌豆骨的桡侧远端，为指尖指腹重建提供无毛皮肤的小鱼际游离皮瓣[32]。第二个是小指展肌的一个分支[4]。第三个是到小指的尺掌侧指动脉。5 或 6 个肌间隔穿支起源于尺掌侧指动脉，在小指展肌和第五掌骨之间到达小指[33]。这种轴位的穿支网络与尺动脉背侧支或前文提到的腕骨间弓形成了一个真正的（70%）或网状（30%）的吻合口（图 26.2）[34]。这些穿支中最坚固的一个穿支位于小指 A1 滑车水平，并且>1mm[33,34]。其形成了小鱼际逆行皮瓣的蒂，该皮瓣可以通过包含尺神经背侧支的一个分支被用于小指皮肤缺损的感觉重建。最后，尺动脉发出一个或两个掌侧分支连接到掌深弓，然后继续形成掌浅弓[3,35]。

掌浅弓

尺动脉是掌浅弓的主要供应，其位于掌浅筋膜的下方（图 25.2 和图 26.2）。掌浅弓的平均直径为 1.8mm，可靠地提供指总动脉到第二、第三和第四指蹼[3]。其不太可靠地提供分支到示指桡侧、虎口和拇指。指总动脉分支的直径几乎与掌浅弓的直径相同。来自掌深弓的掌心动脉汇入后，这些指总动脉分叉成适当的掌侧指动脉。这些位于尺动脉的最远端，可以在每个手指的中轴线上找到。

术前评估

虽然尺动脉通常被认为是手的主要血管，但其口径与腕部的桡动脉相同[36]。其流量比桡动脉至少多 10%。因此，动脉系统可能比最初认为得更平衡。

若手部桡动脉和尺动脉之间的侧支血流正常，尺动脉的损伤相对不重要，因为通过桡动脉的血流代偿性增加[37]。手灌注、握力和耐寒性均得以保留[23,37]。然而，若两条动脉之间连接异常或不完整，尺动脉的损伤可导致溃疡、缺血和尺侧两指感觉异常，类似于小鱼际锤击综合征的一些临床表现。因此，术前评估对于避免这些严重的后遗症仍然是至关重要的。

Allen 试验 / 改良 Allen 试验

Edgar Van Nuys Allen 在 1929 年提出了 Allen 试验，用来确定手部桡动脉和尺动脉之间侧支血流的充分性。Irving Wright 描述了改良 Allen 试验，其被认为更优越且更常被使用。手腕轻轻弯曲，肘部伸展，避免过度伸展，因为这可能导致假阳性。检查者的手指同时在外部压迫同一肢体的手腕掌侧的桡动脉和尺动脉，阻止血流注入手部。同时，要求患者反复握拳和松拳，最终握拳使手缺血，然后轻轻地松拳，并允许手指以几乎完全伸展的姿势放松。手部保持白色或苍白。此时，松开对桡动脉的压迫，检查者观察手部颜色。手部颜色应在 10 秒内恢复，通过桡动脉远端回流足够的灌注。再次重复试验，松开对尺动脉而非桡动脉的压迫。同样，10 秒内再灌注是正常的。重要的是，通过桡动脉的远端灌注是安全利用尺动脉作为受区血管的确认条件，特别是采用端–端吻合时。

近年来，改良 Allen 试验的可靠性受到了质疑。反对者认为其太主观了，相互关联的可靠性很差[38–40]。尽管存在这些担忧，但多项研究仍然证实了其特异性（>95%）[41,42]，即如果 Allen 试验结果呈阴性，桡动脉侧支灌注正常，“牺牲”尺动脉是安全的。Allen 试验的敏感性并不高。因此，如果结果呈阳性（桡动脉侧支灌注异常），建议进行另一种联合检查，如桡动脉和尺动脉彩色多普勒超声[41]。

对于有合并疾病的患者，应考虑进行额外的影像学检查。由于冠状动脉疾病的共同性质，患者可能在病程早期有内膜紊乱和影像学上明显的上肢动脉钙化，可能需要行彩色多普勒超声或 CTA[43]。虽然明显的上肢外周动脉疾病（PAD）比较罕见[44]，但对于有症状的上肢 PAD 患者，应考虑行诊断性血管造影或 CTA。对有血流受限性血管炎的患者也应采取类似的治疗方法。这些研究可以帮助外科医生制订手术计划或预测流入问题。

在考虑重建方案时，我们赞成在可能的情况下保留手部的双动脉血供。Allen 试验结果异常是重建过程中对优势动脉行端–侧吻合的相对禁忌证，但不是绝对禁忌证。如果微血管吻合需要“牺牲”尺动脉，术中应始终密切观察手部灌注，仍有机会修改吻合口或重建动脉。此外，在动脉切开术前暴露尺动脉后，可以模拟 Allen 试验。在采用标准的肢体驱血方法(例如，使用 Esmarch 绷带或肢体抬高使分支动脉闭塞）后，可以用血管夹在远端暂时闭塞尺动脉。夹住尺动脉，松开或移除止血带后，确认通过桡动脉的手部远端灌注，也可以在小指表面用多普勒探头进行评估。

手术部位的显露

尺动脉的暴露源于对上述应用解剖学和分支模式的掌握。尺动脉最容易在前臂的远端 1/3 暴露，而由于动脉的位置较深且靠后走行，在肘窝暴露更具挑战性。

肘窝和前臂近端 1/3

采用横向或曲线的肘部前切口，在桡动脉和尺动脉分叉处暴露远端肱动脉(图 26.3)。一旦切开，必须小心保留皮下静脉，因为其很可能是显微血管重建的候选受区静脉。肘窝的静脉解剖结构有很大的差异，但深静脉和浅静脉系统之间的肘正中静脉、贵要静脉、头静脉或大的互连分支有足够的口径用于静脉吻合[2]。在切口远端，向桡侧牵开肱桡肌，向尺侧牵开旋前圆肌。通过分支进入这两块肌肉之间的间隔来确定尺动脉。其与桡动脉的区别在于，其从分支发出的角度更小，靠后走行，位于旋前圆肌尺侧(深)头的起点下方(图 26.1 和图 26.3)。这块肌肉将其与正中神经分开。由于解剖变异在这一区域很常见，沿动脉后方至旋前圆肌边缘是很重要的，以确保其已被正确地识别。超过这一点的暴露需要做一个单独的切口或分离旋前圆肌在尺骨上的起始点。

显微外科手术适应证

虽然在肘窝和前臂近端显露尺动脉在技术上是可行的，但由于桡动脉和肱动脉更容易通过同一切口暴露和作为受区血管准备，其适应证有限。然而，如果尺动脉远端已经损伤，并且没有提供远端灌注，而是在近端通畅，则可以考虑在前臂或肘部皮瓣覆盖时使用尺动脉进行显微血管吻合。

前臂的中部和远端 1/3

在前臂的中部和远端，沿着内上髁到豌豆骨连线做一个线性或弧形切口。在远端，切口应位于容易触及的尺侧腕屈肌腱的桡侧。可以通过展开尺侧腕屈肌和指浅屈肌肌肉之间的平面来识别尺动脉(图 26.3)。向尺侧牵开尺侧腕屈肌，向桡侧牵开指浅屈肌。动脉大约在前臂的中点与尺神经相连，沿着神经的外侧走行至腕部。其通常有两条伴行静脉，其中一条静脉的口径与动脉相似。最近用于回流的候选皮静脉是前臂正中静脉或更大的贵要静脉。

在暴露时，必须小心地保护所有的神经分支。尺神经邻近尺骨茎突 12~14cm，发出掌皮支，支配小鱼际隆起上的皮肤[45]。这条神经一直位于筋膜下方，直到手腕之前。在更多的远端暴露中，可见尺背侧感觉神经，在尺骨茎突近端约 5cm 发出尺神经分支[46,47]。

显微外科手术适应证

尺动脉是显微外科重建前臂远端 1/3 和手部最常用的血管。其使用频率低于桡动脉，部分原因是尺动脉和邻近用于回流的大口径皮静脉之间的距离较远，部分原因是人们认为其是手的主要流入血管。其最适合作为重建前臂尺侧和大鱼际隆起缺损的供区血管。

对于需要游离带血管蒂骨转移的尺骨缺损，可以通过尺侧腕屈肌和指浅屈肌之间的同一切口来实现对尺骨和尺骨血管系统的暴露。然而，在既往进行多次手术的手臂中，可以按照标准骨科入路在尺侧腕屈肌和尺侧腕伸肌之间直接进入尺骨，可以通过掌侧隧道进行微血管吻合。对于大节段缺损，游离腓骨仍然是主要的治疗方法，可以转化为双管形状来治疗桡骨和尺骨的骨缺损(参见第 28 章)[48,49]。较小的骨不连缺损可利用手臂外侧皮瓣[50]或股骨内髁皮瓣[51]有效治疗，而尺骨头可以用转移第二跖骨头来替代[52]。

Guyon 管

用于显露尺动脉的掌侧切口可以使用 Brunner 切口通过腕部屈曲折痕延伸。这个切口斜向延伸到豌豆骨桡侧的小鱼际隆起。牵开皮下脂肪，显露掌短肌和形成 Guyon 管顶部的掌侧腕骨韧带[53]。横向切开这些结构，显露尺神经血管束，尺动脉位于尺神经的桡侧(图 26.3)。

显微外科手术适应证

在 Guyon 管行尺动脉吻合非常适合对手指和手部尺侧进行重建，包括小鱼际隆起部位。由于邻近尺神经和神经血管的多个分支，暴露更困难，这种方法通常用于蒂长度有限的皮瓣，不能到达尺腕关节近端的尺动脉或桡动脉。此外，该切口适用于血管交感神经切除术和小鱼际锤击综合征中的尺动脉重建。

（朱达克 译）

参考文献

1. Serafin D. Atlas of microsurgical composite tissue transplantation. Philadelphia: Saunders; 1996. 813 p.
2. Imanishi N, Nakajima H, Aiso S. Anatomic study of the venous drainage architecture of the forearm skin and subcutaneous tissue. Plast Reconstr Surg [Internet]. 2000 Nov [cited 2020 Mar 18];106(6):1287–94. Available from: http://www.ncbi.nlm.nih.gov/pubmed/11083557.
3. Gellman H, Botte MJ, Shankwiler J, Gelberman RH. Arterial patterns of the deep and superficial palmar arches. In: Clinical orthopaedics and related research. Lippincott Williams and Wilkins; 2001. p. 41–46.
4. Murata K, Tamai M, Gupta A. Anatomic study of arborization patterns of the ulnar artery in Guyon's canal. J Hand Surg Am. 2006;31(2):258–63.
5. Dartnell J, Sekaran P, Ellis H. The superficial ulnar artery: incidence and Calibre in 95 cadaveric specimens. Clin Anat. 2007;20(8):929–32.
6. Devansh. Superficial ulnar artery flap. Plast Reconstr Surg. 1996;97(2):420–6.
7. Rodríguez-Niedenführ M, Vázquez T, Nearn L, Ferreira B, Parkin I, Sañudo JR. Variations of the arterial pattern in the upper limb revisited: a morphological and statistical study, with a review of the literature. J Anat. 2001;199(5):547–66.
8. Sirasanagandla SR, Pamidi N, Nayak SB, Jetti R, Thangarajan R. Superficial ulnar artery associated with anomalous origin of the common interosseous and ulnar recurrent arteries. J Clin Diagnostic Res. 2016;10(5):AD01–2.
9. Hayashi A, Maruyama Y. Anatomical study of the recurrent flaps of the upper arm. Br J Plast Surg [Internet]. 1990 [cited 2020 Feb 11];43(3):300–6. Available from: http://www.ncbi.nlm.nih.gov/pubmed/2350635.
10. Maruyama Y, Onishi K, Iwahira Y. The ulnar recurrent fasciocutaneous island flap: Reverse medial arm flap. Plast Reconstr Surg [Internet]. 1987 [cited 2020 Feb 11];79(3):381–7. Available from: http://www.ncbi.nlm.nih.gov/pubmed/3823214.
11. Li M, He Q, Hu Z, Chen S, Lv Y, Liu Z, et al. Applied anatomical study of the vascularized ulnar nerve and its blood supply for cubital tunnel syndrome at the elbow region. Neural Regen Res [Internet]. 2015 1 [cited 2020 Feb 12];10(1):141. Available from: http://www.nrronline.org/text.asp?2015/10/1/141/150723.
12. Sun C, Hou ZD, Wang B, Ding ZH. An anatomical study on the characteristics of cutaneous branches-chain perforator flap with ulnar artery pedicle. Plast Reconstr Surg. 2013;131(2):329–36.
13. Hubmer MG, Fasching T, Haas F, Koch H, Schwarzl F, Weiglein A, et al. The posterior interosseous artery in the distal part of the forearm. Is the term "recurrent branch of the anterior interosseous artery" justified? Br J Plast Surg. 2004;57(7):638–44.
14. Costa H, Pinto A, Zenha H. The posterior interosseous flap – a prime technique in hand reconstruction. The experience of 100 anatomical dissections and 102 clinical cases. J Plast Reconstr Aesthet Surg [Internet]. 2007 [cited 2020 Feb 15];60(7):740–7. Available from: http://www.ncbi.nlm.nih.gov/pubmed/17507303.
15. Hamada R, Shinaoka A, Sugiyama N, Watanabe T, Miura Y, Kimata Y. Recurrent branch of anterior interosseous artery perforator-based propeller flap for distal forearm injuries: report of 2 cases. Microsurgery [Internet]. 2018 [cited 2020 Feb 11];38(8):917–23. Available from: http://www.ncbi.nlm.nih.gov/pubmed/30380173.
16. Brunelli F, Valenti P, Dumontier C, Panciera P, Gilbert A. The posterior interosseous reverse flap: experience with 113 flaps. Ann Plast Surg [Internet]. 2001 [cited 2020 Feb 11];47(1):25–30. Available from: http://www.ncbi.nlm.nih.gov/pubmed/11756799.
17. Hu W, Martin D, Foucher G, Baudet J. [Anterior interosseous flap]. Ann Chir Plast Esthet [Internet]. 1994 [cited 2020 Feb 15];39(3):290–300. Available from: http://www.ncbi.nlm.nih.gov/pubmed/7717663.
18. Shin AY, Bishop AT. Vascular anatomy of the distal radius: implications for vascularized bone grafts. In: Clinical orthopaedics and related research. Lippincott Williams and Wilkins; 2001. p. 60–73.
19. Hasegawa H, Shimizu T, Omokawa S, Kawamura K, Sananpanich K, Mahakkanukrauh P, et al. Vascularized pedicled bone graft from the distal radius supplied by the anterior interosseous artery for treatment of ulnar shaft nonunion: an anatomical study of cadavers and a case report. Microsurgery [Internet]. 2020 [cited 2020 Feb 15];micr.30566. Available from: http://www.ncbi.nlm.nih.gov/pubmed/32048745.
20. Inoue Y, Taylor GI. The angiosomes of the forearm: anatomic study and clinical implications. Plast Reconstr Surg. 1996;98(2):195–210.
21. Yu P, Chang EI, Selber JC, Hanasono MM. Perforator patterns of the ulnar artery perforator flap. Plast Reconstr Surg. 2012;129(1):213–20.
22. Hekner DD, Roeling TAP, Van Cann EM. Perforator anatomy of the radial forearm free flap versus the ulnar forearm free flap for head and neck reconstruction. Int J Oral Maxillofac Surg [Internet]. 2016 [cited 2020 Feb 12];45(8):955–9. Available from: http://www.ncbi.nlm.nih.gov/pubmed/27012603.
23. Chang EI, Liu J. Prospective comparison of donor site morbidity following radial forearm and ulnar artery perforator flap harvest. Plast Reconstr Surg [Internet]. 2020 [cited 2020 Feb 12];1. Available from: http://journals.lww.com/10.1097/PRS.0000000000006790.
24. Jang HS, Lee YH, Kim MB, Chung JY, Seok HS, Baek GH. Fasciocutaneous propeller flap based on perforating branch of ulnar artery for soft tissue reconstruction of the hand and wrist. CiOS Clin Orthop Surg. 2018;10(1):74–9.
25. Jihui JU, Liu Y, Hou R. Ulnar artery distal cutaneous descending branch as free flap in hand reconstruction. Injury. 2009;40(12):1320–6.
26. Tu Q, Liu S, Chen T, Li S, Yan H, Li Z. A comparative study of finger pulp reconstruction using free distal ulnar artery perforator flaps and reverse dorsal Homodigital Island flaps. Ann Plast Surg. 2019;83(6):650–4.
27. Wright TW, Glowczewskie F. Vascular anatomy of the ulna. J Hand Surg Am. 1998;23(5):800–4.
28. Cavusoglu T, Ozden H, Comert A, Yazici I, Acar HI, Tellioglu AT, et al. Topographical anatomy of the dorsal branch of the ulnar nerve and artery: a cadaver study. Surg Radiol Anat. 2011;33(3):229–33.
29. Elzinga K, Chung KC. Volar radius vascularized bone flaps for the treatment of scaphoid nonunion. Hand Clin. W.B. Saunders; 2019;35:353–363.
30. Tang P, Fischer CR. A new volar vascularization technique using the superficial palmar branch of the radial artery for the collapsed scaphoid nonunion. Tech Hand Up Extrem Surg. 2010;14(3):160–72.
31. Gras M, Mathoulin C. Vascularized bone graft pedicled on the volar carpal artery from the volar distal radius as primary procedure for scaphoid non-union. Orthop Traumatol Surg Res [Internet]. 2011 [cited 2020 Feb 15];97(8):800–6. Available from: http://www.ncbi.

nlm.nih.gov/pubmed/22116058.
32. Hwang K, Han JY, Chung IH. Hypothenar flap based on a cutaneous perforator branch of the ulnar artery: an anatomic study. J Reconstr Microsurg [Internet]. 2005 [cited 2020 Feb 9];21(05):297–301. Available from: http://www.thieme-connect.de/DOI/DOI?10.1055/s-2005-871770.
33. Toia F, Marchese M, Boniforti B, Tos P, Delcroix L. The little finger ulnar palmar digital artery perforator flap: anatomical basis. Surg Radiol Anat [Internet]. 2013 [cited 2020 Feb 15];35(8):737–40. Available from: http://www.ncbi.nlm.nih.gov/pubmed/23443276.
34. Hao PD, Zhuang YH, Zheng HP, Yang XD, Lin J, Zhang CL, et al. The ulnar palmar perforator flap: anatomical study and clinical application. J Plast Reconstr Aesthetic Surg. 2014;67(5):600–6.
35. Singh S, Lazarus L, De Gama BZ, Satyapal KS. An anatomical investigation of the superficial and deep palmar arches. Folia Morphol (Warsz). 2017;76(2):219–25.
36. Doscher W, Viswanathan B, Stein T, Margolis IB. Hemodynamic assessment of the circulation in 200 normal hands. Ann Surg. 1983;198(6):776–9.
37. Rodriguez ED, Mithani SK, Bluebond-Langner R, Manson PN. Hand evaluation following ulnar forearm perforator flap harvest: a prospective study. Plast Reconstr Surg [Internet]. 2007 [cited 2020 Feb 12];120(6):1598–601. Available from: http://www.ncbi.nlm.nih.gov/pubmed/18040194.
38. Jarvis MA, Jarvis CL, Jones PR, Spyt TJ. Reliability of Allen's test in selection of patients for radial artery harvest. Ann Thorac Surg [Internet]. 2000 [cited 2020 Jan 1];70(4):1362–5. Available from: http://www.ncbi.nlm.nih.gov/pubmed/11081899.
39. Bertrand OF, Carey PC, Gilchrist IC. Allen or no Allen: that is the question! J Am Coll Cardiol. Elsevier USA; 2014;63:1842–1844.
40. Jongsma H, Bekken JA, Akkersdijk GP, Hoeks SE, Verhagen HJ, Fioole B. Angiosome-directed revascularization in patients with critical limb ischemia. J Vasc Surg. Mosby Inc.; 2017;65:1208–19. e1.
41. Kohonen M, Teerenhovi O, Terho T, Laurikka J, Tarkka M. Is the Allen test reliable enough? Eur J Cardio-Thoracic Surg [Internet]. 2007 [cited 2020 Jan 1];32(6):902–5. Available from: https://academic.oup.com/ejcts/article-lookup/doi/10.1016/j.ejcts.2007.08.017.
42. Ruengsakulrach P, Brooks M, Hare DL, Gordon I, Buxton BF. Preoperative assessment of hand circulation by means of doppler ultrasonography and the modified Allen test. J Thorac Cardiovasc Surg. 2001;121(3):526–31.
43. Taylor EM, Wu WW, Ruan Q, Hall EC, Giladi AM, Iorio ML. Coronary artery disease association with arterial calcifications on routine hand radiographs. J Hand Surg Am [Internet]. 2019 [cited 2020 Jan 1];44(12):1060–5. Available from: http://www.ncbi.nlm.nih.gov/pubmed/31677909.
44. Cheun TJ, Jayakumar L, Sheehan MK, Sideman MJ, Pounds LL, Davies MG, et al. From the Vascular Endovascular Surgery Society Outcomes of upper extremity interventions for chronic critical ischemia. [cited 2020 Jan 24]; Available from: https://doi.org/10.1016/j.jvs.2018.04.056.
45. Tubbs RS, Rogers JM, Loukas M, Cömert A, Shoja MM, Cohen-Gadol AA. Anatomy of the palmar branch of the ulnar nerve: Application to ulnar and median nerve decompressive surgery – Laboratory investigation. J Neurosurg [Internet]. 2011 [cited 2020 Feb 14];114(1):263–7. Available from: http://www.ncbi.nlm.nih.gov/pubmed/20367079.
46. Le Corroller T, Bauones S, Acid S, Champsaur P. Anatomical study of the dorsal cutaneous branch of the ulnar nerve using ultrasound. Eur Radiol. 2013;23(8):2246–51.
47. Puna R, Poon P. The anatomy of the dorsal cutaneous branch of the ulnar nerve. J Hand Surg Eur Vol [Internet]. 2010 [cited 2020 Feb 14];35(7):583–5. Available from: http://www.ncbi.nlm.nih.gov/pubmed/20498153.
48. Saint-Cyr M, Farkas J, Gupta A. Double-barrel free fibula flap for treatment of infected nonunion of both forearm bones. J Reconstr Microsurg [Internet]. 2008 [cited 2020 Apr 6];24(8):583–7. Available from: http://www.ncbi.nlm.nih.gov/pubmed/18925545.
49. Safoury Y. Free vascularized fibula for the treatment of traumatic bone defects and nonunion of the forearm bones. J Hand Surg Am. 2005;30(1):67–72.
50. Windhofer C, Michlits W, Karlbauer A, Papp C. Treatment of segmental bone and soft-tissue defects of the forearm with the free osteocutaneous lateral arm flap. J Trauma Inj Infect Crit Care [Internet]. 2011 [cited 2020 Mar 17];70(5):1286–90. Available from: http://www.ncbi.nlm.nih.gov/pubmed/21610442.
51. Fei W, Danmou X, Dong R, Wei F, Eberlin KR, Yan C, et al. Free vascularized medial femoral condyle corticocancellous flap for treatment of challenging upper extremity nonunions. J Reconstr Microsurg [Internet]. 2015 [cited 2020 Apr 6];31(2):124–31. Available from: http://www.ncbi.nlm.nih.gov/pubmed/25265070.
52. Cavadas PC, Thione A. Ulnar head reconstruction with microvascular second metatarsal. Plast Reconstr Surg Glob Open [Internet]. 2017 [cited 2020 Apr 6];5(4):e1284. Available from: http://www.ncbi.nlm.nih.gov/pubmed/28507853.
53. Cobb TK, Carmichael SW, Cooney WP. Guyon's canal revisited: an anatomic study of the carpal ulnar neurovascular space. J Hand Surg Am [Internet]. 1996 [cited 2020 Mar 18];21(5):861–9. Available from: http://www.ncbi.nlm.nih.gov/pubmed/8891986.

第 27 章

受区血管：肱骨重建

Margaret S. Roubaud, Edward I. Chang

引言

随着时间推移，四肢骨重建有了很大的进展，而游离腓骨瓣已经成为重建由创伤、骨髓炎和肿瘤切除造成的四肢骨缺损的主力军[1-4]。虽然存在替代的带血管的骨瓣和骨皮瓣，如肩胛骨和髂骨嵴，以及不带血管的骨移植物，但本章将重点讨论使用腓骨重建肱骨缺损。

由于具有明显的优势，腓骨已经成为首选骨瓣。考虑到其解剖可靠，且能获取带有足够皮质骨的长直段骨，腓骨非常适合用于重建长骨缺损。此外，腓骨的血管蒂为显微外科吻合提供了适合的长度和口径。虽然腓骨具有固有优势，但实现高成功率的骨愈合和肢体保留也明显取决于可靠的受区血管灌注[5]。

术前评估

与任何接受微血管游离组织移植的患者一样，有必要进行全面的病史收集和体格检查。特别是应记录患者的病史和可能提示 PAD 的合并疾病，以及吸烟等生活习惯。对于接受肿瘤切除术的患者，辅助治疗的记录也很重要，因为先前的放疗和化疗不仅会影响骨愈合，还会影响覆盖软组织的充分愈合。此外，上肢及供区的手术史也应记录。

对于供体部位，也需要进行全面的血管检查。如果足背和胫后动脉均未触及有力的搏动，笔者建议进行血管造影，以证实下肢有足够的血流灌注。即使周围血管检查结果正常，能确认下肢灌注充足，也不能排除腓血管是小腿主要血供来源这种解剖变异的可能性。一般来说，除非临床检查结果异常[6]，否则笔者不会进行下肢常规影像学检查。由于腓血管是腓骨的主要血液供应来源，在切取腓骨时损伤腓血管可能会造成非常严重的后果。然而，在进行带血管的生长板移植时，使用胫前血管来灌注腓骨头和骨骺，必须要通过触及足背动脉搏动来确认胫前血管的通畅性，还要确保结扎胫前血管后足部仍有足够的灌注。同样，在既往创伤、外周血管检查异常或下肢多次手术的情况下，建议进行血管造影。

对于上肢，需要确认手术史，尤其要确认患者是否接受过恶性肿瘤切除或创伤的治疗。还应注意患者的手部优势血管，体格检查应包括彻底的神经血管检查，记录远端尺、桡动脉搏动，并进行 Allen 试验，以确认优势血管。体格检查应记录肢体活动范围、力量和任何感觉缺陷，还应检查覆盖的皮肤先前是否有瘢痕、放疗的后遗症，以及软组织的柔韧性。如果既往接受过放疗，应考虑到需要额外的软组织来覆盖重建结构的可能性。特别是几乎所有病例都需要内固定植入物，因此必须提供稳定、持久的软组织覆盖，以尽量减少内植物外露及感染的风险。

应回顾上肢的影像学研究，以确定预期缺损的范围和位置。骨干缺损的理想重建方法是使用一段直的腓骨，随着时间推移，腓骨会增粗。对于短节段性的骨干缺损，一些报道采用双管技术，即使用两个腓骨节段来桥接骨缺损。在更近端缺损或切除的情况下，应该考虑重建肱骨头和儿科患者的生长板。在这种情况下，切取带腓骨头的骨瓣可以重建盂肱关节，也可用于尚未达到骨骼成熟患者的骨骺转移。与外科医生或骨科医生讨论并确定最佳重建方式,这对于帮助设计和规划腓骨瓣的切取是必不可少的。

对于脉搏检查异常或有创伤或手术史的患者,应考虑行血管成像。特别是对于挤压、穿透、爆炸或其他创伤性损伤,确定合适的受区血管是至关重要的。如果主要受区血管不可用,选择第二个受区血管是至关重要的。在上臂,肱动脉是主要的供应血管,因此可用的受区血管相对较少。对可能因长期抗生素或化疗而在患侧长期置管或插管的患者应该采用静脉多普勒超声检查,以确认上肢静脉回流通畅。然而,在缺乏临床表现的情况下,静脉血栓形成的可能性较低。

受区血管

在上臂,可用的受区血管数量有限;然而,根据切除的范围可以考虑一些选择。对于骨干缺损和中段缺损,肱动脉是主要的输入血管,总是考虑行端-侧吻合。锁骨下动脉延续为腋动脉,经过大圆肌后延续为肱动脉(参见第24章)[7-9]。然而,动脉有一些分支,如果条件允许,可以考虑使用。肱深动脉作为一个较大口径的肱动脉分支,可以被用作受区血管。源于肱深动脉的桡侧副动脉也可以作为受区动脉。尺侧上副动脉也源于肱动脉主干,可以作为潜在的受区动脉。桡侧和尺侧副动脉分别与桡侧和尺侧返动脉在肘窝较远的部位形成吻合,也可作为修复较远端缺损的受区血管。对于更近端的缺损,可以使用旋肱动脉,但是在非常近端缺损的情况下,重建的目的是重建盂肱关节。在这种情况下,可以使用腋动脉分支的远端延伸,如胸背动脉或胸外侧动脉。

上臂的回流可以通过深层或者浅层静脉系统。肱动脉的伴行静脉大小合适,可以充当受区静脉。其他可能的回流血管包括头静脉或者贵要静脉,两者都可以在远端被切断,以修复较远端的缺损,但两者也可以比较容易地旋转至较近端的腓骨蒂。虽然动脉可以被端-侧吻合至肱动脉,或端-端吻合至肱动脉分支,如果可能的话,静脉吻合术应始终以端对端的方式执行。

与任何微血管吻合一样,使用静脉移植物或创建动静脉袢始终是一种选择。根据所需的长度,有多种静脉移植方式可供选择。最常用的供区静脉是大隐静脉,其可以提供一长段口径合适的静脉,尤其是邻近大腿处切取静脉时。使用大隐静脉时需要注意,该静脉壁非常厚,不易扩张,可能更适合行动脉移植而不是静脉吻合。然而,当需要较长的长度时,大隐静脉是最容易获得的供区血管。此外,头静脉也是一种便于使用的供区静脉,但显然,如果需要静脉回流血管,我们不会使用同侧手臂的头静脉移植。另一个可以使用且不会额外增加供区部位的移植供区血管是腓动脉的第二条伴行静脉。一般来说,笔者仅吻合单条静脉,而留下第二条伴行静脉作为潜在的供区静脉。

带血管腓骨重建肱骨

使用腓骨重建肱骨已在文献中得到了很好的描述,实现骨愈合和肢体保存的成功率很高。已经描述了许多不同的方法,但没有明确的大样本研究对不同方法进行比较。然而,毫无疑问,血管化骨重建毫无疑问地优于无血管化骨移植[10]。腓骨可被用来桥接骨干缺损,可以作为单个节段插入肱骨的远、近残端,或者对于较短的缺损,可以将腓骨切开形成两个节段,以双管的方式桥接缺损[11-14]。在将同种异体移植物用于跨越肱骨缺损的情况下,带血管的腓骨瓣也可以用作嵌体和骨间支撑,以进一步支撑重建。研究表明,与单独的同种异体移植物相比,这种方法的效果更好,因为带血管的腓骨有助于更快地重建血管和实现骨结构的重塑[15-17]。

尽管使用游离腓骨瓣进行肱骨重建的方法多种多样,但绝大多数研究都显示出其显著的功能恢复成功率,总体上取得了良好的长期效果[18-20]。除了为骨干重建提供足够的骨储备外,如果需要额外的软组织来覆盖创面或内植物,腓骨瓣也可以作为骨皮瓣或包括比目鱼肌或𧿹长屈肌在内的嵌合瓣来切取。此外,在儿科患者中,腓骨瓣还可用于骨骺生长板移植[21-23]。为了最大限度地灌注包括骨骺在内的腓骨近端,与传统的由腓血管灌注的腓骨骨干移植术相比,对腓骨瓣的切取方法进行了改良。包括生长板在内的腓骨近端由胫前动脉分支供应,因此,在更近端进行分离时要注意不要破坏腓骨头的营养血管或骨膜血液供应[24,25]。此外,在近端分离时,要识别并仔细保护腓总神经。

采用带血管的生长板移植重建儿童的肱骨近端与采用腓骨头移植重建成人的盂肱关节的方法相似。研究表明,肱骨近端重建的成功率很高,可以获得可接受的活动范围，并保留患者的上肢功能[26-28]。考虑到近端的解剖学特点和胫前血管的应用，血管蒂的长度比用于骨干中段重建的腓血管短得多。在这种情况下，需要更长的近端受区血管，可以使用腋动脉的分支和相关静脉。与端-侧吻合至腋动脉相比，将起源于肩胛下血管的分支，如胸背血管，作为受区血管更好。

大多数整形重建外科医生和显微外科医生都很熟悉作为背阔肌瓣血管蒂的胸背血管的解剖。由于使用游离背阔肌重建四肢或头皮缺损，或使用带蒂背阔肌肌皮瓣重建乳房，大多数重建显微外科医生在解剖和分离方面都很熟练。虽然胸背动脉的口径可能与腓动脉或胫前动脉相匹配，但腓动脉的伴行静脉可能比远端的胸背静脉粗。在这种情况下，可以在直径仍然足够的远端结扎头静脉或贵要静脉，并向近端转位，以作为静脉吻合的回流血管。

在某些情况下，特别是复合骨折和多发性创伤，或肿瘤切除后肢体接受辅助放疗时，可能在骨重建的同时进行额外的软组织覆盖。腓血管蒂也为周围的肌肉组织提供分支，这些肌肉可以嵌合的方式被包含在腓骨瓣中。此外，研究已经证明，供应覆盖皮肤的腓血管穿支的解剖非常可靠。可以同时切取皮瓣，不仅可以用血运丰富的、未经辐照的组织闭合切口，还可以监测骨结构的血供[29]。

并发症

与任何微血管手术一样，最可怕的并发症是导致游离皮瓣灌注受损的微血管血栓形成。是否选择进行紧急探查并尝试血运重建和挽救皮瓣取决于外科医生的决策，是进行长时间的手术以尝试挽救腓骨瓣，还是将腓骨作为骨移植物，这一决定是多因素的，取决于与多学科团队的讨论结果。这可能会增加其他并发症的风险，如先前放疗、内植物放置和非血管化组织不愈合或感染。其他长期并发症包括内植物失效或腓骨瓣骨折，需要进一步行手术治疗。关节融合术及肱骨头和盂肱关节切除术可能导致活动范围受限。潜在并发症可能是创伤患者出现骨髓炎或肿瘤切除术后复发。

腓骨的供区风险通常较低，可以有很好的耐受性。偶尔，患者可能会因为必须将姆长屈肌起点切断以获取腓骨而出现大踇趾活动困难。然而，尽管存在这些问题，大多数患者仍然能够恢复到基线活动水平，他们的行走能力在腓骨切取后没有受到任何影响。

结论

游离腓骨瓣是包括肱骨在内的长骨重建的主要组织瓣。由于血管解剖可靠、骨量充足、具有携带软组织的潜力，以及供区部位的发病率低，游离腓骨即使不是最理想的，也是肱骨重建的一种选择。一些改良的方法，包括双管骨移植或针对儿童患者的生长板移植，以及关节重建，证明了游离腓骨瓣的多功能性很具有吸引力。

病例

一例被诊断为右肱骨骨肉瘤的 12 岁男性患儿完成了诱导化疗和放疗，预计将进行保留生长板的肱骨节段性切除术。切取游离腓骨骨皮瓣重建骨缺损并闭合皮肤（图 27.1）。采用内固定重建骨缺损（图 27.2）。动脉吻合使用静脉移植，以端-侧方式与肱动脉吻合，而静脉吻合以端-端方式，使用静脉吻合器连接到肱动脉的一条伴行静脉。患者在医院治疗过程顺利，且实现了优势右臂骨愈合，功能正常（图 27.3和图 27.4）。

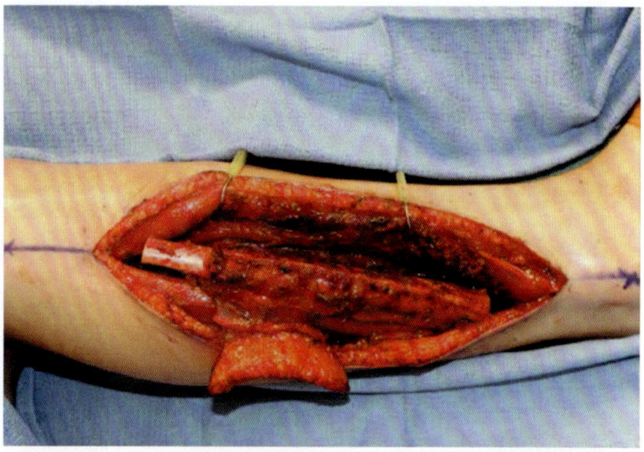

图 27.1　取自右侧下肢同侧的游离腓骨骨皮皮瓣被用于肱骨缺损重建。考虑到先前进行过放疗，切取皮瓣，以协助皮肤闭合，并用于术后监测。

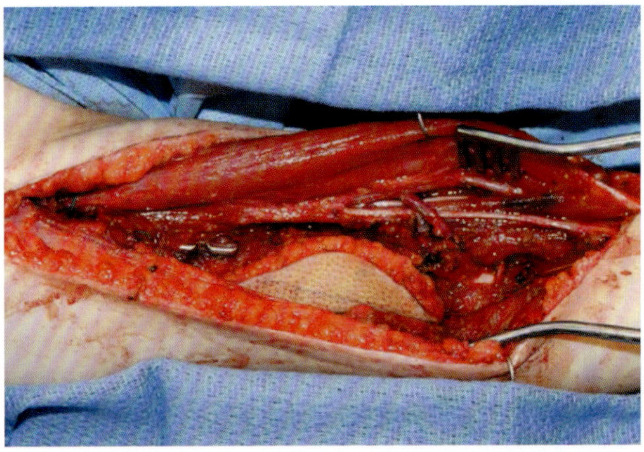

图 27.2 游离腓骨瓣用钢板固定。注意：动脉吻合是通过静脉移植完成的，而静脉吻合是通过端对端方式与受区静脉吻合。

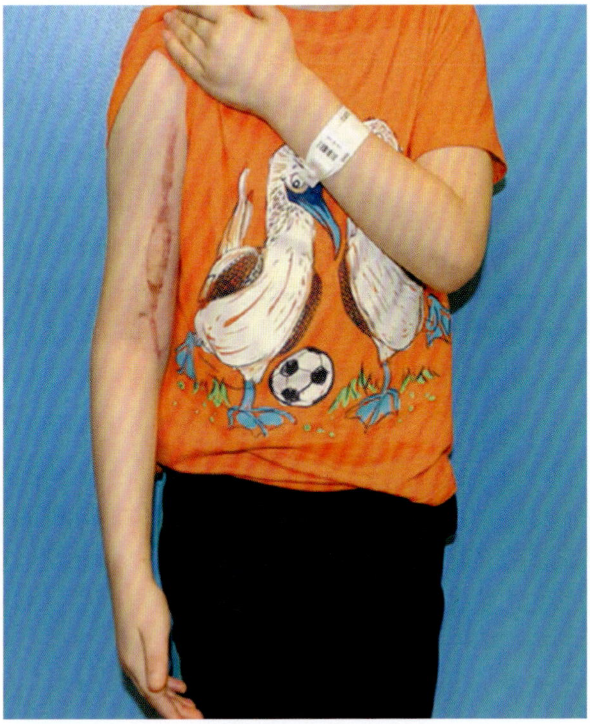

图 27.3 术后照片显示皮瓣愈合，没有发生感染、钢板外露或腓骨瓣失败。

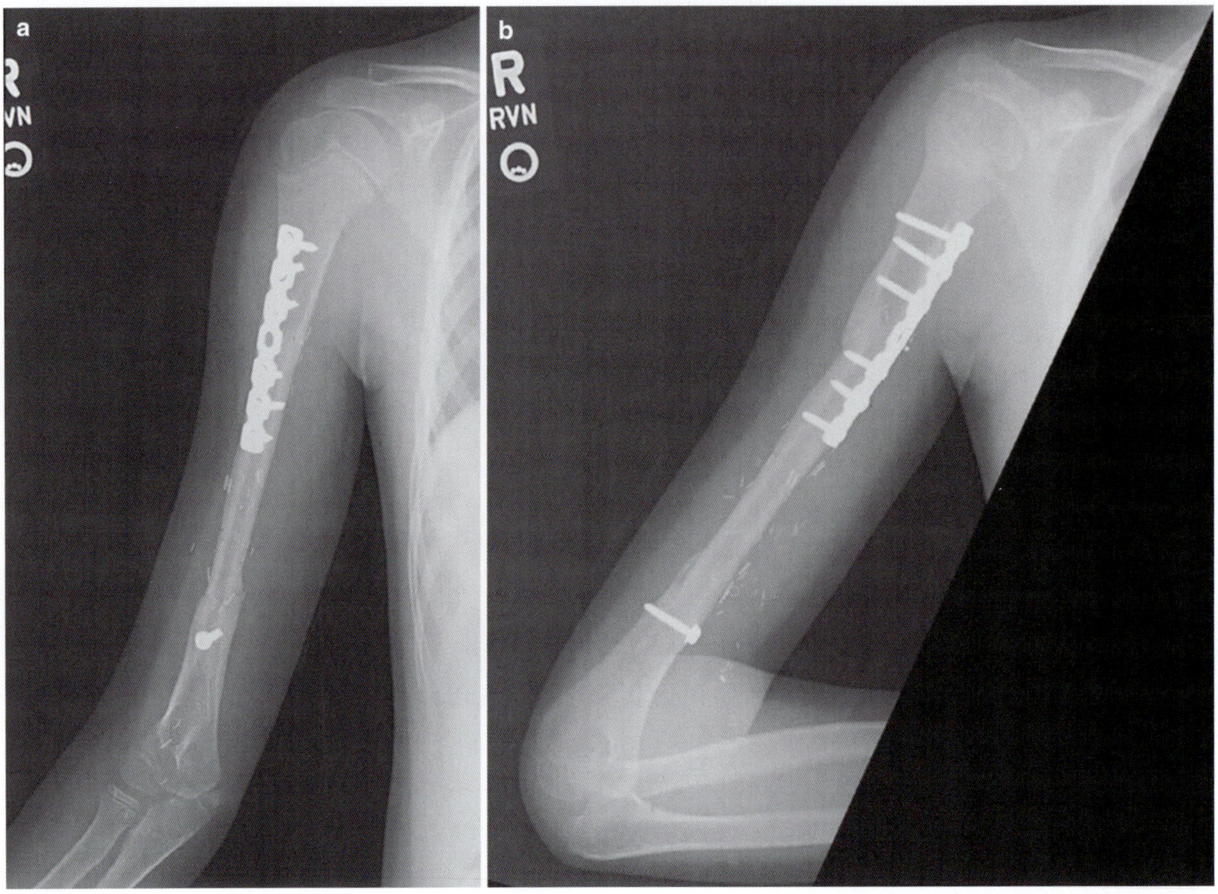

图 27.4 上臂 X 线片显示游离移植的腓骨增粗，与剩余的肱骨对线良好并获得骨性愈合。(a)正视图。(b)侧视图。

（殷中罡 译）

参考文献

1. Taylor GI, Corlett RJ, Ashton MW. The evolution of free vascularized bone transfer: a 40-year experience. Plast Reconstr Surg. 2016;137(4):1292–305.
2. Houdek MT, Wagner ER, Wyles CC, Nanos GP 3rd, Moran SL. New options for vascularized bone reconstruction in the upper extremity. Semin Plast Surg. 2015;29(1):20–9.
3. Rose PS, Shin AY, Bishop AT, Moran SL, Sim FH. Vascularized free fibula transfer for oncologic reconstruction of the humerus. Clin Orthop Relat Res. 2005;438:80–4.
4. Claxton MR, Houdek MT, Tibbo ME, Wagner ER, Bakri K, Moran SL. Utility of free vascularized fibular flaps to treat radiation-associated nonunions in the upper extremity. J Plast Reconstr Aesthet Surg. 2020;73(4):633–7.
5. Landau MJ, Badash I, Yin C, Alluri RK, Patel KM. Free vascularized fibula grafting in the operative treatment of malignant bone tumors of the upper extremity: a systematic review of outcomes and complications. J Surg Oncol. 2018;117(7):1432–9.
6. Alolabi N, Dickson L, Coroneos CJ, Farrokhyar F, Levis C. Preoperative angiography for free fibula flap harvest: a meta-analysis. J Reconstr Microsurg. 2019;35(5):362–71.
7. Breeland G, Alshuqayfi HA. Anatomy, shoulder and upper limb, Profunda Brachii Artery StatPearls [Internet]. Treasure Island (FL): StatPearls Publishing; 2020 Jan-2019 May 30.
8. Epperson TN, Varacallo M. Anatomy, Shoulder and Upper Limb, Brachial Artery StatPearls [Internet] Treasure Island (FL): StatPearls Publishing; 2020 Jan-2019 Jan 4.
9. Shenoy S. Surgical anatomy of upper arm: what is needed for AVF planning. J Vasc Access. 2009;10(4):223–32.
10. Estrella EP, Wang EH. A comparison of vascularized free fibular flaps and nonvascularized fibular grafts for reconstruction of long bone defects after tumor resection. J Reconstr Microsurg. 2017;33(3):194–205.
11. Wright TW, Miller GJ, Vander Griend RA, Wheeler D, Dell PC. Reconstruction of the humerus with an intramedullary fibular graft. A clinical and biomechanical study. J Bone Joint Surg Br. 1993;75(5):804–7.
12. Chang DW, Weber KL. Use of a vascularized fibula bone flap and intercalary allograft for diaphyseal reconstruction after resection of primary extremity bone sarcomas. Plast Reconstr Surg. 2005;116(7):1918–25.
13. Tang CH. Reconstruction of the bones and joints of the upper extremity by vascularized free fibular graft: report of 46 cases. J Reconstr Microsurg. 1992;8(4):285–92.
14. Wada T, Usui M, Isu K, Yamawakii S, Ishii S. Reconstruction and limb salvage after resection for malignant bone tumour of the proximal humerus. A sling procedure using a free vascularised fibular graft. J Bone Joint Surg Br. 1999;81(5):808–13.
15. Li J, Wang Z, Pei GX, Guo Z. Biological reconstruction using massive bone allograft with intramedullary vascularized fibular flap after intercalary resection of humeral malignancy. J Surg Oncol. 2011;104(3):244–9.
16. Li J, Chen G, Lu Y, Zhu H, Ji C, Wang Z. Factors influencing osseous union following surgical treatment of bone tumors with use of the Capanna technique. J Bone Joint Surg Am. 2019;101(22):2036–43.
17. Zaretski A, Amir A, Meller I, Leshem D, Kollender Y, Barnea Y, Bickels J, Shpitzer T, Ad-El D, Gur E. Free fibula long bone reconstruction in orthopedic oncology: a surgical algorithm for reconstructive options. Plast Reconstr Surg. 2004;113(7):1989–2000.
18. del Piñal F, Innocenti M. Evolving concepts in the management of the bone gap in the upper limb. Long and small defects. J Plast Reconstr Aesthet Surg. 2007;60(7):776–92.
19. Friedrich JB, Moran SL, Bishop AT, Shin AY. Free vascularized fibula grafts for salvage of failed oncologic long bone reconstruction and pathologic fractures. Microsurgery. 2009;29(5):385–92.
20. Saleh R, Yurianto H, Pasallo P, Guatama A, Subagio ES. Good functional outcome evaluation of free vascularized fibular head graft (FVFHG) as treatment after resection of giant cell tumor (GCT) campanacci 3 at proximal humerus: a case report. Int J Surg Case Rep. 2019;61:254–8.
21. Pho RW, Patterson MH, Kour AK, Kumar VP. Free vascularised epiphyseal transplantation in upper extremity reconstruction. J Hand Surg Br. 1988;13(4):440–7.
22. Innocenti M, Ceruso M, Manfrini M, Angeloni R, Lauri G, Capanna R, Bufalini C. Free vascularized growth-plate transfer after bone tumor resection in children. J Reconstr Microsurg. 1998;14(2):137–43.
23. Erdmann D, Garcia RM, Blueschke G, Brigman BE, Levin LS. Vascularized fibula-based physis transfer for pediatric proximal humerus reconstruction. Plast Reconstr Surg. 2013;132(2):281e–7e.
24. Innocenti M, Delcroix L, Romano GF. Epiphyseal transplant: harvesting technique of the proximal fibula based on the anterior tibial artery. Microsurgery. 2005;25(4):284–92.
25. Stevenson JD, Doxey R, Abudu A, Parry M, Evans S, Peart F, Jeys L. Vascularized fibular epiphyseal transfer for proximal humeral reconstruction in children with a primary sarcoma of bone. Bone Joint J. 2018;100-B(4):535–41.
26. Shuck J, Wood BC, Zarella C, Oh AK, Henshaw RM, Rogers GF. Near-complete Humerus reconstruction in the pediatric patient with vascularized free fibula transfer. Plast Reconstr Surg Glob Open. 2016;4(12):e1143.
27. Scaglioni MF, Chang EI, Gur E, Barnea Y, Meller I, Kollander Y, Bickels J, Dadia S, Zaretski A. The role of the fibula head flap for joint reconstruction after osteoarticular resections. J Plast Reconstr Aesthet Surg. 2014;67(5):617–23.
28. Onoda S, Sakuraba M, Asano T, Miyamoto S, Beppu Y, Chuman H, Kawai A, Nakatani F, Kimata Y. Use of vascularized free fibular head grafts for upper limb oncologic reconstruction. Plast Reconstr Surg. 2011;127(3):1244–53.
29. Yu P, Chang EI, Hanasono MM. Design of a reliable skin paddle for the fibula osteocutaneous flap: perforator anatomy revisited. Plast Reconstr Surg. 2011;128(2):440–6.
30. Arai K, Toh S, Tsubo K, Nishikawa S, Narita S, Miura H. Complications of vascularized fibula graft for reconstruction of long bones. Plast Reconstr Surg. 2002;109(7):2301–6.
31. Momoh AO, Yu P, Skoracki RJ, Liu S, Feng L, Hanasono MM. A prospective cohort study of fibula free flap donor-site morbidity in 157 consecutive patients. Plast Reconstr Surg. 2011;128(3):714–20.

第 28 章

受区血管：尺骨重建

Gokhan Sert，Hung-Chi Chen

引言

前臂对手部和上肢功能最重要的贡献是其旋转运动：旋后和旋前。这种运动需要近端尺桡关节、远端尺桡关节的协调运动，以及完整的骨间膜和稳定的桡骨和尺骨。这些结构的任何破坏都可能使前臂功能恶化。尺骨小头是远端尺桡关节重要的稳定韧带的起始点和止点。此外，尺骨远端承担了从腕骨转移到前臂的 20%的负荷[1]。因此，尺骨远端切除术会导致腕不稳，从而导致疼痛、活动受限和无力。尺骨短缩会导致握力和前臂扭转力丧失，这被称为腕关节的前后不稳定。近端尺骨残端对桡骨的撞击可引起进行性疼痛。尺骨冠状突在肘关节稳定中起重要作用，尺肱关节是稳定肘关节的主要静态约束因素之一，从而产生前臂屈曲和伸展。因此，尺骨的解剖和功能完整性是上肢功能正常的必要条件。

传统的非血管化骨移植可以成功治疗尺骨小而简单的缺损。这种方法需要无感染的、血运良好的创面和较长时间的固定，以便利用爬行替代过程使移植物长入。随着显微外科技术的进步，带血管的骨段移植成为可能。自 1975 年 Tavlor 等人首次引入带血管游离腓骨移植以来，带血管游离腓骨移植在治疗各种骨缺陷方面获得了普及[2]。血管化骨移植优于传统骨移植的优点是众所周知的[3]。带血管的骨可以在缺乏血管或可能发生感染的创面内存活。骨愈合良好，因为愈合过程不像传统骨移植那样包括坏死和再生过程（爬行替代）。移植骨的结构完整性和强度在愈合过程中得以保留。因此，骨不连或畸形愈合率较低，带血管的骨可以允许肢体早期主动活动。此外，随着血管化骨移植解剖学知识的进展，骨骺移植也成为可能。尺骨重建最常见的选择是游离腓骨骨瓣或骨皮瓣。此外，文献也报道了各种血管化骨移植的供区部位[4,5]。其他骨瓣，如肩胛骨瓣、髂骨瓣、前臂桡侧骨皮瓣、臂外侧骨皮瓣、第二跖骨瓣等也可被用于某些尺骨缺损。前臂大动脉可为移植腓骨提供强健、可靠的供血。然而，解剖变异和为了端-端吻合而完全切断优势动脉可能会导致非常严重并发症。为了避免手部缺血性并发症，术前必须对循环模式和血管解剖进行评估。出于同样的原因，端-侧吻合至尺动脉和桡动脉或端-端吻合至骨间动脉可能更可取。血管化腓骨移植是重建近端尺骨/肘关节、尺骨干和远端尺骨/远端尺桡关节的一种功能良好的、有价值的方法。本章重点讨论用腓骨瓣治疗尺骨缺损时受区血管的选择。

病因

尺骨缺损可能是外伤、感染、骨髓炎、良性或恶性肿瘤切除、先天性假关节或慢性关节病切除后造成的。尺骨复杂的外伤性损伤可造成大量骨质缺失。带血管的腓骨移植可用于桥接这些缺损或治疗创伤手术失败后的复杂骨不连。恢复正常骨长度是重建的主要目标。腓骨骨皮瓣还为伴随的软组织缺损提供了可靠的皮肤覆盖。慢性感染性骨不连需要使用带血管的组织，以获得成功[7]。传统的骨移植会失败，因为周围受感染的组织不能为移植物提供足够的血液供应。即使尺骨是原发性骨肿瘤的罕见部位，骨肉瘤、骨软骨瘤、软骨肉瘤、内生软骨瘤、尤文肉瘤和骨巨细胞瘤都可能累及尺骨[8]。为了获得无肿瘤边缘，可能需要进行整块和大面积切除，带血管的腓骨移植可以成功地重建这些缺损。炎性关节病可引起关节表面退行性改变，这可能导致远端尺桡关节的关节病，并最终改变腕关节的生物力学。这种情况可通过完全或部分切除远端尺骨来治疗。这些手术后的缺损通常用人工关节置换术或血管化骨移植重建。先天性尺骨假关节是一种非常罕见的疾病，可能与神经纤维瘤病和纤维发育不良有关。Allieu 等人于 1981 年首次描述了带血管蒂游离腓骨移植的治疗方法，该方法被认为是治疗这种罕见病理的金标准[10]。

尺骨解剖

尺骨的骨化始于胎儿第 8 周时的骨干中段。尺骨远端骨骺在 5~7 岁时出现。尺骨近端还有两个骨化中心，出现在 9~11 岁。14~16 岁时，远端骨骺在 17~18 岁时与尺骨干结合。这些骨化中心在骨未成熟患者尺骨切除术的手术计划中起着重要作用，以避免将来与桡骨长度不一致。当尺骨病变的切除性治疗包括近端或远端生长板时，这些患者是基于胫前血管蒂的腓骨骨骺移植的候选者。尺骨滑车切迹与肱骨滑车连接，桡骨切迹与桡骨头连接，形成近端尺桡关节。尺骨干近端横截面呈三角形，远端呈圆柱形。尺骨头和茎突位于其远端。尺骨头与桡骨的乙状切迹连接，形成远端尺桡关节。肱尺关节、肱桡关节和近端尺桡关节使前臂能够屈伸。近端尺桡关节和远端尺桡关节是枢轴型滑膜关节，允许桡骨在固定稳定的尺骨上旋转，以便前臂能围绕一条通过近端桡骨头和远端尺骨小凹的轴线进行旋后和旋前。这一运动对手部功能有重要作用。远端尺桡关节的解剖和功能的完整性对于维持腕关节的稳定也是必不可少的。尺骨远端切除术会导致腕不稳、尺桡撞击、疼痛、活动受限和无力。三角纤维软骨复合体（TFCC）是该关节的主要稳定结构，骨间膜通过防止桡骨向近端移动来稳定尺桡关节。

尺骨近端有肱三头肌、肘肌、旋后肌、尺侧腕屈肌、肱肌、旋前圆肌、指深屈肌、指浅屈肌、尺侧腕伸肌附着，远端有旋前方肌、拇长伸肌、拇长外展肌和示指固有伸肌附着。

前臂血管解剖

肱动脉远端部分位于正中神经外侧和肘窝二头肌腱膜深处，在肘横纹远端约 2cm 处桡骨颈水平分为桡动脉和尺动脉。尺动脉是肱动脉较大的分支。其从肱动脉发出后，经过正中神经下方，并与尺侧的尺神经一起在前臂内侧向远端走行。尺动脉的前两个分支分别是尺侧前和尺侧后返动脉，其分别与尺侧下和尺侧上副动脉（肱动脉的分支）吻合。尺侧前返动脉向肱肌和旋前圆肌之间的内上髁上行，而尺侧后返动脉向内上髁后侧，沿尺侧腕屈肌两头之间在尺神经附近走行。尺动脉的第三个分支，也是最大的分支是骨间总动脉。经过短暂走行后，其又分支成骨间前动脉和骨间后动脉。骨间前动脉与骨间掌侧神经一起在骨间膜的前表面向远端走行。其背侧支在桡骨茎突近端 6cm 处的旋前方肌的近侧缘穿过骨间膜，并与在前臂后侧小指固有伸肌和尺侧腕伸肌之间走行的骨间后动脉吻合。尺动脉在豌豆骨近端 5cm 处发出背侧支并经过 Guyon 管进入手掌。

桡动脉发出后，走行于肱桡肌深面，并发出桡侧返支，该支在旋后肌前侧上行，与肱骨外上髁前的桡侧副动脉（肱深动脉分支）吻合。桡动脉与位于其外侧的桡神经浅支一起在前臂中部走行。在前臂远端桡动脉走行表浅，在肱桡肌和桡腕屈肌肌腱之间可以很容易地触及动脉搏动。最后，桡动脉经过桡骨前侧进入解剖鼻烟窝。

前臂有两个回流静脉系统，即浅静脉系统和深静脉系统。浅静脉系统由头静脉、贵要静脉和前臂正中静脉组成。手背静脉丛分别从其桡侧和尺侧形成头静脉和贵要静脉。头静脉在前臂桡侧上行，然后走行于前臂窝外侧，肱桡肌和肱二头肌的肌间沟中。这条静脉最后穿过胸锁筋膜后汇入腋静脉。贵要静脉在前臂尺侧、背侧上行，在前臂近端向掌侧倾斜。在此处，肘正中静脉汇入贵要静脉。然后在肱二头肌和旋前圆肌的肌间沟中斜向上走行。贵要静脉沿上臂二头肌内侧上行并穿过深筋膜。前臂深静脉系统由桡动脉、尺动脉和骨间动脉的伴行静脉组成。这些静脉在肘关节附近汇合，形成肱静脉。肘正中穿静脉在肘窝水平连接深、浅静脉系统。深、浅静脉系统的静脉均可与腓血管蒂行端–端吻合，提供可靠的回流。

前臂动静脉的血管直径如表 28.1 和表 28.2 所示。

血管解剖的术前评估

掌弓、尺动脉和桡动脉的解剖变异，以及其在手部循环中的主导地位，是仔细规划受区血管的重要因素。Allen 试验是评估尺动脉和桡动脉通畅的一种实用的术前试验。当检查者压迫桡动脉和尺动脉时，要求患者握紧拳头。松开对其中一条动脉的压迫，通过检查评估手部再灌注。对另一条动脉重复同样的操作，通过这种方法，临床上可以观察手部灌注的尺动脉或桡动脉优势。为了获得更客观的结果，已经提出了对该方法的改进方法，如将脉搏血氧仪或彩色多普勒超声与传统的 Allen 试验结合使用。手部正常灌注恢复延迟表明掌弓不完整。对掌弓不全、尺动脉畸形或手循环中桡动脉占主导地位的患者不能采用端–端吻合桡动脉进行游离血管化骨移植。同样，对于掌循环中尺动脉占优势、桡动脉畸形和掌弓不全的患者，也不能选择与尺动脉行端–端吻合。关于尺动脉或桡动脉在手部循环中占主导地位的文献报道了不同的结果。基于前臂动脉的解剖和生理变异，在计划将带血管组织移植到前臂之前，对患者进行详细的评估是很重要的。彩色多普勒超声（CDU）、数字减影血管造影（DSA）、CTA 和 MRA 是最常用的客观评价上肢血管状况的成像方法。DSA 是一种侵入性方法，因此不常被用于游离皮瓣移植的术前计划。CDU 是一种广泛使用的方法，可以在短时间内提供有关血流动力学和血管形态的信息。然而，其很少提供关于软组织解剖的信息。CTA 和 MRA 是最常用的成像技术，因为其是非侵入性的，可以提供血管系统和周围软组织的详细解剖。MRA 具有不需要造影剂和避免电离辐射的优势。然而，与 CTA 相比，其扫描时间明显更长。CTA 对带血管腓骨移植重建尺骨的术前规划有较好的应用价值。其提供了良好的骨结构和三维血管解剖图像。电离辐射和需要静脉注射造影剂是这种方法的主要缺点。

在游离腓骨移植中，对于常规使用术前动脉造影对供区部位进行评估仍然存在争议。一些研究者主张对体格检查发现脉搏异常的患者进行术前动脉造影。然而，当腓血管是小腿的优势血管时，表现为下肢脉搏正常，但这是腓骨转移的禁忌证。据文献报道，其发生率为 0.2%~18.3%[12]。研究者在带血管的腓骨移植前常规进行下肢 CTA，以避免任何缺血性并发症。在尺骨重建病例中，患者通常接受 CT 成像，以详细评估前臂骨和血管解剖；因此，可以同时评估下肢血管解剖。

表 28.1 前臂动脉直径[11]（参见第 24 章及表 24.1）

桡动脉	
起始部位	3.3~3.7mm（平均 3.5mm）
腕部	3.1~3.5mm（平均 3.3mm）
桡侧副动脉*	1.5mm
尺动脉	
起始部位	4.1~4.6mm（平均 4.3mm）
腕部	2.4~2.8mm（平均 2.6mm）
骨间总动脉	2.1~2.3mm（平均 2.2mm）
骨间后动脉	1.2~2.6mm
骨间前动脉	2.0mm

*桡侧副动脉是桡动脉的一个分支，但口径较小。

表 28.2 前臂静脉直径

头静脉	2.5~4.0mm
贵要静脉	3.0~3.7mm
尺动脉的伴行静脉	1.0~1.5mm
桡动脉的伴行静脉	1.0~2.0mm

尺骨重建计划的术前建模

使用术前医学建模可以精确设计受区尺骨和供区腓骨的截骨部位[13]。用对侧上肢作为尺骨长度和轴线的模板，预制截骨导针能准确匹配供区和受区的截骨。而且，术前还可以确定固定钢板的螺钉孔的位置。虽然这种方法不常规使用，但与徒手技术相比，其可以缩短手术时间，并更精准地截骨。

前臂受区血管的手术显露

前臂的显微外科手术移植需要术者掌握详细的局部解剖学知识。前臂有大量受区血管可用于动脉流入和静脉流出。然而，在选择特定的血管和吻合方式时需要仔细的术前规划。手灌注的优势动脉是变异的，据报道，手掌弓不完整的概率为 21.5%。此外，由于前臂血管可能受损，创伤病例的受区动脉选择可能具有挑战性。这些情况可能导致与手部灌注相关的缺血性并发症，这可能导致非常严重的功能丧失。因此，在游离腓骨瓣重建尺骨手术前应进行血管解剖评估。CTA 是目前最流行和最方便的成像技术之一。在带血管的腓骨移植重建尺骨手术中，根据尺骨缺损的位置，通常选择尺动脉在前臂走行的任意水平进行端－侧吻合。出于相同目的，也可用骨间总动脉和骨间前动脉行端－端吻合。尺动脉的伴行静脉和前臂的浅静脉都可被用于端－端吻合，其被用于静脉回流的安全性是相当的。在暴露受区血管时，必须注意保护运动神经和感觉神经。

一般考虑因素

虽然在上肢和下肢局部阻滞麻醉下可以进行腓骨移植重建尺骨，但由于手术复杂且时间长，需要全身麻醉。

患者取仰卧位，手臂外展 90°，前臂旋后置于桌上。上臂止血带充气加压至比收缩压高出 120mmHg，以便在无血术野下进行细致的解剖。不建议松开止血带，以方便观察和分离浅静脉。应非常小心，避免损伤这些皮下脂肪组织内的静脉，以便用作受区回流血管。

前臂近端

切开皮肤和皮下脂肪，小心保留浅静脉。切开深筋膜和肱二头肌腱膜（参见第 25 章和第 26 章）。然后，牵开旋前圆肌和肱桡肌，以暴露肱动脉分叉。在此水平，尺动脉比桡动脉粗，并向前臂内侧走行于浅表屈肌（旋前圆肌、桡侧腕屈肌、指浅屈肌）的深面，而桡动脉可在旋前圆肌外侧的肱桡肌深面找到。桡返动脉是桡动脉的一个大分支，其为显微血管移植提供了可靠的灌注；然而，由于其走向，在尺骨重建中的应用并不常见。桡神经进入前臂肱桡肌深面并向远端走行，在旋后肌上边缘发出骨间后神经。在解剖桡动脉时必须保留该分支。尺动脉的前两个分支是尺侧前返动脉和尺侧后返动脉。前者起源于尺动脉内侧，可在前臂近端内侧肱肌和旋前圆肌之间发现。尺侧后返动脉通常比尺侧前返动脉粗，并在此分支的远端发出。其可以在指浅屈肌和指深屈肌之间朝向肱骨内侧上髁的方向找到。在桡骨的肱二头肌粗隆水平，尺动脉发出其最大的分支——骨间总动脉，可以“牺牲”其进行端－端吻合。在前臂近端暴露桡动脉和尺动脉可能相当具有挑战性，因为其在该水平位置较深。肱动脉、尺动脉和桡动脉为显微血管转移提供了良好的灌注。在尺骨近端重建中，可利用肱动脉远端行端－侧吻合来供血（参见第 24 章）。虽然桡动脉和尺动脉可以通过端－端吻合的方式作为受区动脉；但其通常被端－侧吻合于腓骨动脉蒂。在前臂近 1/3 处有丰富的皮下静脉网。这些静脉能被可靠地用于受区静脉微吻合或间置性静脉移植的切取。大动脉的伴行静脉可用于行端－端吻合，并提供可靠的静脉回流。

前臂中段

在前臂的中 1/3，主要的神经血管结构存在于掌侧中间隔室及深隔室。桡动脉在肱桡肌肌腹深面向远端走行，在此水平，桡神经浅支位于桡动脉外侧（参见第 25 章）。尺动脉可在前臂中部尺侧指浅屈肌和指深屈肌之间找到，其走行可在从肱骨内侧髁到豌豆骨的连线上标出。尺神经在前臂中、远段全程与尺动脉伴行。

前臂远端

在腕水平暴露桡动脉和尺动脉相对简单，因为其在前臂远端位置表浅（参见第 25 章和第 26 章）。

尺动脉位于尺侧腕屈肌腱的深面和外侧，并在腕横韧带浅层通过 Guyon 管进入手掌。在分离尺动脉时，要非常小心，以防损伤尺神经。桡动脉在桡侧腕屈肌和肱桡肌肌腱之间很容易被触及，其在桡骨掌侧穿过解剖鼻烟窝。在前臂远端，桡动脉和尺动脉可方便地与腓血管蒂行端－侧吻合。这些动脉也可在腕关节水平被切断，通过端－端吻合提供可靠的逆行流入。当腓血管蒂短且间置静脉移植不是首选方式时，可以使用这种方法，但是这取决于手掌动脉弓完整。这些动脉的伴行静脉提供了可靠的静脉回流。

腓骨瓣

被用于骨缺损重建的血管化骨移植的供区多种多样。其中，腓骨是治疗长骨缺损最常用的供区部位。腓骨瓣有几个优点，这是其在尺骨重建中被优先选择的原因。其腓血管蒂口径大(动脉为1.5~2.5mm,静脉为2~4mm)且长,便于进行显微血管吻合,以提供强健、可靠的血液供应。成人腓骨可提供长达25cm的坚固、致密的骨结构,且供区部位发病率低[15]。其对扭转和压缩力有很强的抵抗力。腓骨笔直且横截面呈三角形,与尺骨非常匹配。腓动脉的间隔皮穿支提供了一个可靠的皮瓣来覆盖软组织缺损或监测骨瓣。供区允许切取含有骨、皮肤、功能肌肉、肌腱和神经的联合皮瓣,这在一期治疗复杂创伤患者中非常有用[16,17]。由于其所具备的优点,腓骨是重建尺骨缺损的完美选择。

传统上,采用外侧入路切取基于腓骨血管的腓骨骨瓣。如果骨瓣中包含皮岛,则在腓骨中、远1/3连接处设计皮肤岛,借助可听多普勒识别间隔皮穿支。如果骨瓣有一个较大的皮瓣,则可以使用浅静脉作为次级静脉回流。将腓动脉的两条伴行静脉(2.0~4.0mm)与受区静脉行端-端吻合,为骨瓣提供可靠的静脉回流。腓骨的血液供应来自其滋养动脉和骨膜血管。滋养动脉从腓骨的后内侧表面进入,通常刚好在中点以近。通过骨膜下剥离将腓骨血管蒂与腓骨分离,直至滋养孔,可进一步延长腓骨血管蒂,从而避免了静脉移植。

对于骨骼发育不成熟的患者,可以转移带骨骺的近端腓骨重建尺骨生长板缺损,以防止将来与桡骨和对侧上肢长度不一致。当来自胫前动脉的血液供应得以保留时,可将腓骨近端骨骺纳入骨瓣[18]。如果选择胫前血管蒂供血,与腓骨血管蒂相比,其长度会短一些。因此,可考虑采用间置静脉移植或在尺骨缺损处逆行植入腓骨骨瓣。

双管腓骨骨瓣被用于肱骨、股骨和胫骨缺损重建,以提高其机械稳定性。这种改良在同时重建桡骨和尺骨缺损时非常有用,只需一套血管吻合。

在滋养动脉入口的远端横向截骨并切除一小段骨,将腓骨分成两段。然后将这两段骨连接在覆盖腓血管蒂的肌肉上。该技术保留了远端骨段的环形骨膜供血,并可以一期重建桡骨和尺骨的邻近缺损。

为了防止血管蒂的扭结或张力,通常在植骨后进行受区部位的显微血管吻合。按照这个顺序,意外牵拉损伤血管蒂的风险也降低了。对于创伤患者,血管吻合应在损伤区外进行,以降低显微血管并发症的风险。此外,创伤病例的受区血管选择可能具有挑战性,因为前臂的血管系统可能已发生损伤。可以使用基于腓血管的腓骨瓣血流串联来重建桡动脉和尺动脉的缺损。

讨论

带血管腓骨移植常被用于重建尺骨缺损,具有良好的功能。以腓血管蒂为基础的带血管腓骨移植可成功重建尺骨骨干缺损。

基于胫前血管的腓骨近端骨骺血管化移植可以成功治疗与关节面相关的尺骨远端和近端缺损,以及骨未成熟患者的尺骨远端和近端生长板缺损。因此,腓骨是重建各种尺骨缺损的完美选择。

为了避免手、足和腓骨灌注相关的重大缺血性并发症,术前必须对所有患者仔细进行评估。我们建议在带血管腓骨移植重建尺骨之前,特别是在创伤病例中,使用CTA来研究上肢和下肢的血管解剖。前臂有丰富的动脉和静脉,可用于显微血管吻合。然而,为了改善手术效果,需要仔细规划。在暴露尺骨缺损和受区血管时,必须注意避免损伤浅静脉和神经分支。

Adani等人发表了带血管腓骨移植重建前臂创伤后骨缺损的研究结果[6]。他们移植了6.0~12.0cm长的带腓血管蒂的腓骨骨瓣,重建了4处尺骨缺损。腓血管蒂与桡动脉和尺动脉行端-端或端-侧吻合,骨瓣全部成活。

良性或恶性肿瘤切除累及尺骨远端骨骺可引起尺骨短缩和腕内翻畸形。包含骨骺的带血管腓骨近端移植通过可能产生的轴向生长来预防这些畸形。据Yang等人报道,用腓骨近端移植治疗骨软骨瘤切除后尺骨远端缺损,术中将膝下外侧动、静脉或腓动、静脉端-端吻合至尺动脉和静脉;在长期随访中,几乎可以实现与对侧尺骨的同步生长[20]。

创伤性尺骨骨折后感染增加了骨不连的风险,使愈合过程变得复杂化。带血管的腓骨有可能在感染的受区存活,并促进骨愈合。Hurst等人报道了一例尺骨近端慢性感染性骨折,采用10cm长的带血管腓骨移植治疗[7]。在本病例中,与改道的尺动脉远端进行端-端吻合(逆行血流),并与头静脉进行端-端吻合,以重建骨瓣的血运。术后骨扫描显示重建部位摄取增加,间接证实吻合口通畅。对失活组织进行彻底清创是防止创伤区感染的重要手段。这可能包括切除前臂不能存活的肌肉,并可能需要通过二期功能性肌肉移植进一步改善功能。Kremer 等人发表了他们在复杂创伤性前臂缺损的显微血管重建方面的经验[4]。采用带血管腓骨移植重建一例累及屈肌、尺动脉和尺骨中段的前臂缺损。3 个月后进行二期功能性肌肉移植。腓动脉与尺动脉和桡动脉的直径匹配,可以用血流串联的方式桥接前臂创伤性血管缺损。

带血管腓骨移植治疗先天性尺骨假关节最早由 Allieu 等人报道[10]。在他们的报道中,用腓骨骨瓣重建远端尺骨缺损。在 1 例患者中,因为尺动脉是手部的主要血管供应,腓血管蒂与桡动脉和一条静脉行端-端吻合。在本报道的第 2 例患者中,尺动脉和浅静脉以端-端方式与腓血管蒂吻合。Cheng 等人报道了在类似的临床环境下选择尺动脉和贵要静脉进行端-端吻合[21]。Gilbert 等人和 Bae 等人采用尺动脉与腓动脉行端-侧吻合,无显微血管并发症发生[22,23]。Witoonchart 等人回顾了治疗这种罕见疾病的文献,发现通常使用尺动脉和浅静脉行端-端吻合[24]。

腓骨瓣是重建尺骨缺损的理想选择。建议将腓骨血管蒂或胫前血管蒂端-侧吻合至桡动脉或尺动脉,以实现骨瓣血管化。前臂的浅静脉或深静脉系统能提供可靠的静脉回流,适合行端-端吻合。利用合适的成像技术进行仔细的术前规划将降低术后血管并发症的风险。

(殷中罡 译)

参考文献

1. Palmer AK, Werner FW. Biomechanics of the distal radioulnar joint. Clin Orthop. 1984;187(7):8.
2. Taylor G, Miller G, Ham FJ. The free vascularized bone graft. A clinical extension of microvascular techniques. Plast Reconstr Surg. 1975;55(5):533–44.
3. Del Pinal F, Innocenti M. Evolving concepts in the management of the bone gap in the upper limb. Long and small defects. J Plast Reconstr Aesthet Surg. 2007;60(7):776–92.
4. Kremer T, Bickert B, Germann G, Heitmann C, Sauerbier M. Outcome assessment after reconstruction of complex defects of the forearm and hand with osteocutaneous free flaps. Plast Reconstr Surg. 2006;118(2):443–54.
5. Cavadas PC, Landin L, Thione A, Ibañez J, Nthumba P, Roger I. Reconstruction of massive bone losses of the elbow with vascularized bone transfers. Plast Reconstr Surg. 2010;126(3):964–72.
6. Adani R, Delcroix L, Innocenti M, Marcoccio I, Tarallo L, Celli A, et al. Reconstruction of large posttraumatic skeletal defects of the forearm by vascularized free fibular graft. Microsurgery. 2004;24(6):423–9.
7. Hurst LC, Mirza MA, Spellman W. Vascularized fibular graft for infected loss of the ulna: case report. J Hand Surg Am. 1982;7(5):498–501.
8. Cooney WP, Damron TA, Sim FH, Linscheid RL. En bloc resection of tumors of the distal end of the ulna. JBJS. 1997;79(3):406–12.
9. Berger RA, Cooney WP. Use of an ulnar head endoprosthesis for treatment of an unstable distal ulnar resection: review of mechanics, indications, and surgical technique. Hand Clin. 2005;21(4):603–20.
10. Allieu Y, Gomis R, Yoshimura M, Dimeglio A, Bonnel F. Congenital pseudarthrosis of the forearm—two cases treated by free vascularized fibular graft. J Hand Surg. 1981;6(5):475–81.
11. Haerle M, Häfner H-M, Dietz K, Schaller H-E, Brunelli F. Vascular dominance in the forearm. Plast Reconstr Surg. 2003;111(6):1891–8.
12. Rosson GD, Singh NK. Devascularizing complications of free fibula harvest: peronea arteria magna. J Reconstr Microsurg. 2005;21(8):533–8.
13. Alperovich M, Bekisz JM, Thanik VD. Medical modeling for precision ulna reconstruction using a microvascular fibula free flap. Hand. 2017;12(5):NP104–NP8.
14. Bilge O, Pinar Y, Özer M, Gövsa F. A morphometric study on the superficial palmar arch of the hand. Surg Radiol Anat. 2006;28(4):343–50.
15. Ling XF, Peng X. What is the price to pay for a free fibula flap? A systematic review of donor-site morbidity following free fibula flap surgery. Plast Reconstr Surg. 2012;129(3):657–74.
16. Koshima I, Higaki H, Soeda S. Combined vascularized fibula and peroneal composite-flap transfer for severe heat-press injury of the forearm. Plast Reconstr Surg. 1991;88(2):338–41.
17. Chuang DC-C, Chen H-C, Wei F-C, Noordhoff MS. Compound functioning free muscle flap transplantation (lateral half of soleus, fibula, and skin flap). Plast Reconstr Surg. 1992;89(2):335–9.
18. Taylor GI, Corlett RJ, Cole WF, Wilson KL, Rees M. The anterior tibial vessels and their role in epiphyseal and diaphyseal transfer of the fibula: experimental study and clinical applications. Br J Plast Surg. 1988;41(5):451–69.
19. Santanelli F, Latini C, Leanza L, Scuderi N. Combined radius and ulna reconstruction with a free fibula transfer. Br J Plast Surg. 1996;49(3):178–82.
20. Yang Y-F, Zhang G-M, Huo Z-Q, Xu Z-H, Xu D-C. Reconstruction of the distal ulnar epiphysis with vascularized proximal fibula including epiphysis in children after osteochondroma resection: report of two cases. Plast Reconstruct Surg. 2013;132(5):784e–9e.
21. Cheng J, Hung L, Bundoc R. Congenital pseudarthrosis of the ulna. J Hand Surg Br. 1994;19(2):238–43.
22. Mathoulin C, Gilbert A, Azze RG. Congenital pseudarthrosis of the forearm: treatment of six cases with vascularized fibular graft and a review of the literature. Microsurgery. 1993;14(4):252–9.
23. Bae DS, Waters PM, Sampson CE. Use of free vascularized fibular graft for congenital ulnar pseudarthrosis: surgical decision making in the growing child. J Pediatr Orthop. 2005;25(6):755–62.
24. Witoonchart K, Uerpairojkit C, Leechavengvongs S, Thuvasethakul P. Congenital pseudarthrosis of the forearm treated by free vascularized fibular graft: a report of three cases and a review of the literature. J Hand Surg Am. 1999;24(5):1045–55.

第 29 章

受区血管：桡骨重建

Dicle Aksoyler，Hung-Chi Chen

引言

创伤性损伤、肿瘤（尤文肉瘤、骨肉瘤、骨巨细胞瘤）和先天性畸形（桡偏手、桡侧发育不良、骺板早闭）可以导致骨量不足，从而影响桡骨的生长。如此产生的尺骨和桡骨生长差异，加快了尺腕关节损伤，加重了手部的桡偏畸形。尺骨和桡骨在远、近端的一致性，允许前臂做旋转动作，也就是桡骨围绕着尺骨转动。特别是处于生长期的儿童，无论是无血运的植入物，还是同种异体植入物，都无法重塑腕关节功能或生理性发育[1-3]。另一方面，与无血运的植入物相比，血管化骨移植拥有多个优点，包括移植了具有活性的骨基质和骨细胞，较高的细胞成活率，提高瘢痕组织的局部血供，加快骺板的纵向生长，能够降低应力性骨折和骨髓炎发生的长期风险[3,4]。

带血管的自体骨移植的应用首次由 Mckee DM 等所描述[5-8]。正是因为这些研究，腓骨皮瓣修复长段骨缺损得到了广泛应用。因肿瘤切除术、先天性畸形、创伤、骨髓炎或骨折不愈合导致的>6cm 的骨缺损，是血管化骨移植的典型适应证[3,9]。

腓骨皮瓣的优点包括：腓骨呈管状且具有与尺骨和桡骨大小相当的骨干，可以提供>25cm 的移植长度。腓骨表面携带部分皮瓣，可为重建手术提供额外的软组织。同时切取踇长屈肌和（或）比目鱼肌，以便消灭无效腔或重建前臂肌肉功能。皮瓣内携带腓肠神经可以为皮肤提供感觉。如果可以进行血流桥接式吻合，不仅可以提高皮瓣的血供，并且可以作为第二个游离皮瓣的血管径流。血流桥接的方式能够维持肢体的血液灌注，特别是当有循环系统功能缺陷或发育不良表现时[9]。

术前评估

需要同时对受区及供区进行术前设计。根据 X 线片来评估缺损的长度及部位。首先，使用 Allen 试验检查受区的血管解剖特点。另外，对于既往有创伤或先天性畸形的病例，需要进行 MRA 或 CTA 检查，以进一步评估血管结构。对于接受桡骨重建术的先天性骨缺损患者，需要进行系统的评估，以明确肾脏、心脏功能或血液系统异常情况。在皮瓣修复术前要对创伤患者创面的失活组织进行彻底的清创。对下肢进行临床检查和多普勒超声检查足部血管搏动，为评估脉管系统情况提供了有用的信息。同时，术前的下肢血管造影能够帮助排除腓动脉粗大的病例，且进一步评估具有周围脉管组织病变的高危患者。

前臂血管解剖概述

在大圆肌下缘，肱动脉为腋动脉的延续，一直走行至接近肘关节以远 1cm 水平，分支为尺动脉和桡动脉。在上臂近端，肱动脉位于正中神经后侧，然而在远端，正中神经位于肱动脉内侧（参见第 24 章）。正中神经起初位于肱动脉前外侧，然后在远端跨越至动脉的内侧。在上臂，尺神经始终位于肱动脉内侧。肱动脉通常有两条伴行静脉。贵要静脉位于肱动脉内侧。肱动脉在上臂发出 4 个分支：肱深动脉、肱骨滋养动脉、尺侧上副动脉、尺侧下副动脉（参见第 24 章）。肱深动脉作为肱动脉第一个且最大的分支,在大圆肌远端自肱动脉后内侧发出,于肱三头肌内侧头和外侧头之间,与桡神经一起在肱骨螺旋沟内向外侧走行,随后穿过外侧肌间隔膜。肱深动脉分为两支:桡侧副动脉和中副动脉。中副动脉发出至肱三头肌内侧头,终止于肘后的鹰嘴血管丛。桡侧副动脉在分出前、后支之前,与桡神经伴行。其前支(桡侧副动脉前支)下降至外上髁水平,与桡返动脉吻合(图 24.4)。桡侧副动脉后支位于后侧肌间隔并到达肱三头肌与肱肌之间的外侧肌间隔膜。其发出各种皮肤穿支血管(外上髁近端 1~15cm),供应表面的皮肤,组成臂外侧皮瓣的血管分布区。

尺动脉于肘关节远端 1~2cm 水平自肱动脉发出(参见第 26 章)。其朝向腕部走行,与尺侧的尺神经伴行。尺动脉有两条伴行静脉。在前臂近端,动脉位于桡侧腕屈肌、旋前圆肌、掌长肌、指浅屈肌深层。在前臂远端 1/2,其位于指深屈肌表面,走行于尺侧屈腕肌和指浅屈肌之间。在腕部,尺动静脉走行于屈肌支持带浅层。尺动脉的掌深支进入腕尺管内参与组成掌深弓(图 25.2)。尺动脉是组成掌浅弓的主要血管。尺动脉在前臂有 3 个分支:尺侧前返动脉和尺侧后返动脉(自尺动脉内侧发出)、骨间总动脉(自尺动脉外侧发出),其中骨间总动脉于肘前窝分出骨间前动脉和骨间后动脉。骨间前动脉走行于指深屈肌(尺侧)和拇长屈肌(桡侧)之间。其供应这部分肌肉并于前臂远端穿过旋前方肌后侧。尺侧返动脉的前支与尺侧下副动脉吻合,尺侧返动脉的后支与尺侧上副动脉吻合(参见第 24 章)。

骨间后动脉是骨间总动脉的另一个终末分支。其自旋前圆肌远侧缘发出。在前臂近端,其穿过骨间膜的上半部分到达前臂后侧。于此,其发出骨间返动脉,在近端与中副动脉吻合(参见第 24 章)。

骨间后动脉与骨间后神经沿骨间膜下行,走行于旋后肌(浅层)和拇长展肌(深层)之间,并支配这两者。在前臂远端,其终末支与骨间前动脉的一个分支吻合。

在桡骨颈水平,桡动脉是肱动脉的直接延续,走行于肱桡肌和桡侧腕屈肌之间。在肘前窝水平,其发出最大的分支血管为桡侧返动脉(参见第 25 章)。在肘部,桡侧返动脉走行于肱桡肌深层,与桡侧副动脉吻合(图 24.4)。表 29.1 总结了尺动脉、桡动脉及其分支血管的管径。

桡骨近端和受区血管的手术显露

患者取仰卧位,上臂外展,前臂旋后。在上臂内侧,肱动脉位置表浅,可以比较容易地触及血管搏动。可以自缺损区域将切口直接延长至上臂内侧,或在上臂内侧的肱二头肌间沟位置直接做切口。在肱二头肌内侧缘、屈侧横纹以上做 5~6cm 长的纵向切口,然后斜向跨越屈肘横纹,到达前臂桡侧掌侧,转向前臂内侧并继续向远端延续(参见第 25 和第 26 章)。

首先,在上臂内侧、皮下组织层,可探及位于肱动脉内侧的贵要静脉和肘前内侧皮神经(参见第 24 章)。必须保护这些组织。沿着肱三头肌和肱二头肌短头的间隙打开深筋膜,牵开肌肉组织以显露神经血管束,在上臂近端,正中神经位于血管前方;在远端,正中神经位于血管内侧。可以向近端和下方解剖分离肱动脉,获得一定的操作长度,以进行血管的端-侧吻合。

再向远端打开前臂掌侧的深筋膜,进而暴露肘前三角窝。重要的解剖标志为中间的肱二头肌肌腱及其腱膜,肱桡肌位于外侧,旋前圆肌和其他屈肌位于内侧。将腱膜沿旋前圆肌一侧切断,可以识别中央的肱二头肌肌腱。同时,可以探及正中神经、肱动脉及其两条伴行静脉。然后,在此部位分离出肱动脉,为血管的端-侧吻合做好准备。对于静脉的回流,可以使用贵要静脉或肱静脉以端对端的形式进行吻合。此外,根据与重建部位的距离,可以考虑进行血管移植。

在肘横纹远端 1~2cm 的水平,肱动脉主要分为尺动脉和桡动脉。尺动脉位置通常比桡动脉深。继续追踪尺动脉,可见骨间总动脉自尺动脉发出,但近端只能分离出较短的长度。同样,通过追踪骨间总动脉可以发现骨间前动脉。尺动脉继续向远端延续,走行于旋前圆肌深头深层,而后位于指浅屈肌与指深屈肌之间。

骨间总动脉、骨间前动脉、肘正中静脉和(或)邻近的其他深层或浅层血管可以被用来进行端-端吻合,也可以选择尺动脉及其伴行静脉进行端-端或端-侧吻合(图 29.1)。

与尺动脉相比,桡动脉的位置更表浅,可以很容易地于旋前圆肌浅层,肱桡肌与桡侧腕屈肌间隙被探

表 29.1 与血管有关的皮瓣种类和管径

动脉	相关皮瓣	部位	管径/长度	相关静脉的管径/长度
腓动脉[10]	腓骨皮瓣	下肢	管径:1.5~2.5mm 长度:2~6cm	伴行静脉 长度:2~6cm 管径:2~4mm 小隐静脉浅支 长度:2~6cm 或者更长 管径:2~4mm
胫前动脉[11]	带骨骺的腓骨皮瓣	下肢	管径:2.0~3.0mm 长度:2.5~5cm	伴行静脉管径:2.3mm 小隐静脉管径:3mm
桡侧后副动脉[12]	臂外侧皮瓣	前臂近端	管径:1.5~2mm 蒂部长度:3.4~7cm	头静脉:2.5~4mm[13,14] 伴行静脉:2.5mm
骨间后动脉[15]	骨间后动脉穿支皮瓣	前臂中远段	管径:1.2~2.6mm	贵要静脉:3.0~3.7mm[14]
骨间前动脉[15]	骨间前动脉穿支皮瓣	前臂中远段	管径:2mm	贵要静脉:3.0~3.7mm[13,14]
桡侧返动脉[16]	逆行臂外侧皮瓣	前臂近端	管径:0.5~1.5mm 长度:1.9~5.5cm	桡侧副动脉及其后侧支的伴行静脉 长度:6cm(4~8cm) 管径:2.5mm(1.5~3mm)
尺侧返动脉[17]	尺侧返动脉皮瓣(逆行前臂内侧皮瓣)	前臂近端	管径:0.6~1mm 长度:2.3~4.7cm	管径:0.6~1mm
尺动脉[15]	前臂尺动脉皮瓣	前臂近端或远端	管径:2.5~2.8mm(腕水平) 管径:4.1~4.6mm(肘水平)	尺动脉伴行静脉管径:1.0~1.5mm
桡动脉[16]	前臂桡动脉皮瓣	前臂近端或远端	管径:3.0~3.5mm(肘水平) 2.5~3.1mm(腕水平) 长度:15~22cm	桡动脉伴行静脉管径:1.0~2mm

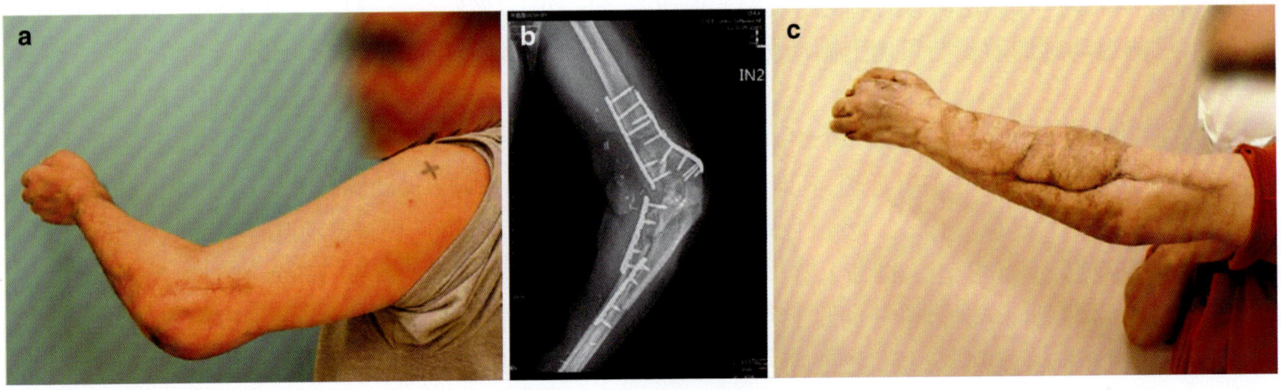

图 29.1 (a)患者,男性,46 岁,在工厂工作时发生挤压伤,其前臂、肘部及肱骨远端受损,在社区医院进行了初次手术,表现为明显的肘关节伸直功能受限。(b)使用多块钢板固定肱骨、桡骨及尺骨骨折。然而,桡骨近端存在骨折愈合不良。对肘部软组织挛缩进行了松解。从左侧下肢切取游离腓骨皮瓣进行桡骨重建,有以下两个目的:①肘部挛缩松解术后前臂软组织覆盖;②重建近端桡骨。将腓动脉与受区的尺动脉进行端-侧吻合,将腓静脉与头静脉进行端-端吻合。(c)术后 5 个月,伸肘功能得到改善,存在 15°的肘关节伸直受限。此外,桡骨愈合良好。

及。在肘窝平面,桡动脉会发出大量的分支,其中最大的一支当属桡侧返动脉,其向近端走行且与肱深动脉的前支在外上髁处吻合(图 24.4)。桡侧返动脉和头静脉可进行端-端吻合。亦可以使用桡动脉及其伴行静脉进行端-端或端-侧吻合。

自肱桡肌和旋前圆肌的间隙,继续向深层分离至旋后肌,用骨刀或骨膜起子剥离该肌肉止点,以显露桡骨。通过剥离肱桡肌的止点可以进一步暴露桡骨远端部分。桡神经在前臂位于肱桡肌深层,在旋后肌上缘发出骨间后神经,而后继续向远端走行。在进行手术分离时必须保护这些分支。

桡骨远端和受区血管的手术显露

桡骨可以通过 Henry 切口(掌侧)和 Thompson 切口(背侧)显露,或者沿桡骨全长的桡侧腕屈肌腱掌侧延伸切口[18,19]。

最近的研究提出,与其他入路相比,桡侧腕屈肌腱入路可以更便捷地暴露桡骨远端[19–21]。我们常用的入路是桡侧腕屈肌腱入路:患者上臂外展,前臂旋后,自腕横纹近端,沿桡侧腕屈肌腱桡侧做一纵向切口,避免损伤正中神经掌皮支。到达旋前方肌筋膜与指深屈肌腱腱鞘之间的帕罗纳间隙。可探及桡侧的桡动脉和尺侧的尺动脉。旋前方肌的止点预示着桡骨远端显露。桡动脉、尺动脉及其伴行静脉和(或)头静脉,可以被用于显微外科皮瓣的血管吻合(图 29.2)。

手术技术

游离腓骨骨皮瓣或肌间隔骨皮瓣

如果计划做骨皮瓣,需要围绕着肌间隔穿支血管勾画出皮岛,其通常位于后侧肌间隔、腓骨中远端 1/3 处[22]。这些穿支可以使用手持式多普勒进行定位,同样也可以使用 CTA 定位。在气性止血带下,外侧的切口用来解剖皮瓣。首先,切开皮瓣前侧的皮肤,继续在深筋膜下分离,直到腓骨长肌腱。然后,继续沿外侧肌间隔,于腓骨长肌与比目鱼肌之间分离。于腓骨后缘可探及肌间隔穿支血管。腓骨骨膜上携带约 2mm 厚的腓骨长肌肌肉组织,以保护骨膜内的滋养血管。随后,沿着腓骨纵向打开前侧肌间隔,进入小腿前区。同样,骨膜上携带 2mm 厚的踇长伸肌和趾长伸肌肌肉组织。注意避免损伤胫前的神经血管。接下来,显露胫骨和腓骨之间的骨间膜,并沿着腓骨一侧切断。进行必要的远、近端截骨,以便解剖腓骨瓣血管蒂。当分离蒂部后,将皮瓣与胫后肌分离,而后继续向近端、胫腓血管干分离血管蒂。识别出腓动脉的远端并结扎。切开皮瓣后缘的皮肤。如果需要,皮瓣可以携带后侧的踇长屈肌或比目鱼肌肌肉。有时会遇到走行于比目鱼肌内的肌皮穿支血管,需要进行烦琐的解剖穿支血管的过程。继续在后侧肌间隔、比目鱼肌与踇长屈肌之间解剖血管蒂。在胫骨后肌与踇长屈肌之间小心地分离血管。将整个腓骨皮瓣游离,仅靠近端的腓血管连接。松开止血带。皮瓣经血流灌注 15 分钟后断蒂。如果需要同时重建前臂尺骨及桡骨,则将腓骨从中部切断,以双排管状的形式进行固定。表 29.1 显示了腓血管蒂的长度及管径。

带骨骺的游离腓骨皮瓣

使用带骨骺的腓骨近端,以胫前动脉为蒂来重建桡骨远端缺损[1]。使用前外侧入路,在胫骨前肌与趾长伸肌之间做切口,一直延伸至近端的股二头肌止点。皮瓣自远端开始切取。胫前神经血管束及滋养骨皮质的骨膜分支血管必须予以保护。在近端的腓骨头,保留 3~4cm 长的胫骨前肌和趾长伸肌肌肉组织袖,其中包含自胫前动脉起点远端 2cm 发出的骨骺返支(表 29.1)。在解剖腓骨头颈部时,要保护腓总神经和腓神经运动支,并将其与胫前血管分离。游离完血管蒂后,打开近端胫腓关节,皮瓣内携带股二头肌,以增强受区的软组织重建,同时要尽可能地保护膝关节的外侧副韧带。皮瓣中的腓骨一般不超过总长的 2/3,因为胫前动脉没有足够的血供供应腓骨远端。外侧副韧带和残余的股二头肌腱附着于胫骨外侧,对膝关节起保护作用[1,23]。在受区,以钢板螺钉固定腓骨头的近端与桡骨的远端。以直径为 1.2mm 的克氏针临时固定腕关节,将股二头肌固定于桡腕关节囊、韧带和桡侧副韧带的远侧残端。由于胫前血管蒂的长度比较短,可能会使用临时的动静脉瘘或血管移植。可使用的受区血管包括肱深动脉分支及其伴行静脉,旋肱后动脉及其伴行静脉。此外,还可以使用端-端吻合的桡动脉或骨间总动脉返流供血,桡动脉伴行静脉、头静脉也可用

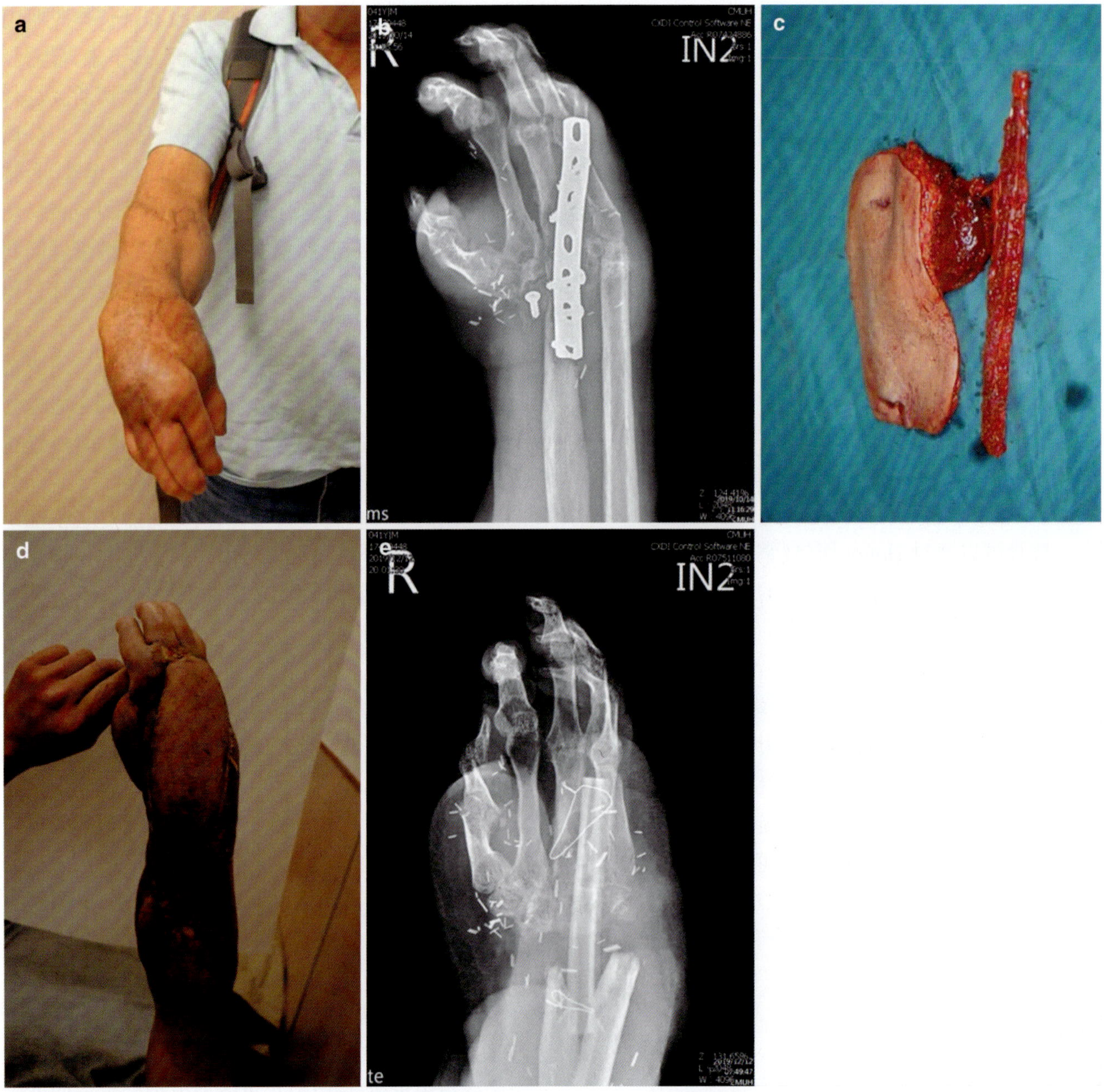

图 29.2 (a)患者，男性，42 岁，在工厂工作时发生意外，其右侧腕部和前臂发生挤压伤。在转诊到我们医院之前，于其他医院进行了一次手术。(b)其腕骨已经缺失。在首次手术中，使用钢板进行第三掌骨与桡骨融合术。然而，因为骨质血运不佳，腕部骨折并未愈合。X 线片显示第三掌骨的钢板松动并分离。(c)用游离腓骨皮瓣进行重建。使用皮瓣有两个目的：①替代右手背侧硬化的皮肤；②桥接第三掌骨与桡骨之间的骨缺损。桡动脉作为受区血管与腓动脉行端-侧吻合，头静脉作为受区血管，进行端-端吻合。(d)术后早期的图片显示伤口愈合及皮瓣血运良好。(e)术后 6 个月，第三掌骨与桡骨之间的骨折愈合良好。

于静脉吻合。

术后管理

与被用于下颌重建的皮瓣不同，用于上肢重建的游离腓骨皮瓣并不需要广泛塑形和多次截骨[24]。腓骨皮瓣在缺血超过 5 小时后有血栓形成的风险。

皮瓣的动脉血流速度在术后 3 天达到高峰，静脉血流速度在第 2 天或第 3 天开始升高。此外，流速增加意味着血栓形成的概率降低。因此，典型的血管危象一般发生在术后的前两天[25–28]。

尽管对大多数病例只需要进行骨组织的修复，我们仍然认为应该携带部分皮岛，以观察组织血运情况。皮瓣的成活情况可以通过皮肤的颜色、温度和毛细血管充盈情况来评估，使用多普勒设备探测穿支血管可以评估血供是否充足。

尽管罕见，但腓骨皮瓣的血管危象还是可能会发生。血栓主要由操作失误引起，或者是由卡压造成的机械性阻塞，如打结、扭转、血肿。及时地纠正机械性因素，与血管本身原因造成手术失败相比，挽救成功率较高[26,27]。我们通常喜欢在蒂部放置少许脂肪组织，像垫子一样起保护作用，并且防止血管打结或扭转[29]。动脉血栓往往与操作失误及血管疾病有关，如动脉粥样硬化和钙化斑块。在既往手术的瘢痕组织中解剖受区血管很困难，可能预示着不可逆的血管损伤。血管管径不匹配可能是手术失败的另一个重要原因。每一次擦拭血凝块及重新吻合血管，都会延长皮瓣缺血时间，增加无法再灌注的潜在风险[26]。

因为腓骨皮瓣坏死会导致非常严重的后果，要为手术的成功做好一切准备。我们提出了减少皮瓣坏死的方法。只要怀疑有血管危象的可能，就应该立即对皮瓣进行再探查。

首先需要探查血管蒂部。如果发现蒂部和吻合口部位有血肿，需要冲洗并将其去除。如果吻合口是通畅的，则检查血管蒂是否存在潜在的打结或机械性卡压。重新摆放血管蒂的位置，确保没有打结及扭转。

其次，如果仅是动脉栓塞，那么需要重新吻合血管。如果这样还不奏效，就将腓动脉的远端进行吻合，从而为皮瓣供血。

再次，如果是静脉栓塞，则进行切开取栓术，或切除栓塞段静脉血管，随后再进行静脉重新吻合。如果必要，可将头静脉或伴行静脉作为新的受区血管。如果静脉血管的再吻合也无法改善血管闭塞的情况，可能意味着皮瓣内部存在更加广泛的栓塞。在这种情况下，需要将腓动脉和腓静脉的远端分别进行吻合，从而以逆流的方式对皮瓣进行供血。因此，皮瓣的动脉血流在腓动脉的两端是连续的，且腓静脉的远端提供了反向的静脉回流。

最后，如果动脉及静脉的吻合口均栓塞，那么要将皮瓣远、近端的血管都进行吻合，从而提供双重血供。如果这种方法对静脉吻合无效，而动脉具有持续的血供，就拆除用于固定的钢板螺钉，使腓骨髓腔单侧静脉渗漏，并做好输血的准备。在皮岛边缘稀疏地缝合或直接不予缝合。3 周后，患者重返手术室，对皮岛进行重新缝合，且再次以钢板螺钉固定骨质。我们认为这种方法对于挽救腓骨皮瓣具有较高的成功率。

术后 3~6 周，拔除之前固定腕关节的克氏针。术后 2 个月，根据患者的耐受程度，对上肢进行负荷和强化的主动物理治疗。然后，术后坚持每 3 个月复查一次。

带血管腓骨皮瓣的非血管性并发症

受区及供区均可能发生并发症。为了避免受区发生筋膜室综合征，有经验的医生会使用断层的厚皮片植皮来关闭伤口，而不是直接缝合。

腓骨皮瓣的切取可能会导致暂时的腓神经麻痹，通常于术后 6 个月恢复。对踇长屈肌不恰当地进行修复可能会导致足趾屈曲挛缩。有可能发生同侧胫骨的应力性骨折，特别是对于骨骺重建手术的病例。因骨质的延迟愈合，长此以往，移植部位可能发生应力性骨折。要想阻止这些并发症发生，需要预防血管危象及对移植物进行长期固定。

讨论

在胚胎全程的第 4~8 周，来自顶端外胚层脊的信号使肢体由近及远发育，极化活性区维持肢体桡侧、尺侧的形成，无翼式信号（Wnt）决定了肢体轴掌侧和背侧的形成，这些互相依赖的信号路径促成了肱骨、桡骨、尺骨、臂丛、上肢血管、腕骨、手指、指骨、屈肌、伸肌、展肌、收肌及肌腱的合理发育[30,31]。大多数先天畸形，无论是自发性的，还是基因遗传的，尤其是合并心脏畸形，都发生于这个脆弱的发育时期[31,32]。桡骨的纵向缺损可能伴随 VACTERL 综合征（联合脊髓、肾、胃肠、心脏畸形）、心手综合征（联合心脏瓣膜缺损）、血小板减少无桡骨综合征（血小板减少症、贫血）、范科尼再生障碍性贫血、13 三体综合征和 18 三体综合征、纳赫尔综合征（联合颅面部畸形）等疾病。有些纵向缺损无法通过腕关节中央化、腕骨切除术、夹板疗法、桡骨牵张成骨延长等方法治疗[33-35]。为了纠正腕关节桡偏、改善软组织缺损及增加伸腕肌的力量，包括骨骺和比目鱼肌肌肉移植的游离腓骨皮瓣术，应被作为主要的治疗手段。

特别是对于伴有骨骺及桡骨远端缺损的进展期患者[36]，移植的骨骺表现出良好的愈合，且其生长速度与对侧的桡骨及同侧的尺骨近似。同样的，移植骨骺的X线片显示关节面重塑，提供了一个稳定的、有功能的关节，拥有对侧腕关节70%的活动范围[37-39]。尽管部分作者主张，基于腓血管的肌肉骨膜支与软骨周围支之间相互交通，能够切取游离的腓骨头皮瓣，或者切取联合膝下外侧动脉的双血管蒂皮瓣，但长期结果显示，存在腕关节桡偏或尺偏，以及纵向生长减慢。胫前动脉的优势在于其管径粗大。然而，因该血管无法进行血流桥接式吻合，故必须保证血液能够回流，必要时考虑使用静脉移植[23,40-43]。带血管的腓骨头移植的平均生长速率为每年0.58cm。以腓动脉为蒂和以胫前动脉为蒂的腓骨平均生长速度分别为每年0.36cm和每年0.83cm[40]。

桡偏手的手术时机为2岁到学龄期。然而，患者术前可以通过佩戴夹板和支架来改善腕部畸形[44]。同时，桡动脉和桡神经通常缺如或存在不同程度的发育不良。即使动脉存在，其搏动也异常微弱。尺动脉通常正常且可能偏向桡侧[45-47]。

对于这些病例，受区血管可以选择肱深动脉分支及其伴行静脉，或旋肱后动脉及其伴行静脉，必要对进行静脉血管移植。此外，将动脉以端对端的形式吻合至尺动脉、骨间总动脉、伴行静脉或头静脉，从而实现血液回流。

腓骨的骨骺具有与桡骨远端相似的外形及尺寸，近排腕骨能够使关节面逐渐塑形，提高了关节活动度和稳定性。相反，不带血管的腓骨移植会限制骨生长及骨骺的发育。因此，未来只有降低游离皮瓣移植过程中应力性骨折及缺血坏死的发生风险，重建手术的效果才会得到提升[40]。尽管多达17%的病例在骨移植手术后发生应力性骨折，但大多数报道显示游离腓骨皮瓣重建术取得了优良的结果，85%~89%的患者实现了移植骨的愈合[9]。

腓骨皮瓣在解剖学上为前臂重建提供了一个可靠选择，然而，基于前臂、腕和手复杂的关节结构，对于其功能恢复是有争议的[48]。此外，除需要匹配上肢健康生长骨骼外，骨骼未发育成熟患者的大块骨缺损成为另一个难题。腓骨近端骨骺移植因能够重建骨质且具有生长潜能，是一种可靠的选择，尤其是对于桡骨的重建。

（徐建华 译）

参考文献

1. Innocenti M, Delcroix L, Manfrini M, Ceruso M, Capanna R. Vascularized proximal fibular epiphyseal transfer for distal radial reconstruction. J Bone Joint Surg Am. 2004;86(7):1504–11.
2. Onoda S, Sakuraba M, Asano T, Miyamoto S, Beppu Y, Chuman H, et al. Use of vascularized free fibular head grafts for upper limb oncologic reconstruction. Plast Reconstr Surg. 2011;127(3):1244–53.
3. Wood MB, Bishop AT. Massive bone defects of the upper limb: reconstruction by vascularized bone transfer. Hand Clin. 2007;23(1):49–56.
4. Yuceturk A, Tuncay C, Isiklar U, Tandogan R. Vascularised bone graft applications in upper extremity problems. Microsurgery. 1998;18(3):160–2.
5. Mckee DM. Microvascular bone transplantation. Clin Plast Surg. 1978;5(2):283–92.
6. Ueba Y, Fujikawa S. Nine years follow-up of a free vascularized fibula graft in neurofibromatosis-A case report and literature. J Orthop Trauma Surg. 1983;26:595.
7. Taylor GI, Miller GD, Ham FJ. The free vascularized bone graft. A clinical extension of microvascular techniques. Platic Reconstr Surg. 1975;55(5):533–44.
8. Zaretski A, Amir A, Meller I, Leshem D, Kollender Y, Barnea Y, et al. Free fibula long bone reconstruction in orthopedic oncology: a surgical algorithm for reconstructive options. Plast Reconstr Surg. 2004;113(7):1989–2000.
9. Houdek MT, Wagner ER, Wyles CC, Nanos GP 3rd, Moran SL. New options for vascularized bone reconstruction in the upper extremity. Semin Plast Surg. 2015;29(1):20–9.
10. Salgado C, Chim H, Moran S, Wei FC, Mardini S. Fibula flap. In: Flaps and reconstructive surgery by eds. Wei FC, Mardini S., 2nd ed. Elsevier, 2016: pp. 596–612.,
11. Xu Z, Chenglin L, Zhiwen N, Sumin W, Ruxia Y, Xu M. Use of flap based on anterior tibial artery for free transfer. J Reconstr Microsurg. 2008;24(2):103–10.
12. Katsaros J, Schusterman M, Beppu M, Banis JC Jr, Acland RD. The lateral upper arm flap: anatomy and clinical applications. Ann Plast Surg. 1984;12(6):489–500.
13. Spivack DE, Kelly P, Gaughan JP, van Bemmelen PS. Mapping of superficial extremity veins: normal diameters and trends in a vascular patient-population. Ultrasound Med Biol. 2012;38(2):190–4.
14. Sharp R, Cummings M, Childs J, Fielder A, Mikocka-Walus A, Grech C, et al. Measurement of vein diameter for Peripherally Inserted Central Catheter (PICC) insertion: an observational study. J Infus Nurs. 2015;38(5):351–7.
15. Haerle M, Hafner HM, Dietz K, Schaller HE, Brunelli F. Vascular dominance in the forearm. Plast Reconstr Surg. 2003;111(6):1891–8.
16. Trager S, Pignataro M, Anderson J, Kleinert JM. Color flow Doppler: imaging the upper extremity. J Hand Surg Am. 1993;18(4):621–5.
17. Thomas BP, Geddes CR, Tang M, Morris SF. Vascular supply of the integument of the upper extremity. In Perforator flaps: anatomy, technique, & clinical applications, 2nd ed by Blondeel PN, Morris SF, Hallock GG, Neligan PC. CRC Press, 2013:pp 299–329.
18. Holweg P, Hohenberger GM, Schwarz AM, Staresinic M, Krassnig R, Grechenig S. Comparison of volar and dorsal plate osteosynthesis for radial shaft fractures: an anatomical pilot study. Injury. 2017;48(Suppl 5):S38–40.
19. Jockel CR, Zlotolow DA, Butler RB, Becker EH. Extensile surgical

exposures of the radius: a comparative anatomic study. J Hand Surg Am. 2013;38(4):745–52.
20. Lattmann T, Dietrich M, Meier C, Kilgus M, Platz A. Comparison of 2 surgical approaches for volar locking plate osteosynthesis of the distal radius. J Hand Surg Am. 2008;33(7):1135–43.
21. Wijffels MM, Orbay JL, Indriago I, Ring D. The extended flexor carpi radialis approach for partially healed malaligned fractures of the distal radius. Injury. 2012;43(7):1204–8.
22. Wei FC, Chen HC, Chuang CC, Noordhoff MS. Fibular osteoseptocutaneous flap: anatomic study and clinical application. Plast Reconstr Surg. 1986;78(2):191–200.
23. Taylor GI, Wilson KR, Rees MD, Corlett RJ, Cole WG. The anterior tibial vessels and their role in epiphyseal and diaphyseal transfer of the fibula: experimental study and clinical applications. Br J Plast Surg. 1988;41(5):451–69.
24. Chang SY, Huang JJ, Tsao CK, Nguyen A, Mittakanti K, Lin CY, et al. Does ischemia time affect the outcome of free fibula flaps for head and neck reconstruction? A review of 116 cases. Plast Reconstr Surg. 2010;126(6):1988–95.
25. Chang EI, Zhang H, Liu J, Yu P, Skoracki RJ, Hanasono MM. Analysis of risk factors for flap loss and salvage in free flap head and neck reconstruction. Head Neck. 2016;38(Suppl 1):E771–5.
26. Yu P, Chang DW, Miller MJ, Reece G, Robb GL. Analysis of 49 cases of flap compromise in 1310 free flaps for head and neck reconstruction. Head Neck. 2009;31(1):45–51.
27. Chang EI. Impact of venous outflow tract on survival of osteocutaneous free fibula flaps for mandibular reconstruction: a 14-year review. Head Neck. 2017;39(7):1454–8.
28. Hanasono MM, Barnea Y, Skoracki RJ. Microvascular surgery in the previously operated and irradiated neck. Microsurgery. 2009;29(1):1–7.
29. Mousavi SA, Chen SH, Yildirim MEC, Chen HC. Using fat graft as safe and effective pillow to prevent compression and torsion anastomosis for microvascular anastomosis. Surg Innov. 2019;26:636–7. 1553350619861559.
30. Daluiski A, Yi SE, Lyons KM. The molecular control of upper extremity development: implications for congenital hand anomalies. J Hand Surg Am. 2001;26(1):8–22.
31. Bamshad M, Watkins WS, Dixon ME, Le T, Roeder AD, Kramer BE, et al. Reconstructing the history of human limb development: lessons from birth defects. Pediatr Res. 1999;45(3):291–9.
32. Temtamy SA, McKusick VA. The genetics of hand malformations. Birth Defects Orig Artic Ser. 1978;14(3):i–xviii, 1–619.
33. Goldfarb CA, Wall L, Manske PR. Radial longitudinal deficiency: the incidence of associated medical and musculoskeletal conditions. J Hand Surg Am. 2006;31(7):1176–82.
34. Matsuno T, Ishida O, Sunagawa T, Suzuki O, Ikuta Y, Ochi M. Radius lengthening for the treatment of Bayne and Klug type II and type III radial longitudinal deficiency. J Hand Surg Am. 2006;31(5):822–9.
35. Taghinia AH, Al-Sheikh AA, Upton J. Preoperative soft-tissue distraction for radial longitudinal deficiency: an analysis of indications and outcomes. Plast Reconstr Surg. 2007;120(5):1305–12. discussion 13–4.
36. Vilkki SK. Distraction and microvascular epiphysis transfer for radial club hand. J Hand Surg Br. 1998;23(4):445–52.
37. Innocenti M, Delcroix L, Manfrini M, Ceruso M, Capanna R. Vascularized proximal fibular epiphyseal transfer for distal radial reconstruction. J Bone Joint Surg Am. 2005;87(Suppl 1 Pt 2):237–46.
38. Akinbo O, Strauch R. Physeal transfers for skeletal reconstruction. J Hand Surg Am. 2008;33(4):584–90.
39. Medrykowski F, Barbary S, Gibert N, Lascombes P, Dautel G. Vascularized proximal fibular epiphyseal transfer: two cases. Orthop Traumatol Surg Res. Elsevier, Saunders, Philadelphia, USA. 2012;98(6):728–32.
40. Aldekhayel S, Govshievich A, Neel OF, Luc M. Vascularized proximal fibula epiphyseal transfer for distal radius reconstruction in children: a systematic review. Microsurgery. 2016;36(8):705–11.
41. Pho RW, Patterson MH, Kour AK, Kumar VP. Free vascularised epiphyseal transplantation in upper extremity reconstruction. J Hand Surg Br. Elsevier, Saunders: Philadelphia, USA; 1988;13(4):440–7.
42. Sawaizumi M, Maruyama Y, Okajima K, Motegi M. Free vascularised epiphyseal transfer designed on the reverse anterior tibial artery. Br J Plast Surg. 1991;44(1):57–9.
43. Yang YF, Wang JW, Huang P, Xu ZH. Distal radius reconstruction with vascularized proximal fibular autograft after en-bloc resection of recurrent giant cell tumor. BMC Musculoskelet Disord. 2016;17(1):346.
44. Netscher DT, Scheker LR. Timing and decision-making in the treatment of congenital upper extremity deformities. Clin Plast Surg. 1990;17(1):113–31.
45. James MA, McCarroll HR Jr, Manske PR. The spectrum of radial longitudinal deficiency: a modified classification. J Hand Surg Am. 1999;24(6):1145–55.
46. VanHeest A, Grierson Y. Dorsal rotation flap for centralization in radial longitudinal deficiency. J Hand Surg Am. CRC Press, Boca Raton, FL, USA. 2007;32(6):871–5.
47. Van Allen MI, Hoyme HE, Jones KL. Vascular pathogenesis of limb defects. I. Radial artery anatomy in radial aplasia. J Pediatr. 1982;101(5):832–8.
48. Hollenbeck ST, Komatsu I, Woo S, Schoeman M, Yang J, Erdmann D, et al. The current role of the vascularized-fibular osteocutaneous graft in the treatment of segmental defects of the upper extremity. Microsurgery. CRC Press: Boca Raton, FL, USA; 2011;31(3):183–9.

第 5 部分

下肢重建

第 30 章
旋股外侧血管降支

Nathan F. Miller, Geoffrey G. Hallock, Yee Cheng Low

引言

股前外侧皮瓣最早是由 Song 等人报道的[1]，虽然其与其他常规穿支皮瓣一样，很长时间后才被采用，但目前在世界大部分地区，无论是作为局部转移皮瓣，还是用于显微外科游离组织移植，股前外侧皮瓣已成为最理想的选择[2]。因此，可以肯定地说，即使是偶尔使用股前外侧皮瓣的重建外科医生也非常熟悉该皮瓣的常规源血管蒂-旋股外侧血管降支的走行。此外，还发现其有额外的、多功能的用途。Zenn 等人[3]的研究表明，当软组织缺损区域邻近无可用的受区血管时，移植旋股外侧血管降支到受区优于其他方法。就此而言，旋股外侧血管降支本身可以充当受区血管。对于大腿的近端[4]和远端[5]来说，这是可行的，尤其是常规的股部大血管受损，或者远离血管的外侧缺损，或者下肢再植前需要临时异位再植，均可以此作为受区血管[6,7]。此外，在覆盖膝关节创面时，如果众多局部受区血管均不合适[8]，则可直接使用旋股外侧血管降支[9]或将静脉移植于其近端，以作为受区血管顺行灌注[10]，也可使用旋股外侧血管降支进行逆行灌注[11-13]。

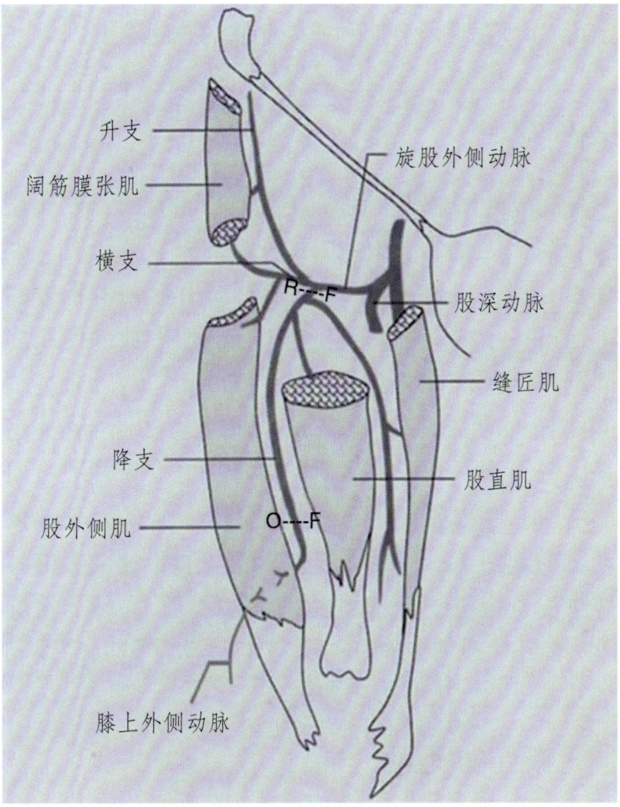

图 30.1　降支通常起自股直肌下方的旋股外侧血管，然后其远端经过股直肌和股外侧肌的肌间隔，进入股直肌。作为逆行供血受区时，旋股外侧血管降支最长的血管蒂长度能游离至起点处(标记为 R---F)；而顺行供血时，可沿着肌间隔将旋股外侧血管降支游离到长度和口径合适的位置(标记为 O---F)，一般都位于股外侧肌的近端。

应用解剖学

旋股外侧血管系统的降支通常起源于股直肌近端肌肉深面的旋股外侧血管(图 30.1)[14,15]。在这个位置，动脉的平均直径为 3.4mm，静脉的平均直径为 3.9mm[3]。成对的伴行静脉在这个水平有时会互相交通，但更多情况下，一条静脉会比另一条粗得多[14]。然后，旋股外侧血管通过股直肌和股外侧肌的肌间隔向远端走行，平均长度为 20.5cm[3,16]。最后，旋股外侧血管通常在髌骨中心上方6~10cm水平进入股外侧肌[12]。Kim等[12]测量这个位点动脉的直径为1.0~2.0mm,静脉的直径为0.8~2.0mm,而在髌骨上方15cm水平,动脉和静脉的直径为1.0~3.0mm。最终,旋股外侧血管与膝上外侧血管或股深血管形成吻合,这就是逆行灌注的途径[17]。

旋股外侧血管通常起源于股深血管,但极少数来自髂外血管[15]。通常,这里会发出一个单一的降支,但有时也会出现一个分叉点分出内侧和外侧降支[15]。众所周知,旋股外侧血管有多种类型的穿支[16],但如果是双穿支,那么大多来自外侧支[15]。相关研究大部分是由Valdatta等学者完成的。尸体解剖中,有一例个案是旋股外侧血管全程在股直肌和股内侧肌间隔中走行,而不是在股直肌和股外侧肌的肌间隔中。

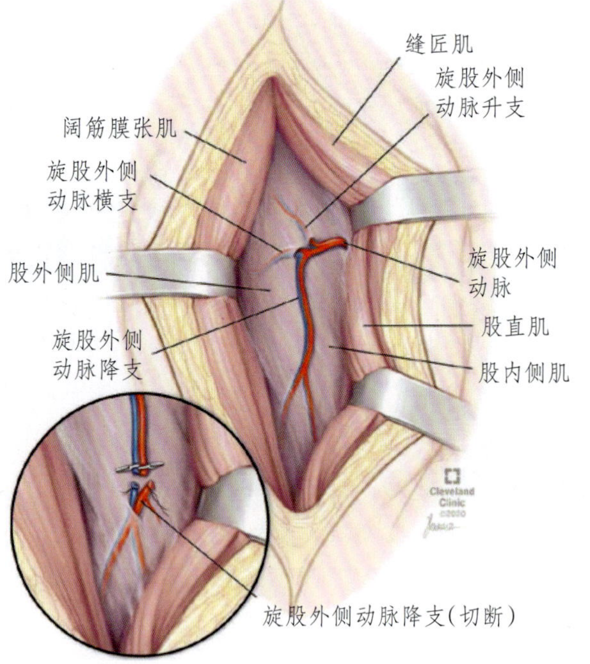

图30.2 旋股外侧血管降支在大腿中1/3处作为受区血管的示意图。特定图显示游离旋股外侧血管降支,以备显微血管吻合。(Reprinted with permission, Cleveland Clinic Center for Medical Art & Photography © 2020. All Rights Reserved)

受区准备

旋股外侧血管无论是作为顺行灌流的受区还是逆行灌流的受区,初始的手术入路都是一样的。就像设计股前外侧皮瓣一样,从髂前上棘到髌骨外侧上缘画一条线。这大致相当于股直肌和股外侧肌之间的肌间隔。在这条线的中点做标记,然后通过阔筋膜做一个短切口,暴露出线性垂直的脂肪垫,这是区分股直肌和股外侧肌的典型标志。牵开股直肌的中部,如果看到穿支,就能顺其找到在旋股外侧动脉的起始点。然后根据缺损位置和备选皮瓣的具体情况确定进一步解剖血管蒂的程度。在任何情况下,解剖时必须注意保护大腿的运动神经以确保其的功能。

将近端作为受区

如果选此作为受区血管,要确保所有皮瓣血流的顺向流入和流出。受体血管蒂游离的长度,取决于受区血管与移植皮瓣的距离,也取决于血管直径适合吻合的位置,以及需要将受区血管游离到浅表的位置以便进行端-端显微吻合(图30.2)。当需要使用自体动静脉移植时,受区血管蒂起于旋股外侧血管,止于降支进入股外侧肌的位置。血管蒂越长,血管直径越小(图30.3)。如果选择移植静脉以延长血管蒂[10],那么插入旋股外侧血管的位置有可能决定于移植静脉的口径(图30.4)。此外,作为一个替代方案,也可选用大隐静脉袢作为动脉侧静脉移植来源,同时作为回流静脉来源,从而避免用静脉移植到旋股外侧静脉。

将远端作为受区

如果需要覆盖膝关节或小腿上段的缺损[11],将远端作为血管蒂的方式就提供了一个新的受区血管蒂,但这种逆行的流入和流出方式[12],恐怕并不总能提供可靠的灌注。因此,Gao等学者[13]在他们的研究中总是只使用逆行的旋股外侧动脉,而从不使用其伴行静脉。反之,所有皮瓣的伴行静脉均可与大隐静脉或小隐静脉吻合,以形成顺向回流,从而避免静脉充血的风险。

如果选择这种方法,那么旋股外侧降支血管蒂可以从旋股外侧血管近端一直解剖到其源血管处,游离后就可以获得最大的血管蒂长度。通过游离各个分支来延长远端血管蒂,但最好不超过髌骨中心以上15cm,理论上,这样可保留远端的膝上外侧血管的动脉分支以确保血供[12]。Gao等学者[13]通过在旋股外侧血管降支周围保留2cm宽的肌肉袖来形成一个更远

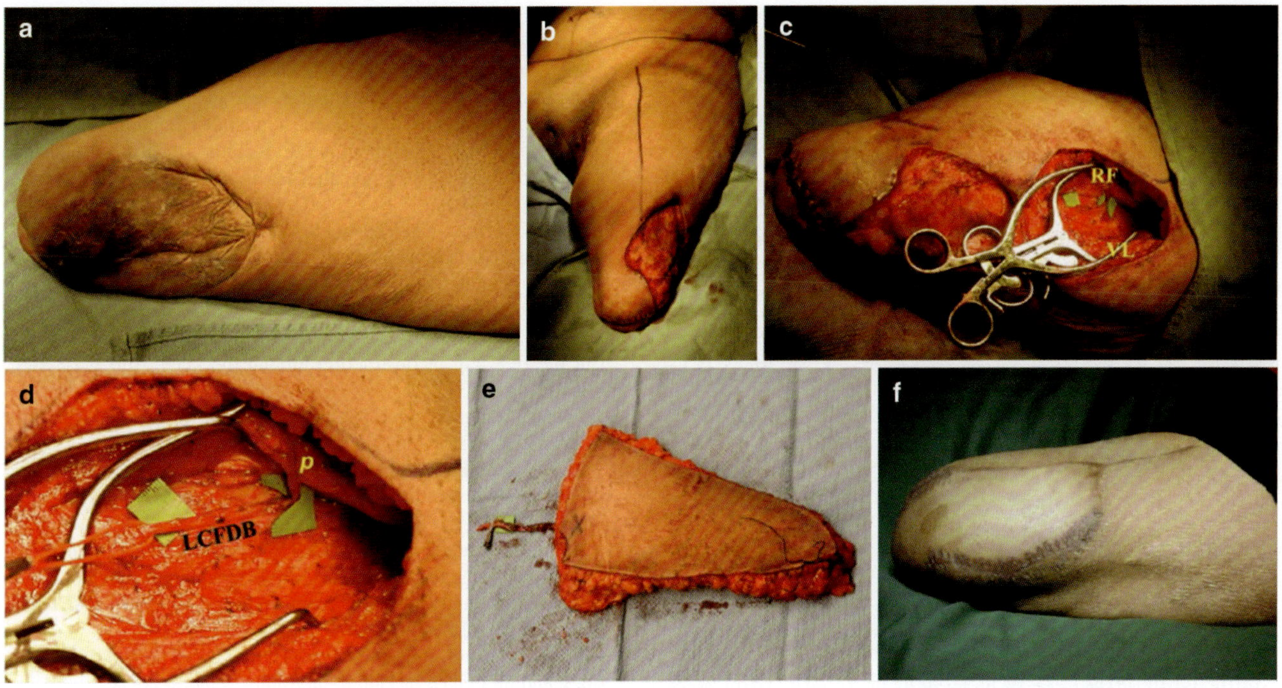

图 30.3 血管受区顺向灌注：(a)膝关节以上截肢的残端，25 年前于大腿外侧植皮，近期发生溃破；(b)清理整个植皮区域并松解股骨的粘连，沿股外侧肌(VL)和股直肌(RF)之间的肌间隔画一条延伸至髂前上棘的线；(c)沿肌间隔从远端到近端分离 VL 和 RF；(d)放大观察发现了一个皮穿支[p]，向下显露可轻易暴露旋股外侧血管(LCFDB)的降支，然后将其游离到足够浅的位置，以简化血管袢水平上的所有微吻合；(e)左腹壁下动脉穿支(DIEP)游离皮瓣，以内排穿支设计皮瓣，在保留近端 10cm 血管蒂的同时，提供皮瓣本身的长延伸；(f)最终结果是 DIEP 游离皮瓣在膝上截肢残端的侧方提供无剪切应力的稳定软组织填充。

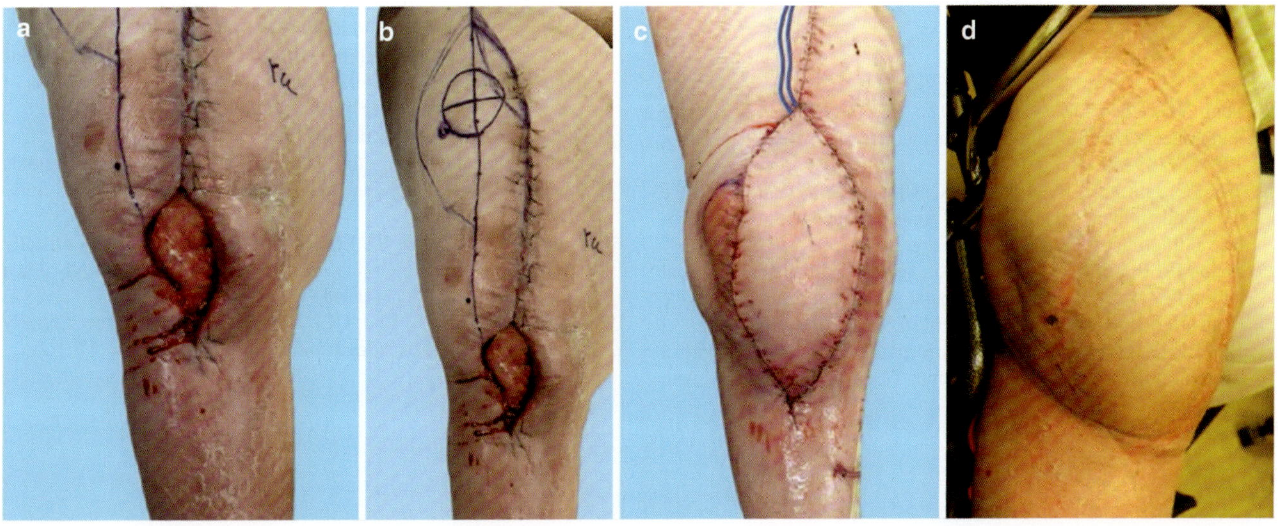

图 30.4 通过静脉移植增加顺行血供的受区范围：(a)在全膝关节置换术并发假体周围关节感染并转行膝关节融合术后，髌旁创口无法闭合。(b)根据原手术切口设计股前外侧游离皮瓣进行覆盖。(c)通过延伸近端降支动脉(旋股外侧动脉降支)和做 10cm 长的静脉移植，推进皮瓣插入缺损。(d)患者的伤口愈合良好。

端的旋转点，从而进一步延长血管蒂。

讨论

将旋股外侧血管降支作为近端受区血管能最好地确保血流的顺行灌注。这种方法已在大腿[4,5]和膝关节[9,10]的游离皮瓣移植中使用，尤其是在外侧缺损、股部主干血管或其分支不同程度受损时使用。当需要覆盖腹部、耻骨、会阴或髋关节缺损时，如果没有合适的局部皮瓣可选用，则可选择此术式。如果膝关节周围没有其他可选用的受区血管，可以考虑使用旋股外侧血管远端作为受区血管。由于逆行供血的血流压力很大，动脉的供应是令人满意的，但对于远端为血管蒂的股前外侧皮瓣，静脉充血是高危因素，用邻近的皮下静脉提供顺行的静脉回流会是更好的选择，Chung Gung 团队[19]在做远端蒂股前外侧皮瓣时就常规使用这种方法。当然，如果这个方案可行，所有超显微外科医生都可以使用旋股外侧血管任何水平的穿支作为受区血管，从而避免解剖源血管蒂，也不用担心血流的灌注方向。

（李瑞华 译）

参考文献

1. Song YG, Chen GZ, Song YL. The free thigh flap: a new free flap concept based on the Septocutaneous artery. Br J Plast Surg. 1984;37:149–59.
2. Wei FC, Jain V, Celik N, Chen HC, Chuang DCC, Lin CH. Have we found an ideal soft-tissue flap? An experience with 672 anterolateral thigh flaps. Plast Reconstr Surg. 2002;109:2219–26.
3. Zenn MR, Pribaz J, Walsh M. Use of the descending lateral femoral circumflex artery and vein for vascular grafting: a better alternative to an arteriovenous loop. Plast Reconstr Surg. 2010;126:140–2.
4. Hallock GG. Restoration of quadriceps Femoris function with a dynamic microsurgical free latissimus Dorsi muscle transfer. Ann Plast Surg. 2004;52:89–92.
5. Hallock GG. The vascular pedicle of the anterolateral thigh flap as an alternative recipient site for thigh free flaps. J Reconstr Microsurg. 2008;24:131–6.
6. Qing L, Tang J. Using temporary ectopic implantation by the distal runoff vessel of the lateral circumflex femoral system and combining with free modified Laissimus Dorsi Myocutaneous flap for salvaging an amputated leg in children. Ann Plast Surg. 2019;82:708–10.
7. Wang KC, Hung KS, Chang TY, Wu PT, Lee YC. Temporary ectopic implantation of an amputated leg using the distal runoff vessels of the anterolateral thigh flap followed by subsequent prefabricated chimeric replantation. Ann Plast Surg. 2019;82:71–5.
8. Fang T, Zhang EW, Lineaweaver WC, Zhang F. Recipient vessels in the free flap reconstruction around the knee. Ann Plast Surg. 2013;71:429–33.
9. Yuen JC, Zhou AT. Free flap coverage for knee salvage. Ann Plast Surg. 1996;37:158–66.
10. Yagi Y, Ueda K, Shirakabe M, Oba S, Omiya Y. Reconstruction of knee ligaments with a free tensor fascia Lata Myocutaneous flap transfer. Br J Plast Surg. 2002;55:155–7.
11. Chien WH, Chen IC, Tan TS, Tang YW. Salvage of knee joint tumor prosthesis using turnover reverse-flow descending branch of lateral circumflex femoral artery as recipient vessel for the free ALT flap: a case report. J Reconstr Microsurg. 2007;23:505–9.
12. Kim JS, Lee HS, Jang PY, Choi TH, Lee KS, Kim NG. Use of the descending branch of lateral circumflex femoral artery as a recipient pedicle for coverage of a knee defect with free flap: anatomical and clinical study. Microsurgery. 2010;30:32–6.
13. Gao SH, Feng SM, Chen C, Jiao C, Sun LQ, Zhang WL. A new recipient artery for reconstruction of soft-tissue defects in the lower limb with a free anterolateral thigh flap: the reversed descending branch of the lateral femoral circumflex artery. Plast Reconstr Surg. 2012;130:1059–65.
14. Shieh SJ, Chiu HY, Yu JC, Pan SC, Tsai ST, Shen CL. Free anterolateral thigh flap for reconstruction of head and neck defects following cancer ablation. Plast Reconstr Surg. 2000;105:2349–57.
15. Valdatta L, Tuinder S, Buoro M, Thione A, Faga A, Putz R. Lateral circumflex femoral arterial system and perforators of the anterolateral thigh flap: an anatomic study. Ann Plast Surg. 2002;49:145–50.
16. Kimata Y, Uchiyama K, Ebihara S, Nakatsuka. Anatomic variations and technical problems of the anterolateral thigh flap: a report of 74 cases. Plast Reconstr Surg. 1998;102:1517–23.
17. Park S, Eom JS. Selection of the recipient vessel in the free flap around the knee: the superior medial genicular vessels and the descending genicular vessels. Plast Reconstr Surg. 2001;105:1177–82.
18. Pan SC, Yu JC, Shieh SJ, Lee JW, Huang BM, Chiu HY. Distally based anterolateral thigh flap: an anatomic and clinical study. Plast Reconstr Surg. 2004;114:1768–75.
19. Lin CH, Zelken J, Hsu CC, Lin CH, Wei FC. The Distally based, venous supercharged anterolateral thigh flap. Microsurg. 2016;36:20–8.

第 31 章

旋股外侧血管的升支和横支

Raffi Gurunian

引言

旋股外侧血管及其分支可在重建手术中提供各种局部或显微外科皮瓣。此外，这些血管可作为在髋部、大腿、膝部和某些情况下腹部的显微外科重建手术中的软组织和(或)骨骼的受区血管。

术前评估

对于每一个显微外科皮瓣病例，都需要批判性地思考和仔细地计划。在大多数情况下，当髋关节区域需要显微手术重建时，旋股外侧动脉及其分支可作为受区血管。如受区既往存在放疗和外伤的情况，需要进一步完善影像学检查，如彩色多普勒超声、CTA、MRA。通常情况下，需根据术中具体情况决定旋股外侧血管分支是否可作为受区血管。

应用解剖学

旋股外侧动脉通常自股深动脉外侧发出，在缝匠肌和股直肌后的股神经各分支之间横向走行，并分为升支、横支和降支[1](图 31.1)。最初，升支和横支一般发自同一分支，随后分开。Hubmer 等人在一项包含 45 例标本的尸体解剖研究中发现，44 例标本的升支发自旋股外侧动脉，仅 1 例标本的旋股外侧动脉的升支和降支分别发自股深动脉[2]。研究者还证实了所有 45 个研究标本中均存在横支。其中 33 例横支起自升支，6 例横支与降支共同发自旋股外侧动脉，5 例横支起自降支，1 例横支是旋股外侧动脉发出的第一条分支动脉。

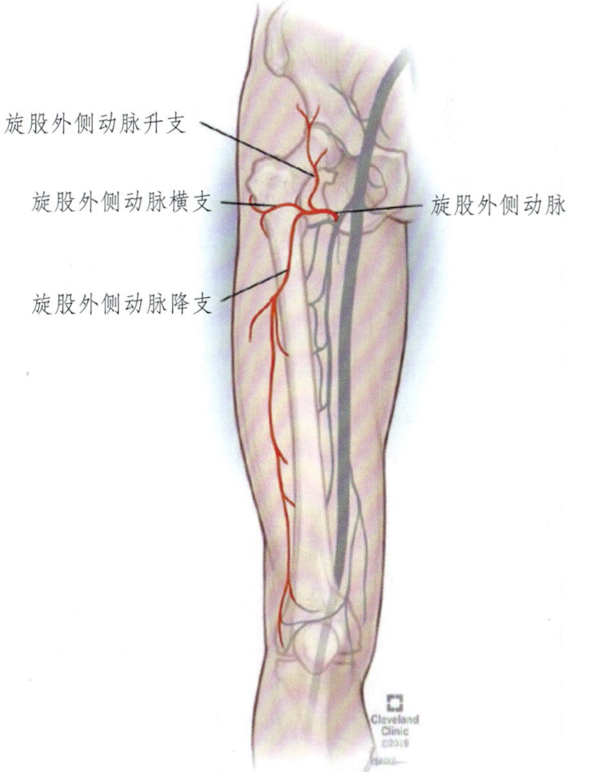

图 31.1 旋股外侧动脉升支、横支和降支示意图。(Printed with permission, Cleveland Clinic, Center for Medical Art & Photography © 2019. All Rights Reserved)

升支的体表投影位于从髂前上棘至髌骨外侧连线，距髂前上棘远端 7.5~11.0cm 的范围内[3,4]。

在尸体解剖中，Saadeh 等发现升支的外径为 2.90mm，平均长度为 3.79cm，并与两条直径为 1.8~

2.5mm 的伴行静脉紧密相连[5]。Kalander 等对阔筋膜张肌血管的三维立体解剖进行研究发现，旋股外侧动脉升支的平均外径为(2.7±0.4)mm，平均长度为(3.6±0.6)cm。髂前上棘至血管穿支点的距离为6.7~10.2cm[6]。

手术部位的显露

根据皮瓣切取部位和重建目的的不同，患者的体位也不同。如果可能的话，体位应该允许两个小组同时操作，一组准备受区血管，另一组切取皮瓣。这两个小组应该不断地就皮瓣蒂的长度、血管直径和质量、软组织情况及受区部位血管情况进行沟通。

手术操作应在患者放松的情况下进行。垫高同侧臀部以便更好操作。髂前上棘是显露升支和横支的关键标志。从髂前上棘与髌骨外侧缘之间画一条连线，其与阔筋膜张肌和股外侧肌的前缘重合。这条线也大致勾勒出股直肌的外侧边界。

从受区的创面边缘沿前文描述的大腿前外侧近端的标记线，切开皮肤。通过此切口分离阔筋膜张肌上方的皮肤和皮下组织，直接切开深筋膜，以确定阔筋膜张肌和股直肌之间的间隙。向内侧牵拉股直肌和缝匠肌，便于暴露和分离。切开阔筋膜张肌和股直肌间的筋膜进入肌间隙。使用自动撑开器与拉钩对于解剖逐渐深入后的术野显露有很大帮助。通常需注意横向分离部分筋膜带，以确定升支位置。一旦在阔筋膜张肌的深面找到升支，就可以向内侧寻找旋股外侧动脉上的升支起点。一般来说，升支起始点在髂前上棘远端7~12cm处。当血管蒂长度足够用于受区吻合时，可于标记后切断升支[7]。升支通常有两条伴行静脉(图31.2和图31.3)。然而，此区域静脉网较为丰富，可以轻易找到适合吻合的静脉用于受区静脉的显微吻合。同样，旋股外侧动脉的横支可以用同样的方法暴露，且可以用作受区血管。然而，需要继续向远端分离股直肌和股外侧肌的间隙。在升支远端约5cm处可见横支。由于横支是旋股外侧动脉所有分支中最小的，其能否作为替代受区血管取决于其长度和口径[8]。因此，在这一区域有多种受区血管可供选择，将由显微重建外科医生自行决定。

讨论

升支作为受区血管具有一定的优势。临床和解剖证据表明，其解剖结构一致，位置可预测，长度和口径足够，手术部位显露相对简单直接。邻近臀部的外侧位置使升支更适用于髋关节外侧和大腿近端外侧缺损。旋股外侧动脉升支的位置也适用于治疗股骨头缺血性坏死时行吻合血管的游离腓骨移植[9]。

使用升支也有一些缺点。首先，微血管吻合在技术上具有挑战性，因为其位于大腿近端深处，特别是在皮下组织较厚的患者中。其次，影响了阔筋膜张肌

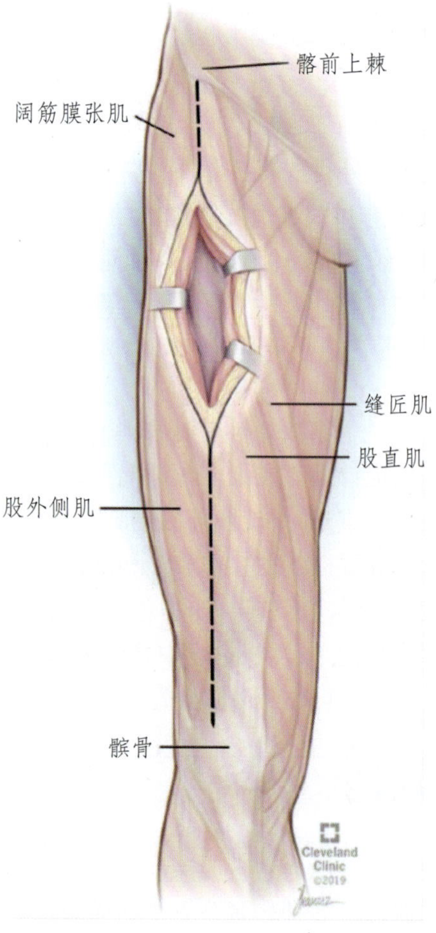

图 31.2 升支的解剖位置：从髂前上棘到髌骨外侧边界画一条线。这条线与阔筋膜张肌和股外侧肌的内前缘重合。一般情况下，旋股外侧动脉升支距髂前上棘远端7~12cm，位于阔筋膜张肌与股直肌之间。(Printed with permission, Cleveland Clinic, Center for Medical Art & Photography © 2019. All Rights Reserved)

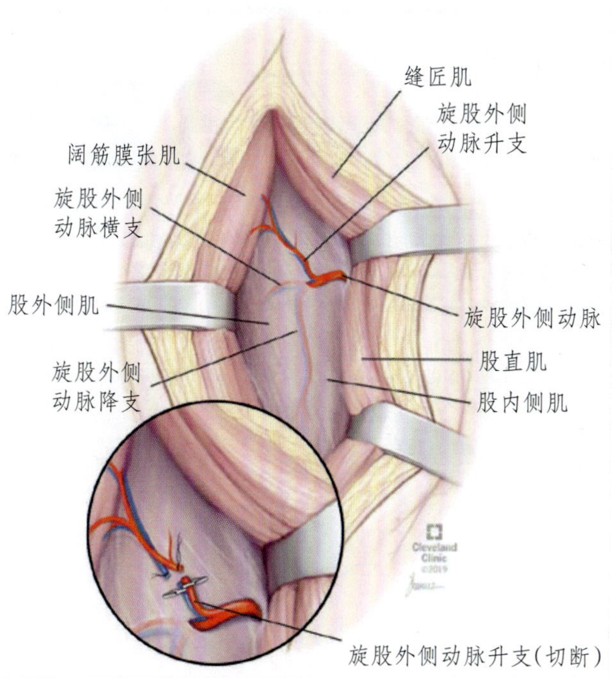

图 31.3 阔筋膜张肌与股直肌之间的间隔。升支沿股直肌后方斜向走行,到达髋部外侧和上部的阔筋膜张肌。特写图显示升支被用作微血管吻合的受体血管。此外,横支也可用于同一用途。其位于股直肌和股外侧肌之间较远的位置。应评估该分支的直径和长度,以确定其是否适合作为受体血管。图 A 为升支的特写图,升支被切断,准备进行显微血管吻合。(Printed with permission, Cleveland Clinic, Center for Medical Art & Photography © 2019. All Rights Reserved)

的血运,从而丧失了使用这种肌皮瓣的可能性。第三,升支很少会有直径不足的情况。如出现这种情况,可能需要向旋股外侧血管内侧进一步剥离,这可能会减少血管可操作距离。或者,可以显露横支并检查其是否适合行显微吻合。此外,降支也可能被用作受区血管。然而,为了获得有效的血管长度,有必要进一步向下方延伸解剖[10]。此外,通过结扎降支,可以获得更大直径的旋股外侧动脉/静脉,其直径分别为 1.5~2.5mm 和 2.5~4.0mm[11]。最终如何选择合适的动静脉需要考虑这些血管的直径、长度及皮瓣蒂情况。

(邓中博 译)

参考文献

1. Rueda M, Rueda S, Alleyne B, Drake RL, Gurunluoglu R. Chap. 3. Anatomy of the lower extremity. In: Bruce MA, editor. Plastic surgery: a practical guide to patient care. New York: Thieme Publishers. 2020.
2. Hubmer MG, Schwaiger N, Windisch G, Feigl G, Koch H, Haas FM, Justich I, Scharnagl E. The vascular anatomy of the tensor fasciae latae perforator flap. Plast Reconstr Surg. 2009;124(1):181–9.
3. Nahai F. The tensor fascia lata flap. Clin Plast Surg. 1980;7:51–6.
4. Cormack GC, Lamberty BGH. The arterial anatomy of skin flaps. 2nd ed. New York: Churchill Livingstone; 1994. p. 236–7.
5. Saadeh FA, Haikal FA, Abdel-Hamid FA. Blood supply of the tensor fasciae latae muscle. Clin Anat. 1998;11:236–8.
6. Kalandar A, Morris SF. Three-dimensional vascular anatomical study of the tensor fasciae Latae muscle and perforators. J Reconstr Microsurg. 2019; https://doi.org/10.1055/s-0038-1677010.
7. Gurunluoglu R. The ascending branch of the lateral circumflex femoral vessels: review of the anatomy and its utilization as recipient vessel for free-flap reconstruction of the hip region. J Reconstr Microsurg. 2010;26(6):359–66.
8. Williams PL, Warwick R, Dyson M, Bannsiter LH. Arteries of the lower limbs. In: Williams PL, Warwick R, Dyson M, Bannsiter LH, editors. Gray's Anatomy. New York: Churchill Livingstone; 1989. p. 781–91.
9. Tu Y, Chen Z, Lineaweaver WC, Zhang F. Different recipient vessels for free microsurgical fibula flaps in the treatment of avascular necrosis of the femoral head: a systematic review and meta-analysis. Ann Plast Surg. 2017;79(6):583–9.
10. Hallock GG. The vascular pedicle of the anterolateral thigh flap as an alternative recipient site for thigh free flaps. J Reconstr Microsurg. 2008;24:131–6.
11. Strauch B, Yu HL, Chen ZW, Liebling R. Tensor fascia lata flap. In: Strauch B, Yu HL, Chen ZW, Liebling R, editors. Atlas of microvascular surgery. New York: Thieme Medical Publishers; 1993. p. 174–6.

第 32 章

股浅血管和分支

DeAsia D. Jacob, Raffi Gurunian

引言

股浅血管及其分支可作为显微外科重建缺损的受区血管,如会阴部、大腿和膝关节缺损修复,其还可被应用于阴茎成形术中。当考虑使用股浅动脉作为受区血管时,重要的是要记住其在下肢供血中的作用,该血管的血流中断可能导致严重的下肢缺血[1]。鉴于股浅动脉在下肢血供的重要作用,需要以端-侧吻合方式对该血管进行吻合,以保持下肢的灌注。根据缺损的位置,沿股浅动脉的走行有许多位置可以进行显微外科吻合。关键之处在于要熟悉所需显露位置的局部解剖,以保护与股浅血管伴行的其他关键神经血管结构。本章将探讨这种解剖结构,并提供股浅动脉在显微外科重建中的应用案例。

术前评估

对于有外周动脉疾病病史的患者,必须谨慎使用股浅动脉。股浅动脉在大腿中的走行很长,侧支很少,因此当其受到压迫、屈曲和扭转等外力时,可以影响血流量,容易诱发外周动脉病变[2,3]。术前必须进行详细的病史和体格检查。若患者既往有外周动脉疾病高危因素,如冠状动脉疾病、糖尿病、高血压、高龄、性别和吸烟[4],重建外科医生应该对患者进行仔细的体格检查或辅助检查,如CTA[5],评估所需受区血管的通畅程度。下肢动脉疾病患者可表现为跛行、静息痛、缺血性溃疡或坏疽、下肢温度或颜色改变,或无搏动[4]。对于这些高危患者,应谨慎选择股浅血管作为受区血管。

应用解剖学

从胚胎学来看,当胚胎发育到14mm阶段,股动脉作为独立动脉进入大腿,并与轴向动脉与坐骨动脉相连。当胚胎发育到22mm阶段,坐骨动脉退化,股动脉成为下肢唯一的动脉供应[6]。股浅动脉的解剖学变异已有多人报道,如重复股浅动脉[7,8]、发育不全[9,10]和以坐骨动脉为主要供应下肢血运的动脉[11,12]。显微外科医生必须了解这些解剖变异,因为其动脉瘤形成和血栓栓塞形成等并发症发生率较高[13,14]。患者还可能出现间歇性跛行[15]。这些变异的股浅动脉无法作为受区血管,可能需要使用替代的受区血管。

髂外动脉穿过腹股沟韧带,成为股总动脉(位于股骨头前),走行约4cm,直到股深动脉自后外侧分出,延续为股浅动脉[6,16]。股浅动脉继续沿大腿向下延伸,在进入内收肌裂孔之前发出膝降支,内收肌裂孔是内收大肌的腱膜性止点的裂隙,将股动脉和股静脉从收肌管转入腘窝[6,17,18]。股浅动脉从内收肌裂口穿出,成为腘动脉[6,16]。股浅动脉可暴露于股三角或内收肌管内。每个区域的解剖结构如下所述。

股三角

股三角位于腹股沟韧带下方、大腿上1/3处。其边界分别是腹股沟韧带(上)、长收肌(内侧)和缝匠肌(外侧)[16,19,20]。其底部由髂腰肌、耻骨肌和长收肌构成。顶部由皮肤层、皮下组织、浅筋膜和深筋膜组成。股三角内部从外到内依次是股神经、股动脉、股静脉和淋巴管[19,20]。除了股神经，股三角内的所有结构都被包裹在股鞘内，股鞘是腹部横筋膜和髂筋膜的延续。股神经位于髂肌和腰大肌之间，但不在股鞘内。在鞘内，每个神经血管结构都有自己的亚鞘[19,20](参见第 17 章)。

收肌管(Hunter 管)

收肌管是一条肌肉腱膜隧道，穿过大腿中部至下 1/3 处，平均长度为 8.5~11.5cm[21,22]。穿过股三角的几个结构也穿过收肌管。其边界为股内侧肌(前外侧)、长收肌(近-后侧)、大收肌(远-后侧)和深至缝匠肌的内收肌膜(内侧))(参见第 17 章)。股三角的远端顶点是收肌管的近端。收肌管的远端止于内收肌裂孔处。其内是股浅静脉、股浅动脉和隐神经。股静脉位于股浅动脉的后方[6]。在收肌管内，股浅动脉发出膝降支和隐支[22]。收肌管入口和出口之间的距离因性别而异。平均而言，男性髂前上棘与收肌管入口之间的距离为 25cm，女性为 24cm；男性内收肌裂孔到髌骨的平均距离为 9cm，女性为 9.5cm。内收肌裂孔后，股浅动脉延续为腘动脉[6,16,21]。当股静脉通过收肌管向近端走行时，有小静脉汇入，然后与股深静脉和大隐静脉汇合成为股总静脉[21]。

在显微外科重建手术中，考虑受区血管的直径及其与供区血管的比例是很重要的。如前所述，鉴于股浅血管在下肢循环中的重要作用，必须进行端-侧吻合。血管直径因性别和年龄而异。Czyzewska 等人发现，男性和女性股浅动脉的直径在统计学上有显著差异，男性的血管直径更大[23]。该研究还发现，随着年龄增长，男性和女性的股浅动脉直径都在增加。Fronek 等人的一项研究发现，股静脉直径随 Valsalva 试验增大，随年龄增长而减小，与非西班牙裔白种人相比，西班牙裔、非洲裔美国人和亚洲人的股静脉直径明显较小[24]。体重指数(BMI)也被证明对血管位置有影响，超重患者的血管位置明显比正常体重患者更深[25]。Keiler 等人的研究也证实了类似的关系，他们发现股静脉直径与 BMI 之间存在显著的正相关关系，他们还发现，与仰卧位[26]相比，直立位下股静脉的内径更大。股浅动脉的直径为 2.5~9.6mm[23,27,28]。股静脉的直径为 11.2~16.4mm[24,26]。

手术部位的显露

文献表明，斜切口比纵切口更适合暴露腹股沟处的股动脉。横向切口可降低伤口感染的发生率，切口沿 Langer 线延伸，并保留淋巴管[29-32]。如果患者已有切口或存在撕裂伤或伤口，则应在分离显露血管时充分利用这些情况。如果不存在这样的区域，则应考虑在腹股沟处做斜切口，以显露股浅动脉。对于大腿和膝关节远端缺损，应考虑现有缺损的位置并选择合适的切口。

患者仰卧在手术台上，大腿外旋，有助于血管显露[29,33]。计划做平行于腹股沟韧带的斜切口(从髂前上棘到耻骨联合)；该切口可位于韧带下方或上方，但不应位于腹股沟折痕[29,30]。切口需要足够大，以便进行血管显露和显微外科吻合。如果需要做纵向切口，则应自腹股沟韧带延长线的中点沿着髂前上棘与股骨内侧髁连线的方向做切口[31]。

逐层切开皮肤及皮下组织，剥离组织时，当接触到浅表淋巴组织时，应仔细分离或保护，以防止淋巴被破坏[31]。股动脉位于腹股沟深层筋膜覆盖的股骨鞘内，位于缝匠肌深面[33]。股静脉和深部淋巴结位于股三角内的动脉内侧，此外还有股总动脉的分支；旋髂浅动脉、腹壁浅动脉(参见第 19 章)、阴部浅动脉和阴部深动脉(参见第 44 章)可做用于端-端吻合。选择受区静脉时，除隐静脉外，还可选择旋髂浅静脉和腹壁下浅静脉。此外，股静脉也可以行端-侧吻合。如果需要显露更远端的股浅动脉，则必须切开收肌管顶部，向外侧牵拉缝匠肌和股内侧肌，向内牵拉长收肌[33](图 32.1 和图 32.2)。与股浅动脉的吻合方式选择端-侧吻合。静脉与股浅动脉伴行，可根据供区静脉的直径进

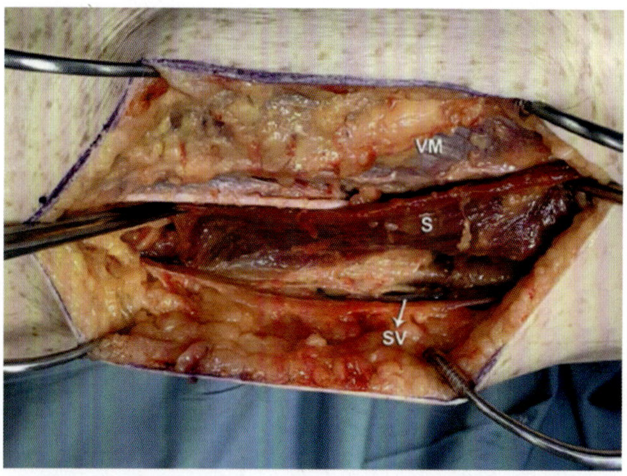

图 32.1 尸体解剖：显露收肌管。S，缝匠肌；VM，股内侧肌；SV，大隐静脉。

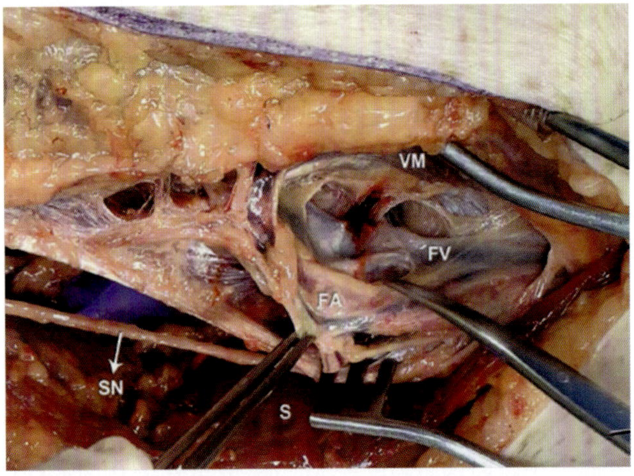

图 32.2 收肌管内股浅动脉(FA)和股浅静脉(FV)的显露。VM,股内侧肌;S,缝匠肌;SN,隐神经。

行适当的静脉吻合,最常见的方式是端-侧吻合。也可在大腿内侧解剖分离大隐静脉,转位至邻近区域进行静脉吻合。此外,在收肌管中,膝降动脉可提供替代的受区血管(参见第39章)。使用哪条血管作为受区血管取决于多种因素,包括供区血管的长度和直径,以及要重建的缺损位置。

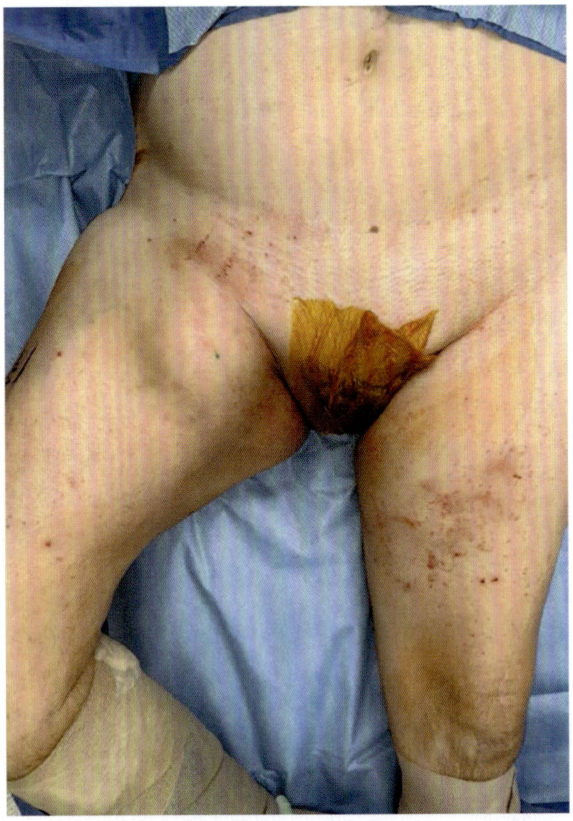

图 32.3 高级别未分化多形性肉瘤,位于右侧大腿近端内侧。

病例1

患者,男性,75岁,右侧大腿近端内侧高度未分化多形性肉瘤(图32.3)。术前放疗剂量为62.5Gy。手术安排在放疗后4周。对肉瘤进行广泛的局部切除,导致股三角区域出现一个巨大的缺损,同时显露股动静脉(图32.4)。股深动脉、静脉进入肿块,需要结扎。取对侧股前外侧游离皮瓣对缺损区域进行重建(图32.5)。旋髂浅动脉(受区)与降支(皮瓣血管)行端-端吻合。在股总静脉和供区静脉之间进行了一次静脉吻合。采用2.5mm吻合器在旋髂浅静脉与第二供区静脉之间进行吻合(图32.6和图32.7)。

病例2

患者,男性,54岁,有吸烟史,30多年前发生过机动车事故,有右股骨和胫骨切开复位内固定手术史,并发右下肢部分瘫痪(足下垂、股四头肌萎缩和伸膝功能受损)和骨筋膜室综合征,需要减张植皮。患者在就诊前7年因部分瘫痪而跌倒,导致髌腱断裂和慢性高位髌骨,最终导致膝关节伤口不愈合。患者在另一家医疗机构进行了多次清创和抗感染治疗。在就诊

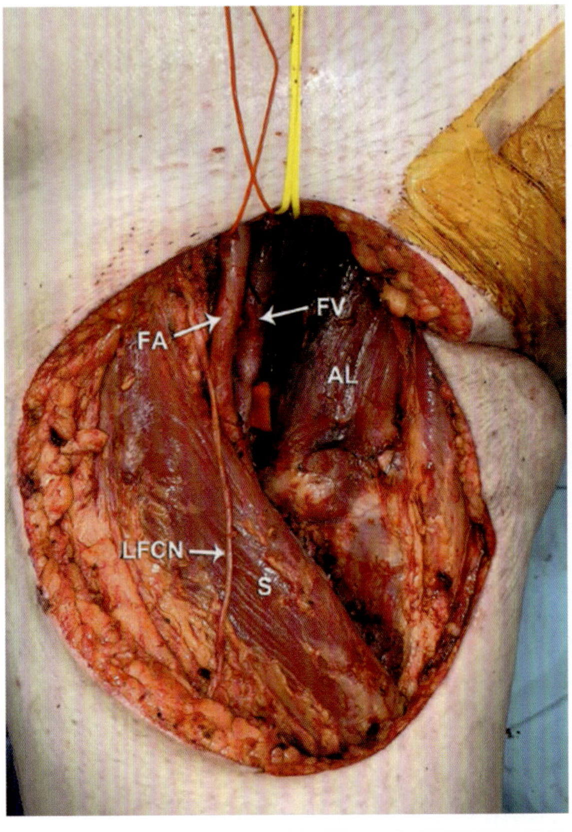

图 32.4 肿瘤切除后缺损,显露股动脉(FA)和股静脉(FV)。AL,长收肌;S,缝匠肌;LFCN,股外侧皮神经。

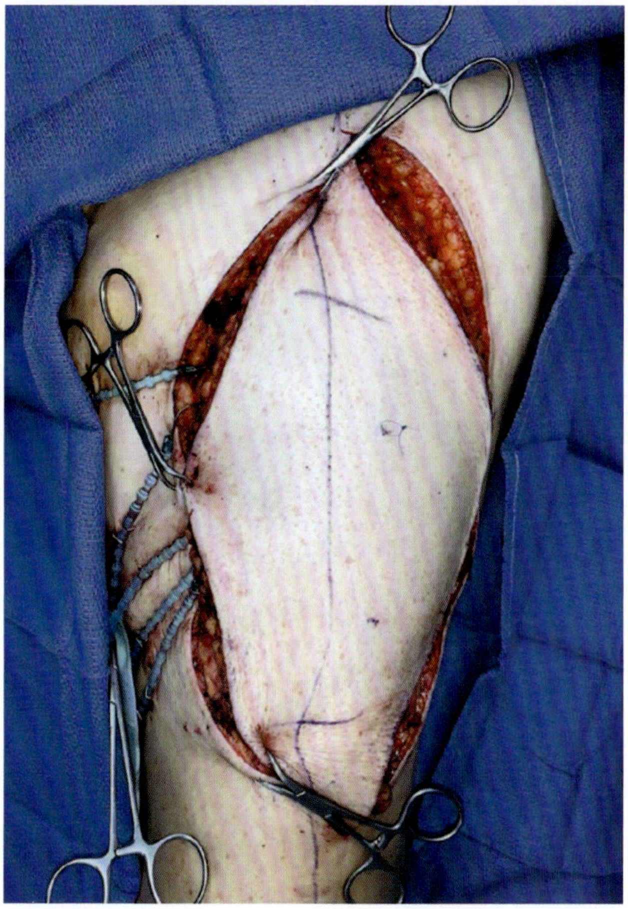

图 32.5　切取游离股前外侧皮瓣。

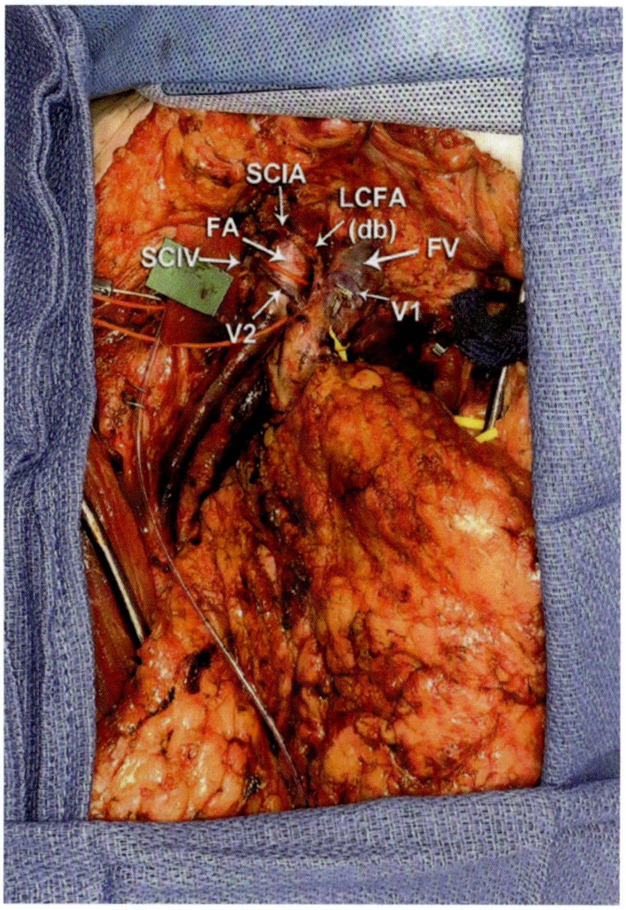

图 32.6　对旋髂浅动脉(SCIA)(受区)和旋股外侧动脉(LCFA)降支(db)(皮瓣血管)行端-端吻合。第一次静脉吻合术为股总静脉(FV)与供区静脉(V1)行端-侧吻合。第二次静脉吻合术为旋髂浅静脉(SCIV)与第二条供区静脉(V2)行端-端吻合,采用2.5mm 吻合器。

时,他正在接受口服抗生素和伤口负压治疗。检查时可见 4cm×7cm 的创面与膝关节相通(图 32.8)。骨科小组进行了膝关节细菌培养,结果提示副流感嗜血杆菌和表皮葡萄球菌感染。随后,骨科团队进行了连续的手术清创,直到伤口培养阴性。病理未见骨髓炎。在感染科指导下,继续静脉应用抗生素治疗。

1 周后,对患者进行手术重建。取对侧游离股前外侧皮瓣。初步探查显示旋股外侧动脉降支和胫后动脉均无法使用,可能由创伤和多次手术所致。然后考虑应用股浅动脉作为受区血管。在大腿远端,采用缝匠肌下入路暴露股动脉。对股浅动脉与皮瓣血管行端-侧吻合。在随访过程中,患者之前的膝关节创面得到了充分覆盖(图 32.9),并能够成功行走。

讨论

现有文献报道,在显微外科重建手术中,股浅动脉可作为优秀的供区血管[34 38],同时也可作为受区血管应用。在膝关节的修复重建手术中,有许多皮瓣均可选择股浅动脉作为受区血管。Hierner 等报道了在全膝关节置换术后对 14 例患者进行游离背阔肌皮瓣重建,结果良好[40]。Peters 等报道了一个类似的病例,使用背阔肌游离皮瓣治疗下肢创伤,将股浅动脉作为受区血管,但术后动脉血栓形成,导致皮瓣手术失败[41]。当选择股浅血管作为受区血管时,必须牢记这一点。Herrera 等人报道了使用股浅动脉到缝匠肌的肌支作为重建膝关节周围和胫骨近端的受区血管[42]。在这项尸体研究中,研究者发现该动脉分支的平均直径为 1.5mm,在股骨内上髁近端平均 13cm 处,进入缝匠肌深部表面。与该分支相连的伴行静脉平均长 1.2mm;隐静脉也可用于静脉吻合,以保证皮瓣静脉回流[42]。

使用股浅动脉作为受区血管的另一个指征是阴

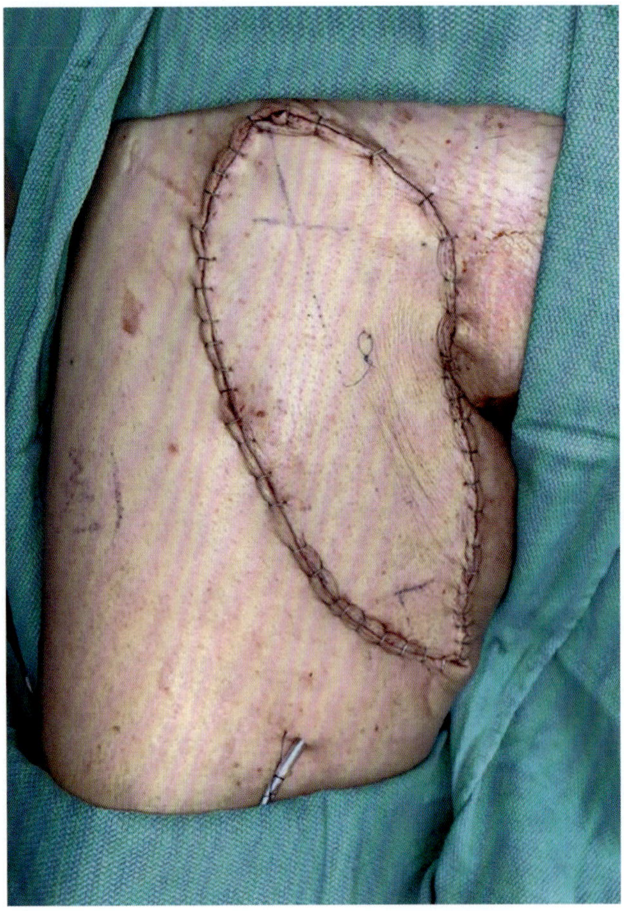

图 32.7 微血管吻合后固定游离股前外侧皮瓣。

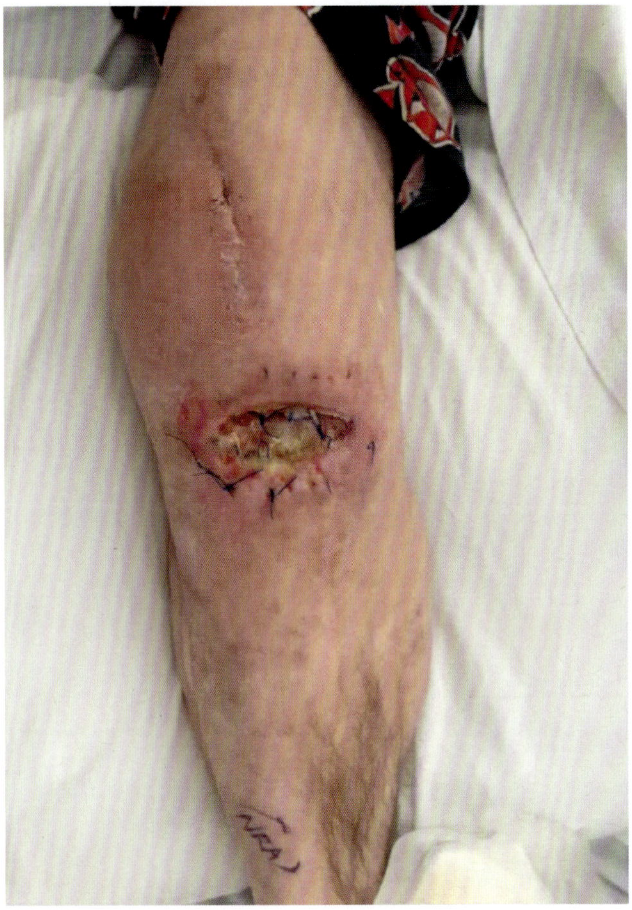

图 32.8 膝关节缺损。

茎成形术，包括对先天性和外伤性缺损的修复。Perovic 等人描述了使用游离背阔肌皮瓣治疗成人和儿童的先天性、医源性和外伤性阴茎缺损[43]。研究者使用股动脉和隐静脉作为受区血管，无皮瓣坏死的情况发生[43]。同样的，这些血管也可以在阴茎成形术中作为受区血管。包括 Safa 及其同事在内的几位研究者主张采用端-侧吻合股浅动脉和大隐静脉的桡侧前臂皮瓣阴茎成形术[44,45]（参见第 44 章）。

结论

股浅动脉对下肢供血有重要作用，其完全损伤会导致肢体严重缺血。该血管及其分支可被用于会阴部、大腿和膝关节缺损的显微外科重建手术，也可用于阴茎成形术的缺损或重建。股浅动脉可以在股三角的腹股沟近端或大腿远端收肌管处进行解剖分离。对于合并外周动脉疾病的高危患者，必须谨慎使用，以确保血管通畅。由于其对下肢血供具有关键作用，使用该血管时需要行端-侧吻合。伴行静脉和大隐静脉的分支可被用作静脉回流通路。

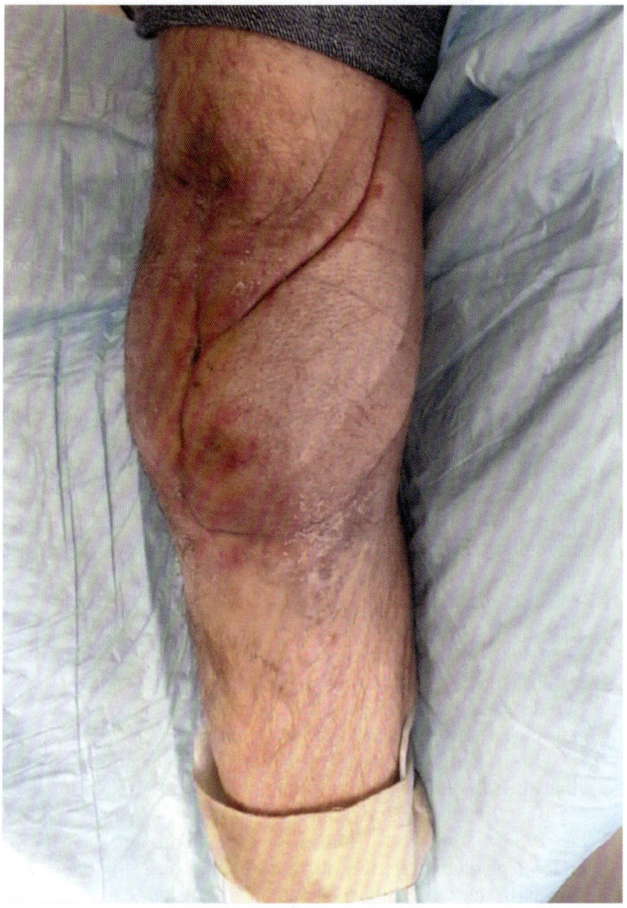

图 32.9 在连续清创后使用游离股前外侧皮瓣进行显微外科重建手术。股动脉和静脉与皮瓣蒂部采取端–侧吻合方式进行微血管吻合。

（邓中博 译）

参考文献

1. Wei FC, Mardini S. Free style flaps. In: Wei FC, Mardini S, editors. Flaps and reconstructive surgery. China: Elsevier Inc; 2009. p. 617–24.
2. Perlstein TS, Krichavsky. Peripheral artery disease. In: Antman EM, Sabatine MS, editors. Cardiovascular therapeutics: a companion to Braunwald's heart disease. Philadelphia: Elsevier Inc; 2013. p. 539–550.
3. Moosavi J. Peripheral artery disease. In: Maleki M, Alizadehasl A, Haghjoo M, editors. Practical cardiology. St. Louis: Elsevier Inc; 2018. p. 367–75.
4. Ouriel K. Peripheral arterial disease. Lancet. 2001;358(9289):1257–64. https://doi.org/10.1016/S0140-6736(01)06351-6.
5. Lee GK, Fox PM, Riboh J, Hsu C, Saber S, Rubin GD, et al. Computed tomography angiography in microsurgery: indications, clinical utility, and pitfalls. Eplasty. 2013;13:e42.
6. Swift H, Bordoni B. Anatomy, bony pelvis and lower limb, femoral artery [Updated 2020 Aug 10]. In: StatPearls [Internet]. Treasure Island (FL): StatPearls Publishing; 2020 Jan-. Available from: https://www.ncbi.nlm.nih.gov/books/NBK538262/.
7. Yu SH, Hwang JH, Kim JH, Park S, Lee KH, Choi ST. Duplication of superficial femoral artery: imaging findings and literature review. BMC Med Imaging. 2020;20(99).https://doi.org/10.1186/s12880-020-00500-4.
8. Hapugoda S, Hsu CC, Kwan GNC, Watkins TW, Rophael JA. Duplication of the superficial femoral artery: comprehensive review of imaging literature and insight into embryology. Acta Rad Open. 2016; https://doi.org/10.1177/2058460116659098.
9. Kwon JH, Shin JH. Hypoplastic superficial femoral artery combined with connection of the deep femoral artery to the popliteal artery. Radiol Case Rep. 2018;13(1):39–42. https://doi.org/10.1016/j.radcr.2017.10.028.
10. Buckley JG, Levitt RG, Zuckerman DA. Hypoplastic superficial femoral artery associated with bilateral persistent sciatic arteries: a diagnostic pitfall. Cardiovasc Intervent Radiol. 1992;15:240–3. https://doi.org/10.1007/BF02733930.
11. Shehzad KN, Monib S, Mensa M, Halawa MO. Bilateral persistent sciatic arteries complicated by unilateral acute lower limb ischaemia. J Surg Case Rep. 2019. 2019;4:rjz119. https://doi.org/10.1093/jscr/rjz119.
12. Van Hooft IM, Zeebregts CJ, van Sterkenburg SMM, de Vries WR, Reijnen MMPJ. The persistent sciatic artery. Eur J Vasc Endovasc Surg. 2009;37(5):585–91. https://doi.org/10.1016/j.ejvs.2009.01.014.
13. Brancaccio G, Falco E, Pera M, Celoria G, Stefanini T, Puccianti F. Symptomatic persistent sciatic artery. J Am Coll Surg. 2004;198(1):158. https://doi.org/10.1016/j.jamcollsurg.2003.06.008.
14. Lekehal B, Taberkant M, Sefiani Y, Mekouar T. El Mesnaoui, Benjelloun a et al. aneurysm of a persistent sciatic artery: five case reports. J Mal Vasc. 2001;26(1):60–4.
15. Kritsch D, Hutter HP, Hirschl M, Katzenschlager R. Persistent sciatic artery: an uncommon cause of intermittent claudication. Int Angiol. 2006;25(3):327–9.
16. Wheeless C. Femoral artery. In Wheless' textbook of orthopedics. 2015. http://www.wheelessonline.com/ortho/femoral_artery. Accessed 12 Sep 2020.
17. Gocmen-Mas N, Aksu F, Edizer M, Magden O, Tayfur V, Seyhan T. The arterial anatomy of the saphenous flap: a cadaveric study. Folia Morphol (Warsz). 2012;71(1):10–4.
18. Garcia-Pumarino R, Franco JM. Anatomical variability of descending genicular artery. Ann Plast Surg. 2014;73(5):607–11. https://doi.org/10.1097/SAP.0b013e318276d964.
19. Basinger H, Hogg JP. Anatomy, abdomen and pelvis, femoral triangle [Updated 2020 Jul 27]. In: StatPearls [Internet]. Treasure Island (FL): StatPearls Publishing; 2020 Jan-. Available from: https://www.ncbi.nlm.nih.gov/books/NBK541140/.
20. Ebraheim N, Whaley J, Stirton J, Hamilton R, Andrews K. Femoral triangle anatomy: review, surgical application, and novel mnemonic. J Orthop Res Ther. 2017;129. https://doi.org/10.29011/2575-8241.000139.
21. Migirov A, Vilella RC. Anatomy, abdomen and pelvis, adductor canal (subsartorial, Hunter's canal) [Updated 2020 Sep 13]. In: StatPearls [Internet]. Treasure Island (FL): StatPearls Publishing; 2020 Jan. Available from: https://www.ncbi.nlm.nih.gov/books/NBK556046/.
22. Thiayagarajan MK, Kumar SV, Venkatesh S. An exact localization of adductor canal and its clinical significance: a cadaveric study. Anesth Essays Res. 2019;13(2):284–6. https://doi.org/10.4103/aer.AER_35_19.
23. Czyzewska D, Ustymowicz A, Krysiuk K, Witkowski P, Zonenberg M, Dobrzycki K et al. Ultrasound assessment of the caliber of the arteries in the lower extremities in healthy persons – the dependency on age, sex and morphological parameters of the subjects. J Ultrason. 2012;12(51):420–7. https://doi.org/10.15557/JoU.2012.0030.
24. Fronek A, Criqui MH, Denenberg J, Langer RD. Common femoral vein dimensions and hemodynamics including Valsalva response as a function of sex, age, and ethnicity in a population study. J Vasc Surg. 2001;33(5):1050–6. https://doi.org/10.1067/mva.2001.113496.
25. Seyahi N, Kahveci A, Altiparmak MR, Serdengecti K, Erek

E. Ultrasound imaging findings of femoral veins in patients with renal failure and its impact on vascular access. Nephrol Dial Transplant. 2005;20(9):1864–7. https://doi.org/10.1093/ndt/gfh942.
26. Keiler J, Seidel R, Wree A. The femoral vein diameter and its correlation with sex, age and body mass index - an anatomical parameter with clinical relevance. Phlebology. 2019;34(1):58–69. https://doi.org/10.1177/0268355518772746.
27. Spector KS, Lawson WE. Optimizing safe femoral access during cardiac catheterization. Catheter Cardiovasc Interv. 2001;53(2):209–12. https://doi.org/10.1002/ccd.1150.
28. Lorbeer R, Grotz A, Dorr M, Volzke H, Lieb W, Kuhn J, et al. Reference values of vessel diameters, stenosis prevalence, and arterial variations of the lower limb arteries in a male population sample using contrast-enhanced MR angiography. PLoS One. 2018;13(6):e0197559. https://doi.org/10.1371/journal.pone.0197559.
29. Chester JF, Butler CM, Taylor RS. Vascular reconstruction at the groin: oblique or vertical incisions? Ann R Coll Surg Engl. 1992;74(2):112–4.
30. Caiati JM, Kaplan D, Gitlitz D, Hollier LH, Marin ML. The value of the oblique groin incision for femoral artery access during endovascular procedures. Ann Vasc Surg. 2000;14(3):248–53. https://doi.org/10.1007/s100169910042.
31. Cantreras M, Baptista-Silvs JC, do Carmo Novaes F, Cacione DG. Transverse versus vertical groin incision for femoral artery approach. Cochrane Database Syst Rev. 2020;4(4):CD013153. https://doi.org/10.1002/14651858.CD013153.pub2.
32. Tremblay C, Grabs D, Bourgouin D, Bronchti G. Cutaneous vascularization of the femoral triangle in respect to groin incisions. J Vasc Surg. 2016;64(3):757–64. https://doi.org/10.1016/j.jvs.2015.04.385.
33. Velmahos G, Gelbard R. Femoral artery injuries. In: Demetriades D, Inaba K, Velmahos, editors. Atlas of surgical techniques in trauma. Cambridge: Cambridge University Press; 2015. p. 303–336.
34. El-Hadi H, Morris S, Alkhawaji A. The superficial femoral artery flap: a 3-dimensional anatomical study. Plast Surg (Oakv). 2017;25(3):188–93. https://doi.org/10.1177/2292550317716125.
35. Koshima I, Hosoda M, Inagawa K, Moriguchi T, Orita Y. Free medial thigh perforator-based flaps: new definition of the pedicle vessels and versatile application. Ann Plast Surg. 1996;37(5):507–15. https://doi.org/10.1097/00000637-199611000-00009.
36. Mojallal A, Boucher F, Shipkov H, Saint-Cyr M, Braye F. Superficial femoral artery perforator flap: anatomical study of a new flap and clinical cases. Plast Reconstr Surg. 2014;133(4):934–44. https://doi.org/10.1097/PRS.0000000000000005.
37. Ratanshi I, McInnes CW, Islur A. The proximal superficial femoral artery perforator flap: anatomic study and clinical cases. Microsurgery. 2017;37(6):581–8. https://doi.org/10.1002/micr.30155.
38. Mohan AT, Zhu L, Morsy M, Sur YJ, Michalak GJ, Lachman N et al. Reappraisal of perforasomes of the superficial femoral, descending genicular, and saphenous arteries and clinical applications to locoregional reconstruction. Plast Reconstr Surg. 2019;143(3):613e–27e. https://doi.org/10.1097/PRS.0000000000005395.
39. Fang T, Zhang W, Lineaweaver WC, Zhang F. Recipient vessels in the free flap reconstruction around the knee. Ann Plast Surg. 2013;71(4):429–33. https://doi.org/10.1097/SAP.0b013e31824e5e6e.
40. Hierner R, Reynders-Frederix P, Bellemans J, Stuyck J, Peeters W. Free myocutaneous latissimus dorsi flap transfer in total knee arthroplasty. J Plast Reconstr Aesthet Surg. 2009;62(12):1692–700. https://doi.org/10.1016/j.bjps.2008.07.038.
41. Peters T, Fischer P, Lahoda L, Niederbichler AD, Alkandari Q, Vogt P. The free latissimus dorsi flap as primary free flap and crane flap with secondary pedicled transfer. J Reconstr Microsurg. 2008;24(2):73–7. https://doi.org/10.1055/s-2008-1064922.
42. Herrera FA, Lee CK, Kiehn MW, Hansen SL. The distal superficial femoral arterial branch to the sartorius muscle as a recipient vessel for soft tissue defects around the knee: anatomic study and clinical applications. Microsurgery. 2009;29(6):425–9. https://doi.org/10.1002/micr.20620.
43. Perovic SV, Djinovic R, Bumbasirevic M, Djordjevic M, Vukovic P. Total phalloplasty using a musculocutaneous latissimus dorsi flap. BJU Int. 2007;100(4):899–905.; discussion 905. https://doi.org/10.1111/j.1464-410X.2007.07084.x.
44. Safa B, Lin WC, Salim AM, Deschamps-Braly JC, Poh MM. Current concepts in masculinizing gender surgery. Plast Reconstr Surg. 2019;143(4):857e–71e. https://doi.org/10.1097/PRS.0000000000005453.
45. Gottlieb LJ. Radial forearm. Clin Plastic Surg. 2018;45(3):391–8. https://doi.org/10.1016/j.cps.2018.03.009.

第 33 章

腘血管和分支

Sarah N. Bishop, DeAsia D. Jacob, Richard L. Drake, Raffi Gurunian

引言

腘血管为大腿、膝关节或小腿部的皮瓣修复提供了广泛的受区血管。有几条知名的血管分支可以被吻合。不知名的分支可以被用作受区血管，腘血管本身也可以被当作受区血管。知名分支和不知名分支可以端-端方式进行吻合。如果直接使用腘血管，则应采用端-侧吻合，以保证下肢远端灌注。

术前评估

需要皮瓣保肢的患者可能有多种病因。下肢救治最常见于周围血管疾病或外伤患者；然而，肿瘤、感染或神经性溃疡也是相关因素[1,2]。

对于有周围血管疾病或外伤的患者，应进行适当的血管检查，不仅要保证腘血管及其分支通畅、无损伤，还要评估下肢整体灌注情况和愈合能力。在进行皮瓣手术前，可能有必要进行血管手术，以改善下肢的整体灌注。还应注意，血管手术也可能结扎或阻断分支，在选择受区目标时，应谨慎评估发生改变的手术解剖结构。

周围血管疾病患者的初始血管检查是踝肱指数、脉搏容积记录和动脉双相图。如果发现明显的问题，则应采用 CTA 进行额外的成像，或者进行正式的血管造影。使用 CTA 有助于评估缺损周围的解剖结构，除了使用静脉造影剂外，其属于无创检查。正式的血管造影有助于更准确地诊断血管是否通畅，也可通过血管成形术或支架置入术治疗血管病变。

对于怀疑静脉功能不全的患者，应该进行专门评估静脉功能不全的静脉双相超声。如果发现静脉反流，可以请血管外科医生进行射频消融或局部静脉剥脱治疗。

对创伤或感染患者需要进行适当的清创，以获得一个健康的创面。对于创伤患者，还应考虑损伤区域。损伤区域被描述为创面的炎症区域，且微血管血栓形成增加了游离皮瓣失败的概率[3,4]。为避开损伤区，采用近端解剖和（或）静脉移植。然而，使用远离损伤区域的受区血管的理念受到了挑战。创面内健康的受区血管被发现是安全、可靠的[6]。

对肿瘤切除手术后需要皮瓣的患者有特殊的关注。患者可能存在营养不良或高凝状态。此外，这些患者通常术前接受放疗。放射治疗区域内的血管仍然可以被用于显微血管吻合，但必须特别注意，因为这些血管容易损伤。如果发现预期血管不可靠，手术团队应准备不同的受区部位，这也可能需要额外的静脉移植进行微血管吻合。

下肢救治通常与骨科手术相结合，外固定架装置的位置可能会影响暴露特定的血管。重建外科医生经常会被要求参与膝关节置换手术。术前应与骨科医生讨论是否放置铰链或非铰链装置。如果植入非铰链装置，患者将无法取蛙式位，这可能会改变重建外科医生的选择。如果要放置非铰链垫片，那么重建外科医生可以要求提前解剖出受区血管，选择不同的受区位置，或者根据需要调整位置。

需要皮瓣进行肢体挽救的原因有很多。每种病因都有其特点和规划，以保证受区血管的安全性。

应用解剖学

腘动脉支配大腿下部、膝关节和小腿上部区域，是股浅动脉的延续(参见第32章)。腘动脉由大收肌的内收肌裂孔处的股浅动脉转变而来，向后方延伸至膝部，在腘肌下缘处结束，分叉成胫前动脉和胫腓干(然后分叉成胫后动脉和腓动脉)(参见第35章)。腘动脉的末端有一些变异，包括腘动脉终止于胫前侧和腓骨侧，胫后动脉细小或缺如。

腘动脉分为3段，各有相应的手术入路。腘动脉分为膝上段、膝中段和膝下段。膝上段动脉发出膝上内侧动脉和膝上外侧动脉，以及大收肌和腘绳肌下部未命名的上级肌支。上级肌支与股深动脉相交通。膝上内侧动脉是一个小分支，走行于股骨内上髁周围及上方，供应部分股四头肌和膝关节。膝上外侧动脉走行于股二头肌肌腱下方和股骨外侧髁周围，供应部分股四头肌和膝关节。

腘动脉的膝中段将发出单个小的膝中动脉和腓肠动脉。膝中动脉起于膝关节后方，穿过腘斜韧带，为膝关节的滑膜和韧带提供血供。腓肠血管或下级肌支有两个分支：腓肠内侧支和腓肠外侧支，其从腘窝中部分出。腓肠内侧动脉被证实是显微外科血管手术中良好的受区血管，在后续章节中将进行更详细的讨论(参见第40章)[7-9]。

膝下段腘动脉发出膝下内侧动脉和膝下外侧动脉，以及在腓肠肌两个头之间的皮支。膝下内侧动脉走行于胫骨内侧髁周围，为胫骨的近端和膝关节提供血供。膝下外侧动脉绕腓骨小头侧方走行，营养膝关节。膝上动脉、膝下动脉的内侧支和外侧支(共4条动脉)均在膝关节前方形成复杂的吻合，共同供应腘窝4个象限的血运(图33.1和图33.2)。膝上外侧动脉也与旋股外侧动脉交通。

膝降动脉或膝最高动脉也应予以讨论，尽管从技术上讲它是股浅动脉的分支(见第32章和第39章)。股浅动脉延续为腘动脉，进入内收肌裂孔之前，膝降动脉自股动脉发出。膝降动脉分为隐支(与膝下内侧动脉吻合)和肌-关节支(与膝上内侧动脉和胫前动脉交通)。

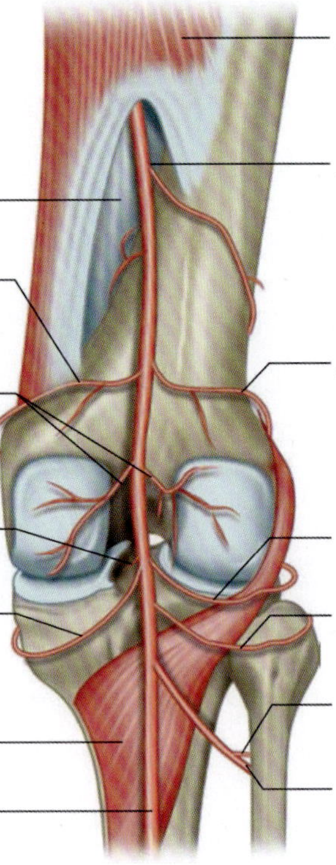

图33.1 腘动脉分支示意图：后视图。

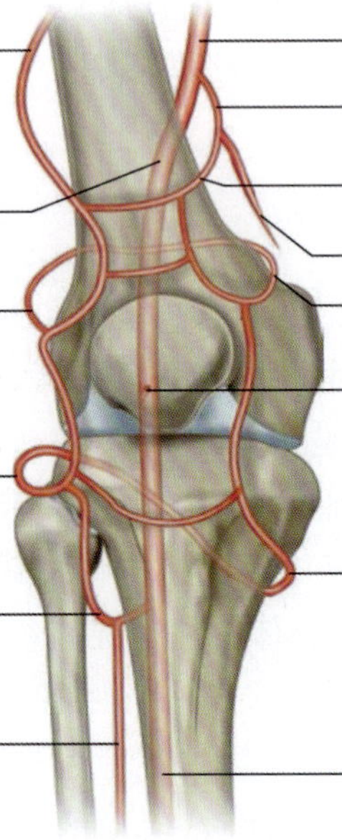

图33.2 腘动脉分支示意图：正视图。

手术部位的显露

膝上段和膝下段分支最容易通过内侧入路暴露，而膝中段分支则通过后入路显露。

膝上腘动脉的显露

通常通过内侧切口显露膝上腘动脉，患者取仰卧位，下肢外旋，膝关节轻度屈曲（图 33.3）。沿大腿远端 1/3 处缝匠肌的前缘做内侧切口。切开缝匠肌筋膜，向后牵拉肌肉，向前牵拉股内侧肌。内收肌腱和半膜肌之间有一条厚厚的筋膜带，为了充分暴露，可能需要将其分开（图 33.4）。内侧肌间隔与大收肌肌腱间存在筋膜粘连，需要切开显露内收肌裂孔。在这里可见到膝上内侧动脉及股神经隐支。纤维鞘将包覆腘窝血管。切开纤维鞘后，动脉位于成对静脉的内侧。

做内侧切口是显露膝上动脉最简便和常用的方法。但是，如果患者有手术史，如血管旁路术，那么可以采用外侧入路。患者取仰卧位，双侧下肢内旋。在股二头肌和髂胫束之间的大腿远端 1/3 处做一个切口。通过髂胫束与外侧肌间隔交汇处的阔筋膜继续深入。切开外侧肌间隔，就可以在腘窝脂肪内触及腘动脉。股二头肌的短头在其进入股外侧髁的上方留下了几厘米的无血管空间，在此处可以触及腘动脉[11]。腘血管紧邻股骨的后方，胫神经和腓神经位于更后方并与段腘绳肌相连。

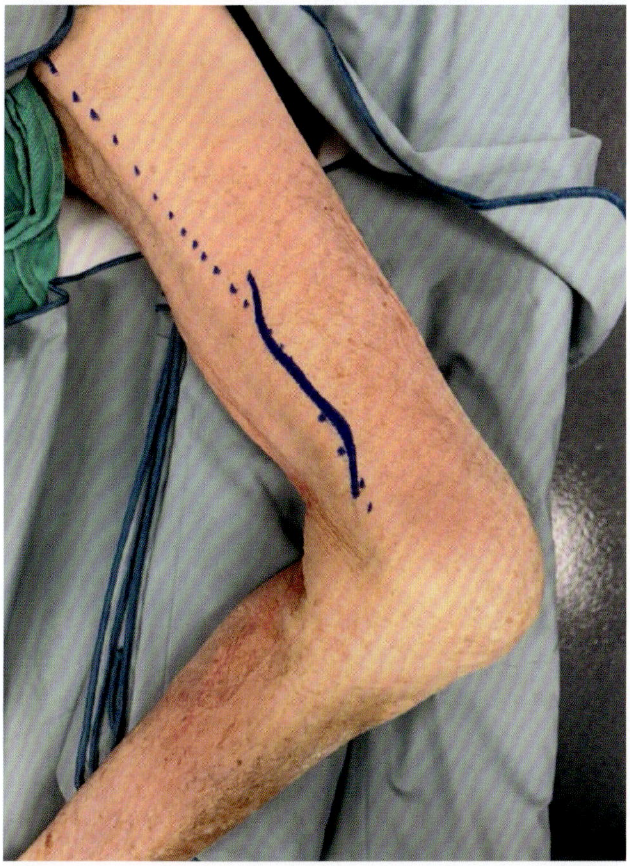

图 33.3 膝上动脉（腘动脉近端）通常通过内侧切口进入，患者取仰卧位，下肢外旋，膝关节微屈。切口（蓝色实线所示）从股骨内收肌结节远端延伸至腹股沟韧带中点（蓝色虚线所示），止于大腿中部和远端 1/3 交界处。

膝中段腘动脉的显露

膝中段腘动脉最好在俯卧位下显露，同时膝关节轻度屈曲。做传统的 S 形切口，沿大腿腘绳肌外侧缘的内侧做纵向切口，水平穿过腘窝，止于小腿外侧沿腓肠肌外侧边界的垂直切口（图 33.5）。做 S 形切口可避免屈曲挛缩；但是，如果在这个范围内放置皮瓣，则可以修改 S 形切口。切开皮肤，于皮下显露小隐静脉。然后切开深筋膜，识别并保留内侧腓肠神经（参见第 40 章）。识别胫神经并向内侧牵拉保护，沿着股二头肌肌腱和腓骨颈找到腓神经并向外侧牵拉保护。腘动脉位于静脉前方、内侧的动脉鞘内（图 33.6）。如果需要更长的远端长度，可以将内侧和外侧腓肠肌的两个头分开。

通过内侧入路显露腘动脉中段的手术也是可取的，尽管其有一定难度。用于显露膝上动脉的皮肤切口可向远端延伸至膝关节内侧，或单独做皮肤切口（图 33.7）。识别大隐静脉和缝匠肌。在缝匠肌和内侧

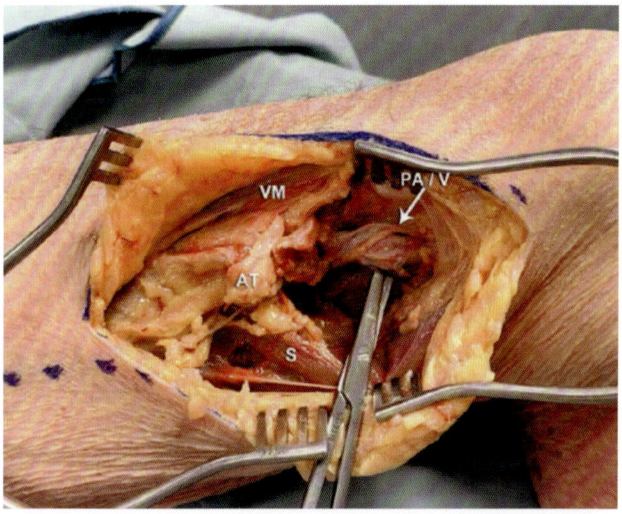

图 33.4 解剖尸体，以暴露膝上腘血管。缝匠肌和股内侧肌（VM）的间隙位于大腿远端 1/3 处。切开缝匠肌（S）筋膜，向后牵拉肌肉，向前和外侧牵拉股内侧肌。内收肌腱（AT）和半膜肌之间有一层厚的筋膜带，分开以充分暴露腘血管。分离 AT 便于暴露。PA/V，腘动脉和腘静脉。

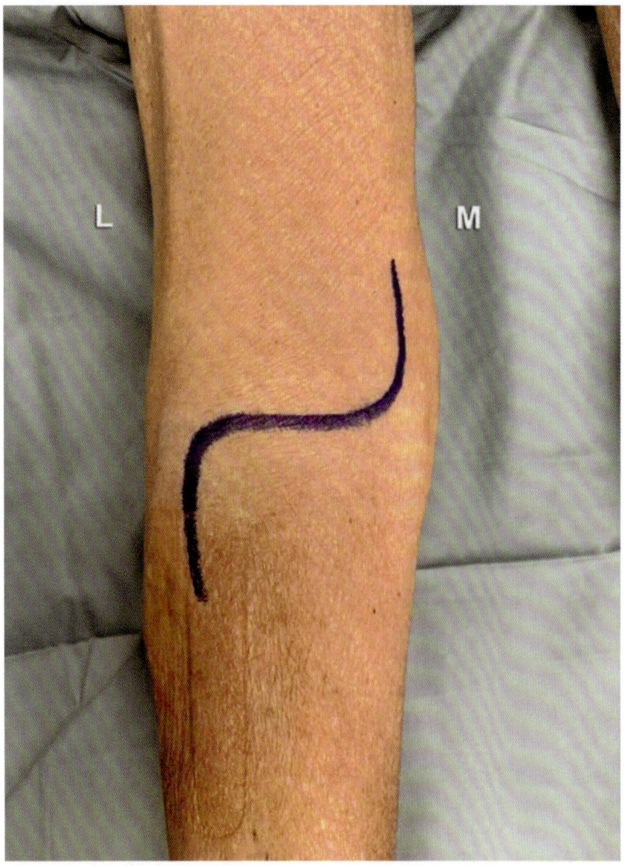

图 33.5 尸体通过后入路做S形切口，以暴露腘血管。M，内侧；L，外侧。

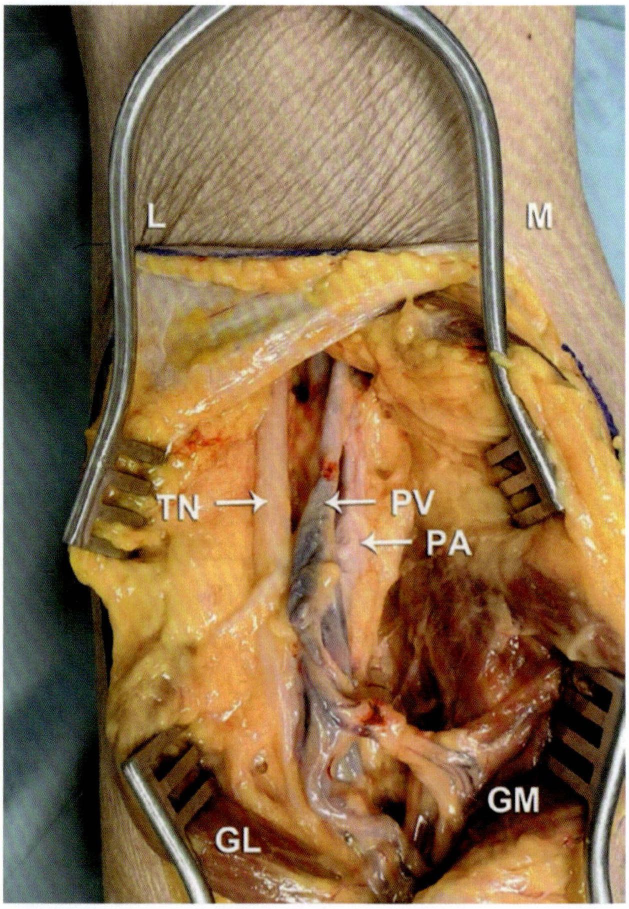

图 33.6 经后入路显露腘血管。M，内侧；L，外侧；GM，腓肠肌内侧头；GL，腓肠肌外侧头；PA，腘动脉；PV，腘静脉；TN，胫神经。

腘绳肌腱之间分开深筋膜。解剖显露时，在膝关节处的缝匠肌与股薄肌之间的皮下组织中可发现隐血管和隐神经，并向远端与大隐静脉伴行。将股薄肌、半膜肌和半腱肌的总肌腱分开显露(图 33.8)。腓肠肌内侧头可与股骨内侧髁分离。在实际手术操作中，应留有足够的软组织，以方便后期缝合，避免损伤膝关节滑膜。

膝下腘动脉的显露

膝下腘动脉可通过内侧和外侧切口显露。患者取仰卧位，膝关节屈曲 30°，髋关节外旋，膝关节下方放置一垫块(图 33.7)。在胫骨内侧缘后方约 1cm 处做一个垂直切口，从膝关节下缘延伸至下肢中部。大隐静脉就在这个位置，应该予以保留。沿胫骨后缘切开深筋膜，进入后深筋膜室。向后牵拉腓肠肌内侧头，显露腘血管。切开神经血管鞘，首先显露腘静脉。腘静脉通常成对出现。半腱肌、半膜肌和股薄肌的肌腱可以分

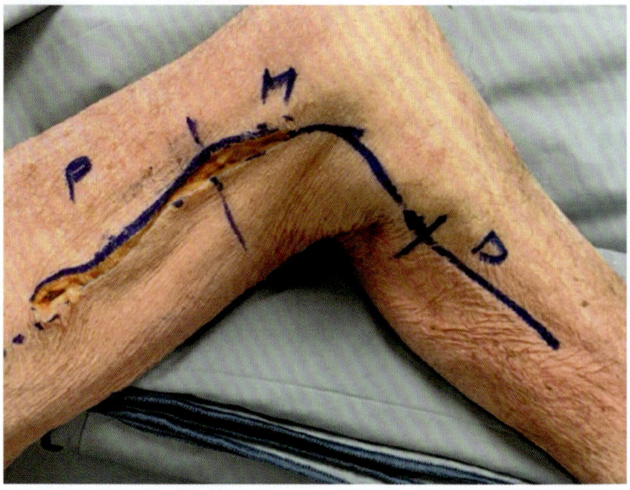

图 33.7 在大腿远端(P，近端)、膝关节内侧(M，中部)和下肢内侧近端(D，远端)做皮肤切口，通过内侧入路暴露膝上、膝中和膝下区域的腘血管。

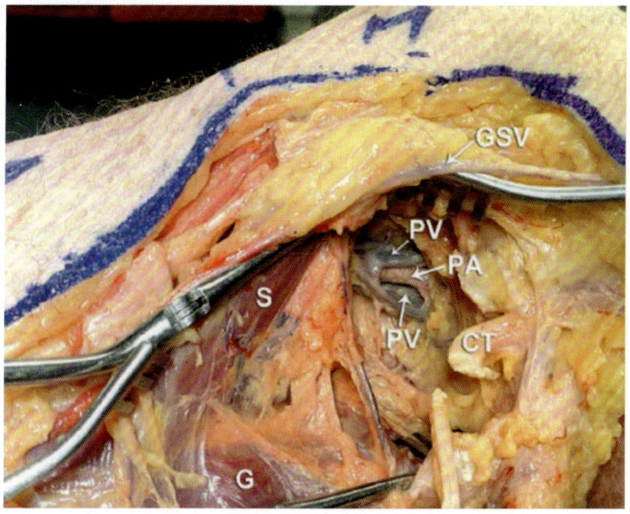

图 33.8 经内侧入路暴露尸体腘血管中段：从缝匠肌和股薄肌之间剥离。将股薄肌、半膜肌和半腱肌的总腱（CT）分开进行暴露。腓肠肌内侧头可与股骨内侧髁分离。在实际情况下，应留有足够的软组织，以方便后期缝合，并避免损伤膝关节滑膜。S，缝匠肌；G，股薄肌；PA，腘动脉；PV，腘静脉；GSV，大隐静脉。

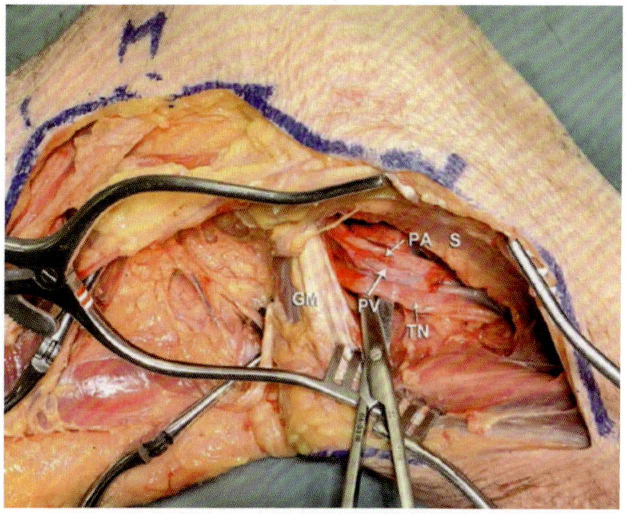

图 33.9 在尸体解剖中，通过内侧入路暴露腘血管的薄弱部分。从股骨内收肌结节处做切口，经胫骨内侧髁沿胫骨后内侧边缘向远端延伸。沿着胫骨后缘切开深筋膜，进入后深筋膜室。向后牵拉腓肠肌内侧头，露出腘血管。一旦神经血管鞘被切开，应首先显露腘静脉。腘静脉通常与交叉静脉配对。半腱肌、半膜肌和股薄肌的肌腱可以分离，以增加近端显露范围。剥离比目鱼肌在胫骨的内侧附着部将有利于显露胫骨腓骨干和胫骨前血管远端。GM，腓肠肌内侧头；S，比目鱼肌；PA，腘动脉；PV，腘静脉；TN，胫神经。

开，以增加近端显露的范围。对比目鱼肌在胫骨内侧附着部进行适度剥离，有利于胫腓干和胫前血管远端的显露（图 33.9）。

外侧入路也可暴露膝下腘血管[10]。患者取仰卧位，下肢内旋，膝关节屈曲。切口垂直于腓骨头上方或位于腓骨后方。股二头肌肌腱止于腓骨头。腓总神经位于股二头肌肌腱的后方，然后绕腓骨颈向前走行。腓骨的上 1/3 需要被切除，以便从外侧入路进入腘血管。首先分开股二头肌肌腱，小心地游离腓总神经及其分支。切除腓骨上部的所有肌肉和韧带附件，以使骨能被切除。也可以将腓骨骨膜从腓骨上切开剥离，用锯切除骨。腘血管深达骨膜。首先显露的是腘动脉，然后是腘静脉。远端进一步剥离也可暴露胫前动脉和胫腓干。

讨论

腘动脉及其分支提供了多种受区选择。如前所述，腘动脉有多个知名分支。然而，有几种未命名的肌肉分支可能有足够的直径，可用于显微血管手术。根据特定的手术过程，许多血管可以端-端方式进行吻合。但是，如果直接使用腘动脉及胫骨前动脉、胫骨后动脉和腓动脉，则应考虑行端-侧吻合，以保证下肢远端和足部的灌注。

在微血管手术中，许多腘分支被证实可作为受区血管。膝上内侧动脉和膝上外侧动脉均可使用。膝上内侧动脉通常直径较小，这表明膝上动脉或膝下动脉（参见第 39 章）直径较大。然而，膝上内侧动脉被证实为膝关节覆盖的受区血管[14,15]（参见第 39 章）。膝上外侧动脉也可在分成浅支和深支之前或之后使用。

膝中动脉一般直径较小，但 2~4mm 的直径足够用于显微手术。然而，其关节内走行很短，如果膝关节屈曲，就会发生扭结[16]。在某些情况下，如果患者的膝关节有非铰链式垫片，可能会进行成功的吻合。然而，在大多数情况下，选择另一条受区血管可能是更理想的。

膝下动脉有可能被使用，然而，其使用并不像其他腘分支那样被报道得那么多。

Hong 和 Koshima 报道了使用随机筋膜上穿支的超显微外科技术[17]。由于这些穿支在解剖学上不恒定，有必要进行多普勒超声、CTA 或 MRA。使用这些穿支需要专业技术，应由经验丰富的超显微外科医生进行。

膝降动脉、旋股外侧动脉和腓肠动脉可以被使用，并且经常被报道。在第39章（膝降血管）、第30章和第31章（旋股外侧血管）和第40章（腓肠血管）中有更详细的描述。

结论

腘动脉和腘动脉分支有多种选择，可以选取外侧或内侧血管，可以取仰卧位或俯卧位。当选择合适的受区血管进行显微血管吻合时，应综合考虑既往手术情况、患者的特殊需要、缺损特点、术中定位、皮瓣供区、显微外科皮瓣及其蒂部特点、术后规划等因素。

（邓中博 译）

参考文献

1. Bradley L, Kirker SG. Secondary prevention of arteriosclerosis in lower limb vascular amputees: a missed opportunity. Eur J Vasc Endovasc Surg. 2006;32(5):491–3.
2. Nance ML. National Trauma Data Bank 2015 Annual Report. American College of Surgeons 2015;66.
3. Francel TJ, Vander Kolk CA, Hoopes JE, Manson PN, Yaremchuk MJ. Microvascular soft-tissue transplantation for reconstruction of acute open tibial fractures: timing of coverage and long-term functional results. Plast Reconstr Surg. 1992;89(3):478–87. discussion 88–9
4. Francel TJ. Salvage of the massively traumatized lower extremity. Clin Plast Surg. 1992;19(4):871–80.
5. Arnez ZM. Immediate reconstruction of the lower extremity–an update. Clin Plast Surg. 1991;18(3):449–57.
6. Isenberg JS, Sherman R. Zone of injury: a valid concept in microvascular reconstruction of the traumatized lower limb? Ann Plast Surg. 1996;36(3):270–2.
7. Hallock GG. The medial approach to the sural vessels to facilitate microanastomosis about the knee. Ann Plast Surg. 1994;32(4):388–93.
8. Beumer JD, Karoo R, Caplash Y, Semmler JG, Taylor J. The medial sural artery as recipient vessel and the impact on the medial gastrocnemius. Ann Plast Surg. 2011;67(4):382–6.
9. Johnson PE, Harris GD, Nagle DJ, Lewis VL. The sural artery and vein as recipient vessels in free flap reconstruction about the knee. J Reconstr Microsurg. 1987;3(3):233–41.
10. Veith FJ, Ascer E, Gupta SK, Wengerter KR. Lateral approach to the popliteal artery. J Vasc Surg. 1987;6(2):119–23.
11. Wind GGaRJV. Anatomic exposures in vascular surgery. 3rd ed. Lippincott Williams & Wilkins. 2013;Ch 17 Popliteal Artery, p. 464.
12. Fang T, Zhang EW, Lineaweaver WC, Zhang F. Recipient vessels in the free flap reconstruction around the knee. Ann Plast Surg. 2013;71(4):429–33.
13. Cormack GC, Lamberty BG. Cadaver studies of correlation between vessel size and anatomical territory of cutaneous supply. Br J Plast Surg. 1986;39(3):300–6.
14. Park S, Eom JS. Selection of the recipient vessel in the free flap around the knee: the superior medial genicular vessels and the descending genicular vessels. Plast Reconstr Surg. 2001;107(5):1177–82.
15. Rees-Lee JE, Khan U. Superior medial genicular artery (SMGA): a recipient vessel for free-flap reconstruction of anterior and medial knee defects. J Plast Reconstr Aesthet Surg. 2011;64(12):1727–9.
16. Salaria H, Atkinson R. Anatomic study of the middle genicular artery. J Orthop Surg (Hong Kong). 2008;16(1):47–9.
17. Hong JP, Koshima I. Using perforators as recipient vessels (supermicrosurgery) for free flap reconstruction of the knee region. Ann Plast Surg. 2010;64(3):291–3.

第 34 章

胫前血管和足背血管

Philip S. Brazio, Gordon K. Lee

引言

胫前动脉和静脉是创伤性、肿瘤性和糖尿病性下肢保肢的有效目标。其位于前筋膜室的深处，并向前筋膜室肌肉发出多个穿支。这些特点使其手术通路比胫骨后血管更具挑战性，因此，要想最大限度地发挥胫前血管在下肢显微血管重建手术中的作用，必须要熟悉掌握解剖学知识。

术前评估

下肢受区血管的选择通常取决于缺损造成的血管损伤或功能不全，同时考虑血管直径、位置和长度。术前影像学检查对于保证胫前血管的可靠使用通常是有帮助的。压迫踝关节胫后侧，笔式多普勒检测仪能够采集到足背动脉的搏动，从而证明胫前动脉通畅。在对创伤的初步评估中，可能已经得到了 CTA 结果。其不仅能显示足部各血管的相对通畅程度，还能显示周围骨骼和软组织损伤的程度。仔细评估创伤时血管周围的软组织可以帮助确定流入、流出和血管壁的质量。

对于伴有基础血管功能不全的患者，动态研究是最有用的。血管造影通常被用于确定目标血管的相对流速和足部残余血管供血。传统的血管造影存在有创性、造影剂肾病等问题，且在一些机构难以及时获得检查结果。无创的、有针对性的血管超声可以克服这些局限性，也可以显示静脉流动。如果缺损处有明显水肿、积气或骨折，或者缺损本身很大，或者有笨重的夹板或外固定架限制进入，那么超声检查可能会遇到困难。

应用解剖学

胫前动脉及其伴行静脉起源于小腿后侧深筋膜室中的腘动脉，并立即向前转向，穿过比目鱼肌及胫后肌的两个头之间，并越过骨间膜的上边界。动脉供应前筋膜室的所有肌肉，并与其密切相关。胫前血管近端 2/3 于骨间膜和胫前肌之间走行。在近端 1/3，其和趾长伸肌伴行；在中段 1/3，与拇长伸肌伴行（图 34.1 和图 34.2）。在远端 1/3(有时更近端)，其离开骨间膜表面，变得更浅，更接近胫骨表面。

当胫前动脉在踝关节近端穿过上伸肌支持带(距骨横韧带)深层时，胫前血管也从外侧到内侧与拇长伸肌肌腱交叉。其穿过踝关节时嵌套于趾长伸肌和拇长伸肌肌腱之间，覆盖在胫距关节囊上。胫前血管从伸肌腱下方穿行，延续为足背动脉。足背动脉继续沿着拇长伸肌肌腱的外侧边界延伸，深入下伸肌支持带，然后与短伸肌横向汇合。其末端延续为第一背跖动脉和足底深动脉[1]。

胫前动脉有两条伴行静脉。近端直径为 4~6mm，踝上方直径为 2~3mm。在整个走行过程中，多个肌支在前方、外侧和内侧出现，进入前筋膜室肌肉和覆盖的皮肤。虽然很少有穿透骨间膜的深分支，但了解这些分支至关重要。腓深神经与邻近下肢中部的胫前血管伴行，位于动脉的后方和外侧[1]。

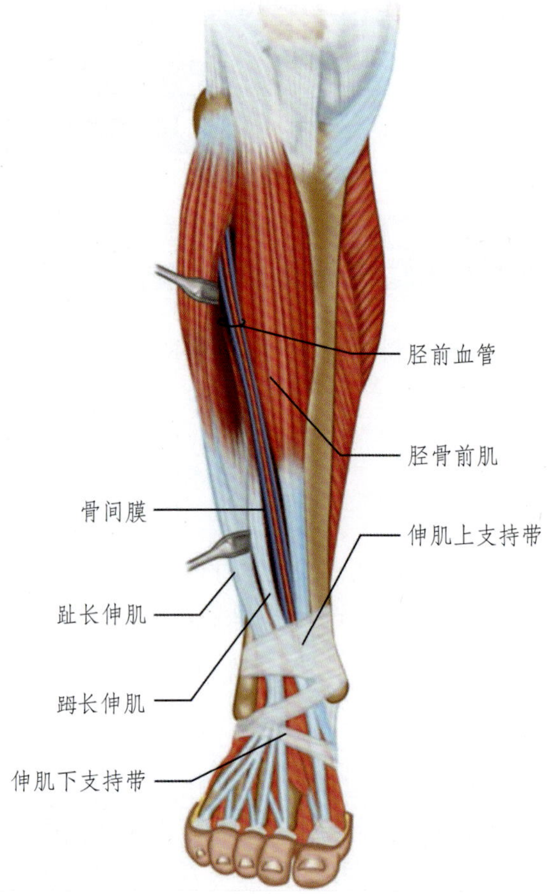

图 34.1 胫前血管：表面解剖和标记。胫前血管沿着一条线从腓骨头到腓骨干中间的一点。在上 2/3 的位置，胫前血管位于骨间膜和胫骨前肌之间。在上 1/3 的位置，其与趾长伸肌相对；在中 1/3 的位置，其与踇长伸肌相对。

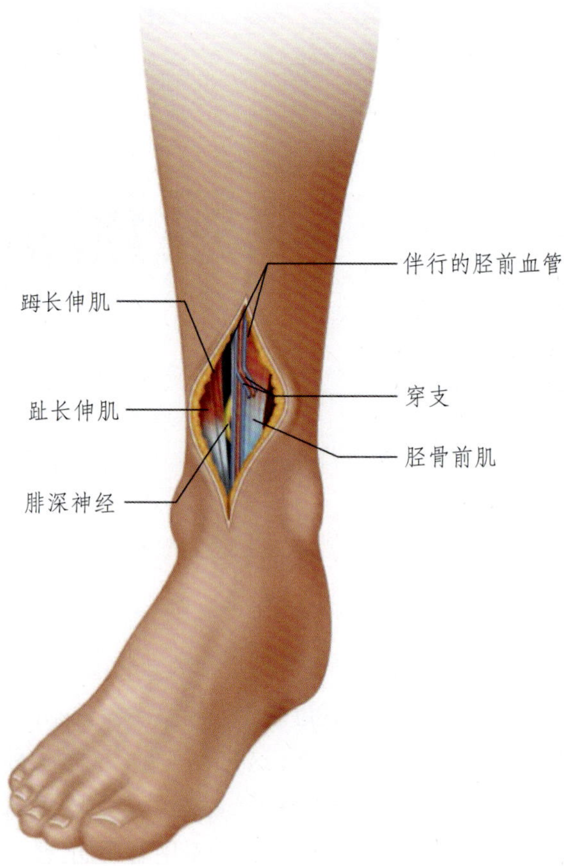

图 34.2 显露胫骨前肌和趾长伸肌、踇长伸肌之间的胫前动脉和静脉。

手术部位的显露

胫前动脉

患者可取仰卧位或部分侧卧位，膝关节下垫枕头。胫前血管沿一条从腓骨头到踝关节中间点的直线走行（图 34.1）。切口位于胫骨前肌外侧边缘，如果无法触及，则在胫骨外侧一指宽处切开。切开深筋膜，显露踇长伸肌和胫骨前肌之间的平面。在解剖过程中，将自固定牵开器放置在近端和远端，以暴露肌肉或肌腱之间的间隙。多个分支从胫前血管延伸到前筋膜室肌肉，应予以结扎或双极电灼。在解剖游离困难的情况下，可以逆行游离到神经血管束。这些血管在肌腹之间的间隙，被一层脂肪包裹，可以通过这个特点寻找血管位置（图 34.2）。必须注意避免损伤伴行的腓深神经，以免导致足下垂[2]。向远端解剖得越长，可以越表浅地吻合血管。

尽管胫前血管的最远端邻近皮肤，但由于踇长伸肌腱和伸肌上支持带交叉，吻合受区血管不太方便。可向侧方牵拉踇长伸肌肌腱并进行吻合，但需要部分切除伸肌上支持带，因为其可导致吻合处受压或扭转。如果需要远端吻合受区血管，近端足背动脉可能是一个更好的选择（图 34.3）。

足背动脉

在踇长伸肌和趾长伸肌肌腱之间的第一跖骨间隙可触及足背动脉搏动。在动脉上方直接做一个切口，穿过皮肤和薄的皮下脂肪。在不同水平，伸肌支持带可能覆盖在动脉上。在这种情况下，动脉位置将更深，可能需要部分切断伸肌支持带（图 34.4）。支持带不应被完全切断，以防止伸肌腱弓弦化。腓深神经的跗骨分支位于动脉内侧，在足近端广泛分支，应该予

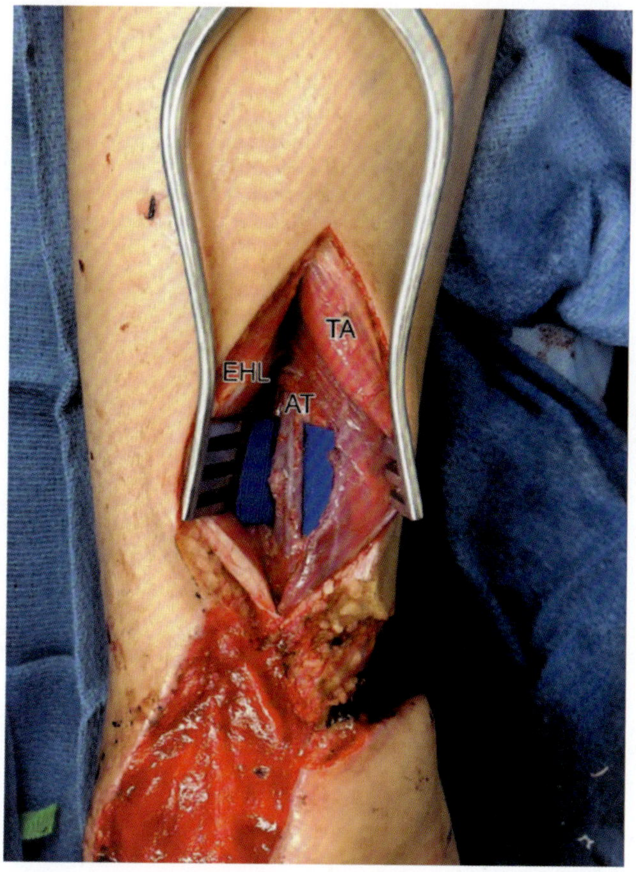

图 34.3 实际患者照片：手术显露胫前血管(AT)，其位于胫骨前肌(TA)与小腿远端的踇长伸肌(EHL)之间，证明了从近端开始解剖，远离伤口的原则。

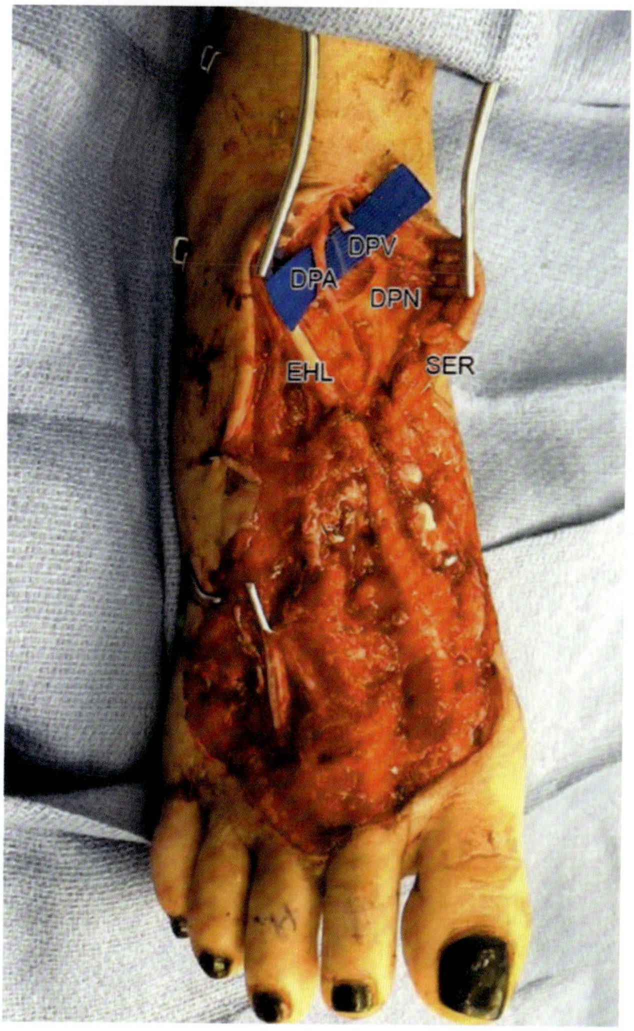

图 34.4 患者实际照片：手术暴露足背动脉(DPA)后，部分切开伸肌支持带(SER)，包括邻近的足背静脉(DPV)残端、潜在的腓深神经(DPN)分支和外侧的踇长伸肌(EHL)肌腱。

以保留。动脉本身的直径为 1~2mm，但很容易发生血管痉挛。因此，必须注意尽量减少操作，只有在通过药物或机械操作解决痉挛后，才能评估血管的直径和流入。伴行静脉在该层面的分界不明显，可能具有邻近动脉的静脉丛的外观。

讨论

靶血管的选择

胫后血管易于解剖、剥离，同时可从小腿周围大部分位置切取获得，在没有其他影响因素的情况下，其可选择性优于胫前血管。如果胫后血管不可用(中断或周围损伤区域导致剥离困难和不可靠)，或者由于皮瓣蒂短或缺损非常靠前，可以优先考虑胫前血管或其末端分支，即足背动脉。

如因缺损而中断且不能延续至足部，胫前血管可能更适合行端-端吻合，因为不需要"牺牲"更多的远端血供。然而，在枪伤或车祸伤患者中必须谨慎，因为可能存在一个钝性损伤区域延伸到缺损区的近端，导致血管无法使用，甚至邻近血管在前筋膜室深处。

损伤部位和缺损部位的考虑

当胫前血管穿过远端缺损时，水肿、脆性、纤维化和瘢痕(在亚急性或慢性伤口重建的情况下)等因素会使血管剥离变得困难。在这种情况下，应扩大切口，并在缺损近端至少 5cm 处开始剥离，以接近并识别进入缺损平面内的血管(图 34.3)。

相反，在近端有缺损但远端有完整胫前动脉的损伤中，远端动脉可能比近端动脉更适合作为游离组织移植的受区血管。虽然临床上评估动脉灌注很简单，但对静脉的敏感性不高，无法保证足够的静脉回流。

在这种情况下，吻合处的解剖分离应局限于损伤区远端，而不是在近端对静脉进行检查。近端分离不可避免地需要结扎大量与胫骨后侧或浅表静脉相通的静脉分支，从而影响静脉回流。将分离限制在远端血管，可以保留这些侧支，即使在近端胫前静脉不完整的情况下，也有助于确保回流。

（邓中博 译）

参考文献

1. Standring S, editor. Gray's anatomy: the anatomical basis of clinical practice. 41st ed. New York: Elsevier; 2015.
2. Sadri A, Bodansky DMS, Shokrollahi K. Recipient vessels for microsurgery. In: Shokrollahi K, Whitaker I, Nahai F, editors. Flaps: practical reconstructive surgery. 1st ed. New York: Thieme; 2017.

第 35 章
胫腓干和胫后动脉

Sarah N. Bishop，Richard L. Drake，DeAsia D. Jacob，Raffi Gurunian

引言

下肢为微血管吻合提供了多个受区位点。胫腓干(译者注：腘动脉发出胫前动脉后改称胫后动脉，胫后动脉发出腓动脉)提供了一条直径大而可靠的、可以行端-侧吻合的血管。由于胫腓干分为胫后动脉和腓动脉，不应采取端-端吻合技术，以便保持下肢远端的灌注。胫后动脉全长有多个位置可供吻合。如果仍有其他主要的血管为整个下肢提供足够的血流，则端-侧吻合和端-端吻合均可使用。本章将讨论胫腓干和胫后动脉上、中、下段的显露和用途。

术前评估

下肢血管显露的术前评估在第 33 章中有更详细的讨论。下肢重建可能有多种原因，包括周围血管疾病、创伤、肿瘤、感染或神经性溃疡[1,2]。充分了解导致缺损的刺激性损伤，以及彻底清创和创面准备是至关重要的。术前成像可能是任何伴有血管损伤的创伤评估所必需的。如果怀疑任何外周血管疾病，至少应进行无创检查，包括踝肱指数、脉搏容积图、动脉多普勒超声。如果血管检查异常，那么进行 CTA 或正式的血管造影可以进一步显示解剖结构。下肢重建常在肢体挽救时进行。因此，我们应该对保肢术与截肢术的风险和收益比较进行深入讨论，并讨论预期的术后病程和康复。

应用解剖学

胫腓干和胫后动脉从腘动脉分离(参见第 33 章和第 34 章)。传统上，腘动脉分支(胫前动脉、胫后动脉和腓动脉)被称为三分叉。尽管有 3 个主要分支源自腘动脉，但其不是真的三分叉，只有 3%的个体如此[3]。相反，腘动脉分为两个不同的分支。胫前动脉和胫腓干从腘动脉上分出。然后，胫腓干向远端走行 2~3cm，并分出胫后动脉和腓动脉。

小腿有重要的筋膜层，将筋膜室分为前、外、浅后和深后筋膜室。骨间膜将前、后膜分开。连接胫骨和腓骨的小腿后间隔将后筋膜室分为浅后和深后筋膜室。腘血管分支只在前筋膜室和深后筋膜室中走行。胫前动脉位于前筋膜室，胫后动脉和腓动脉位于深后筋膜室，胫后动脉和腓动脉通过穿支供应浅后筋膜室和外侧筋膜室。

虽然 4 个筋膜室中只有 2 个筋膜室有主要血管，但在 3 个筋膜室中有主要神经。胫神经有时候被误认为胫后神经，因为其位于后深筋膜室内，包含在胫后血管束中，支配后筋膜室的屈肌。位于胫前血管束中的神经是腓深神经，支配前筋膜室内的伸肌。腓深神经和腓浅神经是腓总神经的分支。腓浅神经支配外侧筋膜室的腓骨长、短肌，使足外翻。

小腿内重要的筋膜相互连接，并将其分成若干筋膜室，这可能导致在创伤或缺血或任何可能导致筋膜室内压力增加的事件后压力保留。重要的是，要彻底理解重要的筋膜室，以便在必要时切开筋膜，以释放可致残的压力,以避免肌肉坏死和神经损伤。

手术部位的显露

胫腓干和胫后动脉后侧的显露

胫腓干可在显露胫后动脉上端的过程中被显露,或者通过后侧入路显露。后侧入路切口也可以延长至显露整个胫后动脉的长度。患者取俯卧且膝关节充分伸直位。从膝关节水平沿小腿后正中线纵向或弧形切开(图 35.1),保留小隐静脉,必要时可用于显微血管吻合。小隐静脉最初位于外踝后方,然后于跟腱外侧走行,最后上升至腘窝中线。小隐静脉穿入深筋膜,汇入腘静脉前,于皮下组织与深筋膜的间隙走行。切口应从腘窝上方开始,显露膝下腘动脉,如第 33 章所述。清除深筋膜,识别腓肠肌的两个头,腘动脉即位于两头之间。胫神经是最表浅的结构,应向一侧牵拉并保护。沿腘动脉向远端延伸,经过胫前动脉、胫腓干及其分支血管,胫后动脉及腓动脉将被显露(图 35.2 和图35.3)。通过分离腓肠肌和比目鱼肌在胫骨上的起点可以进一步辅助显露。单独的纵向长切口可显露小腿远端 1/3 的胫后动脉。在分离过程中会遇到小腿后筋膜,其将浅后筋膜室和深后筋膜室分开。胫后动脉位于趾长屈肌的内侧表面。胫神经在该水平位于胫后动脉的前方。

胫后动脉上段和胫腓干的显露

胫腓干和胫后动脉上段都可以通过近端内侧切口显露。胫后动脉上段的显露方式与膝下腘动脉相似。患者取仰卧位,小腿外旋,膝关节屈曲。放置圆形垫支撑膝关节外侧,切口位于胫骨内侧缘后约 2cm,并从膝关节中部远端延伸 10~15cm(图 35.4)。大隐静脉和隐神经应该被识别和保护。如果需要静脉移植或

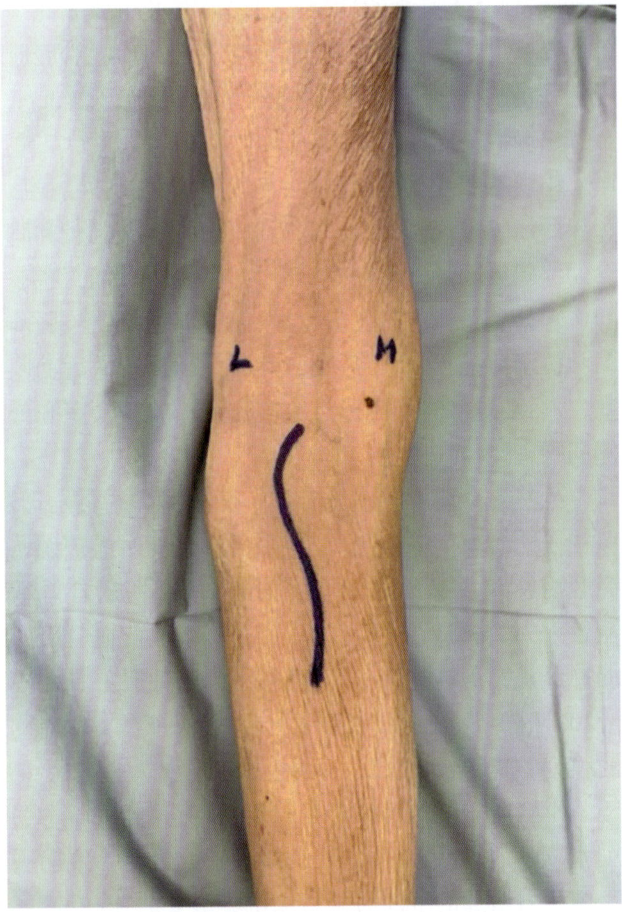

图 35.1 经后路显露胫腓干及其分支的皮肤切口轮廓。尸体取俯卧位,左膝关节完全伸直。M,内侧;L,外侧。

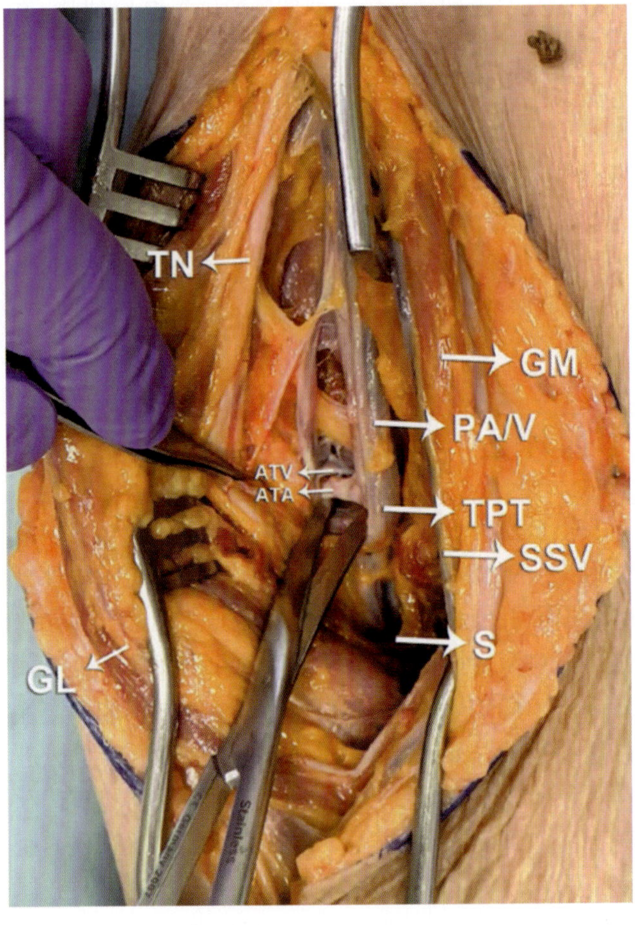

图 35.2 显露胫腓干(TPT)和胫前血管。注意比目鱼肌被分开,以显露 TPT。SSV,小隐静脉;GM,腓肠肌内侧头;GL,腓肠肌外侧头;S,比目鱼肌;TN,胫神经;PA/V,腘动脉/静脉;ATA,胫前动脉;ATV,胫前静脉。

增加 1 条静脉进行血管吻合，可考虑使用大隐静脉。皮肤和皮下组织被切开后，深筋膜随即显露。暴露腓肠肌内侧头并向内侧牵拉，以显露膝下腘动脉。附着于胫骨内侧的比目鱼肌起点需要剥离。胫后动脉位于比目鱼肌深部，近端位于趾长屈肌和胫骨后肌之间（图 35.5）。然而，小腿远端的胫后动脉位于趾长屈肌的正后方。胫腓干和胫前动脉位于比目鱼肌深面。胫前动脉是腘动脉的第一个分支，穿过骨间膜进入前筋膜室。胫腓干在胫前动脉发出后延续，通常在走行 2.5cm 后分为内侧的胫后动脉和外侧的腓动脉（图 35.2 和图 35.3）。胫前静脉可能需要被切断，以获得足够的显露。胫神经与胫后动脉伴行，应予加以保护。胫腓干和胫后动脉都应该行端-侧吻合，以保证足部血供。

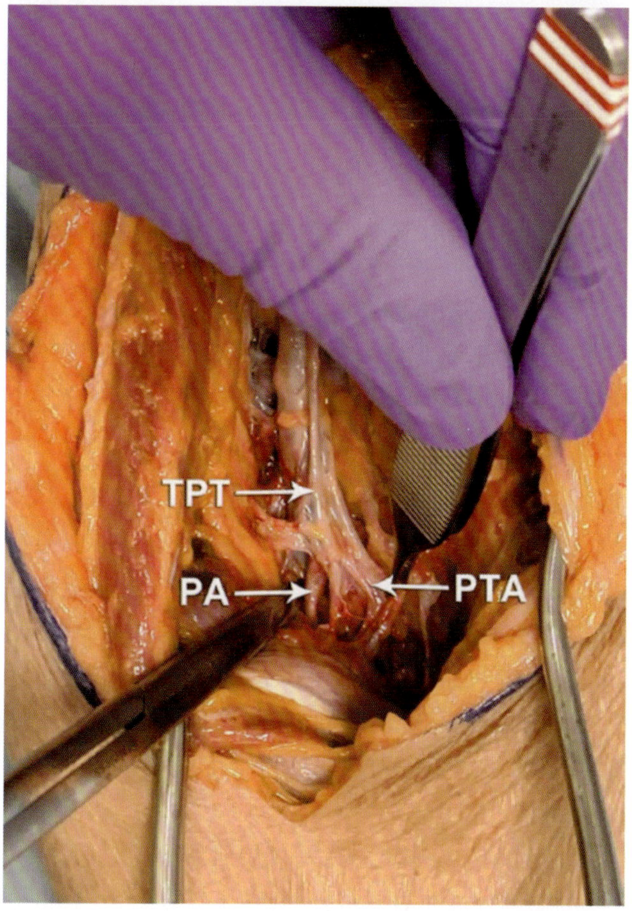

图 35.3　进一步向远端分离胫腓干（TPT），显露腓动脉（PA）和胫后动脉（PTA）。

胫后动脉中段的显露

胫后动脉中段的显露与显露上段的体位相同。患者取仰卧位，小腿外旋，膝关节屈曲，放置凸起垫以支撑膝关节（图 35.6）。同样的，距胫骨内侧缘后 2cm 做纵向切口，从小腿上部向远端延伸 10cm。切开皮肤、皮下组织（避开大隐静脉）、深筋膜，最后将比目鱼肌从胫骨上剥离。向后牵开比目鱼肌后，在比目鱼肌和趾长屈肌之间分离出间隙。胫后血管位于胫骨后肌的后表面（图 35.7）。应始终注意保护神经血管束内的胫神经。周围有静脉丛，可用于微血管吻合。

胫后动脉下段的显露

患者取仰卧位，小腿极度外展呈蛙式位，膝关节屈曲，胫后动脉下段最容易暴露。在远端，胫后动脉的

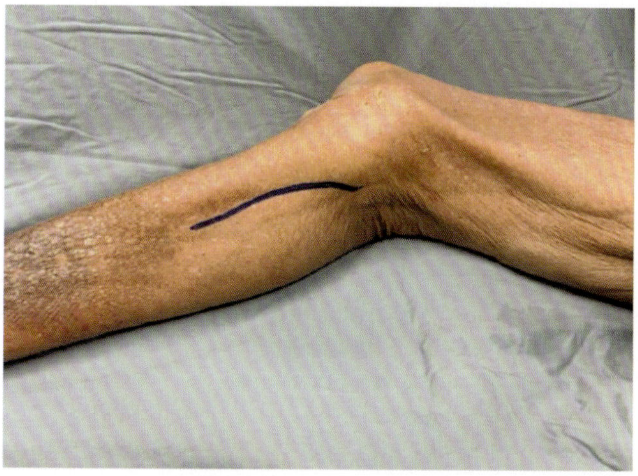

图 35.4　经内侧入路显露胫腓干的皮肤切口。尸体取右侧卧位，大腿屈曲外展，膝关节外旋。

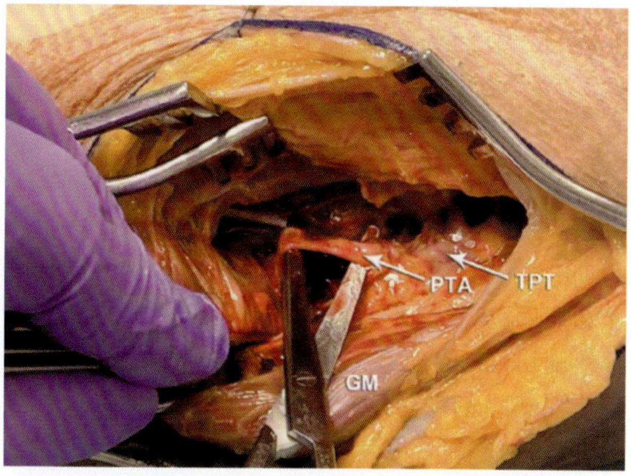

图 35.5　经内侧入路显露胫腓干（TPT）和胫后动脉（PTA）。GM，腓肠肌内侧头。

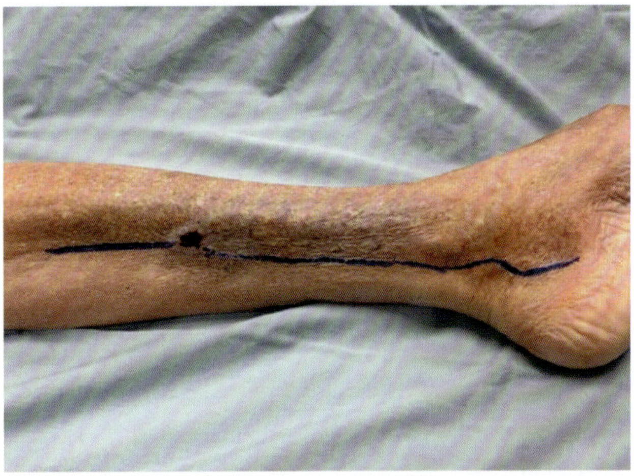

图 35.6 用于显露小腿中部和内踝远端胫后血管的皮肤切口。尸体取仰卧位，大腿外展外旋，膝关节微屈曲。切口一般距胫骨内缘后约 2cm，延伸至内踝后方 1cm。长度和位置根据需要显露胫后血管的部分，以及重建缺损的位置而确定。

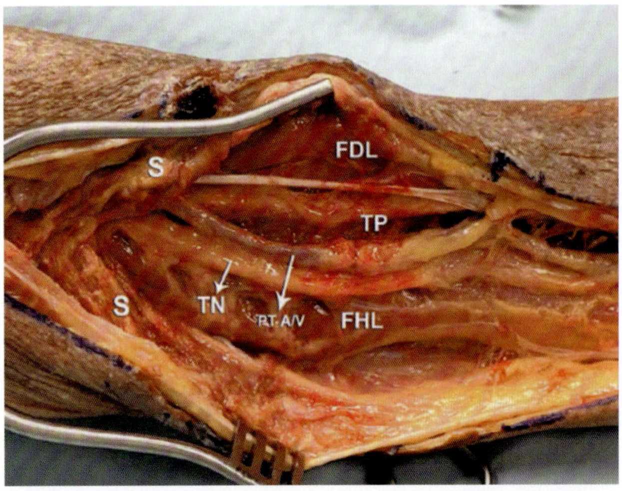

图 35.7 在中部 1/3 处显露胫后血管。分离深筋膜，将比目鱼肌从胫骨上剥离，神经和血管结构将被解剖出来。S，比目鱼肌；FDL，趾长屈肌；FHL，踇长屈肌；TP，胫骨后肌；TN，胫神经；PTA/V，胫后动脉/静脉。

走行最浅表，因此该位置常被用作微血管吻合受区。在胫骨内侧缘后方 1~2cm 做纵向切口，围绕内踝斜行弯曲。大隐静脉和隐神经应该被保护。切开皮肤和皮下组织后，切开屈肌支持带以显露神经血管束。如果经小腿切口切除更近端的筋膜，深筋膜将会显露深后筋膜室，因为后浅筋膜室和后深筋膜室在小腿远端 1/3 处融合。神经血管束位于趾长屈肌腱之前和踇长屈肌腱之后（图 35.8）。趾长屈肌在小腿远端 1/3 处移行为肌腱，而踇长屈肌在小腿保持肌性，在踝水平过渡为

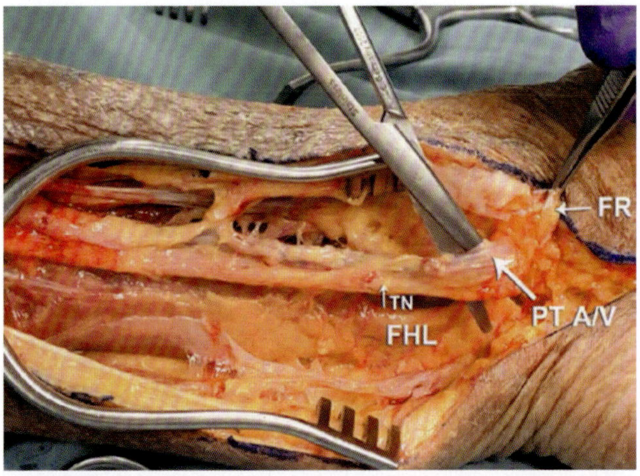

图 35.8 显露小腿远端到内踝的胫后动、静脉（PTA/V）。神经血管束走行在踇长屈肌（FHL）后和趾长屈肌前。此标本为显露已打开屈肌支持带（FR）。TN，胫神经。

肌腱。可以灵活地向前牵拉趾长屈肌腱，以辅助显露。因为踇长屈肌腱止于踇趾远节趾骨基底，所以可以通过屈伸踇趾更好地识别踇长屈肌腱，临床上称之为“Tom、Dick 和 Harry”（胫骨后肌、趾长屈肌和踇长屈肌）或者“Tom、Dick 和 very nervous Harry”（胫骨后肌、趾长屈肌、胫后动脉、胫后静脉、胫神经和踇长屈肌），指的是跗骨管内屈肌支持带下肌腱从前到后的解剖结构。

胫后动脉终末支进入踇外展肌后分为足底内、外侧动脉，踇外展肌需要被分离，以显露分叉处。足底内侧动脉直径比足底外侧动脉要小得多。足底内侧动脉的直径一般为 1~2cm，在踇短屈肌和踇外展肌之间会发出通往足底内侧皮瓣的穿支。

胫后动脉移行为足底外侧动脉，走行于趾短屈肌和跖方肌之间。

讨论

胫腓干是一条主要的血管，最终分为胫后血管和腓血管，因此不应该通过端-端吻合来“牺牲”需要保护的远端血流。如果没有其他选择，可以考虑行端-侧吻合。

胫后动脉在其走行过程中提供了大量可用于微血管吻合的选择，并已被广泛描述为血管吻合的受区。此外，如果口径足够，任何源于胫后动脉的小肌支也可以考虑进行微血管吻合。穿支血管具有众多优

点，如限制广泛切开和维持远端轴向血流等，在血管病变患者中，穿支血管可能有充足的血流灌注，而大血管可能由于广泛的动脉粥样硬化而不能提供充足的血流灌注[4–7]。然而，穿支血管吻合术确实需要超显微外科技术。

许多学者已经评估了下肢重建和某些受区血管的安全性。Park 等人提出了一种在微血管手术中选择受区血管的算法[8]。他们的经验来自连续 50 例下肢游离皮瓣手术，并讨论了受区血管选择比皮瓣类型更重要、受区血管选择最重要的因素是下肢血管状况和损伤部位等关键问题。Park 等人认为，胫前动脉比胫后动脉更容易进行微血管吻合。然而，Nemoto 等人更倾向于在开放性骨折患者中使用胫后血管，因为胫后血管的损伤频率比胫前血管更低[9]。Godina 等人、Bowen 和 Manktelow，以及 Chen 等人也担心胫前动脉可能会发生无法识别的损伤，因此建议使用胫后血管[10–12]。Chen 等人研究了一系列需要游离皮瓣进行覆盖的 Gustilo Ⅲ型开放性胫骨骨折，他们发现胫前动脉更容易受损，且容易与胫后动脉同时受损，需要重建下肢血运。6 例游离皮瓣失败，均为胫前动脉端–端吻合。对于创伤后需要下肢游离皮瓣的患者，Chen 等人主张通过端–侧的方式使用胫后血管。

由于技术原因，显微外科医生经常首选端–端方式的微血管吻合。端–端与端–侧吻合技术的皮瓣成活率相当[13–15]。Godina 和 Hong 等人倾向于采用端–侧技术来保持血流，减少动脉痉挛和吻合口不匹配引起的血流异常[4,16]。此外，如果采用端–端技术，应首先应用肌皮瓣，肌皮瓣的阻力比皮瓣更小，能接受更高的血流灌注量[4,17–19]。Acland 建议在端–侧技术中使用“眼镜蛇头吻合术”，在受区动脉和皮瓣动脉上进行长动脉切开术，对皮瓣动脉边缘进行最低限度的修剪[20]。其指出，由此产生的吻合口将类似于眼镜蛇的头部，这将产生更好的外翻效果且涡流干扰更少，吻合口直径增加，从而减少血栓形成。此外，如果对下肢血管状况有任何担忧，则应实施端–侧技术或 flow–through 技术。术中可夹闭胫后动脉，通过临床检查评估下肢灌注情况，并使用多普勒超声确认足弓信号，以帮助确定端–端吻合是否可以安全进行。

胫后动脉有许多分支，可以安全地进行显微血管吻合。胫后动脉和腓动脉的比目鱼肌支已被报道可以安全应用[21]。Muramatsu 等报道了使用胫后动脉或其分支通过胫骨隧道可作为一种安全、短途的微血管吻合途径[22]。

足底内侧和足底外侧动脉作为胫后动脉的终末支，也可以作为游离皮瓣的受区血管。足底外侧动脉的直径比足底内侧动脉更大，15%~20%的足底动脉弓的主要血液供应来自足底外侧动脉[23,24]。Chen 和 Scaglioni 报道了足底外侧动脉为前足外侧重建的受区血管，并发现其是相当大的血管，易于分离[25]。跟骨外侧动脉也被报道可作为游离皮瓣的受区血管。

胫腓干和胫后动脉都为游离皮瓣重建受区血管提供了广泛的选择。许多外科医生在下肢重建手术中使用胫后动脉作为首选受区血管。胫后动脉有许多分支可用于微血管手术，对下肢受区血管进行端–侧、端–端吻合应根据具体情况决定，以确保整个下肢的末端血流得以保留。

（高燕新 译）

参考文献

1. Bradley L, Kirker SG. Secondary prevention of arteriosclerosis in lower limb vascular amputees: a missed opportunity. Eur J Vasc Endovasc Surg. 2006;32(5):491–3.
2. Nance M. National Trauma Data Bank 2015 annual report. Am College Surg 2015;66.
3. Colborn GL, Lumsden AB, Taylor BS, Skandalakis JE. The surgical anatomy of the popliteal artery. Am Surg. 1994;60(4):238–46.
4. Hong JP, Park CJ, Suh HP. Importance of vascularity and selecting the recipient vessels of lower extremity reconstruction. J Reconstr Microsurg. 2021;37(1):83–8.
5. Suh HS, Oh TS, Lee HS, Lee SH, Cho YP, Park JR, et al. A new approach for reconstruction of diabetic foot wounds using the angiosome and supermicrosurgery concept. Plast Reconstr Surg. 2016;138(4):702e–9e.
6. Suh HP, Kim Y, Suh Y, Hong J. Multidetector computed tomography (CT) analysis of 168 cases in diabetic patients with Total superficial femoral artery occlusion: is it safe to use an anterolateral thigh flap without CT angiography in diabetic patients? J Reconstr Microsurg. 2018;34(1):65–70.
7. Suh HS, Oh TS, Hong JP. Innovations in diabetic foot reconstruction using supermicrosurgery. Diabetes Metab Res Rev. 2016;32(Suppl 1):275–80.
8. Park S, Han SH, Lee TJ. Algorithm for recipient vessel selection in free tissue transfer to the lower extremity. Plast Reconstr Surg. 1999;103(7):1937–48.
9. Nemoto M, Ishikawa S, Kounoike N, Sugimoto T, Takeda A. Free flap transfer to preserve main arterial flow in early reconstruction of open fracture in the lower extremity. Plast Surg Int. 2015;2015:213892.
10. Godina M, Arnez ZM, Lister GD. Preferential use of the posterior approach to blood vessels of the lower leg in microvascular surgery. Plast Reconstr Surg. 1991;88(2):287–91.

11. Bowen V, Manktelow RT. Complications and unsatisfactory results in the microsurgical reconstruction of lower extremities. Microsurgery. 1993;14(3):196–202.
12. Chen HC, Chuang CC, Chen S, Hsu WM, Wei FC. Selection of recipient vessels for free flaps to the distal leg and foot following trauma. Microsurgery. 1994;15(5):358–63.
13. Samaha FJ, Oliva A, Buncke GM, Buncke HJ, Siko PP. A clinical study of end-to-end versus end-to-side techniques for microvascular anastomosis. Plast Reconstr Surg. 1997;99(4):1109–11.
14. Albertengo JB, Rodriguez A, Buncke HJ, Hall EJ. A comparative study of flap survival rates in end-to-end and end-to-side microvascular anastomosis. Plast Reconstr Surg. 1981;67(2):194–9.
15. Cho EH, Garcia RM, Blau J, Levinson H, Erdmann D, Levin LS, et al. Microvascular anastomoses using end-to-end versus end-to-side technique in lower extremity free tissue transfer. J Reconstr Microsurg. 2016;32(2):114–20.
16. Godina M. Preferential use of end-to-side arterial anastomoses in free flap transfers. Plast Reconstr Surg. 1979;64(5):673–82.
17. Takanari K, Kamei Y, Toriyama K, Yagi S, Torii S. Differences in blood flow volume and vascular resistance between free flaps: assessment in 58 cases. J Reconstr Microsurg. 2009;25(1):39–45.
18. Sasmor MT, Reus WF, Straker DJ, Colen LB. Vascular resistance considerations in free-tissue transfer. J Reconstr Microsurg. 1992;8(3):195–200.
19. Ono M, Takanari K, Toriyama K, Yagi S, Ebisawa K, Sawamura H, et al. Effects of tissue component volumes on vascular resistance in free flaps. J Reconstr Microsurg. 2017;33(1):32–9.
20. Acland RD. Refinements in lower extremity free flap surgery. Clin Plast Surg. 1990;17(4):733–44.
21. Haddock N, Garfein ES, Reformat D, Hecht E, Levine J, Saadeh P. Perforator vessel recipient options in the lower extremity: an anatomically based approach to safer limb salvage. J Reconstr Microsurg. 2010;26(7):461–9.
22. Muramatsu K, Shigetomi M, Ihara K, Kawai S. Microvascular anastomosis through the tibial tunnel: a new technique in free-tissue transfer to the leg. Microsurgery. 2004;24(4):293–7.
23. Vann H. A note on the formation of the plantar arterial arch of the human foot. Anatomical Record. 1943;85(83).
24. Kalicharan A, Pillay P, Rennie C, Haffajee MR. The anatomy of the plantar arterial arch. Int J Morphol. 2015;33(1):36–42.
25. Chen YC, Scaglioni MF. The lateral plantar artery as recipient vessel for microsurgical lateral plantar forefoot reconstruction: case report. Int Microsurg J. 2017;1(2):2.
26. Chang H, Kwon SS, Minn KW. Lateral calcaneal artery as a recipient pedicle for microsurgical foot reconstruction. J Plast Reconstr Aesthet Surg. 2010;63(11):1860–4.

第 36 章

腓血管

Nicholas T. Haddock，Austin Hembd

引言

受区血管的选择是最大限度地提高下肢显微外科游离皮瓣重建成功率最关键的决策之一[1-3]。其取决于缺损的位置、损伤的区域、小腿 3 条主要血管的状况、先前存在的周围血管疾病、可用供区的长度，以及解剖或显微外科组织移植的便利性。胫前血管和胫后血管更常被使用和报道是因为其易于解剖且邻近下肢创面。然而，创伤、肿瘤切除、周围血管疾病和解剖变异都可能限制理想供区血管的选择。腓血管和胫后血管系统相似，位置更深，更能免受前方钝性创伤的影响，这种创伤通常发生在 Gustilo 骨折患者中。这就是为什么一些大型研究发现，在这些患者群体中，腓动脉破裂比胫前动脉破裂少得多[1,3]。

此外，在对下肢穿支皮瓣的理解和应用日益深入的背景下，对于显微重建外科医生来讲，能够识别和利用稳定的腓动脉穿支进行受区显微外科吻合是有利的[5-11]。在下肢只有 1 条血管灌注、营养足部的困难情况下尤其如此，其他选择仅限于端-侧吻合、动静脉袢和静脉移植。本章将回顾腓血管及其皮肤和比目鱼肌穿支的相关外科解剖学和显露方法，以及体格检查，并讨论这种不常用的血管在四肢抢救中的创新和替代用途。

腓血管及其穿支的解剖

胫腓干是腘血管在胫前动脉和静脉分支后的延续，通常在腓骨头远端 6~8cm 处形成腓动脉，然后进入小腿后深筋膜室[8,12]。腓动脉在进入踇长屈肌之前，向远端走行 4~5cm[12]。在这一水平上，其直径为 3~4mm。在小腿近端 1/3 的远端，其平行并邻近腓骨，为腓骨及表层皮肤提供血运，最后在外踝近端 6cm 处发出终末前穿支和跟骨外侧动脉。沿着其走行，向比目鱼肌、胫后肌、腓骨长肌、腓骨短肌和踇长屈肌发出肌支和肌皮穿支。值得注意的是，腓骨近端骨骺、腓骨头及其表层皮肤不在腓动脉的血管供区内，而是在膝外侧下动脉、胫前动脉或胫腓干的血管供区内。

腓动脉从起点到终点有 4~5 个皮肤穿支[8,11]。虽然关于肌肉和肌间隔穿支比例的报道不尽相同，但一般来说，肌皮穿支主要分布在小腿上 2/3。其起源于腓骨后缘约 3cm 内，平均 1.8cm[8]。所有穿支血管外径平均约为 0.6mm，但这包括沿后肌间隙的直径更小的肌间隔穿支，这源于长期使用腓骨复合组织皮瓣的经验。

比目鱼肌近端穿支的管径更大，可能更适合显微外科游离组织转移。腓血管平均有 3~4 个比目鱼肌分支。最近端的穿支直径约为 1.7mm，在踇长屈肌起点之前，距外踝近端约 24cm[11]。在另一项 MRA 检查研究中，腓动脉起点（通常位于腓骨头远端 6~8cm）与腓动脉第一肌穿支之间的平均距离为 7~8cm[12]。到比目鱼肌的第二、三肌支在踇长屈肌肌近端发出。其直径约为 1.4mm，距腓动脉起点远端约 7cm，距外踝近端约 13cm[11]。其他研究也发现类似结果，Wong 等人解剖了 20 具尸体下肢，发现 90%的肢体在距中 1/3 与下1/3 交点 6cm 范围内存在一个或多个直径为 0.8~1.5mm 的肌皮穿支[13]。此外，Schaverien 等人发现，腓动脉穿支从比目鱼肌和腓骨长肌近端，以及踇长屈肌和腓骨短肌之间穿过后肌间隔膜到达皮肤。其在距外踝 13~18cm、小腿中 1/3 处发现一簇血管，这与 93% 的其他研究结果一致[5]（图 36.1）。

术前评估

术前血管成像的必要性是下肢重建显微外科长期争论的话题。一些文献报道了仅接受体格检查的患者具有较高成功率，对不能触及足背动脉搏动的患者进行血管造影是有益的[14,15]。此外，Duymaz 等人指出，受过创伤的下肢在接受重建计划的术前 CTA 检查时显示，单支动脉闭塞的发生率为 29%[16]。此外，64%的脉搏正常或多普勒超声检查正常的血管经 CTA 检查发现存在动脉损伤。或许对血管病变或糖尿病患者的慢性下肢创面的覆盖计划更为重要，因为必要时血管内介入治疗可以同时进行[17]。

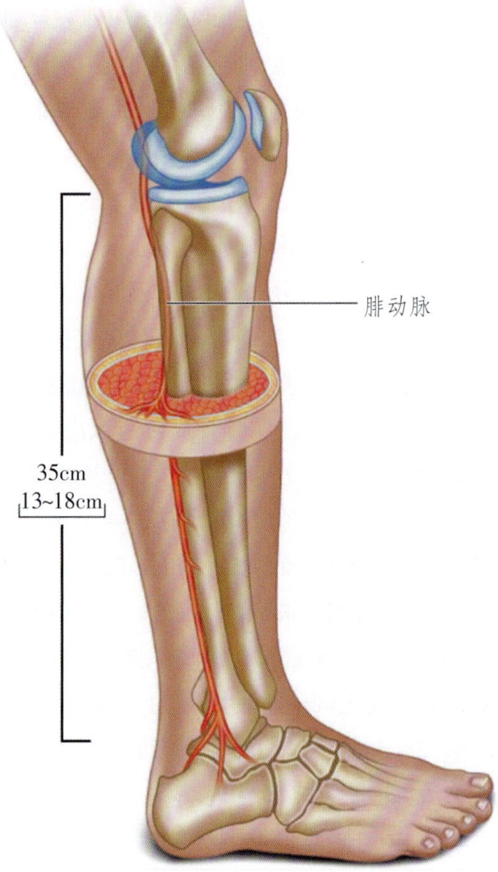

图 36.1 图示腘动脉发出胫腓动脉干分支的路线，穿过后深筋膜室，供应腓骨和周围肌肉组织，并延续为跟骨外侧动脉，止于踝部远端。腓骨头和外踝之间的平均距离约为 35cm，腓皮穿支密度最大的区域位于外踝近端 13~18cm。

这些研究存在差异的一个可能原因是，简单地进行远端脉搏触诊或多普勒信号可能会与小腿和足部丰富的侧支吻合系统发生混淆。因此，我们认为体格检查中最准确的信息来自下肢 Allen 试验，以区分单独血管对足部的影响[18]。为此，可同时压迫足背动脉和胫后动脉，使用手持式多普勒识别第一趾蹼间隙中的第一跖背动脉。如果有持续的信号，则存在通过腓动脉系统的侧支循环，尽管腓动脉侧支在压迫点近端，但这种情况很少见。如果信号消失，则以交替的方式释放足背或胫后动脉上的压力，以观察哪种情况下（如果不是两者）可以恢复远端信号，从而确定足部是否依赖于其中某一条血管。

根据我们的经验，通常只在脉搏缺失、有严重血管疾病史、导致缺血性组织丢失或需要血运重建或骨科创伤（包括 Gustilo ⅢB 或ⅢC 骨折类型）的情况下进行术前血管造影。即使在高危患者中，如果可能的话，我们在决定进行任何端-端吻合之前，会进行术前和术中下肢 Allen 试验（LEAT）。我们经常发现，在大多数下肢重建手术中，这项检查能准确地指导受区血管的决策。

手术部位的显露

腓动脉穿支外侧入路 位于小腿中段和远端 1/3 处的腓血管皮肤穿支，穿过外侧和后侧筋膜室的小腿后肌间隔膜。这一解剖结构在游离骨皮瓣切取腓骨过程中被显微外科医生所熟知。这些皮肤穿支可被用作覆盖下肢的受区血管和螺旋桨推进皮瓣。腓动脉的比目鱼肌穿支作为显微血管的受区血管，其质量和直径更可靠，大小足够，与大多数游离皮瓣蒂部的管径匹配。如前所述，最近、最大的比目鱼肌穿支距外踝近侧约 24cm，距腓骨头远端 10~13cm，位于腓骨动静脉进入蹞长屈肌肌肉穿入点的近端。因此，可以在可触及腓骨后方的这一区域（主要是小腿中部 1/3）做探查性纵向切口。在肌间隔膜的后方进行解剖，然后将比目鱼肌的中间部分小心地与腓骨分离，在这个平面上，腓动脉穿支从前向后进入比目鱼肌。这些穿支可以向其起点显露，以获得更多长度。在该区域，如果有必要，小隐静脉可以用于额外的静脉回流（图 36.2 和图 36.3）。

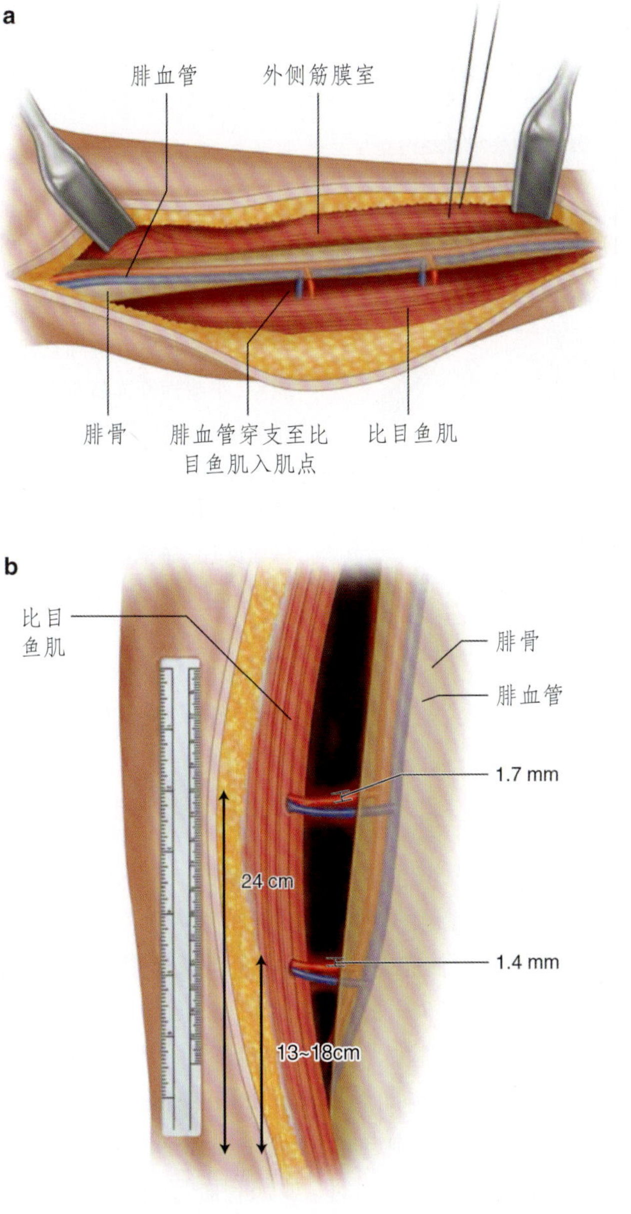

图36.2 (a)小腿侧视图，从腓骨外侧嵴分离出外侧筋膜室和后浅筋膜室。可以看到来自腓血管的肌肉穿支从位于腓骨内侧的腓血管起点直接进入比目鱼肌。(b)将这些肌肉从筋膜附着点向腓侧牵开后，进入浅后筋膜室和腓骨后侧的间隙。腓血管有一个最近端的肌肉穿支，平均直径为1.7mm，在外踝近端平均24cm处可以看到穿支进入比目鱼肌。第二比目鱼肌穿支的平均直径为1.4mm，通常可在外踝近端13~18cm处发出。第二穿支区域也是腓骨皮肤穿支密度最大的区域。其可以被用作受区血管或供应小腿外侧的游离皮瓣。

腓动脉内侧入路 虽然腓血管内侧入路在重建显微外科中并不常见，但在血管外科中，其已被用作腓动脉、胫后动脉和腘动脉系统的入路。由于胫后血管很容易从小腿内侧进入，所以只有在未知血管异常且胫后动脉闭塞的情况下，或者胫后血管位于前内侧软组织损伤区时，才可能使用腓血管内侧入路。如果小腿缺损位于前方或前外侧，则如前所述，经外侧入路显露腓骨穿支更为直接[11]。然而，如果胫后血管内侧入路无法使用，则可以使用相同的切口显露腓血管。为此，必须解剖胫神经和胫后血管，其位于后筋膜室内、比目鱼肌和跗长屈肌的前方。钝性分离趾长屈肌和胫后肌，以显露腓血管束。这些血管邻近小腿中部和远端1/3的胫后血管，采用这种入路可以避免再次切开、剥离，或者延长蒂部或静脉移植和游离组织移植[19]。然而，小腿内侧游离皮瓣吻合的一个好处是，在深静脉血栓形成或游离皮瓣静脉充血的情况下，邻近的大隐静脉可作为额外的回流选择。

讨论

带腓血管蒂跗长屈肌肌瓣用于覆盖膝关节和小腿上2/3的组织缺损 对于小腿上1/3和膝关节的缺损，常用带蒂的肌皮瓣（如腓肠肌）或局部穿支皮瓣（如腓肠内侧动脉穿支皮瓣）来治疗，但较大的肿瘤或创伤性缺损不是面积太大，就是会损伤血管蒂。在这些情况下，可以进行游离组织移植，特别是对于膝关节外侧腓肠肌皮瓣较小，腓肠内侧动脉穿支皮瓣蒂部长度不够和移动性差的病例。

Sailon等人进一步阐述了使用顺行跗长屈肌带蒂皮瓣来覆盖小腿上1/3和膝关节外侧小范围缺损[12]，其之前被作为下肢局部肌皮瓣使用[19]。也许这种肌肉瓣最有趣和创新的用途是其可以通过旋转腓动脉和静脉提供覆盖。这为随后的膝关节周围游离组织移植提供了一个顺行受区部位。该研究报道了一例外伤性后膝关节后脱位患者，腘血管中断，需要行大隐静脉移植。考虑到腓肠动脉的完整性和巨大的前部软组织缺损，切取带腓血管的跗长屈肌，并使用游离腹直肌肌瓣闭合缺损[12]。

如果腓肠肌或腓肠内侧动脉皮瓣不能被可靠地使用或不能覆盖膝关节周围的缺损区域，该皮瓣可提供少量的外侧软组织覆盖，同时提供容易获得的受区血管。相比其他常用的腓肠肌皮瓣替代方案，如远端的股前外侧皮瓣，我们更倾向于采用这种方法，我们发现股前外侧皮瓣不可靠，也不经常将其视为可行的

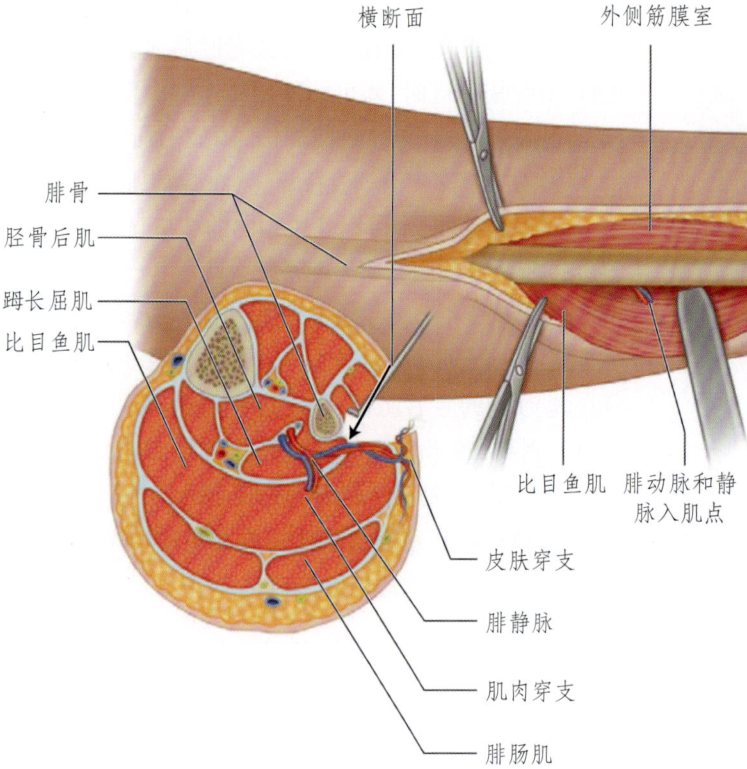

图 36.3 小腿侧视图。腓血管穿支供应比目鱼肌和后浅筋膜室，小腿横断面解剖图显示腓动脉及其穿支的路径，其分支可沿后浅筋膜室和外侧筋膜室之间的后肌间隔发出，以供应皮肤。需要检查其是否适合作为受区血管。如果继续剥离比目鱼肌和踇长屈肌之间的平面，可以从前向后看到腓血管到比目鱼肌和腓肠肌的较大肌支。

替代方案。

腓动脉Flow-through皮瓣 类似于上述带蒂踇长屈肌皮瓣概念，腓血管可以作为腓骨皮瓣显微外科吻合大的受区动脉和静脉的选择。当一个大的三维头颈部或四肢缺损需要使用带血管的骨瓣和第二个游离瓣来增加皮肤或软组织体积时，腓骨瓣的远端可以提供一条受区血管。在极少数情况下，皮瓣的血供通常由来自肌间隔穿支的腓动脉供应，而不是胫后动脉[20]。Parr 等人报道了吻合腓骨远端血管的腓骨皮瓣，从而提高了自由度和长度[21]。在下肢胫骨合并软组织缺损的情况下，Jeng 等人通过使用同侧带蒂腓骨瓣和游离组织转移至远端腓血管实现了巧妙的一期重建[22]。这使得腓骨组织移植有很大的自由度，因为其并非必须被置于肌间隔穿支皮瓣之下。

因此，利用腓血管远端的连续性进行显微外科移植，同时游离或带蒂腓骨瓣，在对血管缺乏的头颈部、复杂肢体缺损进行创造性的一期重建时是有效且有用的。

腓血管及穿支适合作为受区血管的方法

在显微外科组织移植中，因为腓血管的位置较深且难以显露，所以其在下肢受区血管评估中很少被讨论[1-2,23]。然而，其位置可以提供保护，特别是在开放性胫骨损伤中常见的钝性前方暴力病例中。回顾性分析 191 例下肢创伤血管造影异常患者，发现腓动脉被破坏的概率为 15.7%，约是胫前动脉损伤的一半[3]。在进行下肢 Allen 试验，了解了哪些血管对于足部灌注至关重要后，我们基本同意 Yazar 和 Chi-Hung Lin 提出的方法[1]。在该方法中，使用下肢缺损相邻的胫前或胫后血管，并有 3 条回流血管。如果有血管损伤，且便于定位缺损，那么该血管的近端或远端可作为下一个选择，并且不需要太长的蒂部来规避损伤区域。在单一血管的小腿中，我们倾向于端-端吻合受损血管或端-侧吻合单一血管。在某些情况下，大面积损伤或血管病变使得利用受损/闭塞的血管变得困难，但如果出现技术问题或血栓形成，对单一血管进行端-侧吻合有影响足部灌注的风险。必须仔细考虑这些因素且制订个性化方案。

根据我们的经验，在动脉粥样硬化和钙化的情况下，行端-侧吻合更具挑战性。对于慢性疾病患者或小腿前外侧存在急性创伤且胫前血管有大面积损伤的患者，经如前所述的外侧入路进入比目鱼肌穿支可能是一种更安全、更方便的显微外科游离组织移植的选择。虽然这是一种不太常见的选择，但了解腓血管及其肌肉或皮肤穿支的位置和入路可以帮助重建显微外科医生进行肢体挽救。

（高燕新 译）

参考文献

1. Yazar S, Lin C. Selection of recipient vessel in traumatic lower extremity. J Reconstr Microsurg. 2012;28(03):199–204.
2. Park S, Han S, Lee T. Algorithm for recipient vessel selection in free tissue transfer to the lower extremity. Plast Reconstr Surg. 1999;103(7):1937–48.
3. Haddock N, Weichman K, Reformat D, Kligman B, Levine J, Saadeh P. Lower extremity arterial injury patterns and reconstructive outcomes in patients with severe lower extremity trauma: a 26-year review. J Am Coll Surg. 2010;210(1):66–72.
4. Pu L, Levine J, Wei F. Reconstructive surgery of the lower extremity. St. Louis: Quality Medical Publ; 2013.
5. Schaverien M, Saint-Cyr M. Perforators of the lower leg: analysis of perforator locations and clinical application for Pedicled perforator flaps. Plast Reconstr Surg. 2008;122(1):161–70.
6. Hong J. The use of supermicrosurgery in lower extremity reconstruction: the next step in evolution. Plast Reconstr Surg. 2009;123(1):230–5.
7. Kim C, Naidu S, Kim Y. Supermicrosurgery in peroneal and soleus perforator-based free flap coverage of foot defects caused by occlusive vascular diseases. Plast Reconstr Surg. 2010;126(2):499–507.
8. Heitmann C, Khan F, Levin S. Vasculature of the peroneal artery: an anatomic study focused on the perforator vessels. J Reconstr Microsurg. 2003;19(3):157–62.
9. Iorio M, Cheerharan M, Olding M. A systematic review and pooled analysis of peroneal artery perforators for fibula Osteocutaneous and perforator flaps. Plast Reconstr Surg. 2012;130(3):600–7.
10. Seo S, Kim K, Yoon C. Extended scope of the use of the peroneal perforator flap in lower limb reconstruction. J Reconstr Microsurg. 2015;31(09):654–9.
11. Haddock N, Garfein E, Reformat D, Hecht E, Levine J, Saadeh P. Perforator vessel recipient options in the lower extremity: an anatomically based approach to safer limb salvage. J Reconstr Microsurg. 2010;26(07):461–9.
12. Sailon A, Reformat D, Hecht E, Garfein E, Spector J, Levine J, et al. The proximally based peroneal vascular bundle. Ann Plast Surg. 2009;62(5):556–9.
13. Wong C, Tan B, Wei F, Song C. Use of the soleus musculocutaneous perforator for skin paddle salvage of the fibula Osteoseptocutaneous flap: anatomical study and clinical confirmation. Plast Reconstr Surg. 2007;120(6):1576–84.
14. Isenberg J, Sherman R. The limited value of preoperative angiography in microsurgical reconstruction of the lower limb. J Reconstr Microsurg. 1996;12(05):303–6.
15. Lutz B, Wei F, Machens H, Rhode U, Berger A. Indications and limitations of angiography before free-flap transplantation to the distal lower leg after trauma: prospective study in 36 patients. J Reconstr Microsurg. 2000;16(3):0187–92.
16. Duymaz A, Karabekmez F, Vrtiska T, Mardini S, Moran S. Free tissue transfer for lower extremity reconstruction: A study of the role of computed angiography in the planning of free tissue transfer in the posttraumatic setting. Plast Reconstr Surg. 2009;124(2):523–9.
17. Janhofer D, Lakhiani C, Kim P, Akbari C, Naz I, Tefera E, et al. The utility of preoperative arteriography for free flap planning in patients with chronic lower extremity wounds. Plast Reconstr Surg. 2019;143(2):604–13.
18. Haddock N, Garfein E, Saadeh P, Levine J. The lower-extremity Allen test. J Reconstr Microsurg. 2009;25(07):399–403.
19. Hughes L, Mahoney J. Anatomic basis of local muscle flaps in the distal third of the leg. Plast Reconstr Surg. 1993;92(6):1144–54.
20. Tan B, Wong C. An anomalous septocutaneous perforator to the skin paddle of the fibula osteocutaneous flap originating from the posterior tibial artery. J Plast Reconstr Aesthet Surg. 2009;62(5):690–2.
21. Parr J, Adams B, Wagels M. Flow-through flap for salvage of fibula osseocutaneous vascular variations: a surgical approach and proposed modification of its classification. J Oral Maxillofac Surg. 2014;72(6):1197–202.
22. Jeng S, Kuo Y, Wei F, Wang J, Chen S. Concomitant ipsilateral Pedicled fibular transfer and free muscle flap for compound Tibial defect reconstruction. Ann Plast Surg. 2001;47(1):47–52.
23. Chen H, Chuang C, Chen S, Hsu W, Wei F. Selection of recipient vessels for free flaps to the distal leg and foot following trauma. Microsurgery. 1994;15(5):358–63.

第 37 章

受区血管：股骨重建

Margaret S. Roubaud, Matthew M. Hanasono, Edward I. Chang

引言

Taylor 及其同事[1]于 1974 年描述了第 1 例带血管腓骨移植。从那时起，大量的研究证明了游离腓骨瓣用于带血管骨移植治疗不同骨缺损的安全性和可靠性。特别是随着单柱和双柱技术的报道，游离腓骨已经成为肢端长骨重建的金标准。

对于肿瘤、创伤和感染性骨丢失病例，游离腓骨重建股骨是可能的。成功重建的关键决定因素之一是移植物放置在合适的位置和蒂部朝向受区血管。在大腿，股总血管、股深血管和股浅血管的分支由于其口径和高流量而成为良好的受区血管。

术前评估

在计划游离腓骨重建股骨时，重建外科医生必须考虑缺损的解剖结构和下肢的血管状况。特别是，最佳受区血管的选择将高度依赖于股骨缺损的位置。此外，必要的骨长度和蒂部方向取决于供区和受区部位的血管状态。

在任何手术干预之前，修复重建外科医生应评估股骨缺损情况。股骨头和颈部的缺损需要比其他部位更近端地吻合，并依赖于股总动脉和股外侧支。

如果可能的话，股骨干缺损通常需要与股动脉深部的第一至第三穿支吻合。更远端的缺损可能需要在腘窝过渡处与股浅动脉系统吻合。重要的是，远端缺损更可能需要通过动静脉袢或端-侧吻合来保持腘动脉对剩余下肢的开放。

在任何干预之前，都应当对下肢血管系统进行评估。研究者建议在任何放射学或介入性研究之前进行彻底的临床检查。在腹股沟区股三角处较易触及股动脉。假设患者血压正常，此区域搏动微弱，提示应检查股动脉是否狭窄或存在明显钙化。对于远端搏动，包括足背动脉和胫后动脉，应评估远端血流。足背动脉的搏动提示从腹股沟到足趾的血管系统通畅，但对微弱或无法触及的搏动需要进一步研究。应该检查患者的四肢是否有明显的创伤和以前的手术瘢痕。在存在广泛的创伤性损伤的情况下，应假定血管缺损并予以证明。

一些临床研究可以帮助评估四肢的血管状况。双功能多普勒超声提供了关于四肢动脉和静脉的通畅性和血流的实时信息，对患者的风险最小。然而，如果可能的话，首选的评估方法是 CTA 或 MRA。这些方法提供了有关血管通畅性和空间位置的关键三维信息。最后，血管成像的金标准仍然是介入血管造影，其可以提供实时的血流和血管状态的三维信息。研究者建议对肢体毁损或重大周围血管疾病的病例进行介入血管造影。

腓骨和股骨的应用解剖学

股骨是人类骨骼中最长、最大的骨骼。除了颞骨，股骨也是人体最强壮的骨骼，其平均能承受一个成年人 30 倍的重量。股骨长度平均为成人身高的 26.7%；在男性中，其平均长度为 48cm，股骨中段的直径为 2.3cm[2]。股骨近端包括股骨头（与髋臼相连）、股骨颈、大转子和小转子。骨干，也被称为体或轴，呈圆柱形，向前略微凸起。在解剖学上,其常分为近段、中段和远段骨干。骨干向远端过渡到内上髁和外上髁,当其成为膝关节的股骨关节面时展开。重要的是,头部、颈部和远端髁有较大比例的松质骨,而骨干有两个非常坚固的皮质表面,内部有骨髓。股骨承受着令人难以置信的旋转和轴向力,因为超过23块肌肉止于或起于股骨并控制髋关节和膝关节的运动。

相比之下,腓骨是小腿一根长而纤细的骨骼,其不承担很大的重量。平均而言,男性腓骨长度约为38.7cm,女性约为36.2cm[4]。在中段,腓骨的横截面积为102mm^2,而股骨的横截面积为384mm^2[4]。近端腓骨由腓骨头组成,其与胫骨外侧髁关节连接,并作为肌腱(如股二头肌和一些膝关节肌腱)的附着点。腓骨骨干或腓骨体,长而细,有四个面,为小腿和足部肌肉提供附着点,如胫后肌和踇长屈肌。腓骨远端或外踝通过腓骨内侧的胫腓关节与胫骨相连。外踝有多个肌腱止点的凹陷,可稳定踝关节并增强远端下肢肌肉组织的杠杆作用。腓骨为小腿的9块肌肉提供附着点。

带血管腓骨重建股骨

在股骨缺损重建手术中,带血管的腓骨具有几个优点:其是一种笔直的皮质骨,由腓动脉和腓静脉提供骨内供血和骨膜节段供血。可以从腓骨中获得长达26cm的骨组织,皮瓣包括皮岛或肌肉,如踇长屈肌[5,6]。在早期关于长骨重建的研究中,腓骨由于长度和皮质表面而受到青睐,而超过7cm的非血管化骨移植失败率高[7-11]。此外,带血管腓骨移植较传统的骨移植有几个优点:与骨移植相比,带血管腓骨具有股骨缺损处骨折正常愈合的生物学优势;相比之下,骨移植愈合过程需要“修复和替换”,称之为爬行替代[11,12],因此,带血管蒂腓骨重建可以快速生长,能更快愈合,并且可早期增加机械强度以防失败。重要的是,带血管腓骨重建与自体骨移植相结合,也被发现可以增强骨移植的组织学修复[13]。带血管腓骨重建长骨的其他选择包括Ilizarov骨延长术;然而,器械体积大、愈合时间长和外部器械感染是其明显的缺点。

Jupiter[7]于1987年介绍了使用带血管腓骨重建股骨干的“双管”技术。自最初的描述以来,有几项研究讨论了该技术的优点,包括使用两个支柱更好地进行刚性骨固定,增加了对机械应力和扭矩的抵抗力,降低了骨折发生率[8-10,14,15]。1999年,Chang等人[8]根据受区骨骼情况和骨固定类型,描述了4种股骨双柱重建方法。前3种类型描述了使用外固定的嵌体和高嵌体技术,而第4种类型描述了两种高嵌体节段结合髓内固定。

带血管蒂腓骨重建股骨间缺损有重要的局限性。为了在功能上替代骨骼,带血管的腓骨必须经过一段非时间负重直至愈合。在股骨重建的创伤和肿瘤学研究中,愈合时间从3个月到2年不等。Capanna等人[16]建议在治疗非常大的骨干缺陷时采用另一种技术,在早期提供更大的强度,直到腓骨可以承受整个物理负荷。在他的技术中,异体骨移植与带血管腓骨联合使用。Zaretski[17]提出了一种结合该技术进行肿瘤切除后长骨重建的方案,该方案建议在可能的情况下使用带血管的双排腓骨治疗中段缺损,在长度不允许的情况下使用带血管的单排腓骨与异体腓骨移植。类似研究表明,带血管蒂腓骨移植联合同种异体骨移植可防止同种异体骨移植骨不连,缩短骨愈合时间[18-22]。重要的是,缺损区域之前发生过感染可能会限制异体移植物的使用,在创伤性损伤或骨髓炎病例中,这是一个重要的考虑因素[23,24]。

腓骨血管注意事项

带血管蒂腓骨瓣的长度主要取决于所需的骨量。根据研究者的经验,如果在腓骨近端和远端各保留5cm,即使最大限度地截骨,血管蒂部仍然可保留4~6cm的长度。在设计双段或多节段腓骨时,一个重要的细节值得注意。为了在不引起缺血的情况下将腓骨“折叠”成柱状,必须在节段之间保留充足的血管束。研究者建议,如果需要进行180°旋转,则在节段之间至少要切除1.5~2cm的骨。此外,如果需要在腓骨的近端和远端插入“舌槽”,则需要更多的骨。

在植入前,外科医生必须确定腓骨血管的方向,以及刚性硬件(钢板)将放置在腓骨的哪一表面。这值得与重建外科医生专门进行讨论,因为如果可能的话,腓骨血管蒂应保留在放置硬件的对面皮层上。腓骨蒂也应位于距受区血管最近的位置,从而减少张力。

受区血管的手术显露

受区血管的手术显露通常取决于相关的缺损。股总动脉通常在腹股沟韧带远端数厘米处分为股浅动脉和股深动脉[17]。旋股外侧动脉起于股深动脉外侧，距股浅动脉和股深动脉分支点远端约1.5cm。其又分为上行、横向和下行分支，任何一种分支都适合作为受区血管(图31.1，参见第30章和第31章)。旋股内侧动脉与旋股外侧动脉在同一水平面上，但均位于股骨后表面。在旋股内侧动脉和旋股外侧动脉起点远端，股深动脉有4个分支，贯穿大收肌，可被用于端-端吻合。

Yajima[25]描述了不同部位股骨缺损重建的潜在受区血管。对于股骨近端缺损，研究者建议使用股深动脉或旋股外侧动脉降支。在骨干中段，研究者建议将静脉移植连接到旋股外侧动脉或与股深动脉进行端-侧吻合。对于股骨远端缺损，可端-侧吻合股深动脉或端-端吻合膝上动脉或腓肠动脉[26]。Tu等人报道，检查治疗股骨头缺血性坏死受区血管时发现，最常见的受区血管是旋股外侧动脉的升支和降支，尽管使用不同的受区血管，但并不会影响结果。这些血管的手术显露已在第30、31章中讨论过。

与其他研究相似，我们建议尽可能使用股浅和股深血管系统的分支(图37.1)。端-侧吻合也是很好的选择，但技术上比较困难，应谨慎使用，特别是在脆弱的接受过放疗的血管中。除旋股外侧动脉降支外，来自股深部系统的其他大口径分支也可作为受区血管。这对于股骨中远端缺损尤为重要。根据研究者的经验，至半腱肌或股二头肌的大节段血管在术野中很容易被解剖出来。尤其在男性中，这些节段性分支管径可超过2mm，且邻近股骨缺损。静脉的解剖与动脉的解剖相似。在静脉回流无法使用或不足的情况下，可采用隐静脉转位。如果邻近缺损没有可用的受区血管，可从同侧或对侧下肢切取大隐静脉，形成动静脉袢。

当血管缺损与辐射或严重创伤有关时，在相关区域外寻找血管是有必要的。在这种情况下，建议剥离近端血管。在股三角，有许多分支供应腹部和大腿上部，包括腹壁浅血管和腹壁深血管、旋髂浅血管和会阴部血管系统。隐静脉移植或动静脉袢移植可以提供

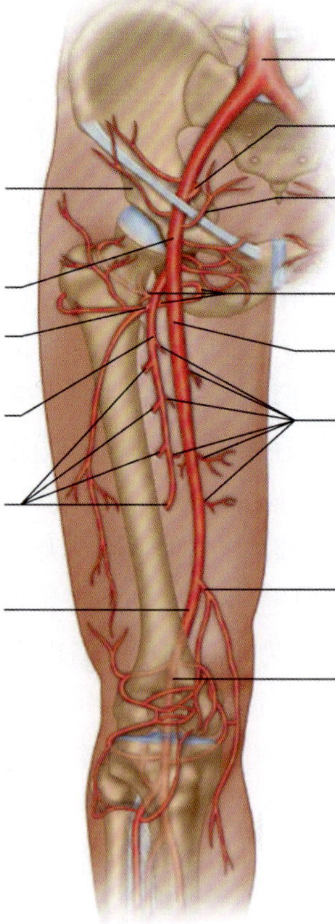

图37.1 大腿动脉解剖图显示邻近股骨的血管可作为受区血管。

较远距离的血供，为血管缺乏区域的皮瓣移植提供血液供应。远端血管也可以使用，但必须彻底检查远端血管通过创伤区域是否有足够的血流。根据到可用受区血管的距离，可直接或者经隧道延伸到受区血管。

在进行带血管腓骨重建股骨时，一个重要的考虑因素是在必要时使用额外的软组织皮瓣。根据研究者的经验，许多股骨中段缺损伴有软组织缺损，源于辐射或创伤性损伤。在这些情况下，联合软组织瓣，如游离背阔肌皮瓣或股前外侧皮瓣，可以同时实现骨和软组织重建。此外，通过先进的显微外科技术，腓骨瓣可以被“依托”到软组织皮瓣的侧支上，从而避免进行静脉移植或多次吻合来为每个皮瓣提供血供。其他学者也成功地描述了这种技术[27,28]。

病例

患者，男性，12岁，多骨型纤维异常增殖症。患者在参加运动时出现内侧腹股沟疼痛，并被诊断为右股骨颈非移位性病理性骨折。骨科手术要求采用带血管

腓骨重建股骨颈,同时切开复位内固定。

经外侧入路进入股骨颈(图 37.2)。采用 18mm 扩髓器进行髓内减压。旋股外侧动脉的升支、降支和横支被识别。降支的长度最大。因此,行远端结扎,顺时针旋转。从同侧下肢取带 8cm 长腓骨的游离骨瓣(图 37.3)。远端腓骨植入股骨颈髓腔内,蒂部朝前上方(图 37.4)。腓骨近端磨平,以精确插入髓腔对合。腓血管端-端吻合于旋股外侧动脉的降支。X 线片显示术中腓骨放置位置(图 37.5),术后 1 年愈合(图 37.6)。

结论

游离腓骨瓣,无论是单管还是双管,都是重建股骨大段缺损的金标准。股血管系统,包括浅层和深层系统,均有丰富的高流量分支,包括通往肌肉的节段穿支。在股骨近端,旋股外侧动脉的升支和降支最常被使用。在中段,旋股外侧动脉和大腿深层肌肉组织的节段分支很容易获得。在股骨远端,膝动脉和腓肠动脉是有价值的受区血管。在这 3 个区域,端-侧吻合是可行的,但技术上更困难。当局部血供减少时,建议在股三角更近端血管进行移植。

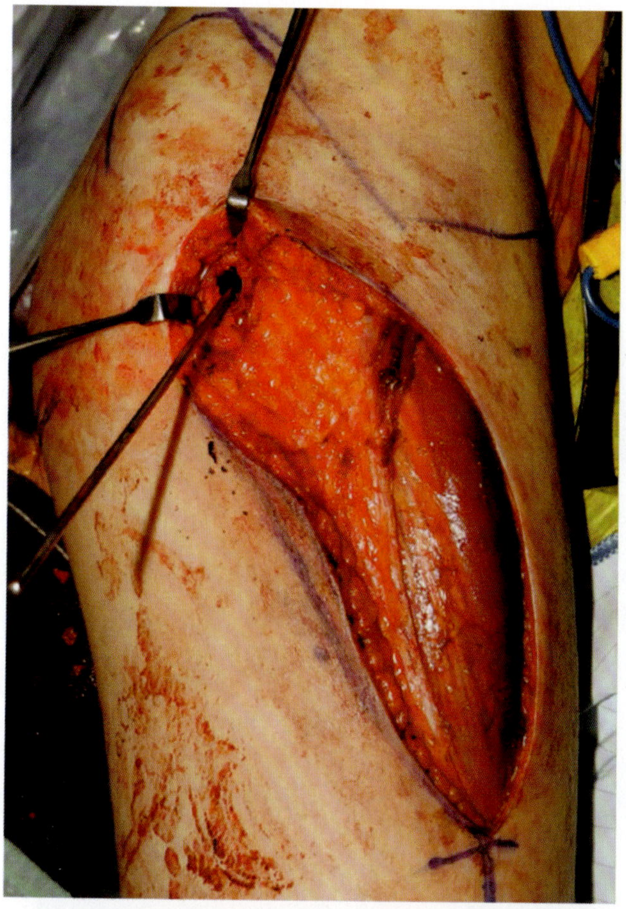

图 37.2 显露左侧股骨颈,做外侧切口,可以在股骨颈髓腔内看到铰刀。

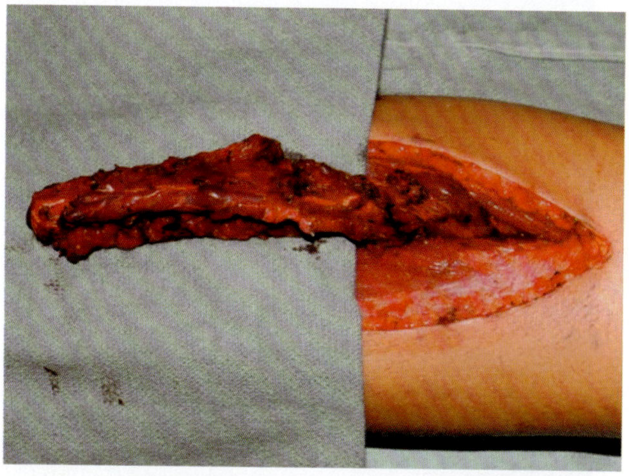

图 37.3 以腓骨动静脉为基础,切取左下肢腓骨游离骨瓣。

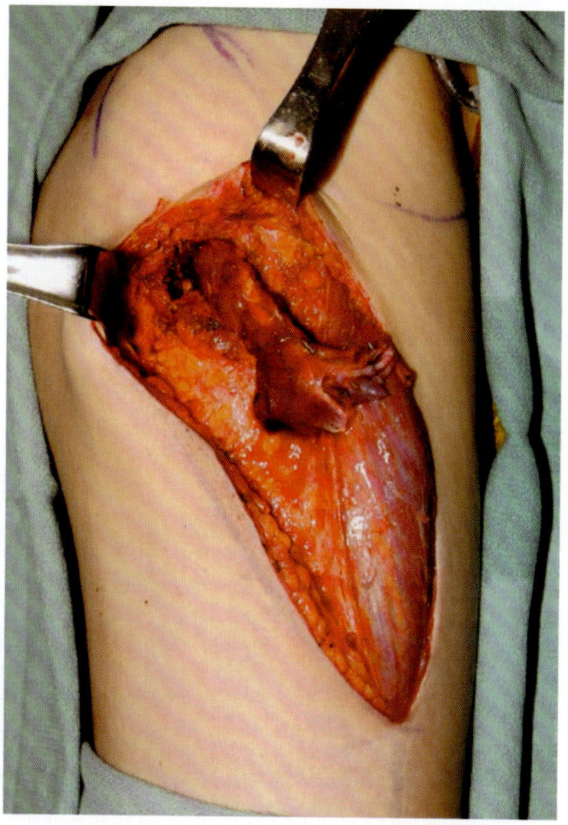

图 37.4 植入腓骨,可见血管蒂与旋股外侧动脉降支吻合。

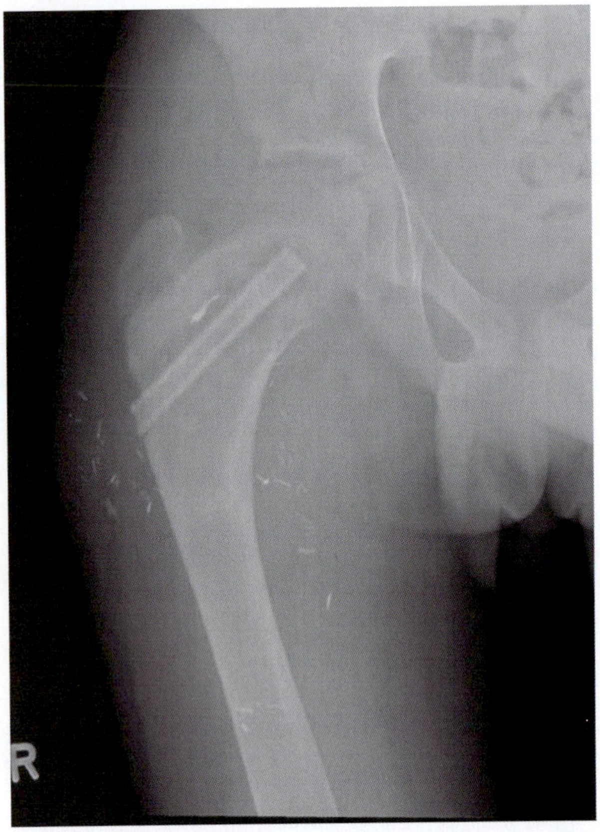

图 37.5 术中行 X 线检查,以确认腓骨位置。

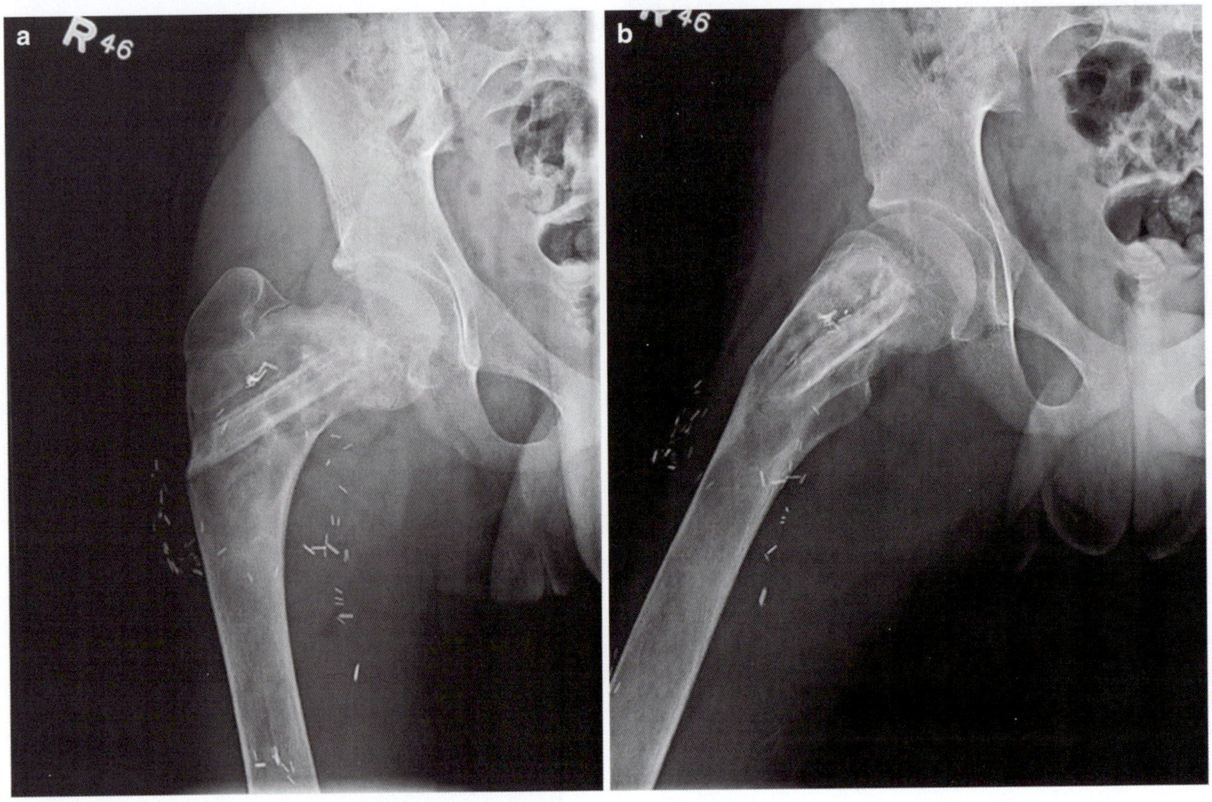

图 37.6 术后前后位(a)和斜位(b)X 线片显示股骨颈愈合和完整的腓骨游离骨瓣。金属夹沿着血管蒂的路径。

(高燕新 译)

参考文献

1. Taylor GI, Miller GDH, Ham TJ. The free vascularized bone graft: clinical extension of microvascular techniques. Plast Reconstr Surg. 1974;55:533.
2. Feldesman MR, Kleckner JG, Lundy JK. The femur/stature ratio and estimates of stature in mid and late-pleistocene fossil hominids. Am J Phys Anthr. 1990;83:359–72.
3. Ide Y, Matsunaga S, Harris J, O'Connell D, Seikaly H, Wolfaardt J. Anatomical examination of the fibula: digital imaging study for osseointegrated implant installation. J Otolaryngol Head Neck Surg. 2015;44:1.
4. Hou SM, Liu TK. Reconstruction of skeletal defects in the femur with "two-strut" free vascularized fibular grafts. J Trauma. 1992;33:840–5.
5. Wei FC, Chen HC, Chuang CC, Noordhoff MS. Fibular osteoseptocutaneous flap: anatomic study and clinical application. Plast Reconstr Surg. 1986;78:191–200.
6. Guo F. Observation of the blood supply to the fibula. Arch Orthop Trauma Surg. 1981;98:147–51.
7. Jupiter JB, Bour CJ, May JW. The reconstruction of defects in the femoral shaft with vascularized fibular bone transfers. J Bone Joint Surg. 1987;69:365–74.
8. Chang MC, Lo WH, Chen CM, Chen TM. Treatment of large skeletal defects in the lower extremities using double-strut, free vascularized fibular bone grafting. Orthopedics. 1999;22:739–44.
9. de Boer HH, Wood MB. Bone changes in the vascularized fibular graft. J Bone Joint Surg Br. 1989;71:374–8.
10. Jones NF, Swartz WM, Mears DC, Jupiter JB, Grossman A. The "double-barrel" free vascularized fibular bone graft. Plast Reconstr Surg. 1988;81:378–85.
11. Enneking WF, Eady JL, Burchardt H. Autogenous cortical bone graft in the reconstruction of segmental skeletal defects. J Bone Joint Surg Am. 1980;62:1039–58.
12. Weiland AJ, Phillips TW, Randolph MA. Bone grafts: a radiologic, histologic, and biomechanical model comparing autografts, allografts, and free vascularized bone grafts. Plast Reconstr Surg. 1984;74:368–79.
13. Nishida Y, Tsukushi S, Wasa J, Urakawa H, Toriyama K, Kamei Y, et al. Vascularized fibular flaps enhance histological repair in pasteurized autogenous bone graft. Ann Plast Surg. 2011;67:416–20.
14. Dautel G, Duteille F, Merle M. Use of the osteocutaneous "double-barrel fibular flaps" in limb reconstruction: four clinical cases. Microsurgery. 2001;21:340–4.
15. Chen CM, Disa JJ, Lee HY, Mehrara BJ, Hu QY, Nathan S, et al. Reconstruction of extremity long bone defects after sarcoma resection with vascularized fibula flaps: a 10-year review. Plast Reconstr Surg. 2007;119:915–24.
16. Capanna R, Bufalini C, Campanacci M. A new technique for reconstruction of large metadiaphyseal bone defects: a combined graft (allograft shell plus vascularized fibula). Orthop Traumatol. 1993;2:159.
17. Zaretski A, Amir A, Meller I, Leshem D, Kollender Y, Barnea Y, et al. Free fibula long bone reconstruction in orthopedic oncology: a surgical algorithm for reconstructive options. Plast Reconstr Surg. 2004;113:1989–2000.
18. Chang DW, Weber KL. Use of vascularized fibula bone flap and intercalary allograft for diaphyseal reconstruction after resection of primary extremity bone sarcomas. Plast Reconstr Surg. 2005;116:1918–25.
19. Li J, Wang Z, Guo Z, Chen GJ, Fu J, Pei GX. The use of allograft shell with intramedullary vascularized fibula graft for intercalary reconstruction after diaphyseal resection for lower extremity bony malignancy. J Surg Oncol. 2010;102:368–74.
20. Shankhdhar VK, Yadav PS, Puri A, Kasat A, Dushyant J, Raghu RB, et al. Free fibula flap for lower limb salvage after tumour resection. Indian J Plast Surg. 2019;51:274–82.
21. Weichman KE, Dec W, Morris CD, Mehrara B, Disa JJ. Lower extremity osseous oncologic reconstruction with composite microsurgical free fibula inside massive bony allograft. Plast Reconstr Surg. 2015;136:396–403.
22. Venkatramani H, Sabapathy SR, Dheenadayalan J, Devendra A, Rajasekaran S. Reconstruction of post-traumatic long segment bone defects of the lower end of the femur by vascularized fibula combined with allograft (modified Capanna's technique). Eur J Trauma Emerg Surg. 2015;41:17–24.
23. Donati D, Di Liddo M, Zavatta M, Manfrini M, Bacci G, Picci P, et al. Massive bone allograft reconstruction in high-grade osteosarcoma. Clin Orthop. 2000;377:186.
24. Hornicek FJ, Gebhardt MC, Tomford WW, Sorger JI, Zavatta M, Menzner JP, et al. Factors affecting nonunion of the allograft-host junction. Clin Orthop. 2001;382:87.
25. Yajima H, Tamai S, Mizumoto S, Inada Y. Vascularized fibular grafts in the treatment of osteomyelitis and infected non-union. Clin Orthop. 1993;293:256–64.
26. Tu Y, Chen Z, Lineaweaver WC, Zhang F. Different recipient vessels for free microsurgical fibula flaps in the treatment of avascular necrosis of the femoral head. Ann Plast Surg. 2017;79:583–9.
27. Yazar S, Lin CH, Wei FC. One-stage reconstruction of composite bone and soft tissue defects in traumatic lower extremity injuries. Plast Reconstr Surg. 2004;114:1457–66.
28. McKnight AJ, Lewis VO, Rhines LD, Hanasono MM. Femur-fibula-fillet of leg chimeric free flap for sacral-pelvic reconstruction. J Plast Reconstr Aesth Surg. 2013;66:1784–7.

第 38 章

受区血管：胫骨重建

Meenakshi Rajan, Matthew Joy, L. Scott Levin, Stephen J. Kovacs III

引言

严重的胫骨缺损且同时缺少软组织覆盖的病例是重建外科的一个很大挑战。目前的牵张成骨及骨移植技术对>6cm 的胫骨缺损且伴有软组织缺损病例的治疗效果是很有限的。在这种情况下，使用带蒂或游离的带血运的骨移植技术治疗，将会获得有功能的肢体。

腓骨瓣的解剖

腓骨位于胫骨的后外侧，沿其走行，与小腿的 4 个筋膜室相连。腓骨虽然不是负重骨，但能通过近端的腓骨小头和远端的外踝为膝关节和踝关节提供稳定性。腓骨也是下肢 8 块肌肉的初始附着点，这 8 块肌肉分布在小腿的 4 个筋膜室内。肌间隔膜质地类似于骨间膜，沿着骨长轴分布，切取皮瓣时需小心分离。腓骨的长度、骨皮质的厚度及三角形的横截面使其非常适合重建胫骨缺损[16,17]。

皮瓣的血供来源于小腿后深筋膜室的胫后肌和踇长屈肌之间的腓动静脉[18]。腓骨的血液供应由邻近骨骼中点的滋养动脉和来源于骨膜的多个分支提供[19]。腓总神经从后方包绕腓骨小头，向前沿着腓骨颈向下走行[16]，并分为在外侧筋膜室向远端走行的腓浅神经和在前侧筋膜室内与胫前动脉伴行的腓深神经[18]。在近端皮瓣及蒂的切取过程中，需避免损伤腓总神经及腓浅神经。

腓骨瓣的切取

大多数情况下，我们选择健侧的腓骨进行患侧胫骨的重建，因为在严重创伤下，患侧的胫骨和腓骨可能同时存在损伤（图 38.1）。此外，供区、受区的两个团队还能够同时进行手术。患者取仰卧位，髋下垫软垫，有利于切取皮瓣时更好地暴露小腿的侧方，由于手术时间较长，需留置导尿管并避免髋下皮肤过度受压。使用氯己定消毒双下肢并铺巾，以方便皮瓣的切取及移植（图 38.2）。在供区，沿着腓骨的前后径、腓骨小头及外踝勾勒出整个腓骨的轮廓。近端保留 6cm 长的腓骨，以保护腓总神经，远端保护腓浅神经及下胫腓联

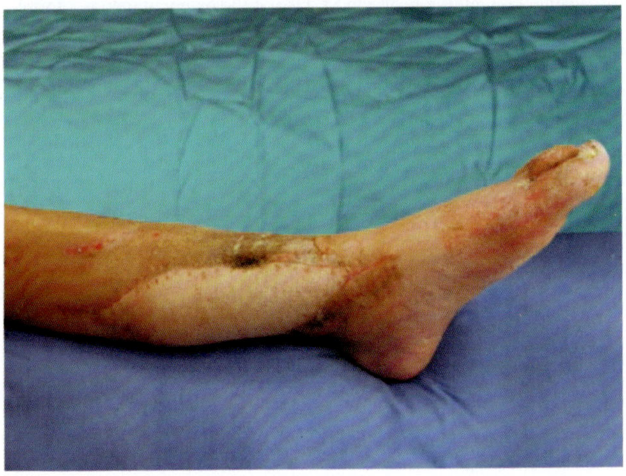

图 38.1　术前影像显示下肢已愈合，先前使用胫后血管吻合游离皮瓣。患者因节段性骨缺损而需要接受胫骨重建。

合，对于整个手术至关重要。如果计划使用骨皮瓣，可将皮瓣设计成纵向椭圆形，前界为胫骨后缘，后界为腓骨肌腱，对应小腿后侧筋膜室。皮瓣应完全包含且略大于所切取骨瓣远端部分，以允许缩短部分近端骨瓣，相对于皮瓣的骨骼部分延长了血管蒂的长度，可以通过手持多普勒在事先设计的皮瓣穿支位置进行检查确认。Wei 等人 1986 年的解剖学研究[17]和 Yoshimura 等人 1983 年的研究表明，在小腿外侧穿支血管中，肌皮穿支血管常位于小腿的近端，肌间隔穿支血管常位于小腿远端[17,20]。

在皮瓣切取过程中是否使用止血带，各有利弊，可由外科医生自行决定。沿腓骨后缘和所设计的皮瓣的前缘做纵向切口，皮瓣前部分离至外侧筋膜室表面，切开筋膜，从前向后掀起皮瓣至后侧肌间隔膜。在切取过程中注意识别和保护肌间隔穿支血管。一旦识别出血管，于皮瓣后侧做切口并在筋膜下平面从后向前掀起皮瓣，直到到达后侧肌间隔膜的另一侧。此时，皮瓣被抬起，开始切取腓骨骨瓣。用拉钩将外侧筋膜室的肌肉牵向前方，腓骨上保留一薄层肌肉，以便保护腓骨血供及骨膜，在此过程中，注意保护位于外侧筋膜室的腓浅神经。显露前肌间隔膜，使用剪刀或低能量电刀进行锐性分离，避免损伤下方的胫前血管及腓深神经。进入小腿前筋膜室后，足部伸肌能轻易地从腓骨上分离，分离后即可显露小腿骨间膜。在此区域内进行钝性分离可保护胫前血管神经。随着骨间膜的显露，胫前血管和腓深神经得到保护，沿着计划切取的腓骨全长锐性分离骨间膜。腓动脉和伴行静脉被小心地从腓骨远端剥离并加以保护。然后，用直角钳从骨膜下层穿过腓骨远端，避免腓骨相关血管损伤是非常重要的。用一个薄的延展性撑开器穿过骨膜下层的这个空隙，准备进行腓骨远端截骨。研究者习惯使用摆锯截骨，同时用大量生理盐水冲洗。完成远端截骨后，按照相同的步骤进行近端截骨，即在骨膜下平面将直角钳和延展性撑开器绕过腓骨，以保护近端皮瓣蒂部和腓总神经及其分支。完成后，皮瓣应能够侧向移动和抬起。如果此时截骨的骨片不能从伤口外侧移动，说明截骨不彻底或者骨间膜分离不彻底。下一步应对皮瓣远端的腓血管进行解剖分离。需在后深筋膜室内轻柔、仔细地进行解剖分离，血管蒂位于胫后肌和踇长屈肌之间。随着骨瓣被切取，远端的血管蒂可以被结扎和分离（图 38.3）。最后从远端向近端抬起皮瓣，直接随着腓血管小心分离，切开后侧筋膜室的踇长屈肌的附着处。仔细识别从血管蒂进入这些肌肉的穿支。在很多情况下，特别是进入比目鱼肌的穿支比较粗大，切断前需小心解剖及结扎。在近端血管蒂的解剖过程中，需仔细识别及解剖腓血管起始处周围的胫腓干血管，此为血管蒂的近端边界。

骨瓣被完整抬起后，骨瓣可被放回原位，亦可从腓骨近端切取血管蒂并短缩至胫骨重建所需的长度后置于手术台上（图 38.4），在切取骨瓣前，于静脉内

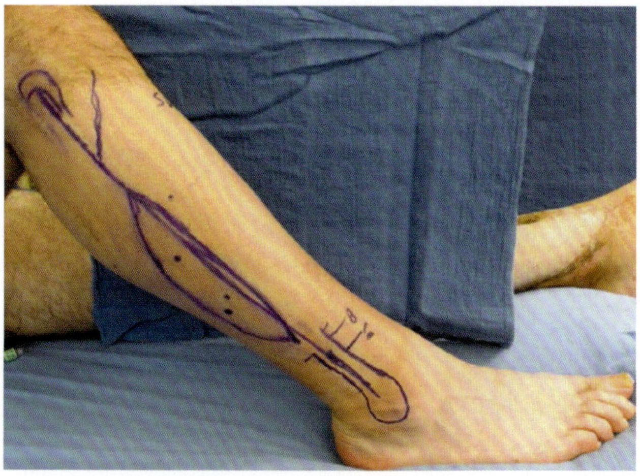

图 38.2 术前用对侧下肢进行腓骨标记：触诊并勾勒腓骨，沿着前、后边界及近端的腓骨头和远端的外踝标记。测量、标记和保留近端 6cm 的腓骨是必要的，以保护腓总神经，远端保护胫腓联合和腓浅神经。

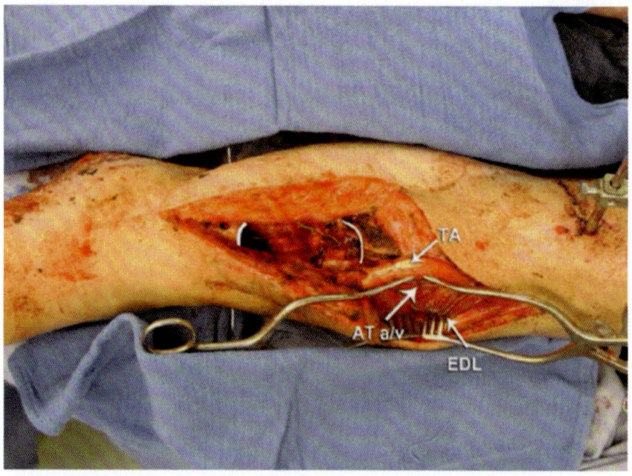

图 38.3 胫前动脉及伴行静脉邻近胫骨，其是首选的受区血管。TA，胫前肌；EDL，趾长伸肌；ATa/v，胫前动/静脉。弯曲的白线勾画出胫骨的近端和远端边缘，以及中间的骨缺损。

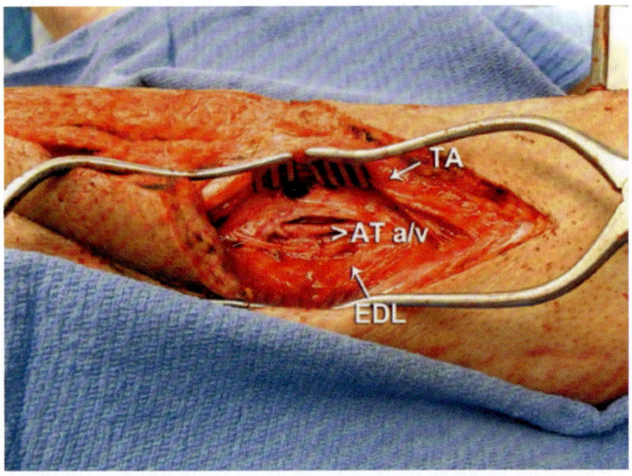

图 38.4 仔细地在伸肌间室内解剖和暴露选择的胫前受区血管，最好是在损伤区之外进行。在胫骨前肌（TA）和趾长伸肌（EDL）之间进行解剖，以显露胫前血管。AT a/v，胫前动脉/静脉。

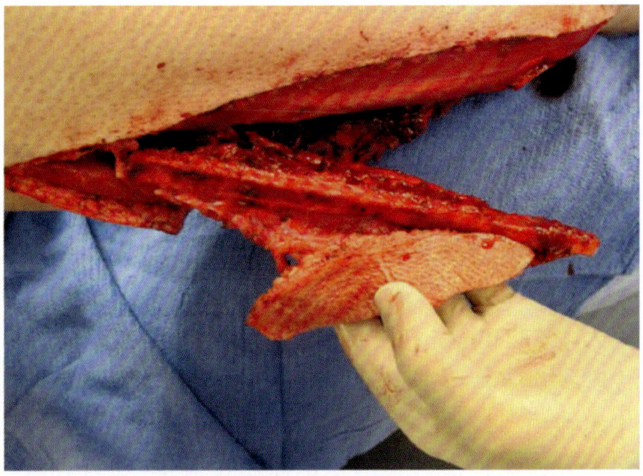

图 38.5 通过远端和近端截骨完成对腓骨皮瓣的剥离。腓骨作为带血供的髓内钉被插入胫骨髓腔内至少 2cm，以确保胫骨和腓骨适当重叠。

注入肝素。研究者通常倾向于完全游离皮瓣后，进行骨膜下剥离及额外的截骨，这样会更容易。当准备重建胫骨缺损的骨瓣时，研究者常使腓骨瓣比胫骨缺损区域长 2cm，以允许腓骨在缺损的胫骨近端和远端髓管内各插入 1cm。

受区的准备及腓骨瓣植入

在一期重建中，无论是骨肿瘤切除所致的缺损（如肉瘤缺损）还是创伤清创后所致的缺损，胫骨的缺损通常已充分暴露。应该用大量无菌盐水冲洗伤口，并根据需要对软组织或骨骼进行额外的清创。对于创伤所致的胫骨缺损病例，骨折处的远、近断端需用动力毛刷彻底清创，使其断面变得平滑，去掉任何尖锐或不规则的轮廓，并使骨面恢复正常出血。胫前动、静脉及胫后动、静脉因邻近胫骨，是首选的受区血管（图 38.5）。第 34 章对胫前血管、第 35 章对胫后血管的应用解剖学和手术暴露进行了广泛讨论，读者可以参考这些章节了解详细信息。

这些血管可能直接受损，特别是创伤病例，因此术前行血管造影，或者采用 CT 或正规的血管造影检查对于确定血管是否通畅及受区血管的选择至关重要。仔细解剖并暴露选定的受区血管（在本例中为胫前动脉），理想情况下是在损伤区外进行（图 38.6）。应用的自体静脉移植应该是一个低阈值的，如动静脉袢或嵌入式移植物，以尽可能地在无损伤区进行无张力

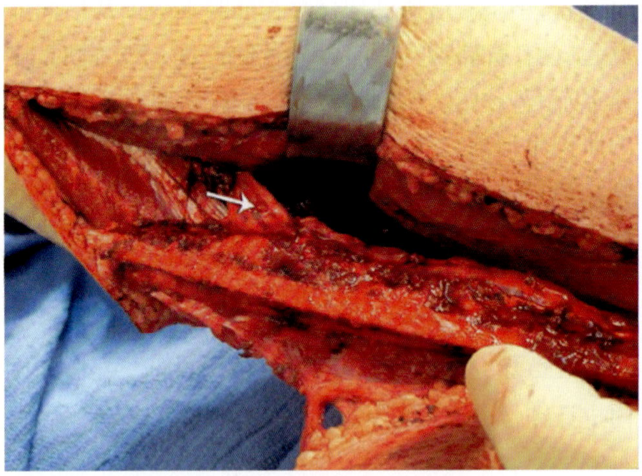

图 38.6 皮瓣切取完成后，可以留在原位，也可以取下并放在手术台上，分离近端血管蒂与腓骨，并将腓骨缩短至胫骨重建所需的长度。腓血管如箭头所示。

吻合。

接下来，插入腓骨瓣桥接胫骨缺损，并根据需要调整外固定架位置（图 38.7）。在显微血管吻合之前确保骨瓣的位置适当和稳定性是至关重要的，骨瓣位置固定后不再操作。腓骨作为带血供的髓内钉插入胫骨的髓腔中至少 2cm，以确保胫骨和腓骨适当重叠。研究者倾向于对供区腓静脉和受区一条伴行静脉行端-端吻合，供区腓动脉和受区动脉行端-侧吻合。供区动脉被广泛切开、显露，并在受区动脉原位上定位，以标记动脉切开部位。所有吻合都应该在绝对无张力的情况下进行，必要时需要使用桥接血

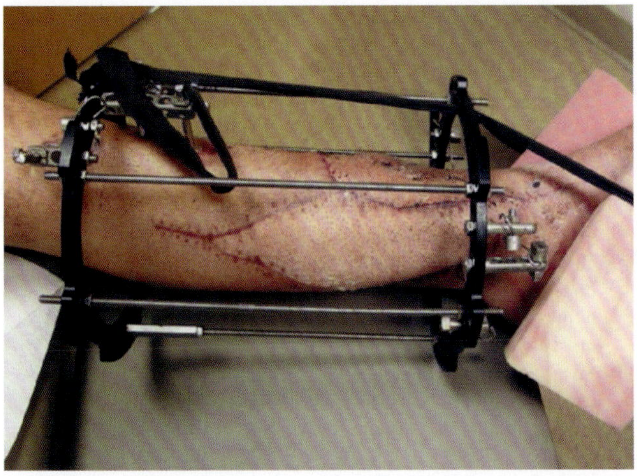

图 38.7　术后照片：植入腓骨瓣桥接胫骨缺损，并根据需要调整外固定装置位置。

管移植来实现绝对无张力。在受区动脉远、近端夹上动脉夹，用 11 号刀片在受区动脉预吻合部位先切开，然后再切除一块动脉壁。然后，使用吻合器对静脉行端-端吻合，手工对动脉行端-侧吻合，然后确认动脉流入和静脉流出的通畅性。血管吻合完毕后，处理创口。

骨瓣操作完毕后，在闭合患肢创口时，筋膜和皮瓣需要在最小张力下缝合，并在创口闭合后，评估皮瓣的灌注情况。创口内需留置封闭的引流管，注意引流管不要放置在血管吻合口上或距吻合口太近。使用少量敷料松散地包扎创面，术后可以方便检查皮瓣。避免环形包扎，因为术后几天内肢体和皮瓣肿胀明显增加会导致重建的肢体受压，即使是在手术时松散包扎的情况下。

术后护理

游离皮瓣重建后，患者被送入重症监护室或其他高级监护室，护理人员需接受过皮瓣术后监测培训且有相关经验。研究者的经典方案是，术后 48 小时内，每小时通过临床检查和手持多普勒或植入式多普勒监测骨皮瓣情况。术后 48 小时、72 小时、96 小时，监测频率可适当降低，分别为每 2 小时、4 小时、8 小时一次。重建肢体应抬高，保持高于心脏的高度，并避免皮瓣及吻合口处受压。研究者的方案是 2~3 周内严格抬高患肢。之后是逐渐增加时长的患肢悬吊方案，初始为每次 15 分钟、每天 4 次，然后在接下来的几周内逐渐增加悬吊的时长及频率。在进行第一次悬吊时，需有经验的临床医生检查重建肢体和皮瓣在悬吊过程中有无明显肿胀及充血。

结论

游离腓骨瓣特别适合较大的骨缺损，且需要软组织覆盖的情况，因为在切取骨瓣的过程中可同时切取肌肉和皮肤。游离腓骨瓣具有骨骼和软组织一期同时重建的优势[21,22]。胫血管是腓骨瓣血运重建的可靠受区选择。在选择合适的受区血管时，应考虑患者的合并症、手术史、损伤区域、胫骨缺损的特征（位置和长度），以及骨缺损与可靠的胫血管的距离。

（徐庆　译）

参考文献

1. Banic A, Hertel R. Double vascularized fibulas for reconstruction of large tibial defects. J Reconstr Microsurg. 1993;9(6):421–8. https://doi.org/10.1055/s-2007-1006751.
2. Bibbo C, Bauder AR, Nelson J, et al. Reconstruction of traumatic defects of the tibia with free fibula flap and external fixation. Ann Plast Surg. 2020;85(5):516–21. https://doi.org/10.1097/SAP.0000000000002240.
3. Li J, Wang Z, Guo Z, Chen G, Li S, Pei G-X. The use of massive allograft with intramedullary fibular graft for intercalary reconstruction after resection of tibial malignancy. J Reconstr Microsurg. 2011;27(1):37–46. https://doi.org/10.1055/s-0030-1267381.
4. Schwarz GS, Disa JJ, Mehrara BJ, Healey JH, Cordeiro PG. Reconstruction of oncologic tibial defects in children using vascularized fibula flaps. Plast Reconstr Surg Published online. 2012; https://doi.org/10.1097/PRS.0b013e318230e463.
5. Cavadas PC, Landín L, Ibáñez J, Nthumba P. Reconstruction of major traumatic segmental bone defects of the tibia with vascularized bone transfers. Plast Reconstr Surg. 2010;125(1):215–23. https://doi.org/10.1097/PRS.0b013e3181c495b3.
6. Chang DW, Weber KL. Use of a vascularized fibula bone flap and intercalary allograft for diaphyseal reconstruction after resection of primary extremity bone sarcomas. Plast Reconstr Surg. 2005;116(7):1918–25. https://doi.org/10.1097/01.prs.0000189203.38204.d5.
7. Zhen P, Liu X-Y, Lu H, Li X-S. Fixation and reconstruction of severe tibial shaft fractures with vascularized fibular grafting. Arch Orthop Trauma Surg. 2011;131(1):93–9. https://doi.org/10.1007/s00402-010-1121-4.
8. Zhen P, Hu YY, Luo ZJ, Liu XY, Lu H, Li XS. One-stage treatment and reconstruction of gustilo type III open tibial shaft fractures with a vascularized fibular osteoseptocutaneous flap graft. J Orthop Trauma. Published online. 2010; https://doi.org/10.1097/BOT.0b013e3181d88a07.
9. Zaretski A, Amir A, Meller I, et al. Free fibula long bone reconstruction in orthopedic oncology: a surgical algorithm for reconstructive options. Plast Reconstr Surg. 2004;113(7):1989–2000. https://doi.org/10.1097/01.prs.0000122213.82011.c5.

10. Wang X, Li Y, Guo J. Repairing chronic osteomyelitis complicated by long bone defect in tibia with free segmented-fibula transplantation. Zhongguo xiu fu chong jian wai ke za zhi = Zhongguo xiufu chongjian waike zazhi = Chinese J reparative Reconstr Surg. 2007;21(3):278–81.
11. Shankhdhar VK, Yadav PS, Puri A, et al. Free fibula flap for lower limb salvage after tumour resection. Indian J Plast Surg. 2018;51(3):274–82. https://doi.org/10.4103/ijps.IJPS_113_17.
12. Mateev M, Huang C, Imanaliev A, Ono S, Hyakusoku H, Ogawa R. Combining the external fixation and microsurgical osteoseptocutaneous flap transplantation methods for limb salvage. Eplasty. 2012;12:e16.
13. Özaksar K, Sügün TS, Toros T, Gürbüz Y, Kayalar M, Özerkan F. Free vascularized fibular grafts in type 3 open tibia fractures. Acta Orthop Traumatol Turc. 2012;46(6):430–7. https://doi.org/10.3944/aott.2012.2876.
14. Chung DW, Han CS, Lee JH. Reconstruction of composite tibial defect with free flaps and ipsilateral vascularized fibular transposition. Microsurgery. 2011;31(5):340–6. https://doi.org/10.1002/micr.20884.
15. Lee KS, Park JW. Free vascularized osteocutaneous fibular graft to the tibia. Microsurgery. 1999;19(3):141–7. https://doi.org/10.1002/(sici)1098-2752(1999)19:3<141::aid-micr4>3.0.co;2-w.
16. Beppu M, Hanel DP, Johnston GH, Carmo JM, Tsai TM. The osteocutaneous fibula flap: an anatomic study. J Reconstr Microsurg. 1992;8(3):215–23. https://doi.org/10.1055/s-2007-1006703.
17. Wei FC, Chen HC, Chuang CC, Noordhoff MS. Fibular osteoseptocutaneous flap: anatomic study and clinical application. Plast Reconstr Surg. 1986;78(2):191–200. https://doi.org/10.1097/00006534-198608000-00008.
18. Abou-Foul AK, Fasanmade A, Prabhu S, Borumandi F. Anatomy of the vasculature of the lower leg and harvest of a fibular flap: a systematic review. Br J Oral Maxillofac Surg. 2017;55(9):904–10. https://doi.org/10.1016/j.bjoms.2017.08.363.
19. Taylor GI, Miller GD, Ham FJ. The free vascularized bone graft. A clinical extension of microvascular techniques. Plast Reconstr Surg. 1975;55(5):533–44. https://doi.org/10.1097/00006534-197505000-00002.
20. Yoshimura M, Shimamura K, Iwai Y, Yamauchi S, Ueno T. Free vascularized fibular transplant. A new method for monitoring circulation of the grafted fibula. J Bone Joint Surg Am. 1983;65(9):1295–301.
21. Yazar S, Lin C-H, Wei F-C. One-stage reconstruction of composite bone and soft-tissue defects in traumatic lower extremities. Plast Reconstr Surg. 2004;114(6):1457–66. https://doi.org/10.1097/01.prs.0000138811.88807.65.
22. Guo Q-F, Xu Z-H, Wen S-F, et al. Value of a skin island flap as a postoperative predictor of vascularized fibula graft viability in extensive diaphyseal bone defect reconstruction. Orthop Traumatol Surg Res. 2012;98(5):576–82. https://doi.org/10.1016/j.otsr.2012.03.009.

第 39 章
膝上内侧血管和膝降血管

Jonathan M. Bekisz, Carter J. Boyd, Pierre B. Saadeh

引言

膝上内侧血管和膝降血管是膝关节周围复杂的吻合丛状结构的重要血管。作为来自股骨内髁部位的各种复合和嵌合的来源血管，其已得到了很好的描述。然而，在下肢中 1/3 的显微血管游离组织重建手术中，作为受区目标，对其用途也进行了进一步分析和鉴别。

术前评估

每一次显微外科游离组织移植手术前，都应对患者的健康状况进行全面的检查，对相关的缺损和计划的皮瓣做解剖学考虑。皮瓣类型、缺损的大小、缺损的部位、血管的长度和血管的口径等因素对于围术期成功及获得良好的长期结果是至关重要的。膝动脉系统为膝关节缺损可行的受区血管。对于后侧缺损，膝上内侧血管更为常用，而对于前侧缺损，更适合与膝降血管吻合[1]。术前可采用多普勒超声、CTA 或 MRA 对血管进行评估。选择应用哪些血管需要综合影像学资料，并在术中仔细地察看血管的情况。

应用解剖学

膝上内侧动脉

在一项对 19 条尸体下肢的研究中，Yamamoto 及其同事研究了膝上内侧动脉的解剖。在全部标本中，膝上内侧动脉都存在，其是腘动脉发出的分支，起始点在膝关节上平均 5.2cm（3.5~6.5cm）。血管的平均口径（直径）为 0.78mm（0.38~1.4mm）[3]。膝上内侧动脉在内收肌肌腱、半膜肌和半腱肌后方下行。其供应股内侧肌远端大部分，并进入膝降动脉的骨关节分支，从而形成股骨内侧髁穿支[1,3]。

膝降动脉

膝降动脉比膝上内侧动脉更长、口径更大[2]。膝降动脉起始于膝上内侧动脉的近侧，从股浅动脉内侧分支，恰在内收肌裂孔的前方[1,2]。该起点距膝关节近侧平均 13.7mm，血管的平均直径为 1.5mm（1~2mm）。在 19 个标本中，17 个存在该血管，沿内侧肌间隔的后侧，在大收肌腱的深面或侧面走行。膝降动脉有 3 个终末支，包括隐支、肌支和骨关节分支，其分别供应皮下和皮肤组织、股内侧肌，以及股骨上髁[2,3]。膝降动脉与伴行静脉为一对，有类似的走行，能够作为游离组织移植的静脉回流，引向大隐静脉[4]。

手术部位的显露

膝上内侧动脉

为显露膝上内侧动脉，首先在腘窝识别腘动脉[1]。经膝关节后方入路时，经皮肤、皮下组织解剖分离至腘筋膜。切开筋膜，到达腘窝，动脉位于腘静脉和腘神经的前方[5,6]。该血管位于半膜肌的深面，牵拉肌肉以清楚地见到膝上内侧动脉及其伴行静脉，其大致从股骨髁上方一条线上的一个点从腘动脉发出。识别血管，清除前侧和内侧的任何附着，准备进行显微血管吻合，必要时可以结扎分支血管[1]（图 39.1 和图 39.2）（参见第 40 章）。

膝降动脉

通过在大腿远端内侧做一个切口显露膝降动脉。建议在稍微偏向股骨内髁的前方做垂直[1]和弧形[4]切口。解剖分离应该在股内侧肌和缝匠肌之间的间隔进行。有两种方法能够追踪显露膝降动脉。切开股内侧筋膜并向后牵拉，当向前牵拉下方肌肉时，可以见到下方血管[4]。或者向内侧牵拉缝匠肌，显露膝降动脉，其伴行静脉恰在股内侧肌的后方[1]（图 39.3 和图 39.4）。建议在股骨内侧髁骨膜邻近进行动脉远端分离。血管吻合所需的长度和移动性达 8~9cm，可以通过从内收肌裂孔附近的股浅动脉向近端追踪血管的起始部而获得，并沿其走行结扎所有侧支[4]。

讨论

下肢中 1/3 缺损的闭合和覆盖是重建手术一个独特的挑战。鉴于膝关节和胫骨近端暴露的风险，要求及时恰当地处理伤口。然而，这个部位因缺乏过多的软组织和有限的组织柔韧性，而成为临床上一个很棘手的部位。因此，常需要进行带蒂皮瓣或游离组织移植。当采用显微血管重建手术时，早已确定普通股动脉和腘动脉系统为该区域稳健可靠的受区血管[7,8]。近年来，膝血管网络，即膝降动脉或膝最上动脉和膝上内侧动脉，作为选择吻合靶点而受到青睐。

膝部血管包括 6 条动脉，在膝关节这个部位构成了复杂的吻合血管网。其中 5 条来自腘动脉：膝上内侧和外侧动脉，膝中动脉，以及膝下内侧和外侧动脉[9]。由股浅动脉发出的膝降动脉和膝最上动脉，随后分出隐动脉支和关节支，分别与膝下内侧和膝上内侧动脉吻合[10]。后一对血管继续供应股骨内侧髁周围的血管丛[3]。

最初正是膝降动脉引起了人们对血管网的注意，

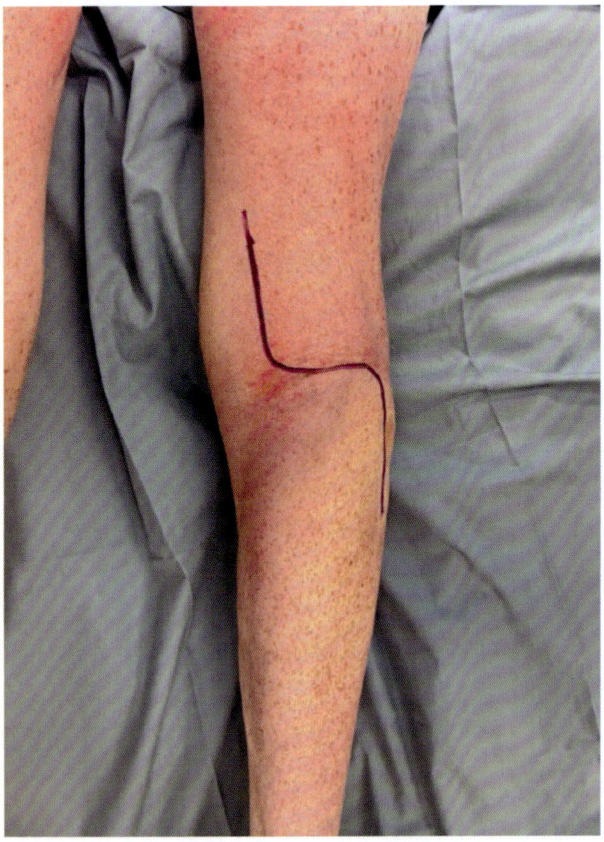

图 39.1 尸体解剖：经腘窝后侧入路暴露膝上内侧血管。

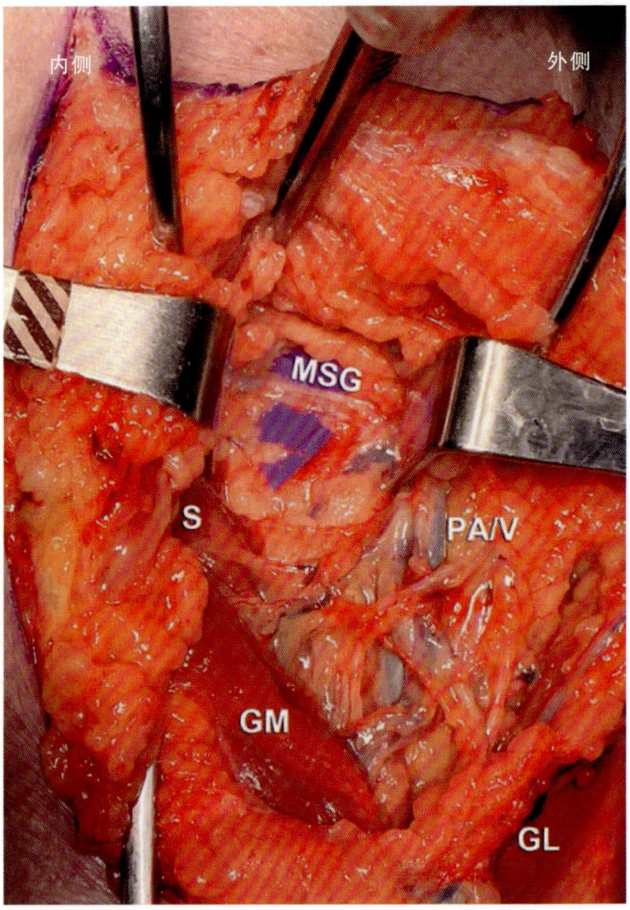

图 39.2 尸体解剖：暴露膝上内侧血管，向内侧牵拉半膜肌（S，半膜肌；GM，腓肠肌内侧头；GL，腓肠肌外侧头；PA/V，腘动脉/静脉；MSG，膝上内侧血管）。

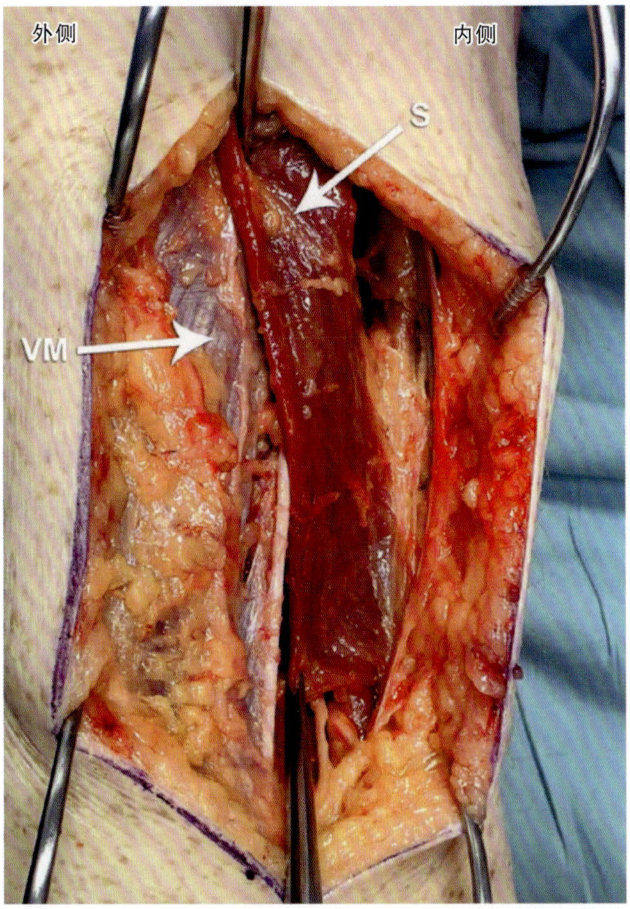

图 39.3 尸体解剖:大腿内侧的皮肤切口向下延伸至股内侧肌(VM)和缝匠肌(S)。

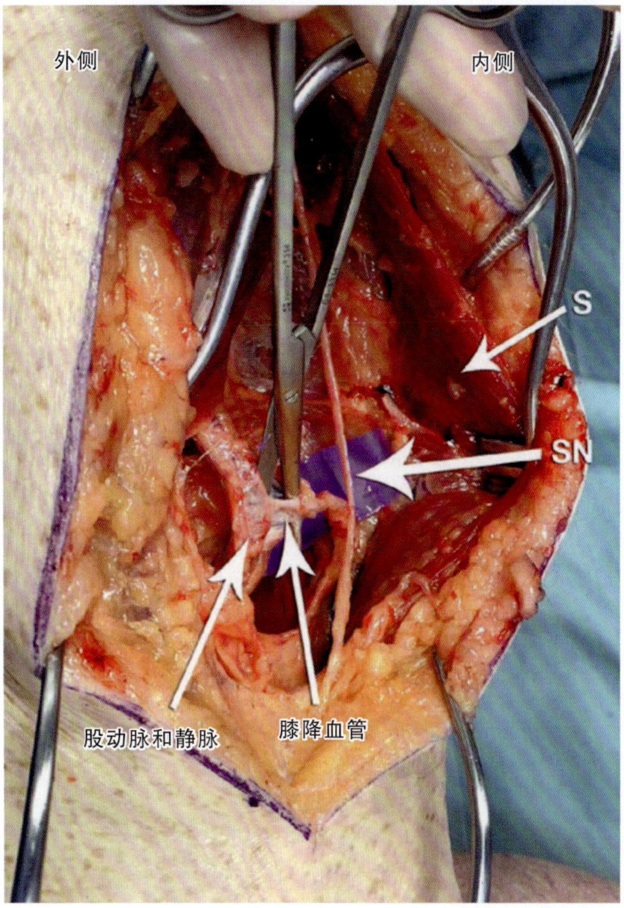

图 39.4 向内牵开缝匠肌(S),向外牵开股内侧肌,分离收肌管内的股血管。从股血管上分离膝降血管(SN,隐神经)。

1988 年 Masquelet 及其同事描述了血管化骨膜移植将其作为来源血管[11]。这项技术的改进和进展导致了包含附带骨膜的取自股骨内髁的骨皮质皮瓣的进展[12–14]。这种血管化骨移植在舟状骨骨折不愈合和其他肢体骨缺损中具有实用性[2,16,17]。最近,膝上内侧动脉作为股骨内髁重要的血液供应组成得到了重视,提供了基于血管化骨移植的另一个选择[3]。

膝上内侧动脉和膝降动脉作为游离组织移植的来源血管,为下肢中 1/3 显微血管重建外科手术中的受区靶点奠定了基础。Park 等人首先描述了在膝关节周围软组织伤口的覆盖中,应用膝上内侧动脉和膝降动脉周围受区血管的经验。膝降动脉被用于膝关节前方缺损,而对于该部位后方的缺损,则采用膝上内侧动脉吻合。2001 年发表的一项囊括 7 例患者的报道指出,这些血管的可靠性、大小的匹配度和流量可以促进膝关节任何位置缺损的重建,使其成为重要的吻合靶点[1]。在接下来的几年里,其他研究者也发表了这样的观点,并扩展了其应用,包括覆盖膝关节以下肢体截肢部位[4],以及胫骨上、中部的缺损[8]。

下肢的重建手术,特别是远端 2/3 的重建,将继续保留明显的复杂性。膝上内侧血管和膝降血管为这个独特且具有挑战性的整形外科部位提供了其他选择。对整个重建区域的全面了解、理解和完善将使重建手术医生做好准备,以正面解决这些问题,并适当制订解决方案,以满足患者的需求。

(闫旭 译)

参考文献

1. Park S, Eom JS. Selection of the recipient vessel in the free flap around the knee: the superior medial genicular vessels and the descending genicular vessels. Plast Reconstr Surg. 2001;107(5):1177–82.
2. Bakri K, Shin AY, Moran SL. The vascularized medial femoral Corticoperiosteal flap for reconstruction of bony defects within the upper and lower extremities. Semin Plast Surg. 2008;22(3):228–33.
3. Yamamoto H, Jones DB Jr, Moran SL, Bishop AT, Shin AY. The arterial anatomy of the medial femoral condyle and its clinical implications. J Hand Surg Eur Vol. 2010;35(7):569–74.
4. Higgins JP. Descending geniculate artery: the ideal recipient vessel for free tissue transfer coverage of below-the-knee amputation wounds. J Reconstr Microsurg. 2011;27(9):525–9.
5. Day CP, Orme R. Popliteal artery branching patterns -- an angiographic study. Clin Radiol. 2006;61(8):696–9.
6. Moore KL, Dalley AF. Clinically oriented anatomy. 5th ed. Toronto: Lippincott Williams & Wilkins; 2006. p. 636–7.
7. Johnson PE, Harris GD, Nagle DJ, Lewis VL. The sural artery and vein as recipient vessels in free flap reconstruction about the knee. J Reconstr Microsurg. 1987;3(3):233–41.
8. Jadhav C, Rawlins J, Walters AG. Descending genicular vessels as recipient pedicle for free flap cover of complex defects around upper and mid-lower third junction of tibia. J Hand Microsurg. 2015;7(2):326–7.
9. Shahid S, Saghir N, Cawley O, Saujani S. A cadaveric study of the branching pattern and diameter of the genicular arteries: a focus on the middle genicular artery. J Knee Surg. 2015;28(5):417–24.
10. Uflacker R. Atlas of vascular anatomy : an angiographic approach. Philadelphia: Wolters Kluwer Health; 2015.
11. Masquelet AC, Romana MC, Penteado CV, Carlioz H. Vascularized periosteal grafts. Anatomic description, experimental study, preliminary report of clinical experience. Rev Chir Orthop Reparatrice Appar Mot. 1988;74 Suppl 2:240–3.
12. Sakai K, Doi K, Kawai S. Free vascularized thin corticoperiosteal graft. Plast Reconstr Surg. 1991;87(2):290–8.
13. Doi K, Sakai K. Vascularized periosteal bone graft from the supracondylar region of the femur. Microsurgery. 1994;15(5):305–15.
14. Doi K, Hattori Y. Vascularized bone graft from the supracondylar region of the femur. Microsurgery. 2009;29(5):379–84.
15. Doi K, Oda T, Soo-Heong T, Nanda V. Free vascularized bone graft for nonunion of the scaphoid. J Hand Surg Am. 2000;25(3):507–19.
16. Choudry UH, Bakri K, Moran SL, Karacor Z, Shin AY. The vascularized medial femoral condyle periosteal bone flap for the treatment of recalcitrant bony nonunions. Ann Plast Surg. 2008;60(2):174–80.
17. Kakar S, Duymaz A, Steinmann S, Shin AY, Moran SL. Vascularized medial femoral condyle corticoperiosteal flaps for the treatment of recalcitrant humeral nonunions. Microsurgery. 2011;31(2):85–92.

第 40 章

腓肠内侧血管

Geoffrey G. Hallock, Raffi Gurunian

引言

对于膝关节周围的软组织伤口，传统的、简单的方法是用腓肠肌一个头的肌肉皮瓣来覆盖[1]，目前用某种形式的穿支皮瓣，如腓肠内侧动脉的穿支岛状皮瓣来覆盖[2]。然而，对于更大面积的缺损，或者前文提到的皮瓣不可用，显微外科组织移植成为最好的选择。而选择合适的受区血管成为难题，这条受区血管本身可能随时可用，也可能不可用。可以选择下肢主要血管，包括股浅动脉、腘动脉、胫前和胫后动脉，或邻近的分支，如膝上外侧、膝上内侧动脉，膝下外侧、膝下内侧动脉，以及膝降动脉，甚至通过旋股外侧动脉降支反流[3-8]。实际选择通常是由手术切除、创伤、良好的清创术后暴露的情况决定的，以及最邻近、最容易解剖分离的结构，以及既往没有被累及等情况。

另一种选择是腓肠内侧血管，其提供腓肠肌内侧头血供，就像 1984 年最初应用的那样，将肌肉作为局部游离皮瓣，应用静脉移植连接供区和受区血管[9,10]。其通过后侧入路成为更为普遍的受区（1987）[11]。随后应用的内侧入路与血管外科医生使用的入路相似（1994）[12]。无论采用哪种入路，因为大多数下肢损伤发生在前侧，腓肠肌通常会保护这些血管，所以这些血管会保留在损伤区域之外。其额外属性是提供腘血管的血管延伸，潜在地增加皮瓣受区，以替代静脉移植，提供更浅表的显露，容易行端–端显微血管吻合，避免对下肢主要血管造成任何潜在损伤[12]。虽然按照 Nahai 和 Mathes 模式，腓肠肌被认为是 I 型肌肉，这意味着其只有单独来源的血管蒂[13]，但当其作为受区血管时，“牺牲”这些血管，既不会改变肌肉的存活，也不会影响其功能[14,15]。这是因为有其他足够的血管供应，正如 Tsetsonis 等人[16]已经证实的那样。

应用解剖学

腘动脉的中间部分位于膝关节后侧，上方由内侧的半腱肌、半膜肌和外侧的股二头肌，下方由腓肠肌内、外侧头组成一个菱形空间。在腘窝的深筋膜下可发现小隐静脉和腓肠内侧皮神经，这是分离腓肠肌两个头的解剖学标志[17]。在腘静脉和胫神经的内侧可找到腘动脉。在股骨髁水平，腓肠内侧动脉自腘动脉起始，然后在腓骨头平面与膝关节相对应，在后侧横向进入腓肠肌内侧头的下方（图 40.1）[10,12,18]。需要小心的是，有时候会发现一条口径变异的腓肠内侧动脉与腓肠内侧皮神经相伴行[12]。

在尸体解剖研究中，腓肠内侧动脉在腘动脉起始部的口径从 1.4mm[14,18,19]到（2.5±0.8）mm 不等[20]，其伴行静脉为 1.4~5mm[14,19]。其血管蒂在肌肉内的长度也不同，为 2.6~5cm 或更长[14,18,20]。邻近有许多其他的静脉分支，包括小隐静脉分支，如果腓肠内侧静脉太小，其可以作为静脉回流的出口。

手术部位的显露

类似在膝关节周围选择一个合适的受区的决定因素，腓肠内侧血管的手术入路将取决于缺损的位置，任何先前存在的瘢痕或开放伤口有助于显露，并决定患者的手术体位。

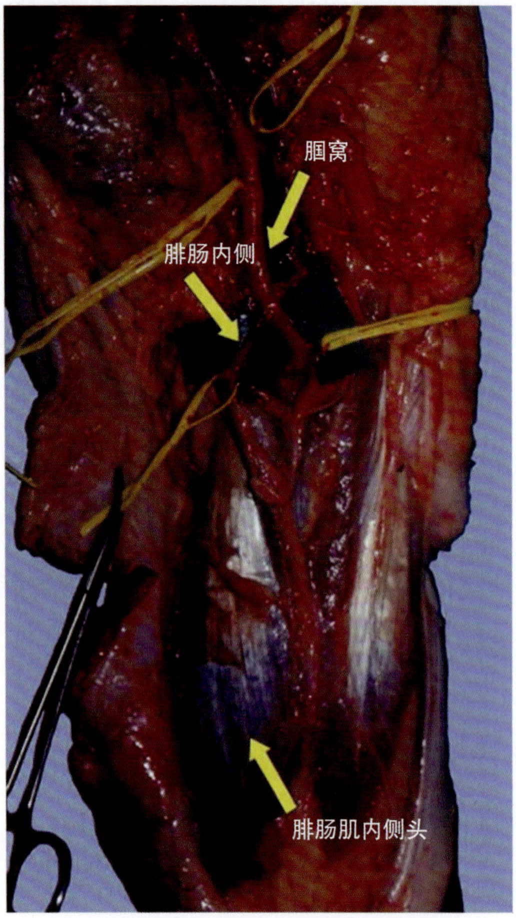

图 40.1　腘窝间隙的后入路，显示腓肠内侧动脉的起源，从腘动脉发出并向后方走行，然后进入腓肠肌内侧下方。

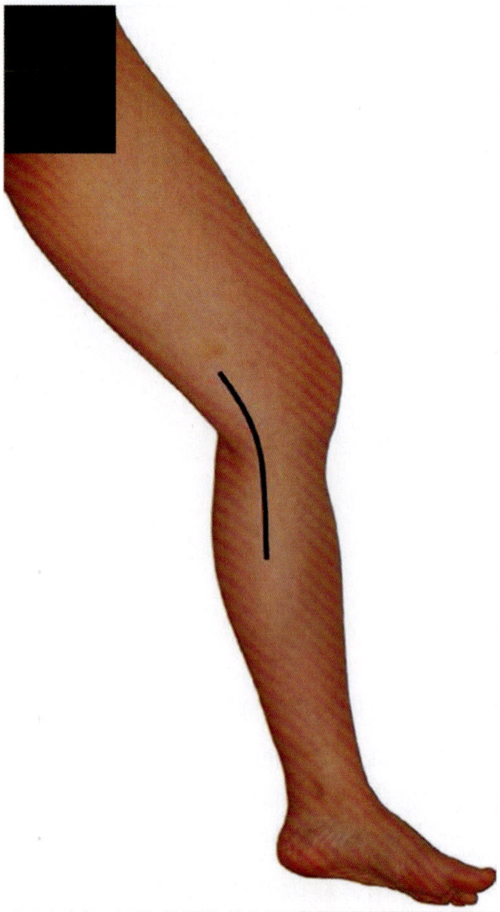

图 40.2　经内侧入路显露腓肠内侧血管，首先需要从股骨内收肌结节后方到胫骨内侧髁处做一个弧形切口。

内侧入路

这与血管外科医生所采用的方法相似，无论出于什么目的，血管外科医生计划显露腘动脉的中 1/3。取仰卧位或侧卧位都是可能的，膝关节屈曲，大腿外旋。首先做一个弧形切口，自股骨内收肌结节至胫骨的内侧髁（图 40.2）[18]。将大隐静脉向后侧牵拉，然后在缝匠肌和鹅足腱之间分离深筋膜，鹅足腱常由股薄肌、缝匠肌和半腱肌的联合腱组成。在膝关节水平，隐神经出现在缝匠肌和股薄肌之间，应与伴随的大隐静脉一同保留[18]。将缝匠肌向前牵拉，鹅足腱通常被分离，从股骨内髁的起始部分离腓肠肌内侧头。随后显露腘动脉，在腓肠肌内侧头后方向远端延伸。当将后者向下旋转牵拉，腓肠内侧神经血管蒂可明显显露，其从腘动脉的内侧和后侧进入肌门。腓肠内侧动脉和伴行静脉被仔细分离，同时保护运动神经。这些肌外血管能够被分开，其口径和血管蒂的长度通常能够与所需要的游离皮瓣相匹配。如果腓肠内侧静脉不充分的话，可以在周围发现诸多的其他静脉，包括小隐静脉，小隐静脉可以完全满足显微血管的组织移植要求（图 40.3）。

后侧入路

Godina 实际上更倾向于采用后侧入路显露下肢的所有血管，无论患者取仰卧位还是对侧卧位[21]。为了显露腘动脉中 1/3，做一个斜向或中线切口是足够的[11,14]。但在腓骨小头上方水平的腘窝部做一个横向切口，可以实现更广泛的显露。该平面相当于膝关节水平[21]。沿腘绳肌腱内侧向上弯曲，然后沿腓肠肌外侧头向下弯曲（图 40.4）[18]。皮瓣在浅筋膜表面被牵拉，然后在中线切开深筋膜。分离腓肠肌的两个头，会发现其间的腓肠内侧皮神经和小隐静脉，应予以保留。随后可见小隐静脉汇入腘静脉。在静脉的前内侧见到腘动脉。随后牵拉腓肠肌的两个头，向远端完全显露。

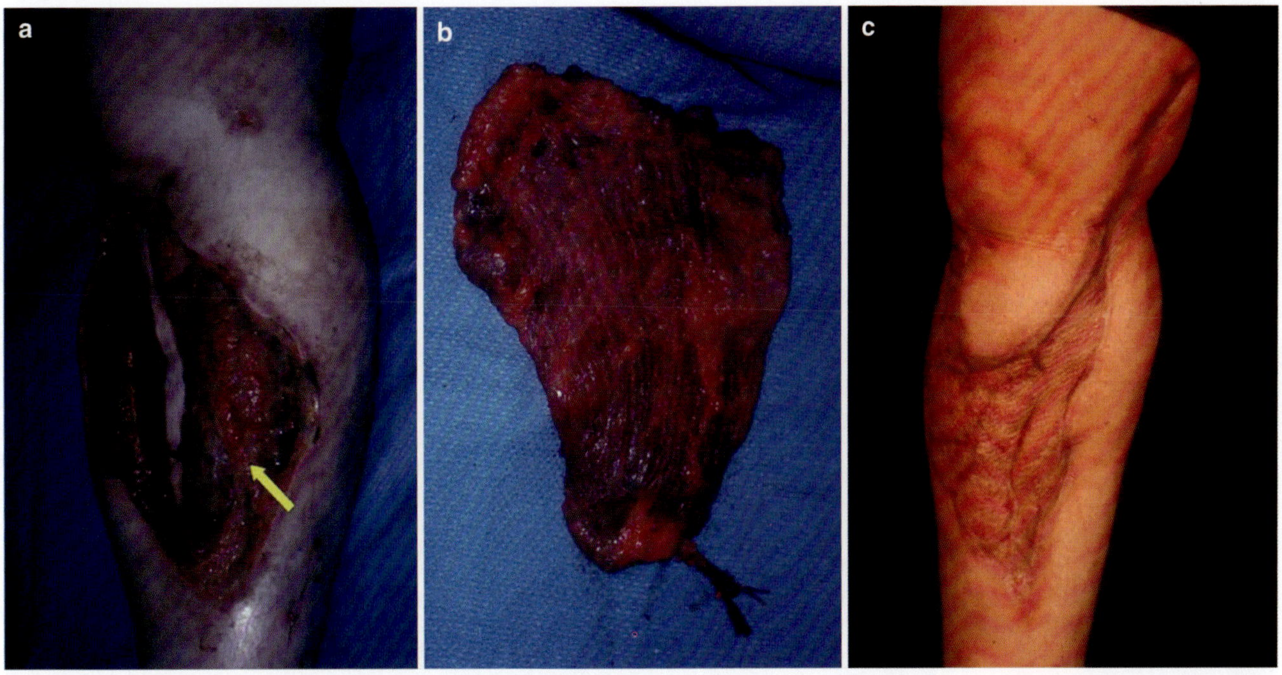

图 40.3 (a)右腿近端前内侧伤口，显露胫骨。显露腓肠肌内侧头（箭头所示），简化了显露腓肠内侧动脉受区血管的内侧入路。(b)用于覆盖骨外露创面的背阔肌游离皮瓣。(c)皮肤移植后的最终结果。

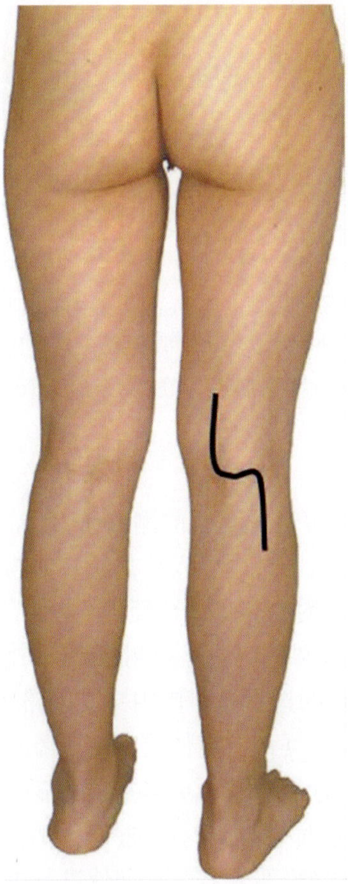

图 40.4 采用后侧入路大范围显露腓肠内侧血管，在腘窝对应膝关节平面的横线，沿着腘绳肌的走行向上弯曲，然后向腓肠肌的外侧头向下走行。

在内侧头的下方可见腓肠内侧神经血管蒂延伸进入肌门。然后分开这些肌肉外血管，其口径和长度通常与所选择的游离皮瓣相匹配（图 40.5）。通过相同的后侧入路，在腘动脉远端，可以在腓肠肌外侧头下见到腓肠外侧血管。应根据血管的长度和口径来评估这些受区血管的潜在作用。在这个部位，如果腓肠血管伴行静脉不充分，在周围可以发现更多令人满意的静脉，包括已经见到的小隐静脉。

肌肉内穿支入路

对于取仰卧位或侧卧位的患者，首先需要通过成像方式确定腓肠肌内侧的肌皮穿支[22]，与切取腓肠内侧动脉穿支皮瓣的方法相同[23]。在膝关节屈曲、髋关节外旋的情况下，这是最容易的。如果应用大腿止血带，则不应该放血，以确保所有的静脉充盈和明显。首先在筋膜下做一个纵向探查切口，确认穿支的准确位置（图 40.6）。与任何穿支皮瓣一样，通常穿支要从腓肠内侧支的起始部到肌肉内分离，需要仔细地控制侧支以维持止血（图 40.7）。解剖分离完成后，腓肠内侧静脉和动脉有充足的口径匹配皮瓣的血管。如果必要，可以从腘血管延伸到其起始部[24]。如果静脉口径不充足，可以寻找邻近的大隐静脉或其皮下支。

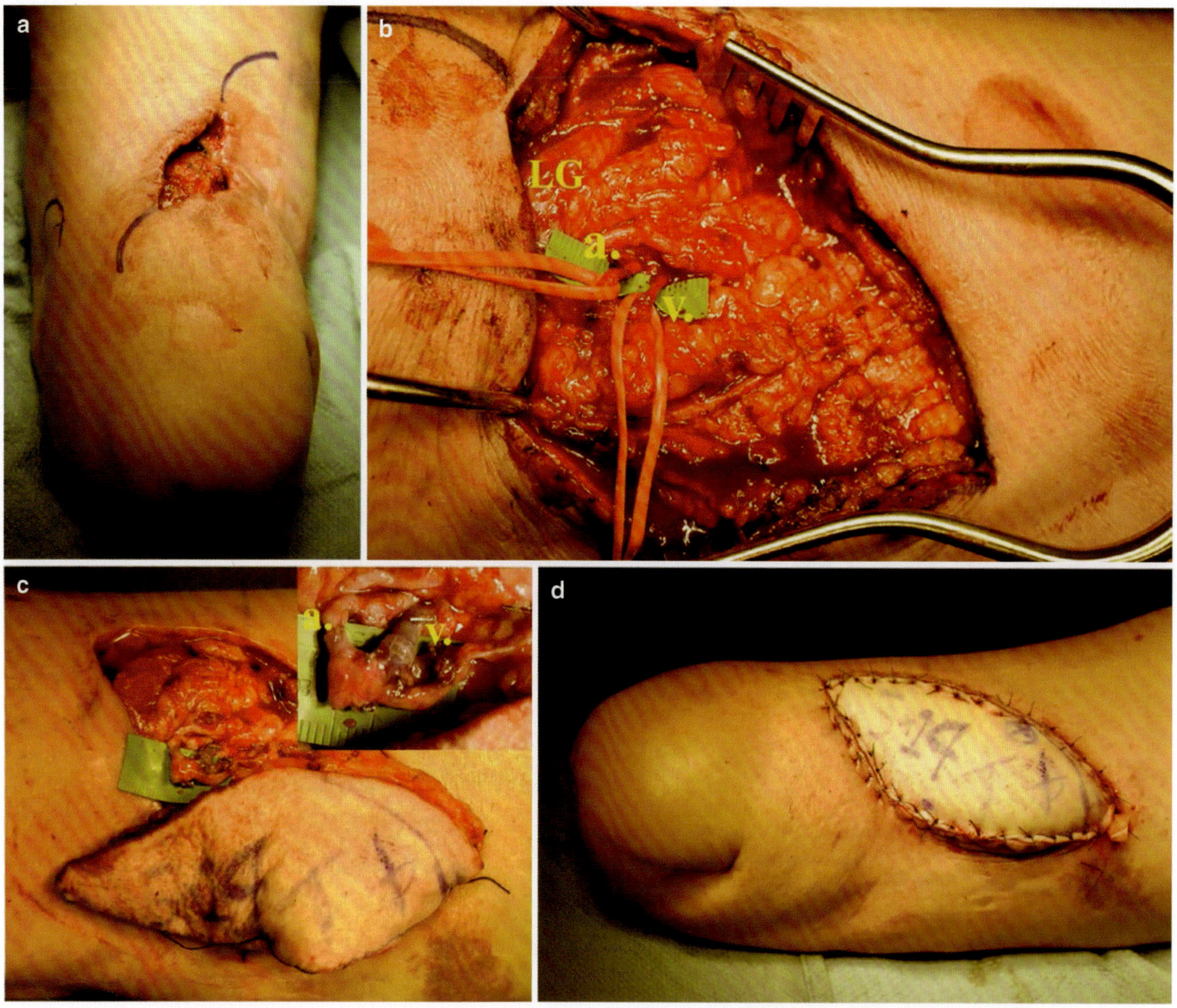

图 40.5　(a)伤口裂开，累及膝关节以下截肢残端腘窝间隙慢性萎缩性瘢痕。(b)采用后侧入路，在血管袢中可见腓肠内侧动脉和静脉。同时显露腓肠肌外侧肌(LG)，证实该瘢痕区域的剥离水平。(c)选择游离深动脉穿支皮瓣覆盖缺损创面，使用腓肠内侧血管作为受区血管对皮瓣动脉与腓肠内侧动脉行端-端吻合，皮瓣静脉与腓肠内侧静脉行端-端吻合，如放大图所示。(d)早期成功的皮瓣血运重建。

讨论

如果膝关节周围需要一组受区血管，腓肠内侧血管可作为一种选择[11,12]。与大腿主要血管的其他分支不同，这些血管常见且口径通常是合适的。通过良好地显露，这些血管可以从腘窝深处被抬起，并进行端-端显微血管吻合。此外，这样可以避免与腘血管行端-侧吻合，因为端-侧吻合在技术上具有挑战性。

腘窝内侧入路或许是解剖发现腓肠内侧血管肌肉外走行最简单的方法[12]，如果患者必须处于仰卧位，以处理更常见的下肢前侧损伤，且需要同时行清创和皮瓣移植，腘窝内侧入路是最好的选择。最好注意避免手术后对吻合口造成压迫，特别是与后侧入路相比。当然，如果俯卧位是强制性体位，这将是不可避免的[11]。最新的选择是肌肉内穿支入路，以显露腓肠内侧血管，操作类似游离任何穿支皮瓣的血管蒂。相比其他入路，这需要进行更多复杂的显微外科解剖分离[25]。采用这种入路所选择的腓肠内侧肌皮穿支不太可能是腓肠内侧(浅表)穿支，即使进行更近端的解剖分离，血管大小也能也不充足[26]。此外，无论采用内侧入路还是后侧入路，良好的静脉都是不容易获得的。然

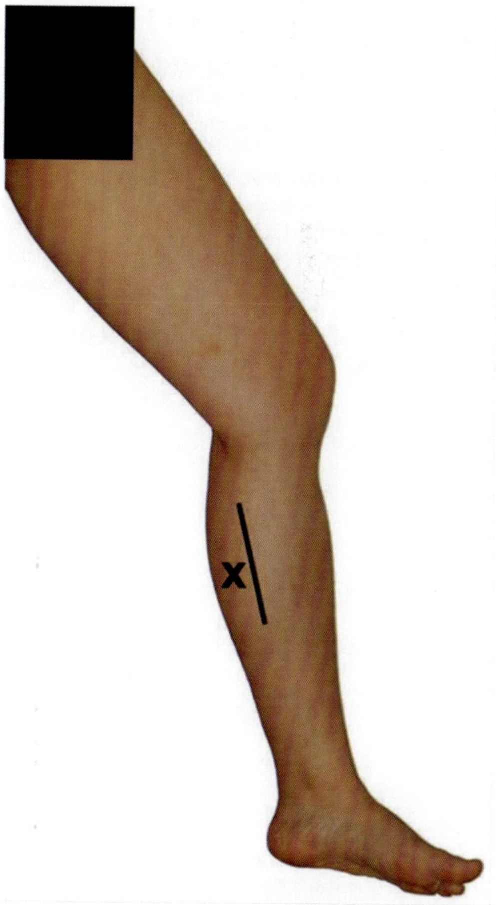

图 40.6 经肌内穿支入路显露腓肠内侧血管，首先需要在腓肠肌内侧头上做纵向探查切口，切口中心位于疑似肌皮穿支（“X”标记）附近。

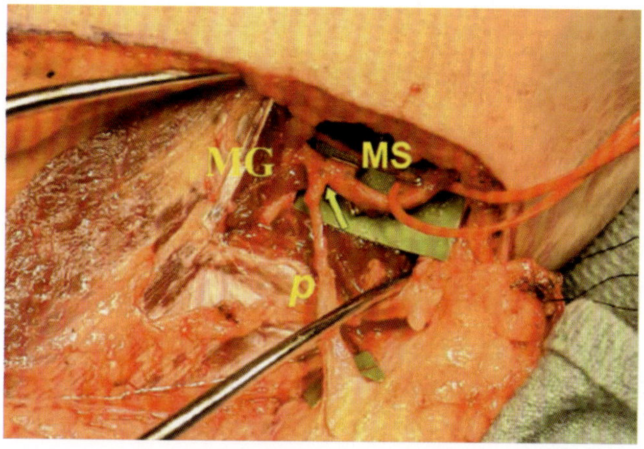

图 40.7 通过腓肠肌内侧头（MG）解剖腓肠内侧肌皮穿支（p），可到达腓肠内侧血管（MS），此处被血管环包围，可进一步向血管肌门方向解剖分离，直到达到所需的口径作为受区血管。

而，应该避免对肌肉、肌腱抵止点进行剥离或造成胫神经损伤，以最大限度地保留功能。随着时间的推移，新一代超显微外科医生甚至可以单独使用穿支进行显微血管吻合。

（闫旭 译）

参考文献

1. McCraw JB, Fishman JH, Sharzer LA. The versatile gastrocnemius myocutaneous flap. Plast Reconstr Surg. 1978;62:15–23.
2. Hallock GG. The medial sural (medial gastrocnemius) perforator local flap. Ann Plast Surg. 2004;53:501–5.
3. Chien WH, Chen IC, Tan TS, Tang YW. Salvage of knee joint tumor prosthesis using turnover reverse-flow descending branch of lateral circumflex femoral artery as recipient vessel for the free ALT flap: a case report. J Reconstr Microsurg. 2007;23:505–9.
4. Kim JS, Lee HS, Jang PY, Choi TH, Lee KS, Kim NG. Use of the descending branch of lateral circumflex femoral artery as a recipient pedicle for coverage of a knee defect with free flap: anatomical and clinical study. Microsurgery. 2010;30:32–6.
5. Gao SH, Feng SM, Chen C, Jiao C, Sun LQ, Zhang WL. A new recipient artery for reconstruction of soft-tissue defects in the lower limb with a free anterolateral thigh flap: the reversed descending branch of the lateral femoral circumflex artery. Plast Reconstr Surg. 2012;130:1059–65.
6. Yuen JC, Zhou AT. Free flap coverage for knee salvage. Ann Plast Surg. 1996;37:158–66.
7. Park S, Eom JS. Selection of the recipient vessel in the free flap around the knee: the superior medial genicular vessels and the descending genicular vessels. Plast Reconstr Surg. 2001;105:1177–82.
8. Fang T, Zhang EW, Lineaweaver WC, Zhang F. Recipient vessels in the free flap reconstruction around the knee. Ann Plast Surg. 2013;71:429–33.
9. Keller A, Allen R, Shaw W. The medial gastrocnemius muscle flap: a local free flap. Plast Reconstr Surg. 1984;73:974–6.
10. Salibian AH, Rogers FR, Lamb RC. Microvascular gastrocnemius muscle transfer to the distal leg using saphenous vein grafts. Plast Reconstr Surg. 1984;73:302–7.
11. Johnson PE, Harris GD, Nagle DJ, Lewis VL. The sural artery and vein as recipient vessels in free flap reconstruction about the knee. J Reconstr Microsurg. 1987;3:233–41.
12. Hallock GG. The medial approach to the sural vessels to facilitate microanastomosis about the knee. Ann Plast Surg. 1994;32:388–93.
13. Mathes SJ, Najai F. Classification of the vascular anatomy of muscles: experimental and clinical correlation. Plast Reconstr Surg. 1981;67:177–87.
14. Beumer JD, Karoo R, Caplash Y, Semmler JG, Taylor J. The medial sural artery as recipient vessel and the impact on the medial gastrocnemius. Ann Plast Surg. 2011;67:382–6.
15. Ghosh MM. The gastrocnemius vessels as recipient vessels for lower limb free-tissue transfer. Plast Reconstr Surg. 2003;112:936–7.
16. Tsetsonis CH, Kaxira OS, Laoulakos DH, Spiliopoulou CA, Koutselinis AS. The arterial communications between the gastrocnemius muscle heads: a fresh cadaveric study and clinical implications. Plast Reconstr Surg. 2000;105:94–8.
17. Arnold PG, Mixter RC. Making the Most of the gastrocnemius muscles. Plast Reconstr Surg. 1983;72:38–48.
18. Strauch B, Yu HL. Atlas of microvascular surgery. New York:

Thieme Medical Publishers; 1993. p. 244–85.
19. Cavadas PC, Sanz-Giménez-Rico JR, Gutierrez-de la Cámara A, Navarro-Monzonís A, Soler-Nomdedeu S, Martínez-Soriano. The medial sural artery perforator free flap. Plast Reconstr Surg. 2001;108:1609–15.
20. Dusseldorp JR, Pham QJ, Ngo W, Gianoutsos M, Moradi P. Vascular anatomy of the medial sural artery perforator flap: a new classification system of intra-muscular branching patterns. J Plast Reconstr Aesthet Surg. 2014;67:1267–75.
21. Godina M, Arnez ZM, Lister GD. Preferential use of the posterior approach to blood vessels of the lower leg in microvascular surgery. Plast Reconstr Surg. 1991;88:287–91.
22. Kosutic D, Pejkovic B, Anderhuber F, Vadnjal-Donlagic S, Zic R, Gulic R, Krajnc I, Solman L, Kocbek L. Complete mapping of lateral and medial sural artery perforators: anatomical study with Duplex-Doppler ultrasound correlation. J Plast Reconstr Aesth Surg. 2012;65:1530–6.
23. Daar DA, Abdou SA, Cohen JM, Wilson SC, Levine JP. Is the medial sural artery perforator flap a new workhorse flap? A systematic review and meta-analysis. Plast Reconstr Surg. 2019;143:393e–403e.
24. Smith ML, Molina BJ, Dayan E, Kim JN, Kagen A, Dayan JH. Use of distal medial sural vessels as recipient vessels in free tissue transfer. J Recon Microsurg. 2017;33:59–62.
25. Georgescu AV, Matei I, Ardelean F, Capota I. Microsurgical non-microvascular flaps in forearm and hand reconstruction. Microsurgery. 2007;27:384–94.
26. Hallock GG. Anatomic basis of the gastrocnemius perforator-based flap. Ann Plast Surg. 2001;47:517–22.

第 6 部分

其他特殊部位重建

第 41 章

血管化淋巴结移植的受区血管

Fatma Betul Tuncer, Graham Schwarz

引言

血管化淋巴结移植治疗淋巴水肿是 1990 年由 Hung-Chi Chen 提出的[1]。Hung-Chi Chen 和 Corinne Becker 在 20 世纪 90 年代早期首先报道了血管化淋巴结移植治疗淋巴水肿的临床应用[2-4]。从那以后,更多的血管化淋巴结皮瓣被描述，如锁骨上、颏下、腋窝、网膜、腹股沟和胸侧壁淋巴结皮瓣[5-11]。受区部位(原位与异位、远端与近端、单一与双重)在不同的外科团队之间有着很大的不同[12]。例如,对于上肢淋巴水肿,有些外科医生已经完成了腕部的血管化淋巴结移植[4],而另一些医生则更倾向于腋部的血管化淋巴结移植[7]。在编写本书时,关于上肢和下肢淋巴水肿行血管化淋巴结皮瓣的最佳受区部位还没有达成一致意见。本章主要强调了血管化淋巴结移植最常见的受区血管和这些血管显露的手术技术。

术前评估

术前应该对计划的受区部位进行体格检查,包括外周脉搏的触诊。对于健康患者和没有受损肢体的受区血管,通常不需要行先进的影像学检查(CT 或 MRA)。选定受区动脉,如桡返动脉、桡动脉和足背动脉的走行,用手持多普勒在皮肤表面可以很容易地描绘出来。这亦有助于计划手术切口。

解剖和手术技术

腋部

肩胛下血管系统可以被用作腋部淋巴结皮瓣移植的受区血管。对于既往由腋部手术或辐射造成的淋巴损伤和组织纤维化的病例,最常采用原位移植。肩胛下动脉是腋动脉的最大分支,沿着其下缘向下、向后穿过肩胛骨下角,发出旋肩胛动脉,并向下延伸为胸背动脉(参见第 12 章)[3]。这些动脉与其伴行的静脉都能用于血管吻合(图 41.1)。可能的情况下,血管吻

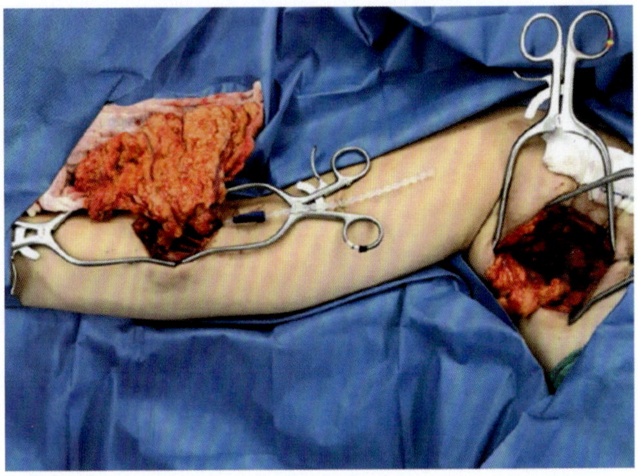

图 41.1 切取胃网膜淋巴结瓣后将其分为两部分,分别移植到腋窝和前臂,并分别与胸背动脉、桡动脉和桡返动脉吻合。胃大网膜静脉近端和远端与两条不同的静脉吻合,以防止静脉淤血。

合应该在前锯肌分支的近端进行，以备将来有需要时行背阔肌皮瓣重建。

切口可以包含现有的瘢痕，对于没有腋部手术史的患者，可以在腋窝下缘做一个新的横向切口。应该在腋窝的解剖学边缘彻底、安全地切除皮下瘢痕，直到见到正常的脂肪。这包括松解与腋静脉和胸背血管相关联的瘢痕，注意小心保留神经。

前臂近端

当前臂有显著的淋巴水肿时，前臂近端可以用作受区或者作为双淋巴结移植时的第二受区。在这个平面，桡返动脉作为受区血管是一个很好的选择，因为其位置是恒定的，避免了与主要动脉行端-侧吻合。手术前可以用手持式多普勒在皮肤上绘出头静脉和桡动脉，在这两个标志之间计划切口（图 41.2）。在肘窝前、前臂桡掌侧做一个 6~8cm 的纵向切口，保护位于皮下脂肪下方的头静脉和浅神经。切开前臂肌肉筋膜，桡返动脉是桡动脉自肱动脉分出后的第一个分支，其位于肱桡肌和旋前圆肌之间、肱二头肌肌腱的前方（参见第 24 章和第 25 章，图 24.4 和图 25.3）。其在桡神经分支之间上行，位于旋后肌表面，然后在肱桡肌和肱肌之间走行[13]。进入肱桡肌的分支是分离的。动脉长度达到 2~3cm 后，停止解剖分离。因此，不会遇到桡神经的浅支和深支。可以与桡动脉的伴行或浅静脉（头静脉或其属支）进行静脉吻合。皮下脂肪通常由于疾病发生纤维化，在仔细切除，以创造一个足够大的袋状，作为淋巴结皮瓣的嵌入（图 41.1）。

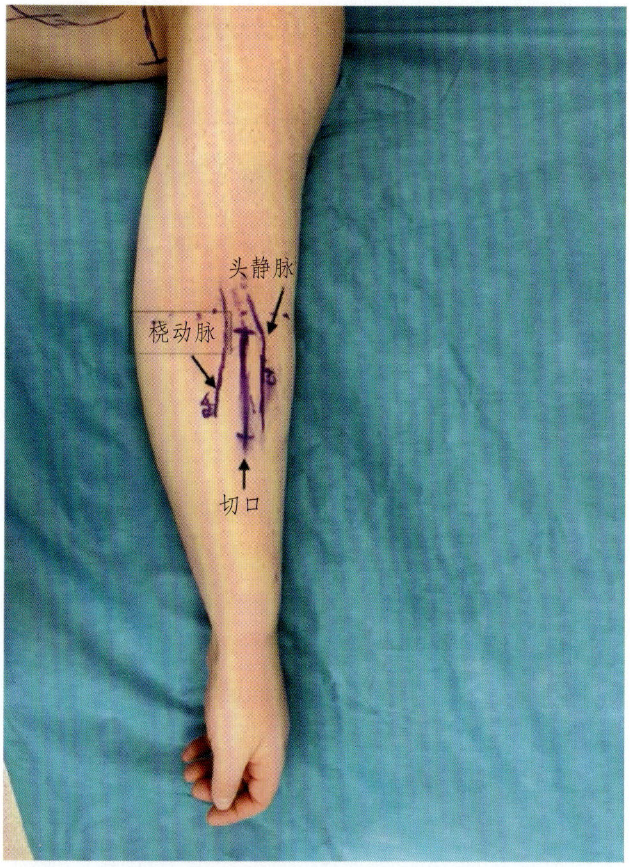

图 41.2 术前标记桡动脉和头静脉。

另一种选择是血管化淋巴结移植至肘关节内侧，与尺动脉行端-侧吻合，与尺前返动脉行端-端吻合，以及与贵要静脉吻合[14]。Johnson 等人报道了一系列前臂穿流网膜瓣的病例，应用胃网膜动脉和静脉移植于桡动脉及其一条伴行静脉[15]。

腕部

在腕部施行血管化淋巴结移植时，桡动脉是首选的受区血管，其位于腕横纹远端解剖鼻烟窝处，在拇短伸肌、拇长展肌和拇长伸肌之间（图 41.3）。头静脉亦位于解剖鼻烟窝内，可以用作静脉回流。显露此处的桡动脉可通过保留掌侧分支的远端灌流来保证安全。可以采用多普勒超声进行血管标绘。在腕部背侧做一个横向的 S 形切口。桡神经浅支应被仔细地保护。在解剖鼻烟窝处，在拇指背伸和外展肌腱之间解剖分离桡动脉分支。在动脉远端进入第一背侧骨间肌之前被分开，在拇长伸肌和拇长展肌上方改道，以避免在拇指运动时吻合口受压。

桡动脉也可以在更近侧行端-侧吻合。在腕背侧

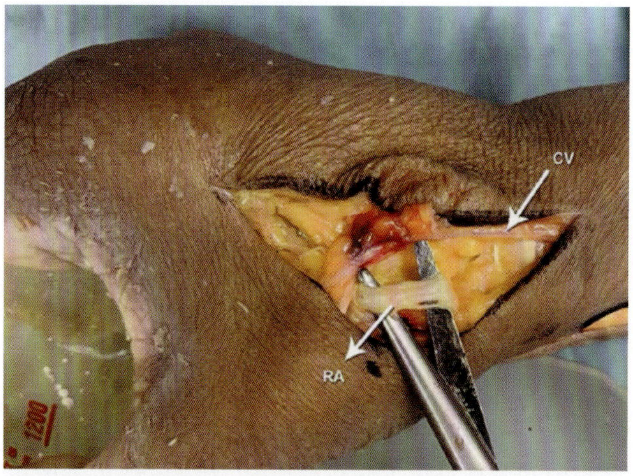

图 41.3 解剖鼻烟窝的桡动脉（RA）。在解剖过程中，应注意保护浅静脉，如头静脉（CV）和桡神经的手指背侧分支。

创造一个袋状作为部分嵌入皮瓣。如果皮瓣完全嵌入,血管蒂受压迫的风险是很高的。皮瓣的一侧嵌入,另一侧可以用断层游离皮片覆盖[14]。

大腿

淋巴管集中在大腿内侧,理论上,淋巴结被移植到这个部位可以增加淋巴结管生成的机会[16]。血管化淋巴结皮瓣移植可以采用股薄肌皮瓣蒂(旋股内侧动脉和静脉)或者采用更大的深动脉穿支放置在大腿内侧[7]。当患者取蛙式位时,这些受区血管得以显露。沿内收长肌的后缘做一切口。切开内收长肌筋膜,在内收长肌和股薄肌之间可见到股深动脉穿支和股薄肌血管蒂。股深动脉穿支位于股薄肌血管蒂的下方。可以在内收大肌的表面发现该穿支,但其更常见走行于肌肉内,需要做肌肉内的解剖分离。大隐静脉位于切口的前侧,应该被保护。大隐静脉的后支可以被保留,作为附加的静脉吻合。

大多数下肢淋巴水肿病例是深层骨盆淋巴结因妇科癌症行解剖和辐射引起的。因为淋巴系统的解剖连续性在骨盆内不能恢复,淋巴结移植常常在淋巴缺损的远端进行。然而,腹股沟仍然能作为血管化淋巴结移植的受区,即使在黑色素瘤或外阴癌相关的腹股沟淋巴结解剖分离后。在股三角处,股动脉的分支,如旋髂浅动脉和腹壁下浅动脉是血管化淋巴结移植很好的选择。

小腿

腘窝是一个菱形结构,上界为半腱肌、半膜肌(内侧)和股二头肌(外侧)。腓肠肌的两个头位于下界。在腘窝内,腘动脉位于胫神经的前方,发出腓肠内侧动脉、腓肠外侧动脉和膝上动脉。在这个部位,常用腓肠内侧动脉作为受区血管(参见第40章)。在仰卧位,腘动脉的显露在技术上是困难的,腓肠内侧动脉在蛙式位下可以被解剖分离。在腘窝中点和内踝后方之间画一条线。在内侧腓肠肌上做一个8cm的切口,延伸到腘窝中点、屈曲皱折下方。当膝关节在蛙式位下屈曲时,腓肠内侧动脉穿支通常位于腘窝中点远端约8cm的这条线上[17]。一旦识别出来,就可以追溯到主要动脉[7]。小隐静脉或腓肠内侧静脉可用作静脉吻合。深肌筋膜窗和一部分皮下脂肪被切除,为淋巴结皮瓣留出空间。应仔细保护大隐静脉和腓肠神经。

在这个部位,膝降动脉支也可作为受区血管的一个选择(参见第39章)[19]。

踝部

胫前动脉于腘肌的下缘起自腘动脉,其通过骨间膜从小腿的后筋膜室到前筋膜室。其在胫前肌(内侧)和踇长伸肌之间,与胫前静脉和腓深神经一起下行(参见第34章)。在踝关节水平,胫前动脉在外踝和内踝之间的伸肌支持带的深面通过,成为足背动脉。

在胫前动脉和足背动脉表面,用手持式多普勒计划切口。在踝关节背侧做"S"形切口。皮瓣嵌入使皮肤包裹受到削弱。在踇长伸肌和胫前肌肌腱之间找到胫前动脉。在踝关节上方几厘米定位受区血管是明智的,可在踝关节活动时避免压迫和扭结[19]。

在这个部位,另一种受区血管选择是胫后动脉,其走行于小腿后筋膜室,在趾长屈肌(内侧)和胫后肌(外侧)之间[20](图41.4)(参见第35章)。在远端,其位置更表浅,在跟腱的内侧和内踝的后方。为了显露胫后动脉,在小腿内侧做一切口,找到趾长屈肌和比目鱼肌之间的平面。跖肌腱位于比目鱼肌和腓肠肌之间,见到跖肌腱表明暴露胫骨后血管的平面错误[21]。

胫前动脉或胫后动脉的伴行静脉,以及大隐静脉可用作静脉吻合。根据皮瓣静脉的口径、方向和长度来选择。大隐静脉位于皮下平面、内踝的前方。其在股骨内髁的后方上行,进入股静脉。淋巴水肿的肢体由于持续受到压迫,伴行静脉可能变小。虽然在这些患者中,浅静脉通常壁厚且纤维化,但其可能比伴行静脉更可取[19]。术前应行双功能超声或其他静脉研究来检查下肢静脉瓣膜的功能。

讨论

血管化淋巴结移植作为一种有用的治疗淋巴水肿的方法已被采用。依据手术医生对血管化淋巴结移植的机制的观察,受区部位的选择有很大不同[22]。在Cheng的理论中,移植的淋巴结组织能够吸收淋巴液,并将这些液体转移到受区静脉[19]。在细胞间隙和静脉系统之间,压力梯度的增加可以促进淋巴液的流动[19]。实行血管化淋巴结移植至远侧部(例如,腕、踝)时,外科医生建议在远端肢体放置皮瓣,以促进移植淋巴结的抽吸和吸收功能,因为在重力作用下(静水力学理论），淋巴通常聚集在四肢最依赖部分的池样中[4,6,23]。近端受区的支持者设想淋巴结原位移植重新建立正常的解剖，桥接由淋巴结切除造成的缺损[7]。两种方式都取得了良好的结果。

迄今为止，还没有研究表明哪一种方法优于另一种方法。两种技术都各有其优点和缺点，在表 41.1 中对比进行总结。

选择受区部位时，应考虑受淋巴水肿影响最大的肢体、疾病的淋巴图模式、患者对美观性的关注，以及淋巴切除部位挛缩性瘢痕的存在与否等。在既往接受过放疗的部位（腋窝、腹股沟）行解剖分离是具有挑战性的。必须细心操作，以避免损伤腋窝或腹股沟内的重要结构。松解继发于淋巴结切除和放射后的瘢痕，仅仅可以使阻塞的淋巴管和腋静脉减压。与血管化组织移植相结合，可能会改善淋巴回流。

另一种考虑是在同一肢体行多平面的淋巴结皮瓣移植。有趣的是，部分行淋巴结移植至腋窝的患者上肢体积减小，而从二期肘部的淋巴结皮瓣进一步获益。然而，接受淋巴结移植至腕部的患者，也从二期肘部的淋巴结皮瓣进一步获益。HC Chen 小组证实了将胃网膜（网膜）淋巴结瓣一分为二地嵌入肢体远端和中平面的可行性[22]。他们报道了在肘和腕水平行双网膜淋巴结移植治疗上肢淋巴水肿或在膝关节和踝部水平治疗下肢淋巴水肿[22]。同样的，Kenworthy 等人报

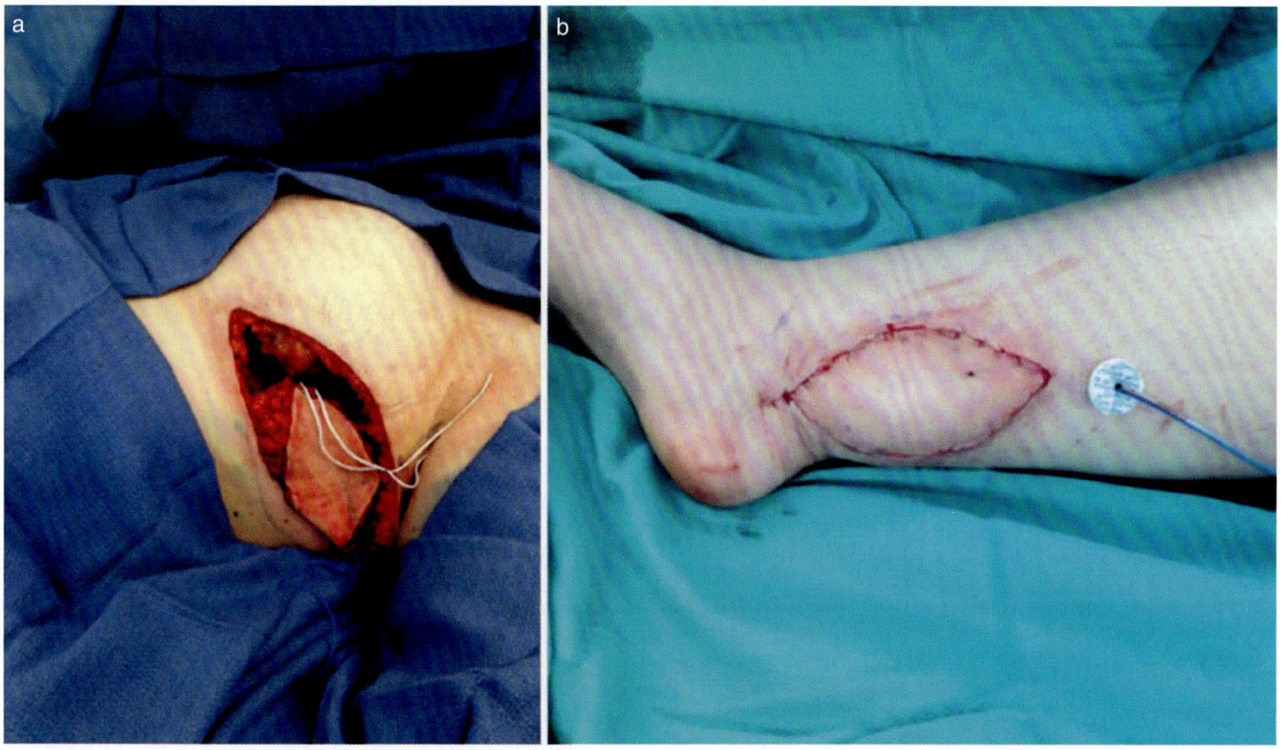

图 41.4 胸壁动脉淋巴结皮瓣（a）移植至下肢与胫后动脉（b）吻合，治疗下肢淋巴水肿。

表 41.1 在肢体的近端和远端施行血管化淋巴结移植的优点和缺点

	优点	缺点
近端	原位移植	由于以前的手术和辐射，解剖分离困难
	美容效果良好	皮瓣监测可能有限/不可能（如果为埋藏式皮瓣）
	腋窝/腹股沟瘢痕松解	对远端肢体的治疗效果可能有限
远端	皮瓣监测方便	美容效果差（外观不佳，可能需要后期修整）
	解剖分离更简单（不受手术和辐射影响）	需要游离植皮
	由于重力可能出现淋巴液汇集	

道了分离大网膜淋巴结瓣移植到腋部和前臂近端治疗上肢淋巴水肿，移植到大腿中部和膝关节治疗下肢淋巴水肿[7]。双受区血管化淋巴结移植亦显示出除胃网膜以外的皮瓣是可行的[24]。

对于远端和中平面受区，在皮下需要细心地解剖分离，以避免损伤所有受区部位的浅表感觉神经。切除脂肪和筋膜，以适应皮瓣。一个桨状皮瓣可能是必需的。皮瓣移植到远端受区，通常需要皮片移植。3~6个月后，可能需要做二次修整手术，以改善美容结果和功能（表41.1）。

结论

血管化淋巴结移植是治疗液体为主的淋巴水肿的有效方法。直到我们更好地了解在不同临床情况下血管化淋巴结移植是如何起作用的，直到进行可控的不同受区部位的比较研究，淋巴结移植的最佳受区选择仍将是个问题。

（阚世廉 译）

参考文献

1. Chen HC, O'Brien BM, Rogers IW, Pribaz JJ, Eaton CJ. Lymph node transfer for the treatment of obstructive lymphoedema in the canine model. Br J Plast Surg. 1990;43(5):578–86. https://doi.org/10.1016/0007-1226(90)90123-h.
2. Becker C, Hidden G, Godart S, Maurage H, Pecking A. Free lymphatic transplant. Eur J Lymphol Rel Prob. 1991;6:25–77.
3. Becker C, Assouad J, Riquet M, Hidden G. Postmastectomy lymphedema: long-term results following microsurgical lymph node transplantation. Ann Surg. 2006;243(3):313–5. https://doi.org/10.1097/01.sla.0000201258.10304.16.
4. Lin C-H, Ali R, Chen S-C, et al. Vascularized groin lymph node transfer using the wrist as a recipient site for management of postmastectomy upper extremity lymphedema. Plast Reconstr Surg. 2009;123(4):1265–75. https://doi.org/10.1097/PRS.0b013e31819e6529.
5. Maldonado AA, Chen R, Chang DW. The use of supraclavicular free flap with vascularized lymph node transfer for treatment of lymphedema: a prospective study of 100 consecutive cases. J Surg Oncol. 2017;115(1):68–71. https://doi.org/10.1002/jso.24351.
6. Cheng M-H, Huang J-J, Huang J-J, et al. A novel approach to the treatment of lower extremity lymphedema by transferring a vascularized submental lymph node flap to the ankle. Gynecol Oncol. 2012;126(1):93–8. https://doi.org/10.1016/j.ygyno.2012.04.017.
7. Kenworthy EO, Nelson JA, Verma R, Mbabuike J, Mehrara BJ, Dayan JH. Double vascularized omentum lymphatic transplant (VOLT) for the treatment of lymphedema. J Surg Oncol. 2018;117(7):1413–9. https://doi.org/10.1002/jso.25033.
8. Barreiro GC, Baptista RR, Kasai KE, et al. Lymph fasciocutaneous lateral thoracic artery flap: anatomical study and clinical use. J Reconstr Microsurg. 2014;30(6):389–96. https://doi.org/10.1055/s-0034-1372482.
9. Coriddi M, Skoracki R, Eiferman D. Vascularized jejunal mesenteric lymph node transfer for treatment of extremity lymphedema. Microsurgery. 2017;37(2):177–8. https://doi.org/10.1002/micr.30037.
10. Ciudad P, Manrique OJ, Date S, et al. Vascularized appendicular lymph node transfer for treatment of extremity lymphedema: a case report. Microsurgery. 2018;38(5):553–7. https://doi.org/10.1002/micr.30134.
11. Sapountzis S, Singhal D, Rashid A, Ciudad P, Meo D, Chen H-C. Lymph node flap based on the right transverse cervical artery as a donor site for lymph node transfer. Ann Plast Surg. 2014;73(4):398–401. https://doi.org/10.1097/SAP.0b013e31827fb39e.
12. Scaglioni MF, Arvanitakis M, Chen Y-C, Giovanoli P, Chia-Shen Yang J, Chang EI. Comprehensive review of vascularized lymph node transfers for lymphedema: outcomes and complications: comprehensive review vascularized lymph node transfer. Microsurgery. 2018;38(2):222–9. https://doi.org/10.1002/micr.30079.
13. Gray H. Gray's Anatomy. New York: Barnes&Noble; 2010.
14. Cheng M-H, Chen S-C, Henry SL, Tan BK, Chia-Yu Lin M, Huang J-J. Vascularized groin lymph node flap transfer for postmastectomy upper limb lymphedema: flap anatomy, recipient sites, and outcomes. Plast Reconstr Surg. 2013;131(6):1286–98. https://doi.org/10.1097/PRS.0b013e31828bd3b3.
15. Johnson AR, Bravo MG, Granoff MD, et al. Flow-through omental flap for vascularized lymph node transfer: a novel surgical approach for delayed lymphatic reconstruction. Plast Reconstr Surg Glob Open. 2019;7(9):e2436. https://doi.org/10.1097/GOX.0000000000002436.
16. Nelson JA, Mehrara BH, Dayan JH. Vascularized lymph node transfer to the Profunda artery perforator pedicle: a reliable proximal recipient vessel option in the medial thigh. Plast Reconstr Surg. 2017;140(2):366e–367e. https://doi.org/10.1097/PRS.0000000000003559.
17. Al-Himdani S, Din A, Wright TC, Wheble G, Chapman TWL, Khan U. The medial sural artery perforator (MSAP) flap: a versatile flap for lower extremity reconstruction. Injury. 2020; https://doi.org/10.1016/j.injury.2020.02.060.
18. Dayan JH, Ayala JM, Koshima I. Lymphedema: microsurgical reconstruction. In: Flaps and reconstructive surgery. 2nd ed. Philadelphia; 2017. pp. 40–60. http://www.clinicalkey.com/#!/content/book/3-s2.0-B9780323243223000080. Accessed 21 April 2020.
19. Henry SL, Cheng M-H. Recipient site selection in vascularized lymph node flap transfer. In: Principles and practice of lymphedema surgery. Philadelphia; 2016. pp. 113–121. https://www-clinicalkey-com.ccmain.ohionet.org/#!/content/book/3-s2.0-B9780323298971000139. Accessed 31 March 2020.
20. Koide S, Lin C-Y, Chen C, Cheng M-H. Long-term outcome of lower extremity lymphedema treated with vascularized lymph node flap transfer with or without venous complications. J Surg Oncol. 2020;121(1):129–37. https://doi.org/10.1002/jso.25602.
21. Pannucci CJ, Johnson TS, Levin LS. Clinical anatomy and recipient vessel selection and exposure in the lower extremity. In: Flaps and reconstructive surgery. 2nd ed. Philadelphia; 2017. pp. 115-137. http://www.clinicalkey.com/#!/content/book/3-s2.0-B9780323243223000134. Accessed 20 April 2020.
22. Ciudad P, Manrique OJ, Date S, et al. Double gastroepiploic vascularized lymph node tranfers to middle and distal limb for the treatment of lymphedema. Microsurgery. 2017;37(7):771–9. https://doi.org/10.1002/micr.30168.
23. Ciudad P, Sabbagh MD, Agko M, et al. Surgical management of lower extremity lymphedema: a comprehensive review. Indian J Plast Surg. 2019;52(1):81–92. https://doi.org/10.1055/s-0039-1688537.
24. Ito R, Lin MC-Y, Cheng M-H. Simultaneous bilateral submental lymph node flaps for lower limb lymphedema post leg Charles procedure. Plast Reconstr Surg Glob Open. 2015;3(9):e513. https://doi.org/10.1097/GOX.0000000000000489.

第 42 章

动静脉袢移植在下肢重建手术中的应用

Chih-Hung Lin, Victor Chien

引言

自 Godina 时代以来，采用游离皮瓣进行下肢重建成为显微重建外科的核心问题，尤其注重对健康的受区及供区血管进行显微吻合。损伤区域的理念从 20 世纪 80 年代开始流行，随后人们开始尝试对损伤区域进行量化[1]。

将所有显微血管吻合置于可见的炎症反应环境以外，这种观念一直以来被认为是显微外科重建的重要原则，正如 2001 年 Heller 等人在 CME 文章中所描述的那样[2]。

尽管随后 Loos 等人[3]于 2010 年发表的评论性综述指出，客观地且可重复性地定义某一特定损伤区域的边界是困难的，对于吻合健康的受区及供区血管也同样如此。在下肢局部受区血管无法使用的情况下，本章对重建医生可以使用的方法进行了总结。

下肢重建手术的一个特殊挑战是在致伤的肢体内识别和使用健康的受区血管，以接受供区组织或皮瓣内的血管。下肢重建手术的目的通常是挽救患肢，重建医生承担着额外的压力，如避免与截肢相关的功能、社会心理及预期寿命的代价。

当由于创伤、放疗或者周围血管疾病，受区的健康血管匮乏时，需要考虑采用其他的方法。显微外科血管袢概念，于 1982 年由 Threlfall 等人[4]提出，1987 年被 Grenga 等人[5]普及，其能够简化游离组织移植修复血管匮乏创面的过程，是一种实用的、多功能的显微血管吻合方法。

源自我们机构的数据显示，动静脉袢是一种可行的方法，其拓展了缺少充足受区血管病例的保肢适应证[6]。另有一些研究进一步阐述了在高难度保肢手术中，为使手术效果最大化而必须考虑的一些参数。

关于手术和规划的两个主要的考虑因素，似乎在预期重建手术的成功中扮演着重要的角色，即任何移植物获取的长度或者血管袢操作都不应减少皮瓣血液灌注，以及血管袢重建手术是否需要分期进行。

移植长度和灌注压力

任何关于移植长度的讨论都是围绕着将显微血管吻合置于任何手术或创伤部位的炎性微环境之外这个中心目标进行的。考虑因素包括移植组织由此产生的灌注是否充足，以及是否会受到血流动力学及有效灌注压的影响。

多项研究表明，使用血管袢或移植长度超过 30cm 的下肢显微血管重建术获得了成功。血管结构具有长度(L)和管径(r)，内部有血流经过。当其入口与出口的压力不一致时，这种压力差(ΔP)促使血液流动。流动的摩擦力源于血流黏度和静止管壁之间一定程度的阻力。在拟行节段性血管移植时，蒂部吻合口的灌注压力是最为重要的。换句话说，血流、压力差和阻力之间具有相关性，可以用基本流体方程来解释：流量=压力差/阻力，或者 Q=ΔP/R，其中 Q 为流量（体积/时间），ΔP 为压力差（mmHg），R 为流体阻力（mmHg×时间/体积）。

血液为非牛顿流体，因其包含红细胞和血浆成分而具有内在的黏滞性。而且血管并不是笔直的水管，增加了自身管腔内的阻力。因此，动脉粥样硬化疾病会给基于血管旁路的肢体游离组织移植带来额外的负担，建议考虑灌注压的重要性。

分期

关于手术计划的其他需要考虑的因素，是重建手术的时机和为延长灌注所采用的措施。延长灌注操作的顺序和时间尚未明确。

有几种被用来延续受区血管和供区皮瓣血管间充足灌注的方法。其中既包括一期的、直接的静脉血管嵌入式移植，又包括延期的动静脉袢的使用。每种方法都各有其风险和获益。直接嵌入式移植与一期动静脉袢都能够获得符合生理动力学的灌注，只要流入的动脉压力足以克服血管延长带来的阻力。

另一方面，当分期的动静脉袢技术被用于血管移植时，可能会遇到某些困难。不同于躯干部位，下肢的周径有限。此外，组织缺血导致的纤维化，或创伤导致的肿胀、纤维化，会对血管壁造成压迫，进而造成血管扭转、打结或血管袢变形。并且，当需要使用 Hoffman 或 Ilizarov 针对骨折处进行外固定时，这会对血管袢的走行形成空间上的障碍（图 42.1）。

如果进行分期动静脉袢手术，连续的动脉剪切应力会对转弯的袢部造成机械性的冲击力。若曲度较大，会出现动脉化的移植静脉肥大，若曲度较小，可能出现脂质堆积和粥样硬化改变。这些发生于较大和较小曲度下的不良效应，将导致转弯部位血管袢狭窄。这些改变和血流通畅性无法通过手持式多普勒进行可靠的评估[7,8]。

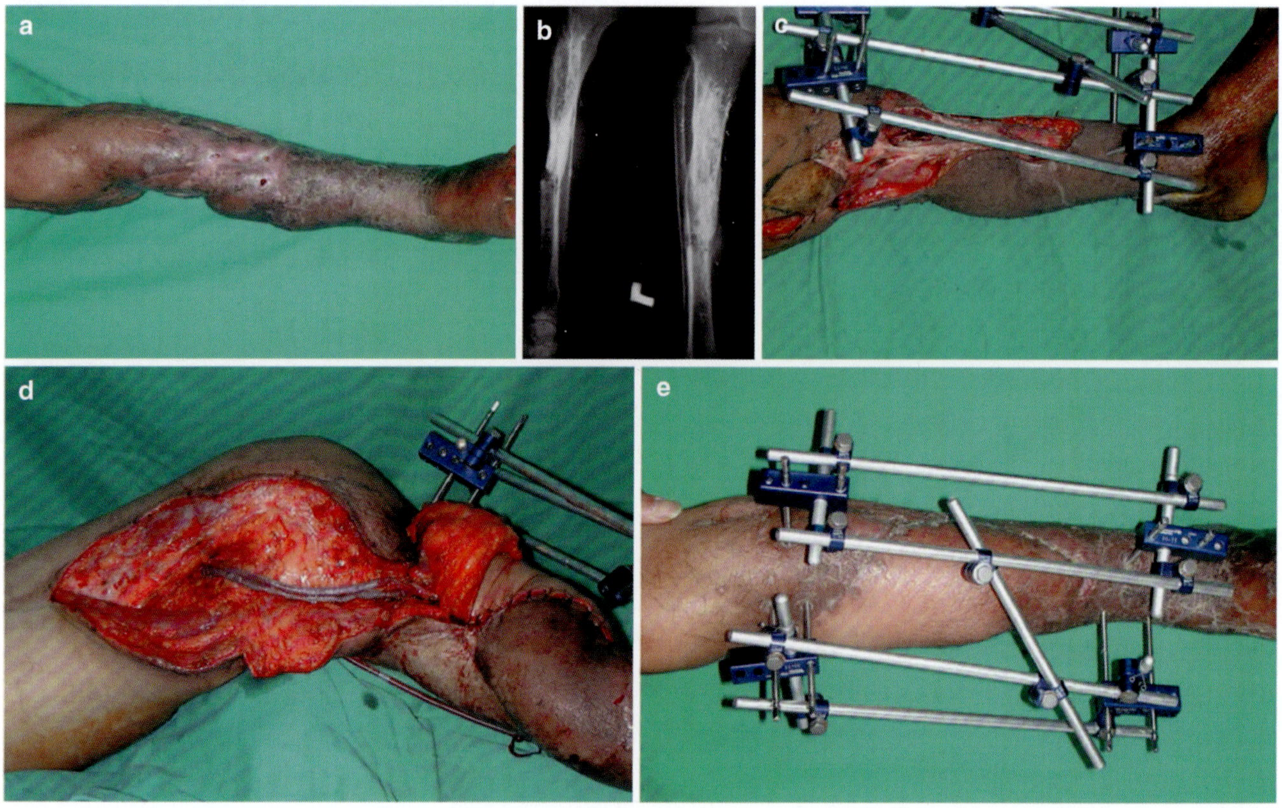

图 42.1 （a）对左侧胫骨开放性骨折患者行左侧背阔肌肌皮瓣移植修复。随后患者出现了左侧胫骨慢性骨髓炎伴广泛的下肢纤维化，以及慢性窦道形成。（b）左侧胫骨慢性骨髓炎。（c）广泛的纤维化和外固定造成肢体软组织缺损而无法进行分期动静脉袢移植。（d）采用一期动静脉袢进行游离皮瓣移植。（e）右侧背阔肌肌皮瓣术后 2 个月。

技术要点

以下技术要点基于我们于 1992—2001 年积累的经验，涉及 65 例显微血管游离组织移植术，均需要大段静脉移植（动脉缺损超过 20cm）来桥接修复单纯动脉或动、静脉同时缺损[6]。

采用大隐静脉进行血管移植。解剖出对侧大隐静脉或同侧带蒂的大隐静脉，于近端以血管夹夹闭，自远端用肝素（5000U/500mL 生理盐水，使用 10mL 注射器）溶液冲洗。检查扩张静脉的漏液侧支，以血管夹夹闭或者缝线结扎。这个新制备的血管随后被用作显微外科皮瓣的受区血管。动静脉袢形成之后，开始常规进行抗凝治疗[6]。方法是将包括右旋糖酐 40 和肝素（5000U/500mL）的溶液以 20mL/h（肝素 200U/h）的速度滴注，并持续 7 天。对于复杂的一期手术，特别是需要高度关注皮瓣存活情况或需要手术探查血栓的病例，需将右旋糖酐和肝素的滴速调至 30mL/h[6]。对于二期病例，血管内抗凝治疗被阿司匹林（300mg/d）替代，直到游离组织移植前。

手术技术

动、静脉缺损以袢状静脉移植桥接，随后进行一期或二期游离组织移植，这种方法适用于创面周围探查不到合适的动脉和静脉的情况。因此，用一段长的静脉血管来桥接皮瓣与受区动、静脉之间的缺损。只要有可能，同侧的大隐静脉可以被用于带蒂移植（保证近端的完整性）。如果同侧的大隐静脉不可用，对侧的大隐静脉可使用于游离移植。无论采用哪种方式，静脉都被用来制作动静脉瘘。

切取移植静脉后，将其远端置于动脉血管的残端。对侧移植大隐静脉或同侧带蒂的大隐静脉的出口均被夹闭，以肝素溶液冲洗并扩张移植血管。使用液压扩张是一种温和、无损伤的扩张血管的方法，便于术者检查有无侧支漏血并预防血管扭转。在显微血管吻合的过程中，始终保持以肝素灌注移植血管及扩张，且管腔内无血液滞留。充满肝素的血管袢两端被夹闭，分别吻合至受区夹闭的流入端和流出端。当血管袢的两端均吻合完毕后，同时松开 4 个血管夹（图 42.2）。

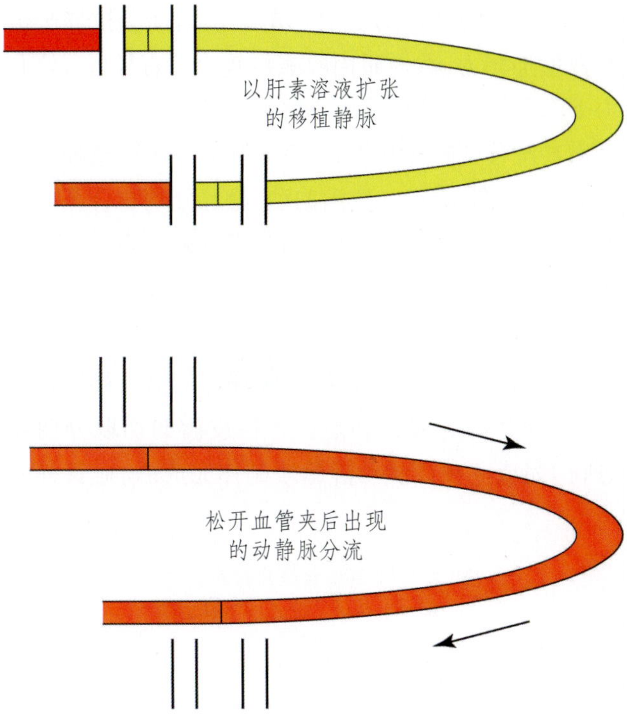

图 42.2 以大隐静脉制作动静脉袢。对侧移植静脉或同侧带蒂静脉的出口被夹闭，用肝素冲洗并扩张移植静脉。在显微血管吻合过程中，移植静脉始终被肝素充满并扩张。管腔内没有血液滞留。移植静脉的两端分别与受区的动、静脉吻合，同时松开全部血管夹（如双竖线所示）。

一期手术 若游离组织皮瓣再血管化中存在明显的动、静脉缺损，血管缺损间隙需要移植静脉进行桥接。在一期游离组织移植过程中，动静脉袢可以桥接供血动脉和回血静脉，从而缩短组织缺血时间。对部分患者需要同时进行血管旁路移植，以重建肢体远端血运（端–端方式）。而后将皮瓣蒂部血管端–侧吻合至移植血管。

在一期手术中，制作动静脉袢并使其灌注时间至少达到 1 小时。在这段时间内，继续进行皮瓣的切取。将皮瓣暂时地置于受区，选取血管袢上的某一点将其分成两部分，以适应皮瓣蒂部动、静脉的预期长度。这些要点的先后顺序对于优化最终预后至关重要。在分配好血管袢后，检查动脉灌注，以保证其最佳的流动性，将微型血管夹放置在原动脉和移植静脉吻合口近端 5cm 处。通过血管侧支或经管腔内注射肝素溶液，用血管导管将血管夹远端管腔内的血液冲洗掉。将动脉侧的移植静脉远端夹闭后扩张。这样有利于防止“肌源性反应”发生，即尽管压力发生变化，血管平滑肌具有保持其恒定张力的固有趋势[9]。根据拉普拉斯定律[T(张力)=P×r],压力(P)的突然增加会拉伸平滑肌并增加张力,然而肌肉收缩至较小的直径(r),使张力下降至趋于可控。然后,进行静脉侧的准备工作。以肝素冲洗移植静脉并扩张,将血管夹置于移植静脉远端的近侧(图 42.3)。皮瓣的动、静脉分别吻合至血管袢的两端。在整个过程中,始终以肝素充满和扩张移植静脉。当所有血管均吻合完毕后,松开全部血管夹(图 42.3)。

二期手术 桥接动、静脉缺损的血管袢经过了一段时间(静脉移植和显微外科皮瓣的切取分两期进行)完成。在袢状动静脉瘘制作完成后,血管袢的转折点位于创面周围,以备后期作为受区血管使用(图 42.3)。经过根据患者一般情况和手术计划随意制订的成熟期后,患者重新回到手术室进行二期重建手术。尽管术前使用多普勒探头证实血管通畅,但术中探查的情况可能并非如此。术中探查证实动静脉袢通畅。于转折点将其切断,皮瓣蒂内和血管袢的动、静脉分别进行常规显微吻合。如果出现移植血管栓塞,则将此动静脉瘘去除。然而,如果血栓位于血管袢转折点以近的动脉侧,可以进行血栓取出术或重新取静脉移植来替代原来的血管进行供血,静脉侧的血管袢仍然可以被用来作为皮瓣回流的受

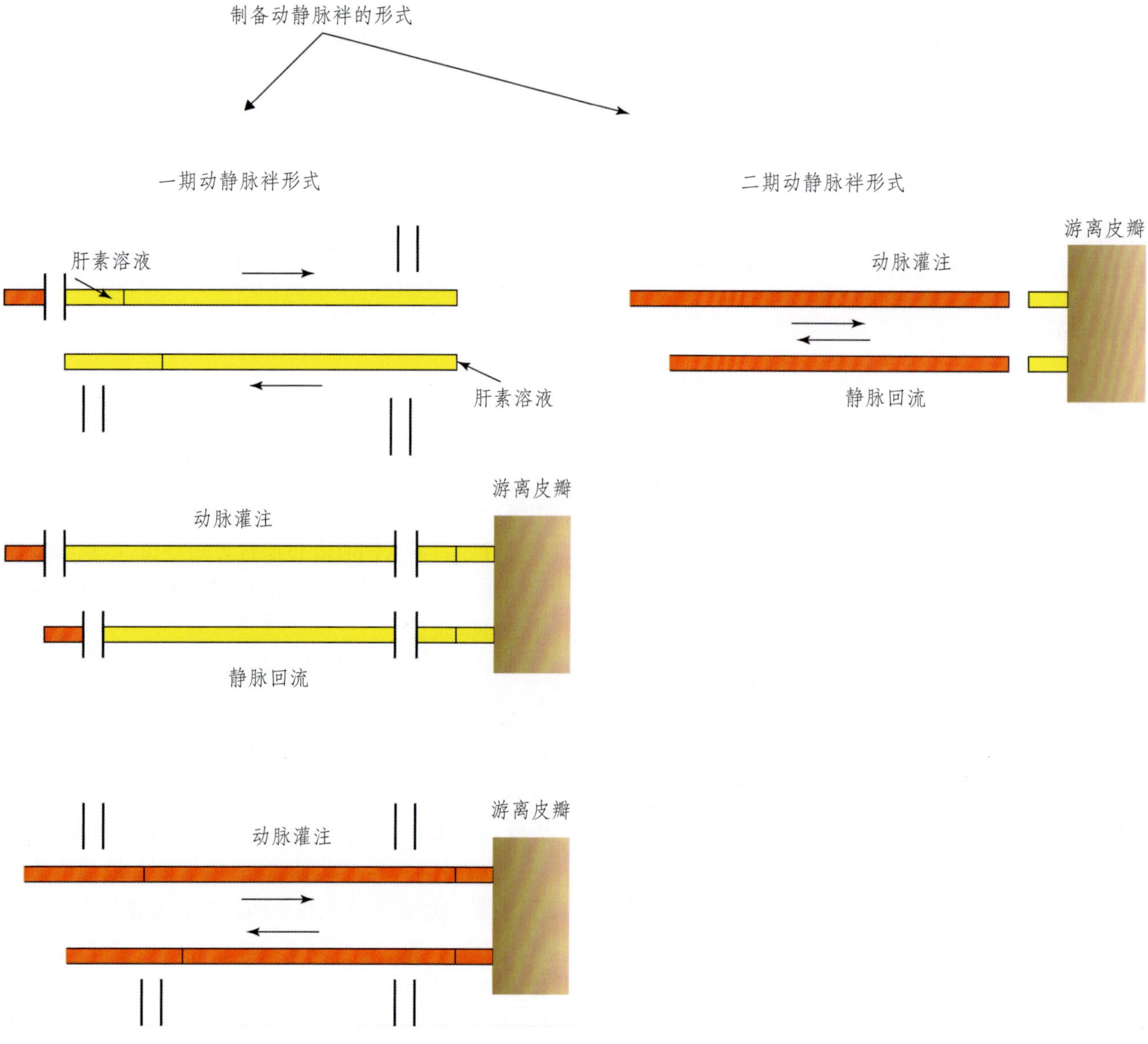

图 42.3 图示一期(左侧)和二期(右侧)重建术中已分割的动静脉袢。皮瓣蒂内的动、静脉分别吻合至血管袢形成的两个断端。在整个过程中,始终以肝素充满和扩张移植静脉。当所有的血管吻合完毕后,松开全部血管夹(如双竖线所示)。在二期手术中,袢状的动静脉瘘经历了一段成熟时间,皮瓣蒂部动、静脉分别吻合至血管袢切断形成的两端(右图)。

区血管。

流体的特性

选择使用静脉血管直接嵌入式移植，还是制备临时的动静脉袢，作为延续灌注最有效和耐用的方法尚不确定，部分研究显示其中一种方法优于另外一种，还有部分研究显示二者无差异，故此问题对于重建外科医生来讲尚无定论。然而，随机对照试验仍然是阐释这个问题的金标准，根据我们机构的一些经验，我们基于流体动力学定律提出假设，相信能够解释直接嵌入式移植的优势。

动静脉袢的构建需要袢状血管或弯曲的血管结构。根据定义，远端需要具备类圆形的构型，且其直径需要在重建区域的解剖边界以内。

血管构型中人为的袢状结构，改变了此处的血流动力学，我们认为，在大弧和小弧之间形成了不同的流速，再加上弹性较差的静脉管壁的机械性特征和血流搏动在管腔内经过的距离增加，在小弧形区域形成了加快血栓发展的微环境。在任意指定时间内，血管内的流量会受到多种因素的影响，包括压力差、管径、流速和血管长度。值得注意的是，要记住哈根-泊肃叶方程[10]。泊肃叶定律为 $Q=\Delta P\pi r^4/8\eta l$（Q，血流量；P，压力差；r，血管直径；η，流速；l，血管长度）。

根据这个方程式，血管长度越长，所产生的阻力越大，必然导致血流减少。压力和半径作为分式的分子，也就是说，在指定的血管长度下，压力越高、半径越大能够提供越多的血流。特殊的是，管腔直径扮演着重要角色。例如，直径为 4mm 的移植静脉提供的血供比直径为 2mm 的静脉血管更多，也就是 4^4 与 2^4 的关系。对于动静脉袢结构，小弧形部分血流速度低，可能导致血供不理想。因此，需要选择大口径动脉及大管径静脉移植，以加大对游离皮瓣的血流灌注。我们倾向于使用大隐静脉和股浅动脉（端-侧吻合）（图 42.1 和图 42.4）。

原位静脉引流

因为小隐静脉系统是深静脉和浅静脉的双重回流，Demiri 等人[11]建议在合适的下肢显微血管重建手术中使用原位小隐静脉引流。这种方法于 1988 年率先被 Vlastou 和 Earle 等人普及[12]。

进一步的技术顾虑包括选择大隐静脉还是选择小隐静脉作为导管，以及采用在体导管重建还是采用离体导管重建。

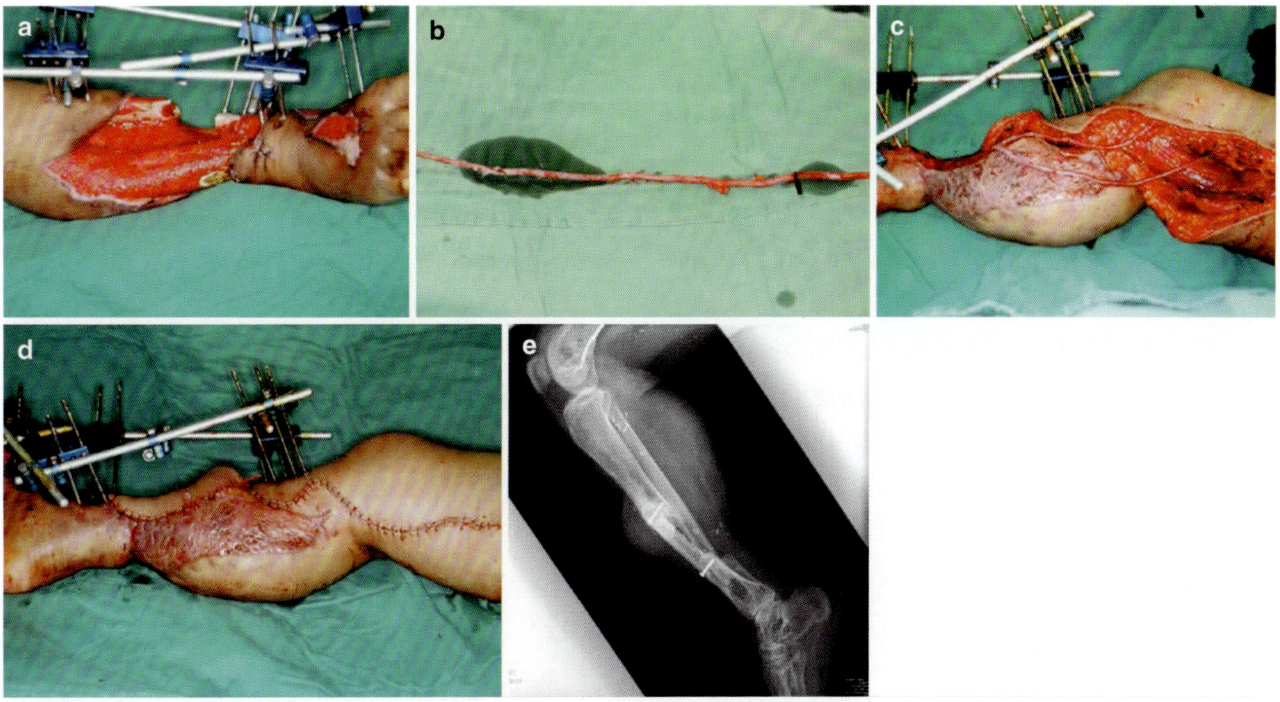

图 42.4　(a)右侧胫骨（包括胫前、胫后血管）的复合型组织缺损。(b)对侧大隐静脉移植，以肝素溶液扩张。(c)一期在股浅动脉和同侧大隐静脉之间构建动静脉袢。(d)腓骨皮瓣再血管化。(e)骨愈合后腓骨肥大。

讨论

多种延长充足的血流灌注至供区或皮瓣内血管的方法被提出。其中包括直接静脉嵌入式移植，一期动静脉袢的使用，以及延期的血管袢的使用。这些方法都有各自的风险和优势。

经报道，游离皮瓣血管吻合中采取静脉嵌入式移植（IVG）方式，会出现不确定的结局，其术后并发症发生率较高[13]。然而，最近许多大样本队列研究显示，IVG 在一期重建术中的成功率>95%[14]。IVG 的使用是否会对 PVD 患者下肢显微重建术的预后造成影响，尚缺乏对于该问题的调查。Henn 等人[15]回顾了将血管旁路和动静脉袢作为受区血管，对合并周围血管疾病的患者进行下肢显微外科修复。其对 22 例接受游离皮瓣下肢重建术的 PVD 患者，按照血管端-侧吻合至自体血管旁路或动静脉袢进行了配对分析。术后并发症包括血栓形成，但两组之间无统计学差异。两组均未出现皮瓣坏死。Momeni 等人[16]阐明了在创伤性创面的初次重建术中构建血管袢不会增加术后并发症的风险。Angel 等人[17]报道了游离组织移植术中血管袢移植的成功应用。

Inbal 等人[18]的研究显示，其经常有计划地将移植静脉作为血管转位或动静脉袢来使用，而不采用血管嵌入式移植。不同的研究得出了不同的结果，强调了在复杂的显微外科重建中存在着许多变量这个事实，因此就静脉移植和动静脉袢的优势而言，难以得出明确的结论。因此，决定使用何种血管移植形式，如血管转位、动静脉袢、血管嵌入等，需要个体化地根据显微重建皮瓣的具体情况而定。显微外科的原则与优越的技术是取得最佳预后的影响要素。

据文献报道，对于与显微游离皮瓣相关的制备动静脉袢的时机，仍然是一个争议性的话题。一项纳入 35 例小样本的荟萃分析显示，与一期手术相比，在重建过程中构建血管袢且游离皮瓣移植手术分两次进行，并发症发生率和皮瓣坏死率较高[19]。存在于血管袢转折点的切应力，会使大曲度部位血管动脉化，同时使小曲度部位血管形成血栓，从而导致血管病变恶化。

另一方面，Marchesini 等人[20]研究了游离皮瓣重建术中动静脉袢的作用，阐述了急性创伤性事件中分两次进行干预的有效性和可行性。他们建议对慢性病例和肿瘤术后重建进行一期手术。

来自我们机构的研究数据也提示，一期动静脉瘘（AVF）与较低的血管再探查率和较高的皮瓣成功率相关，二期的 AVF 与较高的移植物栓塞发生率和截肢率相关。Silva 等人[21]研究了肢体显微重建手术中动静脉袢的作用，同样支持行一期重建手术。然而，最近 Henn 团队对 103 例动静脉袢重建术进行分析，无论何时制备动静脉袢，并没有发现患者预后存在任何差异[22]。

直接的静脉移植与临时的动静脉袢重建，对于各种各样的游离筋膜皮瓣、肌瓣、肌皮组织瓣来说，都能延长充足的受区血管灌注至标准的蒂部长度，使原本恶化的及面临截肢的肢体适合进行保肢术。这些方法通常在标准的重建手术中避免采用，文献回顾表明这些方法可行且安全，与原始的显微重建手术相比，保肢率相当。

这些方法仅限于严重创伤患者，缺乏皮瓣灌注的受区血管，以及无法进行标准保肢手术而只能选择截肢等情况。实际上，这些方法拓展了保肢的适应证。

依据我们的经验，在一期动静脉血管袢手术中采用高动脉压力和大直径移植血管的高血流量，即通过使用股浅动脉或腘动脉来最大化预置起始压力，以及使用管腔较大的大隐静脉作为导管来实现高血流量，这个原则是实现手术成功最大化的重要因素。动静脉袢的理论优势是，无论是否进行转位，与静脉嵌入式移植相比，在吻合之前允许静脉物理性扩张以保证通畅，防止扭转与打结，在皮瓣断蒂前进行检查，以最大限度地缩短缺血时间。转位的血管袢的另一个优点是减少了吻合口的数量。

需要进一步地研究以揭示直接静脉嵌入移植与即刻或二期动静脉袢的适应证。预后可能取决于可实现的灌注压力，需要考虑预置起始压力、导流管特性（如构型、直径、膨胀性、长度）对皮瓣灌注压力的影响。

结论

当需要进行游离组织移植或创面周围血管条件差时，通常会使用大段静脉移植来延长。AVF 被用于动、静脉均存在缺损的情况。血管袢经过一段成熟期，可能会增加血栓形成的风险，主要因为袢部扭转、卡压及弯曲部位血流改变。物理定律表明，大口径导管和较高压力可以提供较大的血流量。移植长度的增加必然会导致流体压力下降。因此，我们使用了像大隐静脉这样的大口径移植血管。对任何血管都应进行测量，避免出现明显的管径不匹配，以及由此导致的吻合口湍流形成。为了弥补潜在的血流量减少，应尽可能使用大口径、高流量的血管作为近端的供区血管。

根据我们的经验，用大口径的移植物进行一期重建，近端吻合至大口径的受区血管，远端吻合至相当大的皮瓣蒂部血管，从而减少管腔不匹配，这是复杂重建手术成功率较高的首要因素。

需要开展更多的研究，以全面地量化在创伤部位进行显微外科吻合手术的相关风险。然而，抛开这些顾虑，对于血管匮乏、准备截肢的病例，这些替代方法的应用拓展了保肢手术的适应证。

（徐建华 译）

参考文献

1. Isenberg JS, Sherman R. Zone of injury: a valid concept in microvascular reconstruction of the traumatized lower limb? Ann Plast Surg. 1996;36(3):270–2.
2. Heller L, Levin LS. Lower extremity microsurgical reconstruction. Plast Reconstr Surg. 2001;108(4):1029–41; quiz 1042.
3. Loos MS, Freeman BG, Lorenzetti A. Zone of injury: a critical review of the literature. Ann Plast Surg. 2010;65(6):573–7.
4. Threlfall GN, Little JM, Cummine J. Free flap transfer—preliminary establishment of an arteriovenous fistula: a case report. Aust N Z J Surg. 1982;52(2):182–4.
5. Grenga TE, Yetman RJ. Temporary arteriovenous shunt prior to free myoosseous flap transfer. Microsurgery. 1987;8(1):2–4.
6. Lin CH, Mardini S, Lin YT, Yeh JT, Wei FC, Chen HC. Sixty-five clinical cases of free tissue transfer using long arteriovenous fistulas or vein grafts. J Trauma. 2004;56(5):1107–17.
7. Cunningham KS, Gotlieb AI. The role of shear stress in the pathogenesis of atherosclerosis. Lab Investig. 2005;85(1):9–23.
8. Slager CJ, Wentzel JJ, Gijsen FJ, Schuurbiers JC, van der Wal AC, van der Steen AF, Serruys PW. The role of shear stress in the generation of rupture-prone vulnerable plaques. Nat Clin Pract Cardiovasc Med. 2005;2(8):401–7.
9. Klitzman B. Microvascular determinants of blood flow. J Reconstr Microsurg. 1987;4(1):77–80.
10. https://en.wikipedia.org/wiki/Hagen%E2%80%93Poiseuille_equation
11. Demiri EC, Hatzokos H, Dionyssiou D, Megalopoulos A, Pitoulias G, Papadimitriou D. Single stage arteriovenous short saphenous loops in microsurgical reconstruction of the lower extremity. Arch Orthop Trauma Surg. 2009;129(4):521–4.
12. Vlastou C, Earle AS. Short saphenous vein grafts as an aid to microsurgical reconstruction of the lower extremity. J Reconstr Microsurg. 1988;4(2):145–54.
13. Khouri RK, Shaw WW. Reconstruction of the lower extremity with microvascular free flaps: a 10-year experience with 304 consecutive cases. J Trauma. 1989;29(8):1086–94.
14. Nelson JA, Fischer JP, Grover R, Kovach SJ, Low DW, Kanchwala SK, Levin LS, Serletti JM, Wu LC. Vein grafting your way out of trouble: examining the utility and efficacy of vein grafts in microsurgery. J Plast Reconstr Aesthet Surg. 2015;68(6):830–6.
15. Henn D, Bigdeli AK, Horsch M, Weiß C, Kühner C, Hirche C, Schmidt VJ, Kneser U. Venous bypass grafts versus arteriovenous loops as recipient vessels for microvascular anastomosis in lower extremity reconstructions: a matched-pair analysis. Microsurgery. 2020;40(1):12–8.
16. Momeni A, Lanni MA, Levin LS, Kovach SJ. Does the use of arteriovenous loops increase complications rates in posttraumatic microsurgical lower extremity reconstruction?-a matched-pair analysis. Microsurgery. 2018;38(6):605–10.
17. Angel MF, Chang B, Clark N, Wong L, Ringelman P, Manson PN. Further clinical use of the interposition arteriovenous loop graft in free tissue transfers. Microsurgery. 1993;14(8):479–81.
18. Inbal A, Silva AK, Humphries LS, Teven CM, Gottlieb LJ. Bridging the gap: a 20-year experience with vein grafts for free flap reconstruction. The odds for success. Plast Reconstr Surg. 2018;142(3):786–94.
19. Knackstedt R, Aliotta R, Gatherwright J, Djohan R, Gastman B, Schwarz G, Hendrickson M, Gurunluoglu R. Single-stage versus two-stage arteriovenous loop microsurgical reconstruction: a meta-analysis of the literature. Microsurgery. 2018;38(6):706–17.
20. Marchesini A, Senesi L, De Francesco F, Pangrazi PP, Campodonico A, Politano R, Riccio M. Efficacy of the arteriovenous loop for free flap reconstruction in patients with complex limb trauma: case series and literature review. Medicina (Kaunas). 2020;56(11):632.
21. Silva GB, Veronesi BA, Torres LR, Imaguchi RB, Cho AB, Nakamoto HA. Role of arteriovenous venous loops in microsurgical reconstruction of the extremities. Acta Ortop Bras. 2018;26(2):127–30.
22. Henn D, Wähmann MST, Horsch M, Hetjens S, Kremer T, Gazyakan E, Hirche C, Schmidt VJ, Germann G, Kneser U. One-stage versus two-stage arteriovenous loop reconstructions: an experience on 103 cases from a single center. Plast Reconstr Surg. 2019;143(3):912–24.

第 43 章

脊柱与躯干后部重建的受区血管

Alexander F. Mericli

引言

躯干后部通常被视为显微外科重建手术中的少数“分水岭”区域之一，无便于使用的受区血管。若皮瓣蒂长度不足，需要行静脉移植或动静脉袢。然而，躯干后部重建意味着存在骨质或内植物外露的浅表伤口，而脊柱重建则需在背部深处进行，因此需要一套完全不同的受区血管。用带血管骨瓣进行脊柱重建的患者较少见，此类病例仅占脊柱手术的一小部分。肿瘤切除术是最常见的适应证，其他脊柱缺陷，如椎体骨髓炎、创伤或进行性症状性脊柱畸形也需要进行骨瓣移植[1-9]。

当椎骨缺损>4cm 时，无血管植骨重建手术的不愈合率高达 50%[10-13]，属于严重并发症之一，常导致脊柱不稳定和潜在的神经系统后遗症[14,15]。脊柱带血管骨瓣是骨性愈合的独立预测因素，研究证明其可以提高愈合率，提升其在复杂伤口内的存活能力[1-8]。

最终，被用于脊柱重建的带血管骨瓣的优点取决于转移骨单元的再血管化能力，因此，受区血管识别很重要，重建手术的成功与否取决于此。由于术区暴露有限、解剖位置毗邻重要神经血管、缺乏足够的受区血管，脊柱和躯干后部的显微血管重建术非常困难。

术前计划

周密的术前计划对于重建手术的成功至关重要，必须考虑以下问题：

- 此类手术通常涉及多学科，不同学科以什么顺序干预？对整形外科有何影响？
- 手术是否分期进行？如需分期，应在什么阶段切取皮瓣？是先制备皮瓣，还是同时切取并进行移植？
- 行清创术或肿瘤切除手术时能否切取皮瓣？
- 皮瓣供区应选择哪个部位？
- 皮瓣切取和吻合血管之间是否需要改变体位？如果有需要，则应在皮瓣断蒂之前探查并游离完毕受区血管，尽可能减少缺血时间。
- 如果可能会延长皮瓣的缺血时间，比如在切取皮瓣和吻合血管之间需要变换体位，则可以使用冰水浴，以降低皮瓣缺血状态下的代谢率。

如果仅仅是为了解剖血管，不建议常规行 CTA、MRA 检查，但术前如因其他原因已行该检查，术者可以利用其优势识别出潜在的可使用的受区血管。外科医生应首选无 edm 术中改变体位的皮瓣，可以在俯卧位下切取的软组织皮瓣如下：背阔肌、胸背动脉穿支、肩胛/肩胛旁、深动脉穿支、臀上动脉穿支和臀下动脉穿支皮瓣、肩胛骨和腓骨游离骨皮瓣。

要在皮瓣断蒂之前解剖并游离出受区血管。如需行血管移植，则切取移植静脉并将其两端分别与受区动脉和静脉断端吻合，形成动静脉袢，切取皮瓣并转移至受区后，血管能够得到灌注和扩张。上述方法能够缩短缺血时间，因为皮瓣再灌注只需显微吻合一组血管。

应用解剖学：躯干后部

根据缺损部位选择受区血管，并在后颈部和上胸椎/后胸壁的可用血管中选择最易获取的血管（图 43.1）。后颈部常见的受区血管有颈外动脉的分支和颈横血管[16]（参见第 6 章）。后胸壁重建手术首选肩胛下系统的分支，如旋肩胛、前锯肌分支和胸背血管。肋间穿支血管遍布后胸腔，位于背阔肌和胸壁之间，在术中可考虑用作受区血管[17,18]。对于下胸椎、腰椎和骶骨缺损，可选择臀上血管和臀下血管（参见第 22 章和第 23 章）。

肩胛下动脉源于腋动脉，直径为 2~3mm，长度较短（1~3cm），其有 1 条伴行静脉（直径为 3~4mm）。肩胛下动脉向下穿过腋窝时，分成旋肩胛动脉和胸背动脉。旋肩胛动脉穿过三边孔，在肩胛骨浅层成为滋养肩胛骨和肩胛旁筋膜皮瓣区域的皮肤血管。在旋肩胛

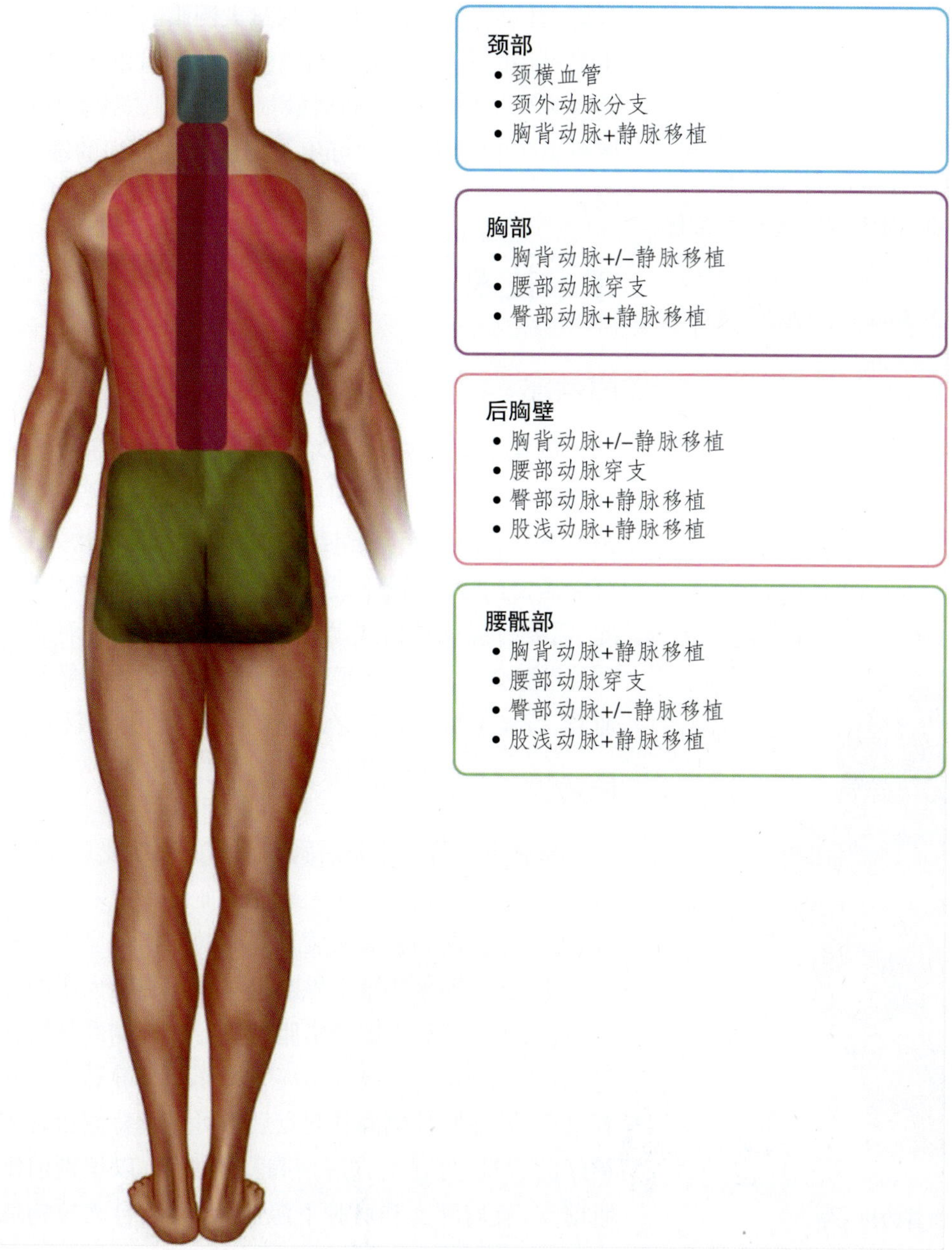

图 43.1 根据缺损的部位，图中列出了躯干后部游离组织移植可选择的受区血管。

动脉分支点，胸背动脉向下延伸 2~3cm，形成 1~2 个分支至前锯肌。胸背动脉向下行进 3~5cm，止于背阔肌。一般胸背动脉、前锯肌支和旋肩胛动脉各伴有 1 条或 2 条直径为 2.5~3.5mm 的合适的受区静脉。

臀上动脉和臀下动脉均为髂内动脉的终末分支，分别在梨状肌上方和下方经过骨盆，供应臀大肌的上半部分和下半部分，以及被覆的皮肤和皮下组织。经过坐骨大孔后，位于梨状肌上方的臀上动脉的直径为 2~3mm，长度为 2~3cm。此处是微血管吻合术的最佳位置，因为血管向远端走行时直径明显变小。此时血管位于臀大肌和臀中肌深处、臀小肌的表面(图 43.2)。臀下血管从骨盆穿过，位于梨状肌下方、大腿后股皮神经近端。坐骨神经在此深入臀下血管，术中谨慎操作，避免损伤。

应用解剖学：脊柱

对颈椎缺损应用游离组织移植进行重建手术的过程中很少会遇到较大的困难，因为该区域有许多优质、易于获取的受区血管。颈外动脉分支均可用作受区血管，如面部血管(直径为 2~3mm)、舌血管(直径为 2~2.5mm)、颈横动脉(直径为 2~3mm)。

胸椎段可用的受区血管较有限，如胸段动脉及其伴行静脉。这些血管直接从主动脉分支并沿椎体向后走行(图 43.3)。动脉和静脉的直径均为 2~2.5mm。大

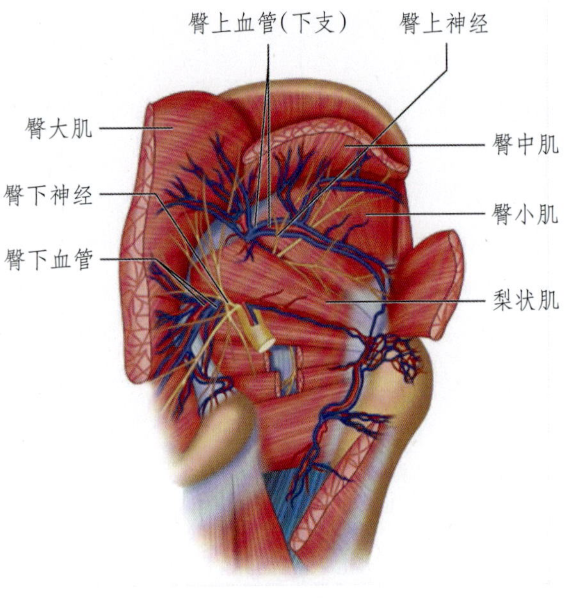

图 43.2 臀上、臀下血管的相关解剖。

部分胸椎段显微外科手术通过开胸进行，暴露脊柱前部。这种入路可以显露胸椎节段血管，从而用于端-端吻合或与主动脉的端-侧吻合。可用静脉如下：胸段静脉、奇静脉(用于右侧入路)、半奇静脉(用于左侧入路)。有时可通过中线胸骨切开术入路至胸椎，该方法可显露其他受区血管，尤其是乳内动脉和静脉。大多数显微外科医生都熟悉这些血管，因为它们可用于乳房重建。可以从胸壁肌肉、骨骼分离乳内血管，以提供足够长度，到达胸椎段缺损区[19]。

对于胸腰椎或腰椎的受区选择存在争议，这些血管通常经椎前切口暴露，如胸膈开腹手术或腰椎切开术。因胸椎和腰椎节段血管从主动脉和下腔静脉发出，应作为首选，但其解剖位置深在，因此术中不易暴露，且血管壁薄、易受损。通过大网膜的胃网膜血管也是可用的血管之一，大网膜可以转移到邻近脊柱的后腹膜外位置，且邻近椎骨缺损。通常暴露髂总血管、髂外血管和髂内血管，可用于腰骶脊柱缺损的端-侧吻合。

手术技术

后颈部

可在本书的头颈部章节深入回顾颈外动脉及其分支的显露和解剖手术技术(参见第 2 章、第 3 章和第 5 章)。颈后部的软组织缺损，如骨及内植物外露，可能需要比骨缺损范围更长的受区血管或血管蒂。因此，需要行静脉移植或动静脉袢，以达到更靠前部的颈外动脉分支。患者需要取侧卧位，以便术中暴露受区血管，行显微吻合术，并在同一体位下进行皮瓣移植。

后胸壁

肩胛下血管主干是后胸壁缺损的一线受区血管，可在俯卧位或卧位入路显露这些血管。如果腋窝完好，可通过腋前和腋后皱襞之间的横向切口显露肩胛下主干血管，即紧邻腋毛界限以下。识别胸大肌的外缘，直接进入其后方的腋窝脂肪垫。胸外侧静脉通常最先在术中暴露，应将其游离来用作回流静脉。分开腋窝脂肪，在胸外侧静脉起点后方可见胸背侧血管和神经的近端，可在上方解剖胸背侧血管，以识别前锯肌前支、旋肩胛支和肩胛下源血管，可用自动拉钩适

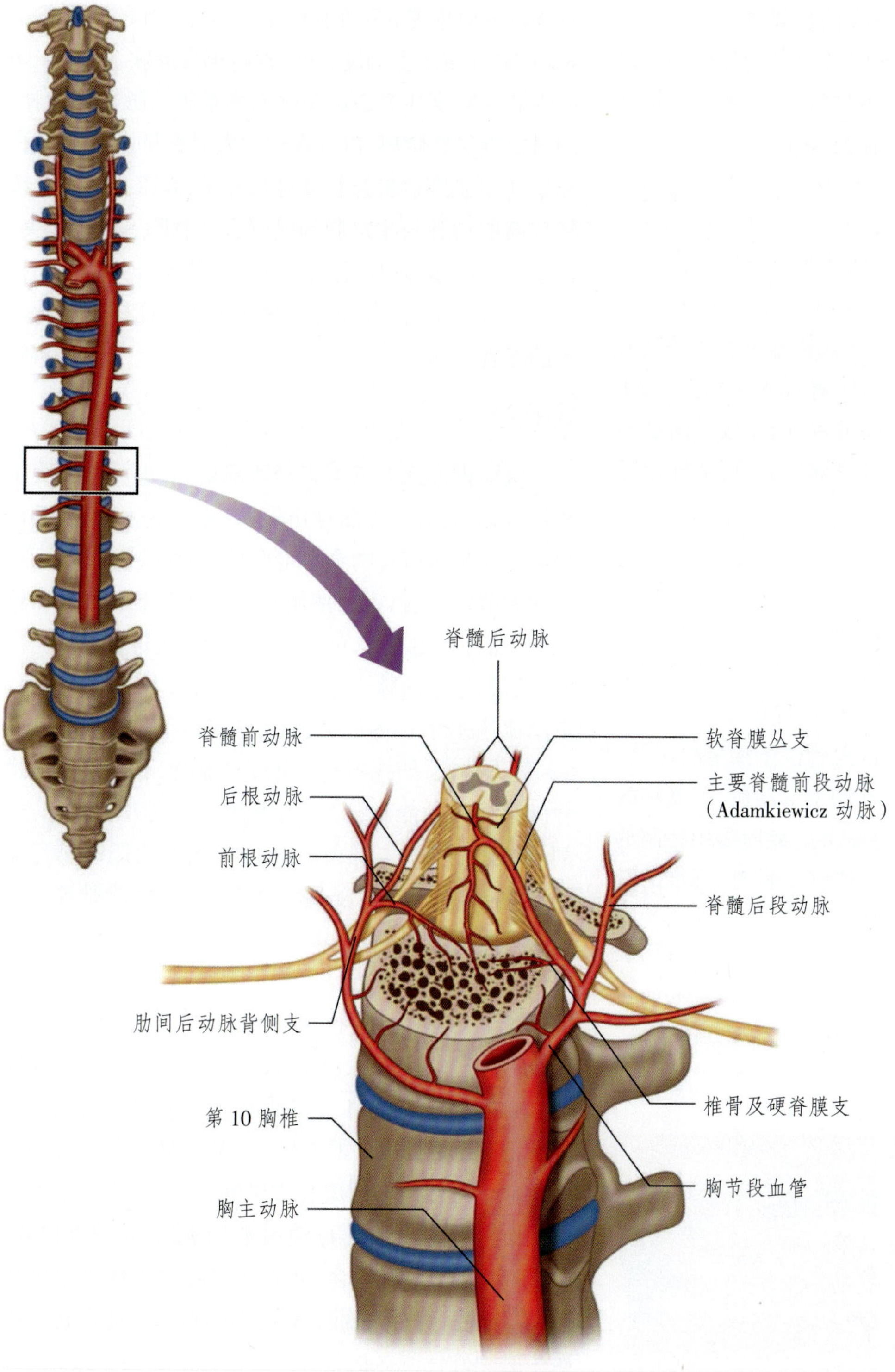

图 43.3 胸椎、胸主动脉及其节段性脉管系统的关系。每个胸椎或腰椎节段的动脉管径为 2~2.5mm，是可靠的受区血管。当进行椎体切除手术时，脊柱外科医生应该仔细地将节段性血管自椎体上剥离，从而保证其在整个手术过程中不受损伤。

当地牵开，无须去除任何淋巴组织。对将自背阔肌入肌点到锁骨下分支处的胸背血管做环形解剖，将整个肩胛下血管主干向后、内侧转移，以使这些受区血管更加接近后胸壁缺损区。如发现胸背侧血管因既往手术而无法使用，应检查旋肩胛血管，该血管通常不会在之前的腋部手术中受损。

腰背部和骶骨区域的软组织缺损

臀部血管是腰骶后躯干软组织缺损的首选受区血管，可通过俯卧位或卧位暴露，解剖标志是有帮助的。将髋关节固定并向内旋转，从髂后上棘到大转子后上角画一条线，臀上动脉从坐骨大孔上部的发出点对应于这条线的上 1/3 和中 1/3 的交界处(参见第 22 章)。第二条线是从髂后上棘到坐骨结节的外部,下 1/3 和中 1/3 的交界处标志着臀下血管从骨盆穿出的位置,位于梨状肌的下方(参见第 23 章)。

颈椎

对于颈椎骨缺损的病例,如何暴露受区血管入路由脊柱外科医生决定。对于 C3 以下的椎体缺损,采用前外侧入路较有利;对于 C1、C2 或枕骨下髁和颅底的高位缺损,通常需要联合背侧、外侧和经口入路。如使用前路经口下颌骨劈裂咽喉切开术,则易接近面部和舌血管。如仍然无法暴露颈外动脉分支,可选择通过下颌下反切口的入路到达面血管。

胸椎

胸椎段受区血管的选择取决于进入椎体的方法,因此应与脊柱外科医生一起做术前规划。通过开胸手术显露胸椎椎体较常见。这为脊柱提供了合理的入路,但由于脊柱和相关的受区血管位于狭窄的深处,加大了手术难度。无法用常规的手术器械、仪器和放大技术进行微血管吻合术(图 43.4)。此时需用特制的细长的显微手术器械,进行血管吻合。此外,标准的微血管显微手术使用的显微镜焦距与开胸手术的胸腔深度不兼容。建议使用焦距更长的神经外科或脊柱外科显微镜。此区域的受区动脉和静脉首选胸椎节段血管,从主动脉发出并回流至下腔静脉。如无节段血管,可选择主动脉或下腔静脉行端-侧吻合,可以用 Satinsky 夹部分闭塞主动脉,同时保持远端灌注。术中夹闭血管时应特别注意,避免阻断肠系膜动脉或肾动脉,同时检查足背脉搏,以确保远端血流充足。用 2mm 或 3mm 主动脉穿刺器进行动脉切开术,并以 8-0 缝合线将皮瓣的动脉与主动脉间断吻合。移除 Satinsky 夹,再次检查远端脉搏。上述手术不适用于合并动脉粥样硬化的老年患者、合并主动脉疾病或既往行主动脉手术的患者。

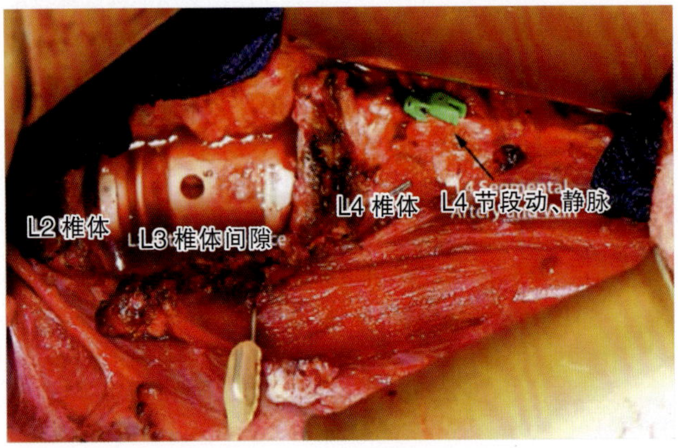

图 43.4 脊索瘤切除手术后 L3 椎体缺如。L3 椎体间隙可见一枚可伸缩的椎间撑开器。沿撑开器的走行放置移植腓骨,从生物学的角度加强融合效果。L4 水平的腰椎节段受区动、静脉被显露,其于 L4 表面自前向后走行。血管暂时以绿色的微型血管夹夹闭。

腰骶椎

腰骶椎前入路既可以经腰部切开,也可以经腹中线切开,后者有利于骶骨切除术。由于其入路深在,该部位可能是微血管吻合术难度最大的区域。该术区首选腰椎节段血管,需要使用专门的显微手术器械和放大镜。通过右侧入路,可到达下腔静脉进行端-侧吻合,但无法到达主动脉。同样,在左侧入路下,虽然可触及主动脉并进行端-侧吻合,但无法暴露下腔静脉。Winters 等人建议,如找不到局部受区血管,可以制备大隐静脉移植的动静脉袢,在内踝前方识别大隐静脉,解剖至隐股汇合处。保留静脉汇合处,将大隐静脉远端与股动脉行端-侧吻合,形成动静脉袢。动静脉袢可以经皮下隧道转移至缺损区,从而作为受区源血管[20](参见第 18 章和第 42 章)。

骶骨切除术后应行骨瓣和软组织瓣移植术[21]。通过前路开腹手术可以获取带蒂垂直腹直肌肌皮(VRAM)皮瓣,VRAM 皮瓣被填充于骨盆内,可以在俯卧位下进行的二期手术中探及。VRAM 皮瓣上部的上腹壁血管可被用作游离骨瓣移植的受区血管[22]。如上腹壁血管不充分,则考虑使用邻近的髂内或髂外血管,以端-侧方式进行吻合,此时通常需要静脉移植到达髂部[21]。进行吻合之前,首先固定骨瓣,因此重建外科医生必须确保受区血管在皮瓣固定后仍易于接近。如果皮瓣本身会在固定后遮挡受区血管,则可以在固定皮瓣前制作一个小型动静脉袢,将受区血管移至更浅表、更容易接近的位置[23]。

讨论

躯干后部和脊柱的受区血管有限,游离组织转移通常不适用于修复该区域的缺陷。沿躯干后部有多种局部肌肉和肌皮瓣可选，如棘旁肌、背阔肌、斜方肌、多数筋膜皮瓣和穿支皮瓣等。因此，只有在最严重的情况下(多次皮瓣移植术失败、辐射损伤、同部位多次手术等)，游离皮瓣才被用于软组织表面重修、骨覆盖或背部保护[24]。就脊柱而言，带血管骨瓣只适用于生物力学不稳定的椎体切除术后，且预期寿命正常的患者。例如，广泛的椎体骨髓炎、初次尝试无血管的骨瓣移植后出现症状性骨不连、原发性骨肿瘤的肿瘤椎体切除术等。对有症状的脊柱转移通常需要进行不稳定的椎体切除术，但由于转移性癌症患者的预期寿命有限，仅行融合术，也可不行骨瓣移植术[1]。

根据作者对躯干后部软组织缺损进行游离组织移植的经验，最常见的适应证是肿瘤切除术(69%)或慢性放射伤(31%)。近 40%的皮瓣需要静脉移植才能到达受区血管。受区血管的选择取决于缺损部位。3 种常用受区动脉如下：肩胛下动脉/胸背动脉(31%)、臀上动脉或臀下动脉(19%)和颈外动脉支(15%)。3 种常用受区静脉如下：肩胛下/胸背静脉(27%)、颈内支或颈外静脉(23%)和臀静脉(19%)。

关于可活动脊椎的游离腓骨瓣移植，本章所有病例均为原发性骨肿瘤，以脊索瘤最为常见[1]。腰椎或胸椎节段血管是最常见的受区血管，多达 25%的吻合术中使用了静脉移植。此外，我们使用了几条不常见的受区血管，在一例需要脾切除术作为治愈性肿瘤切除术的病例中，游离腓骨瓣的腓动脉和腓静脉与脾动脉和脾静脉吻合。在另一例病例中，沿主动脉没有腰椎或节段性血管，暴露的主动脉区域为腹腔干附近，妨碍进行端-侧吻合。大网膜通过隔膜转移到胸腔，将胃网膜血管置于邻近脊柱的位置，并为腓骨瓣的腓血管提供方便的吻合部位。如沿胸椎未发现受区静脉，Winters 等人建议使用胸导管[20,25]。虽然脊柱显微重建外科手术并不常见，但富有创新精神的整形外科医生发现了多种受区血管。

根据作者在全骶切除术后使用游离腓骨瓣重建脊柱骨盆交界处的经验，髂血管是最常见的受区血管[21]。在 10 例患者中，3 例使用了髂内动脉，3 例使用了上腹部的 VRAM 皮瓣，2 例使用了髂外动脉，2 例使用了髂总动脉。所有吻合均以端-侧方式进行，70%需要静脉移植。

结论

虽然适应证有限，但对脊柱和躯干后部的缺损可安全并有效地进行微血管重建。由于受区血管选择有限，静脉移植和动静脉袢很常见，术前应做好规划。特制的细长显微手术器械和焦距更长的手术显微镜对于游离带血管骨瓣移植重建脊柱缺损手术尤为重要。

（李卿源 译　徐建华 校）

参考文献

1. Mericli AF, Boukovalas S, Rhines LD, et al. Free fibula flap for restoration of spinal stability after oncologic vertebrectomy is predictive of bony union. Plast Reconstr Surg. 2020;145:219.
2. Houdek MT, Rose PS, Bakri K, et al. Outcomes and complications of reconstruction with use of free vascularized fibular graft for spinal and pelvic defects following resection of a malignant tumor. J Bone Joint Surg Am. 2017;99:e69.
3. Moran SL, Bakri K, Mardini S, Shin AY, Bishop AT. The use of vascularized fibular grafts for the reconstruction of spinal and sacral defects. Microsurgery. 2009;29:393–400.
4. Aliano KA, Agulnick M, Cohen B, et al. Spinal reconstruction for osteomyelitis with free vascularized fibular grafts using intra-abdominal recipient vessels: a series of three cases. Microsurgery. 2013;33:560–6.
5. Lee MJ, Ondra SL, Mindea SA, Fine NA, Dumanian GA. Indications and rationale for use of vascularized fibula bone flaps in cervical spine arthrodeses. Plast Reconstr Surg. 2005;116:1–7.
6. Wuisman PI, Jiya TU, Van Dijk M, Sugihara S, Van Royen BJ, Winters HA. Free vascularized bone graft in spinal surgery: indications and outcome in eight cases. Eur Spine J. 1999;8:296–303.
7. Yanamadala V, Rozman PA, Kumar JI, et al. Vascularized fibular strut autografts in spinal reconstruction after resection of vertebral chordoma or chondrosarcoma: a retrospective series. Neurosurgery. 2017;81:156–64.
8. Winters HA, van Engeland AE, Jiya TU, van Royen BJ. The use of free vascularised bone grafts in spinal reconstruction. J Plast Reconstr Aesthet Surg. 2010;63:516–23.
9. Erdmann D, Meade RA, Lins RE, McCann RL, Richardson WJ, Levin LS. Use of the microvascular free fibula transfer as a salvage reconstruction for failed anterior spine surgery due to chronic osteomyelitis. Plast Reconstr Surg. 2006;117:2438–45.
10. Bradford DS, Daher YH. Vascularised rib grafts for stabilization of kyphosis. J Bone Joint Surg Br. 1986;68:357–61.
11. Saraph VJ, Bach CM, Krismer M, Wimmer C. Evaluation of spinal fusion using autologous anterior strut grafts and posterior instrumentation for thoracic/thoracolumbar kyphosis. Spine (Phila Pa 1976). 2005;30:1594–601.
12. Bradford DS, Ganjavian S, Antonious D, Winter RB, Lonstein JE, Moe JH. Anterior strut grafting for the treatment of kyphosis: review of experience with forty-eight patients. J Bone Joint Surg Am. 1982;64:680–90.
13. Lonstein JE, Winter RB. Long multiple struts for severe kyphosis. Clin Orthop Relat Res. 2002;394:130–8.
14. Jenkins DH, Hodgson AR, Yau AC, et al. Stabilization of the spine in the surgical treatment of severe spinal tuberculosis in children. Clin Orthop Relat Res. 1975;110:69–80.

15. Rajasekaran S, Soundarapandian S. Progression of kyphosis in tuberculosis of the spine treated by anterior arthrodesis. J Bone Joint Surg Am. 1989;71:1314–23.
16. Yu P. The transverse cervical vessels as recipient vessels for previously treated head and neck cancer patients. Plast Reconstr Surg. 2005;115(5):1253–8.
17. Lee YJ, Baek SE, Lee J, Oh DY, Rhie JW, Moon SH. Perforating vessel as an alternative option of a recipient selection for posterior trunk-free flap reconstruction. Microsurgery. 2018;38:763–71.
18. Aho JM, Laungani AT, Herbig KS, Wong C, Kirchoff RW, Saint-Cyr M. Lumbar and thoracic perforators: vascular anatomy and clinical implications. Plast Reconstr Surg. 2014;134:635e–45e.
19. Hu H, Winters HAH, Paul RMA, Wuisman PIJM. Internal thoracic vessels used as a pedicle graft for anastomosis with vascularized bone graft to reconstruct C7-T3 spinal defects. Spine. 2007;32:601–5.
20. Winters HAH, Kraak J, Oosterhuis JWA, de Kleuver M. Spinal reconstruction with free vascularised bone grafts; approaches and selection of acceptor vessels. Scand J Surg. 2013;102:42–8.
21. Mericli AF, Boukovalas S, Roubaud MS, Chu CK, Bird J, Lewis VO, Rhines LD, Chang EI, Adelman DM, Hanasono MM. Restoration of spinopelvic continuity with the free fibula flap after limb-sparing oncologic resection is associated with a high union rate and superior functional outcomes. Plast Reconstr Surg. 2020;146(3):650–62.
22. Garvey PB, Clemens MW, Rhines LD, Sacks JM. Vertical rectus abdominis musculocutaneous flow-through flap to a free fibula flap for total sacrectomy reconstruction. Microsurgery. 2013;33:32–8.
23. Agrawal N, MV DF, Bird JE, Mericli AF. Avoiding a hemicorpectomy with bilateral free fibula flaps in a tripod configuration after massive spinopelvic osteosarcoma resection. Microsurgery. 2020;27(2):380–4.
24. Akdeniz Z, Roubaud MS, Kapur SK, et al. Free flap reconstruction of posterior trunk soft tissue defects: single institution experience and systematic literature review. Plast Reconstr Surg. 2020;147(3):728–40.
25. Winters HA. The thoracic duct as a venous receptor vessel for free flap transplantation. Plast Reconstr Surg. 1998;101:872–3.

第 44 章

生殖器重建的受区血管

Alireza Hamidian Jahromi, Deana Shenaq, Jenna Rose Stoehr, Loren S. Schechter

引言

生殖器重建，特别是性别确认手术，已经越来越多地与显微外科联系在一起，因此没有显微外科专业知识的生殖器重建现在是不可想象的。显微外科技术和器械的进步彻底改变了阴茎成形术[1,2]，其也转化为跨女性生殖器重建的进步，包括腹膜和肠阴道成形术[3–5]。除了性别确认手术，游离组织移植也可被用于重建腹股沟和会阴缺陷[6]。

多条受区血管被用于生殖器区域的游离组织转移。最常使用的受区血管是股总动脉及其分支和股静脉分支，包括大隐静脉[7–14]。股总动脉的分支包括旋髂浅动脉、腹壁下浅动脉（参见第 19 章）、阴部外浅动脉和阴部外深动脉。股总动脉分为股深支和股浅支，而旋股内侧动脉和旋股外侧动脉是股深动脉的分支。旋股外侧动脉进一步分为升支、横支和降支（参见第 30 章和第 31 章）。旋股外侧动脉的降支代表股前外侧皮瓣的血管供应，其也可以被用作游离组织转移的受区血管。股浅动脉继续在大腿的远端延伸（表 44.1，图 44.1）（参见第 32 章）。对于受区静脉，除大隐静脉外，其他静脉选择包括旋髂浅静脉和腹壁下静脉，包括浅支和深支（分别是腹壁下浅静脉和腹壁下深静脉）。

受区血管的其他选择包括腹壁下深动脉（其属于髂外动脉的一个分支）及其相关静脉（腹壁下深静脉）[9,10,15–17]（参见第 15 章）。静脉流出可以通过单静脉吻合来完成，但为了增加皮瓣回流，经常进行多静

表 44.1 股总动脉及其分支的外科解剖

动脉（缩写）	解剖描述	平均直径（范围）[a]
股动脉主干（CFA）	髂外动脉的延续	6.6（3.9~8.9）[29]
旋髂浅动脉（SCIA）	股动脉的第 1 或第 2 个分支（也可以与腹壁下浅动脉共干）	6.6（3.9~8.9）[29]
腹壁下浅动脉（SIEA）	股动脉的第 1 或第 2 个分支（也可以与旋髂浅动脉共干）	1.6（0.75~3.5）[32]
阴部外浅动脉（SEPA）	股动脉的第 3 个分支	1.2~3.8[b][46]
阴部外深动脉（DEPA）	股动脉的第 4 个分支	0.6[c][47]
旋股内侧动脉（MFCA）	股深动脉的第 1 个分支（也可能发自股动脉）	3.0（2.0~4.1）[48]
旋股外侧动脉（LFCA）	股深动脉的第 2 个分支（也可能发自股动脉）	4.9（2.4~8.0）[49]
股深动脉（DFA）	股动脉的最后一个分支	4.9（2.7~7.6）[29]
股浅动脉（SFA）	股动脉的延续	5.2（2.5~9.6）[29]

[a] 以毫米表示。
[b] 平均值不可用。
[c] 范围不可用。

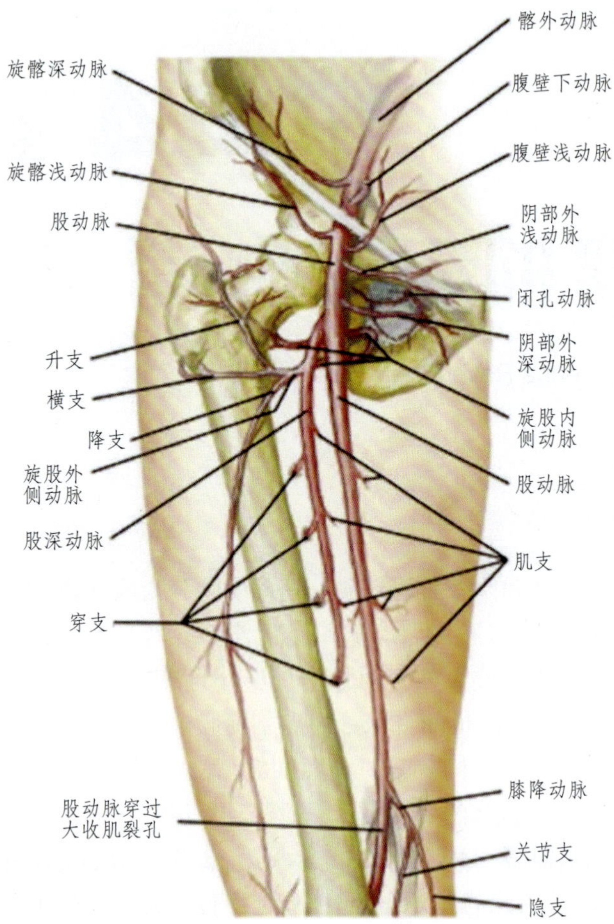

图 44.1 股总动脉分支。(Reprinted from Netter's Surgical Anatomy and Approaches, Wang JC, Chap. 37: Exposure of the Common Femoral Artery and Vein, Pages 439–448, Copyright 2014, with permission from Elsevier)

脉吻合(至少2条)。使用隐静脉移植的动静脉袢(参见第42章)可以增加受区血管长度,当使用前臂桡动脉游离皮瓣时尤其有利。

术前评估

术前评估和计划对任何游离组织移植的成功都是至关重要的。了解患者的目标和期望有助于明确重建的要求,也有利于共同做出决策。此外,应通过全面的病史和体格检查来评估患者的整体健康和临床状况[18]。

病史应包括既往手术信息,包括腹部、骨盆和生殖器手术(即腹部成形术、腹股沟疝修补术、开放式子宫切除术)。合并疾病,如高龄、动脉粥样硬化性疾病、糖尿病和周围血管疾病,可能会限制显微手术的选择。对血管系统和(或)伤口愈合有不利影响的生活习惯,如吸烟和营养缺乏,也应进行调查[19]。对于服用睾酮的患者,在手术前应进行全血细胞计数检查。睾酮可增加血细胞比容,导致凝血能力增强[20]。如果患者有红细胞增多症,在手术前可停用睾酮。虽然不可能在短暂的术前窗口期治疗所有的疾病,但在手术前,特别是选择性手术前,应该尝试优化患者的病情。积极主动的方法可能有助于避免选择广泛钙化的受区动脉(这会增加血栓形成的风险)或选择更细的受区血管,后者容易发生痉挛,并可能增加吻合的技术难度[21]。

体格检查提供了可能影响重建计划的重要信息。患者的体质和体重指数在组织瓣和受区血管选择中都起着重要作用。肥胖与并发症发生率增加有关,包括伤口裂开、愈合延迟和组织瓣丢失[22,23],还可能增加进入腹部和腹股沟区域受区血管的难度。应进行血管检查,包括触诊股骨、胫骨后和足背,当考虑采用前臂桡动脉游离皮瓣时,应进行 Allen 试验(参见第25和第26章)。然而,Allen 试验的可靠性受到了质疑。如果怀疑掌弓不全,采用彩色多普勒超声可能有助于进一步评估[24]。

当临床检查结果不显著时,术前不能常规获得受区血管的X线和(或)超声成像。然而,如果存在顾虑,如血管功能不全、明显的血管合并疾病、该区域有创伤史和(或)体检结果异常,则应考虑术前行影像学检查。若存在瘢痕,可能需要进一步评估血管解剖破坏的可能性。影像学检查和(或)放射学评估的选择是个体化的,取决于外科医生的偏好和(或)机构测试的可用性。成像研究包括彩色多普勒超声、CTA、MRA或常规血管造影,后者被许多学者认为是血管研究的“金标准”。

应用解剖学

下腹部、腹股沟和大腿上部的解剖结构已被广泛研究。股总动脉起源于髂外动脉的延伸,经过腹股沟韧带下方(图44.1)。将髋关节屈曲、外展并外旋,在皮肤表面绘制一条腹股沟中点(耻骨联合与髂前上棘之间的中点)与内收肌结节的连线,可以近似地描绘股动脉的路径[25,26]。腹股沟中点被认为是股总动脉起源的相对一致的标志,因为股总动脉往往位于距此点 1.5cm 的范围内。股总动脉继续延伸至腹股沟韧带远端 4~5cm，形成旋髂浅动脉、腹壁下浅动脉、阴部外浅动脉和深动脉。然后股总动脉分为股浅动脉和股深动脉。据报道，股总动脉的平均直径为 6.6~9.8mm，直径随着年龄的增加而增加，且在男性中增加[28-30]。

对于许多外科医生来说，大隐静脉是生殖器重建手术的首选静脉流出道。大隐静脉起源于足背，经过内踝前方，沿下肢内侧近端走行，经过股内侧髁后方。其由阴部外浅静脉、腹壁下浅静脉和旋髂浅静脉供应。大隐静脉在耻骨结节下外侧 2.5~4.0cm 处与股静脉相连[27]。据报道，大隐静脉的平均直径为 2.6~3.1mm[31]，且随着年龄的增长而减小。腹壁下浅静脉和旋髂浅静脉提供替代或额外的静脉流出道。

腹壁下深血管是替代股动脉系统的可行选择[17]。腹壁下深动脉是髂外动脉的一个分支，位于腹股沟韧带的近端。其在腹膜和横肌筋膜之间沿上内侧方向走行，发出多个腹膜分支。腹壁下深动脉在进入腹直肌之前分为两个分支（外侧和内侧）[32]。外侧和内侧分支平均产生 5 个皮穿支，直径为 0.5~1.5mm。首选的腹壁下深动脉穿支通常位于脐外侧和下方 6cm 半径内。当考虑将腹壁下深动脉作为受区血管时，其直径（起源处 3.5mm）与桡动脉和旋股外侧动脉的降支都很匹配[17]。腹壁下深静脉和大隐静脉都是受区静脉的选择。

旋股外侧动脉的降支是股前外侧皮瓣皮瓣的动脉蒂，其也可以作为游离组织转移的受区动脉。旋股外侧动脉是股深动脉的主要分支之一。其从起源向外侧延伸，位于缝匠肌和股直肌后方，然后分成上升支、横支、降支[33]。降支在股直肌和股外侧肌之间斜向走行，发出多个肌皮支和中隔皮穿支。在大多数情况下，合适的穿支位于以髂前上棘和髌骨外侧边界之间的连线的中点为圆心，半径为 3cm 的圆形区域内[33,34]。旋股外侧动脉降支的平均蒂长为 12cm，近端直径为 3.4mm，远端直径为 1.9mm[35]。

受区的显露

当进行一期性别确认阴茎成形术时，患者最初取背侧取石位（图 44.2）[36]。术前 30~60 分钟给予一剂抗生素。在股前外侧皮瓣阴茎成形术中，为了便于术后监测皮瓣，使用松散的永久缝线来标记多普勒超声识别的皮肤穿支。股前外侧皮瓣阴茎成形术可设计为仅重建阴茎干（图 44.3），同时重建阴茎干和尿道的“双管”结构（图 44.4），或与二期重建尿道的皮瓣（如旋髂浅动脉皮瓣）联合使用（图 44.5）。当进行前臂桡动脉游离皮瓣阴茎成形术时，两个手术小组同时工作。一个小组切取前臂桡动脉游离皮瓣，另一个小组准备受区。后一组进行阴道切除术和阴道

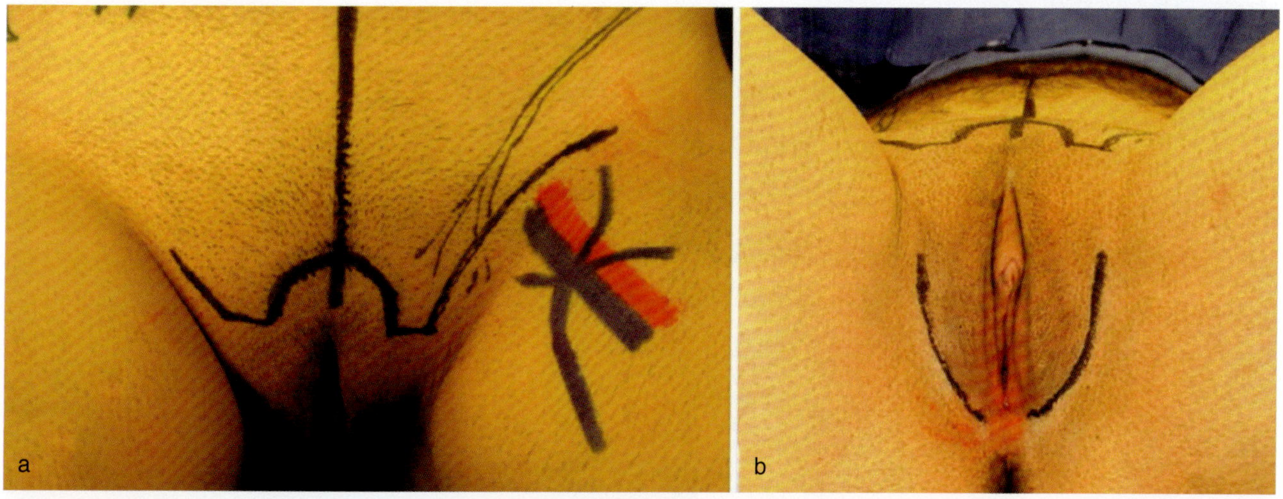

图 44.2 （a）性别确认生殖器成形术术前受区部位标记的正视图。耻骨上的“Ω”形切口是主要的供区部位切口。标出股总动脉、股静脉及其分支、髂腹股沟神经的走行。（b）性别确认生殖器成形术中，同一患者受区部位的会阴术前标记。阴唇的切口可以构建阴囊。（ⓒ Loren Schechter 2021）

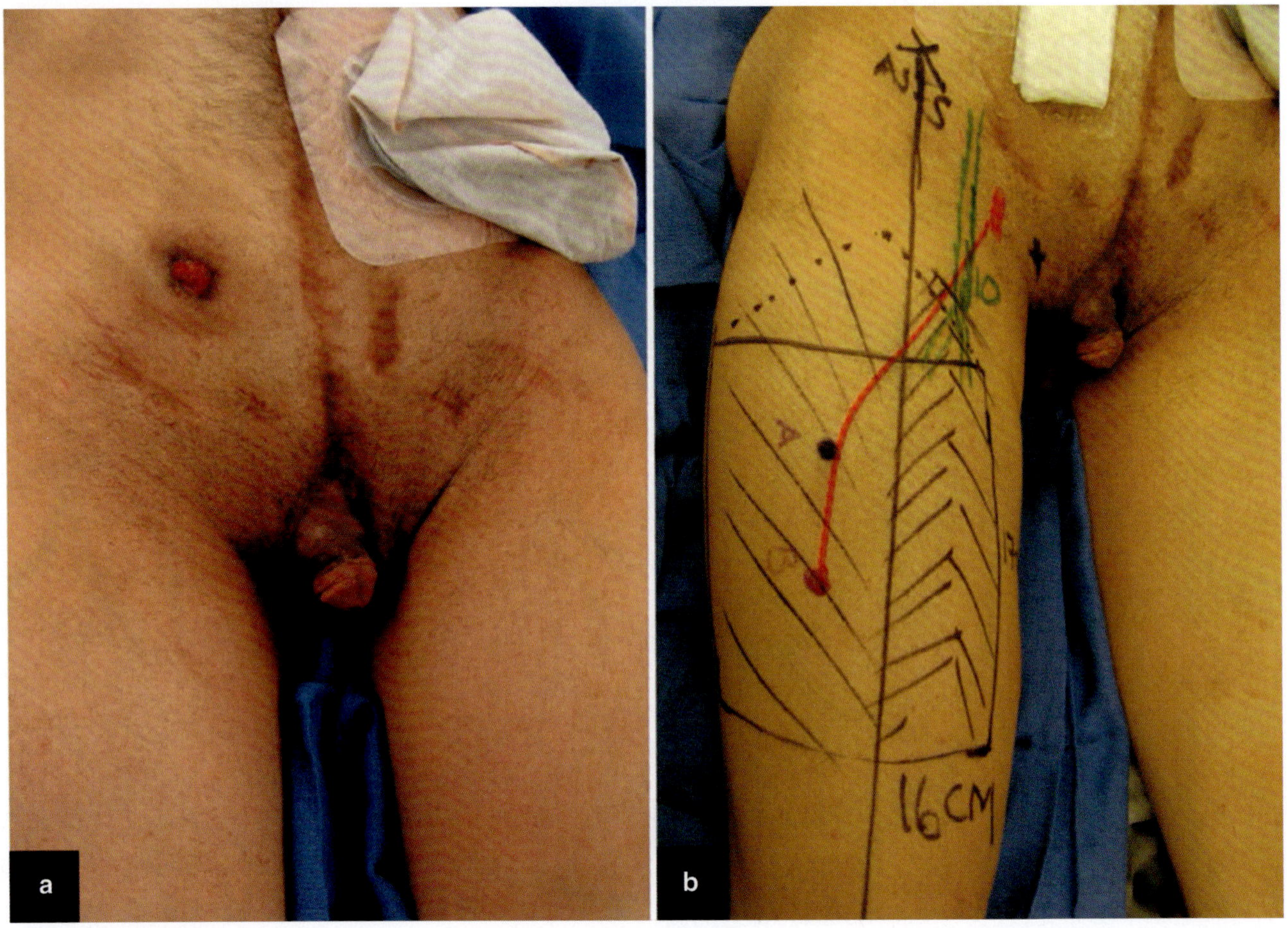

图 44.3 (a)小阴茎和外翻患者的术前照片。(b)术前标记带蒂的股前外侧皮瓣,用 16cm× 17cm 的皮瓣(平均宽度为 15~20cm,取决于皮下厚度)进行阴茎成形术。从髂前上棘(ASIS)到髌骨上外侧边界的连线接近股直肌和股外侧肌之间的肌间隔。标记旋股外侧动脉降支和两个皮穿支,以及股外侧皮神经(标记所示)。(ⓒ Loren Schechter 2021)

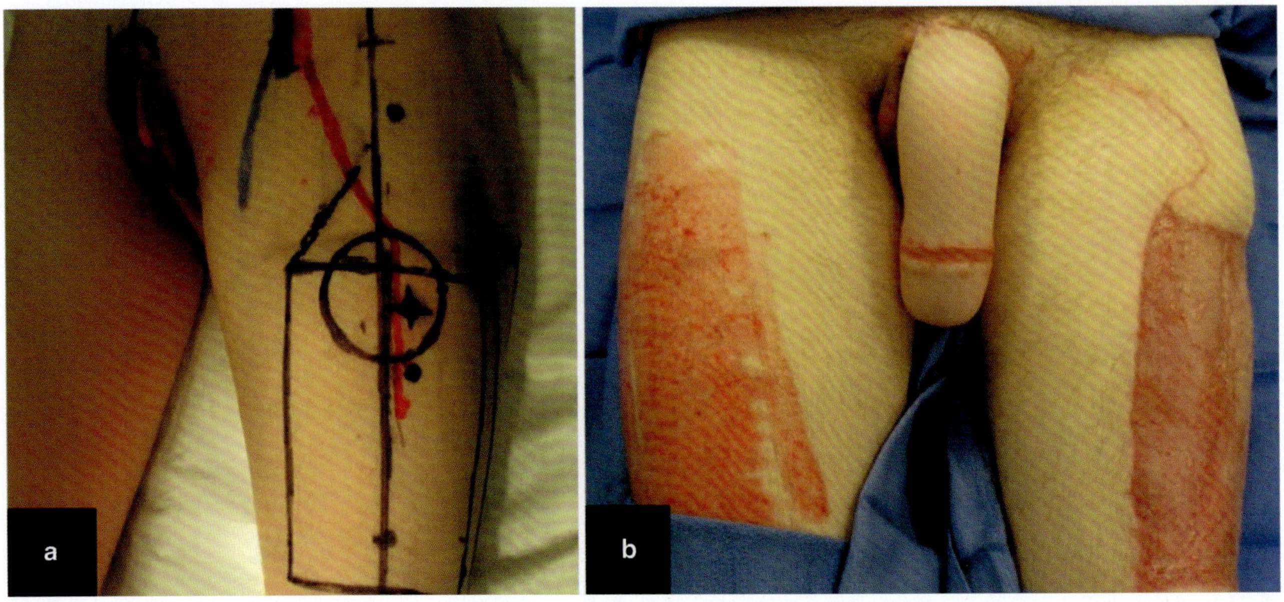

图 44.4 (a)行性别确认阴茎成形术患者的术前照片,在双管股前外侧皮瓣上做皮肤标记。阴茎轴长 15cm。尿道部分宽 4cm,延伸 3cm,可到达会阴尿道。尿道与阴茎干之间有 1~1.5cm 的去上皮区。双管状皮瓣(包括尿道)的宽度通常为 18~22cm。(b)同一患者行双管股前外侧皮瓣性别确认阴茎成形术后的术后图像。(ⓒ Loren Schechter 2021)

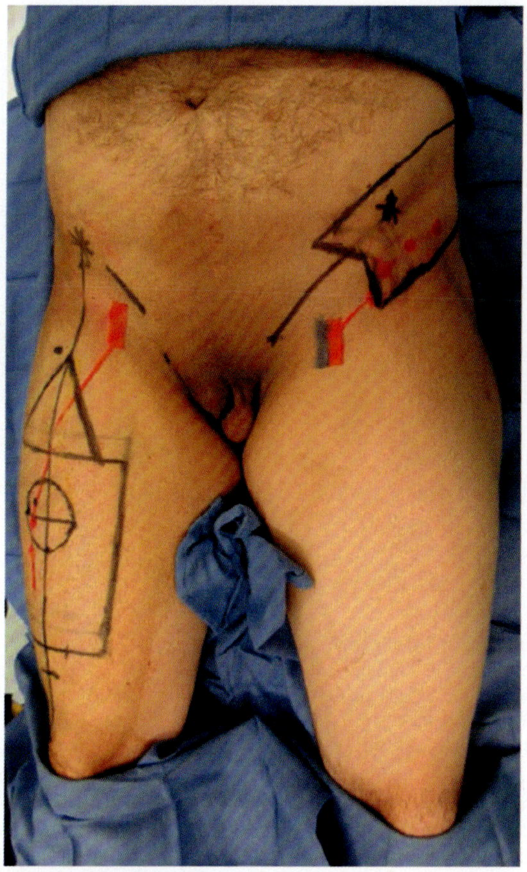

图 44.5　患者行股前外侧联合旋髂浅动脉阴茎成形术的术前标记正视图。两种皮瓣设计及其各自的动脉蒂(股前外侧皮瓣、旋髂浅动脉的旋股外侧动脉降支)都被标记。股前外侧皮瓣被用于构建阴茎干，而旋髂浅动脉皮瓣被用于构建尿道。(ⓒ Loren Schechter 2021)

吻合术(将阴道前后壁缝合在一起),形成会阴尿道,并放置耻骨上管。

完成会阴部分手术后,将患者体位改为仰卧位。通过位于腹股沟韧带下方与腹股沟韧带平行的斜切口暴露受区血管。继续解剖,穿过 Scarpa 筋膜,识别并保留浅表静脉(旋髂浅静脉和腹壁下浅静脉)。逆向分离这些静脉,到达大隐静脉和股静脉。打开股鞘[37],可以获得多条受区血管,包括股总动脉、股浅动脉、旋髂浅动脉、阴部外浅动脉和阴部外深动脉[36]。如果腹壁下血管是预期的受区血管,在腹股沟韧带上方做斜向切口。为了进入腹壁下深动脉和腹壁下深静脉,在腹直肌前筋膜上做一个切口。为了使腹壁下深动脉和腹壁下深静脉与受区部位对齐,血管要么通过髂腹股沟环,要么通过腹直肌前筋膜(单独进行肌筋膜切开术)[17](参见第 15 章)。

讨论

选择受区血管的决定取决于术前评估、术中考虑、重建要求和外科医生的判断。虽然股总动脉和股浅动脉是阴茎成形术常用的受区血管,但应考虑到动脉粥样硬化疾病的风险或存在。股总动脉和股浅动脉的优势是分离相对简单,不会侵犯腹壁筋膜。然而,这些血管可能会增加下肢缺血性或栓塞性血管并发症的风险。

当选择腹壁下深血管时,需要在腹壁筋膜处切开。这可能会增加术后疝或隆起的风险。腹壁下深血管的支持者认为血管的管径匹配和长度是其优势,可以避免使用静脉移植。腹壁下浅动脉和腹壁下浅静脉是腹壁下深动脉和腹壁下深静脉的备选方案。然而,与腹壁下深动脉相比,腹壁下浅动脉的口径较小,灌注不可靠,并且一些外科医生认为腹壁下浅动脉更容易发生痉挛[38,39]。腹壁下浅动脉的解剖学变异性是其另一个缺点。腹壁下浅动脉可能起源于股总动脉(17%的患者),起源于与旋髂浅动脉的共同主干(48%的患者),也可能缺失或发育不全(35%的患者)。相反,腹壁下深动脉的解剖结构,特别是在其起源附近,是相对恒定的。腹壁下浅静脉为二次静脉引流提供了一种选择。到目前为止,无论是前瞻性还是回顾性研究,都没有直接比较不同受区血管在阴茎成形术中的结果和并发症。

对于静脉流出道,一些外科医生建议至少吻合 2 条静脉[12,40-42]。其他外科医生认为,单一静脉吻合同样有效,手术时间更短,并且不会导致发病率增加。笔者倾向于使用 2 条或更多的静脉,因为我们相信额外流出道的好处超过了手术时间增加。

在选择受区血管时,也要考虑那些能够优化血管蒂走向和皮瓣插入的供体血管(图 44.6)。虽然较长的血管蒂是理想的,但应注意避免血管蒂扭结或拉伸。这在使用动静脉袢时尤为重要;动静脉袢应该有一个平缓的曲线,没有扭结或张力点。在端-侧吻合过程中,供区血管与较大的受区血管对齐的角度也很重要。角度太锐利或太大都可能加剧血栓形成。

在某些情况下,可能需要增加血管蒂的长度,这可以通过静脉移植或动静袢来实现。虽然对在动脉上进行静脉移植的关注较少,但作者尽量避免在静脉上进

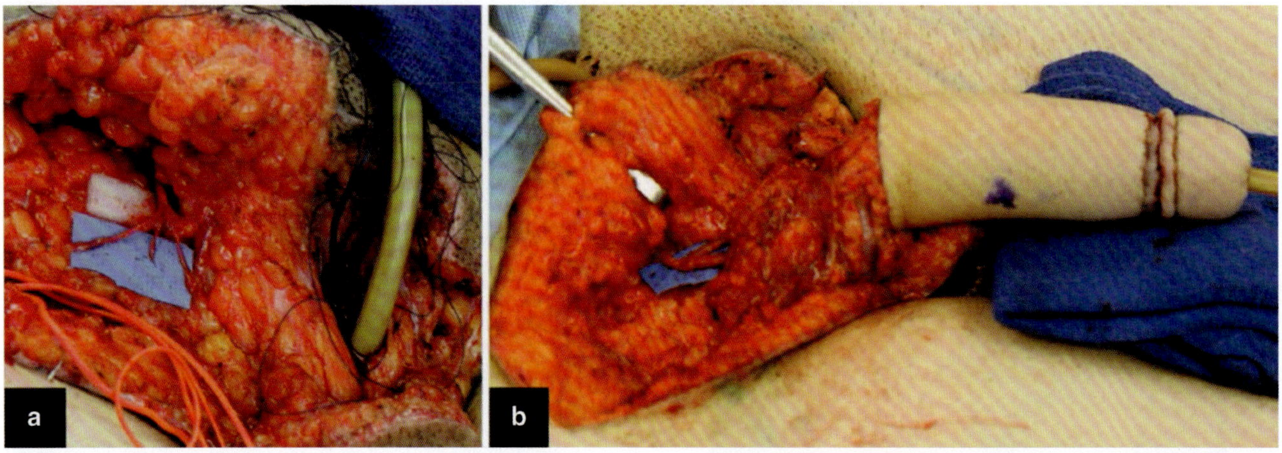

图 44.6 (a)术中阴茎成形术显示显微外科吻合前准备好的受区血管。(b)用前臂桡侧游离皮瓣行阴茎成形术,血管吻合和神经吻合后,完成皮瓣插入前的术中图像。(ⓒ Loren Schechter 2021)

行静脉移植,因为血液流动较慢,需要进行额外的吻合,可能导致血栓形成的风险较高。笔者更倾向于使用动静脉袢。动静脉袢通常在大隐静脉和股浅动脉之间产生(参见第 18 章)。在确定必要的血管蒂长度后,将大隐静脉向远端分开,并以端-侧方式与股浅动脉吻合。然后,在提供动脉和(或)静脉分支的适当延伸的位置将动静脉袢分开[44]。静脉移植和动静脉袢技术都延长了血管蒂,并改善了移植组织的可操作性。

生殖器再造既有挑战性,又有回报。对患者来说,对这个深层次的个人区域进行重建是非常重要的。我们考虑了多个变量,包括重建要求、患者的目标和期望、可用的供体组织和可获得的受区血管。这些手术需要最高水平的技术和外科专业知识,对解剖结构进行全面了解,以及根据术中发现改变手术计划的灵活性。随着性别确认手术和生殖器重建领域不断发展,关于这些技术的进一步研究和改进将提高外科医生为患者取得最佳手术结果的能力。

(李卿源 译 殷中罡 校)

参考文献

1. Zurada A, Salandy S, Roberts W, Gielecki J, Schober J, Loukas M. The evolution of transgender surgery. Clin Anat. 2018;31(6):878–86.
2. Al-Tamimi M, Pigot GL, Elfering L, Ozer M, de Haseth K, van de Grift TC, Mullender MG, Bouman MB, Van der Sluis WB. Genital gender-affirming surgery in transgender men in the Netherlands from 1989 to 2018: the evolution of surgical care. Plast Reconstr Surg. 2020;145(1):153e–61e.
3. Perovic SV, Stanojevic DS, Djordjevic ML. Vaginoplasty in male transsexuals using penile skin and a urethral flap. BJU Int. 2000;86(7):843–50.
4. Bhaskar V, Sinha RJ, Mehrotra S, Mehrotra CN, Singh V. Long-term outcomes of sigmoid vaginoplasty in patients with disorder of sexual development – our experience. Urol Ann. 2018;10(2):185–90.
5. van der Sluis WB, Pavan N, Liguori G, Bucci S, Bizic MR, Kojovic V, Hess J, Meijerink WJHJ, Mullender MG, Özer M, Smit JM, Buncamper ME, Krege S, Djordjevic ML, Trombetta C, Bouman MB. Ileal vaginoplasty as vaginal reconstruction in transgender women and patients with disorders of sex development: an international, multicentre, retrospective study on surgical characteristics and outcomes. BJU Int. 2018;121(6):952–8.
6. Ahn DK, Kim SW, Park SY, Kim YH. Reconstructive strategy and classification of penoscrotal defects. Urology. 2014;84(5):1217–22.
7. Papadopulos NA, Schaff J, Biemer E. The use of free prelaminated and sensate osteofasciocutaneous fibular flap in phalloplasty. Injury. 2008;39(Suppl 3):S62–7.
8. Zaheer U, Granger A, Ortiz A, Terrell M, Loukas M, Schober J. The anatomy of free fibula osteoseptocutaneous flap in neophalloplasty in transgender surgery. Clin Anat. 2018;31(2):169–74.
9. Felici N, Felici A. A new phalloplasty technique: the free anterolateral thigh flap phalloplasty. J Plast Reconstr Aesthet Surg. 2006;59(2):153–7.
10. Dennis M, Granger A, Ortiz A, Terrell M, Loukos M, Schober J. The anatomy of the musculocutaneous latissimus dorsi flap for neophalloplasty. Clin Anat. 2018;31(2):152–9.
11. Jun MS, Pusica S, Kojovic V, Bizic M, Stojanovic B, Krstic Z, Korac G, Djordjevic ML. Total phalloplasty with latissimus dorsi musculocutaneous flap in female-to-male transgender surgery. Urology. 2018;120:269–70.
12. Spennato S, Burger AE, Schlosshauer T, Kuenzlen L, Rothenberger J, Kuhn S, Kiehlmann M, Radacki I, Sohn M, Rieger UM. Microsurgical phalloplasty in nontranssexual patients – considerations after a retrospective single-center analysis of 23 cases. Urology. 2020;141:154–61. https://doi.org/10.1016/j.urology.2020.03.038.
13. Bluebond-Langner R, Redett RJ. Phalloplasty in complete aphallia and ambiguous genitalia. Semin Plast Surg. 2011;25(3):196–205.
14. Annen AW, Heston AL, Dugi DD III, Dy GW, Bluebond-Langner R, Jensen KK, Berli JU. Masculinizing genital surgery: an imaging primer for the radiologist. AJR Am J Roentgenol. 2020;214(1):W27–36.
15. Fan J, Liu Y, Liu L, Gan C. Aesthetic pubic reconstruction after

electrical burn using a portion of hair-bearing expanded free-forehead flap. Aesthet Plast Surg. 2009;33(4):643–6.
16. Dong L, Dong Y, He L, Liu C, Zhang Z, Xiao B, Xia W, Xia W. Penile reconstruction by preexpanded free scapular flap in severely burned patient. Ann Plast Surg. 2014;73(Suppl 1):S27–30.
17. Danker S, Annen AW, Cylinder I, Esmonde NO, Berli JU. Technical description and microsurgical outcomes in phalloplasty using the DIEA and locoregional veins. Plast Reconstr Surg. 2020;146(2):196e–204e. https://doi.org/10.1097/PRS.0000000000007036.
18. Gottlieb LJ, Shenaq DS. Penile (re)construction with the radial forearm free flap. In: Evans GR, editor. Operative plastic surgery. 2nd ed. Oxford University Press; 2019. p. 823–31.
19. Kropp B, Cohn JE, Wang W, Sokoya M, Ducic Y. Free tissue transfer penile reconstruction. Semin Plast Surg. 2019;33(1):24–9.
20. Walker RF, Zakai NA, MacLehose RF, Cowan LT, Adam TJ, Alonso A, Lutsey PL. Association of testosterone therapy with risk of venous thromboembolism among men with and without hypogonadism. JAMA Intern Med. 2019;180(2):190–7.
21. Chen HC, Coskunfirat OK, Ozkan O, Mardini S, Cigna E, Salgado CJ, Spanio S. Guidelines for the optimization of microsurgery in atherosclerotic patients. Microsurgery. 2006;26(5):356–62.
22. Spitz JA, Bradford PS, Aguilar F, Turin SY, Ellis MF. How big is too big: pushing the obesity limits in microsurgical breast reconstruction. Ann Plast Surg. 2018;80(2):137–40.
23. Shin JY, Roh SG, Lee NH, Yang KM. Is obesity a predisposing factor for free flap failure and complications? Comparison between breast and nonbreast reconstruction: systematic review and meta-analysis. Medicine (Baltimore). 2016;95(26):e4072.
24. Agrifoglio M, Dainese L, Pasotti S, Galanti A, Cannata A, Roberto M, Parolari A, Biglioli P. Preoperative assessment of the radial artery for coronary artery bypass grafting: is the clinical Allen test adequate? Ann Thorac Surg. 2005;79(2):570–2.
25. Irani F, Kumar S, Colyer WR Jr. Common femoral artery access techniques: a review. J Cardiovasc Med (Hagerstown). 2009;10(7):517–22.
26. Hunt JA, Harris JP. Is the mid-inguinal point an accurate landmark for the common femoral artery in vascular patients? Aust N Z J Surg. 1996;66(1):43–5.
27. Forsythe RO, Hinchliffe RJ. Vascular anatomy of the lower limb. In: Brennan PA, Standring SM, Wiseman SM, editors. Gray's surgical anatomy. 1st ed. Amsterdam: Elsevier; 2020. p. 577–83.
28. Sandgren T, Sonesson B, Ahlgren R, Lanne T. The diameter of the common femoral artery in healthy human: influence of sex, age, and body size. J Vasc Surg. 1999;29(3):503–10.
29. Spector KS, Lawson WE. Optimizing safe femoral access during cardiac catheterization. Catheter Cardiovasc Interv. 2001;53(2):209–12.
30. Lorbeer R, Grotz A, Dorr M, Volzke H, Lieb W, Kuhn JP, et al. Reference values of vessel diameters, stenosis prevalence, and arterial variations of the lower limb arteries in a male population sample using contrast-enhanced MR angiography. PLoS One. 2018;13(6):e0197559.
31. Zachrisson H, Lindenberger M, Hallman D, Ekman M, Neider D, Lanne T. Diameter and compliance of the greater saphenous vein – effect of age and nitroglycerine. Clin Physiol Funct Imaging. 2011;31(4):300–6.
32. Gangnon A, et al. Deep and superficial inferior epigastric artery perforator flaps. In: Wei F-C, Mardini S, editors. Flaps and reconstructive surgery. Philadelphia: Elsevier; 2017. p. 668–87.
33. Mardini S, et al. Anterolateral and anteromedial thigh flaps. In: Wei F-C, Mardini S, editors. Flaps and reconstructive surgery. Philadelphia: Elsevier; 2017. p. 700–16.
34. Yu P, Selber J. Perforator patterns of the anteromedial thigh flap. Plast Reconstr Surg. 2011;128(3):151e–7e.
35. Zenn MR, Pribaz J, Walsh M. Use of the descending lateral femoral circumflex artery and vein for vascular grafting: a better alternative to an arteriovenous loop. Plast Reconstr Surg. 2010;126(1):140–2.
36. Schechter LS. Surgical therapy for transmen. In: Surgical management of the transgender patient. Philadelphia: Elsevier; 2016. p. 61–105.
37. Pomposelli FB, Prushik S, Shean K. Lower extremity arterial exposure. In: Sidawy AN, Perler BA, editors. Rutherford's vascular surgery and endovascular therapy. 9th ed. Philadelphia: Elsevier; 2019. p. 688–705.
38. Coroneos CJ, Heller AM, Voineskos SH, Avram R. SIEA versus DIEP arterial complications: a cohort study. Plast Reconstr Surg. 2015;135(5):802e–7e.
39. Sarik JR, Bank J, Wu LC, Serletti JM. Superficial inferior epigastric artery: learning curve versus reality. Plast Reconstr Surg. 2016;137(1):1e–6e.
40. Christianto S, Lau A, Li KY, Yang WF, Su YX. One versus two venous anastomoses in microsurgical head and neck reconstruction: a cumulative meta-analysis. Int J Oral Maxillofac Surg. 2018;47(5):585–94.
41. Heidekrueger PI, Ehrl D, Heine-Geldern A, Ninkovic M, Broer PN. One versus two venous anastomoses in microvascular lower extremity reconstruction using gracilis muscle or anterolateral thigh flaps. Injury. 2016;47(12):2828–32.
42. Lee YC, Chen WC, Chen SH, Hung KS, Hsiao JR, Lee JW, et al. One versus two venous anastomoses in anterolateral thigh flap reconstruction after oral cancer ablation. Plast Reconstr Surg. 2016;138(2):481–9.
43. Futran ND, Stack BC Jr. Single versus dual venous drainage of the radial forearm free flap. Am J Otolaryngol. 1996;17(2):112–7.
44. Virasoro R, Jordan GH, McCammon KA. Surgery for benign disorders of the penis and urethra. In: Partin AW, editor. Campbell-Walsh-Wein urology. 12th ed. Elsevier; 2021. p. 1804–42.
45. Sinna R, Hajji H, Qassemyar Q, Perignon D, et al. Anatomical background of the perforator flap based on the deep branch of the superficial circumflex iliac artery (SCIP Flap): a cadaveric study. Eplasty. 2010;10:e11.
46. La Falce OL, Ambrosio JD, Souza RR. The anatomy of the superficial external pudendal artery: a quantitative study. Clinics (Sao Paulo). 2006;61(5):441–4.
47. Giraldo F, Mora MJ, Solano A, Gonzalez C, Smith-Fernandez V. Male perineogenital anatomy and clinical applications in genital reconstructions and male-to-female sex reassignment surgery. Plast Reconstr Surg. 2002;109(4):1301–10.
48. Zlotorowicz M, Szczodry M, Czubak J, Ciszek B. Anatomy of the medial femoral circumflex artery with respect to the vascularity of the femoral head. J Bone Joint Surg Br. 2011;93(11):1471–4.
49. Tansatit T, Wanidchaphloi S, Sanguansit P. The anatomy of the lateral circumflex femoral artery in anterolateral thigh flap. J Med Assoc Thail. 2008;91(9):1404–9.

索　引